国家卫生和计划生育委员会"十二五"规划教材
全国高等医药教材建设研究会"十二五"规划教材
全国高等学校临床药学专业第二轮规划教材
供临床药学专业用

诊 断 学

第 2 版

主　　编　李学奇

副 主 编　李国标　吴泰华

编　　者　（按姓氏笔画排列）

王志荣（同济大学）　　　　　　　　杨庆辉（哈尔滨医科大学）

冯平勇（河北医科大学）　　　　　　吴泰华（大连医科大学）

李正仪（西安交通大学医学部）　　　侯毅鞠（吉林医药学院）

李伟扬（牡丹江医学院）　　　　　　续　薇（吉林大学）

李国标（广东药学院）　　　　　　　董晓秋（哈尔滨医科大学）

李学奇（哈尔滨医科大学）　　　　　鲍文华（佳木斯大学临床医学院）

编写秘书　孙丽秀（哈尔滨医科大学）

人民卫生出版社

图书在版编目(CIP)数据

诊断学 / 李学奇主编. —2 版. —北京：人民卫生出版社，2014

ISBN 978-7-117-19490-7

Ⅰ．①诊…　Ⅱ．①李…　Ⅲ．①诊断学－医学院校－教材　Ⅳ．①R44

中国版本图书馆 CIP 数据核字(2014)第 186979 号

人卫社官网	www.pmph.com	出版物查询，在线购书
人卫医学网	www.ipmph.com	医学考试辅导，医学数据库服务，医学教育资源，大众健康资讯

诊 断 学
第 2 版

主　　编： 李学奇
出版发行： 人民卫生出版社（中继线 010-59780011）
地　　址： 北京市朝阳区潘家园南里 19 号
邮　　编： 100021
E - mail: pmph @ pmph.com
购书热线： 010-59787592　010-59787584　010-65264830
印　　刷： 北京盛通商印快线网络科技有限公司
经　　销： 新华书店
开　　本： 787×1092　1/16　　**印张：** 23
字　　数： 560 千字
版　　次： 2007 年 7 月第 1 版　　2014 年 9 月第 2 版
　　　　　　2020 年 6 月第 2 版第 5 次印刷（总第 7 次印刷）
标准书号： ISBN 978-7-117-19490-7/R · 19491
定　　价： 43.00 元

国家卫生和计划生育委员会"十二五"规划教材
全国高等医药教材建设研究会"十二五"规划教材
全国高等学校临床药学专业第二轮规划教材

出版说明

　　随着医药卫生体制改革不断深化，临床药学快速发展，教育教学理念、人才培养模式等正在发生着深刻的变化。为使教材建设跟上教学改革发展步伐，更好地满足当前临床药学专业的教学需求，在广泛调研的基础上，全国高等医药教材建设研究会、人民卫生出版社于2013年5月全面启动了全国高等学校临床药学专业第二轮规划教材的论证、修订与出版工作。

　　全国高等学校临床药学专业第二轮规划教材充分借鉴国际临床药学教育教学的发展模式，积极吸取近年来全国高等学校临床药学专业取得的教学成果，进一步完善临床药学专业教材体系和教材内容，紧密结合临床药学实践经验，形成了本轮教材的编写特色，具体如下：

　　（一）切合培养目标需求，突出临床药学专业特色

　　本套教材作为普通高等学校临床药学专业规划教材，既要确保学生掌握基本理论、基本知识和基本技能，满足本科教学的基本要求，同时又要突出专业特色，紧紧围绕临床药学专业培养目标，以药学、医学及相关社会科学知识为基础，充分整合医药学知识，实现临床知识与药学知识的有机融合，创建具有鲜明临床药学专业特色的教材体系，更好地服务于我国临床药学课程体系，以培养能够正确开展合理用药及药物治疗评估、从事临床药学及相关工作、融药学与医学为一体的综合性和应用型临床药学人才。

　　（二）注重理论联系实践，实现学校教育与药学临床实践有机衔接

　　本套教材强调理论联系实践，基础联系临床，特别注重对学生临床药学实践技能的培养。尤其是专业核心课程的编写，如本轮新编的教材《临床药物治疗学各论》，由内、外、妇、儿等临床课程与药物治疗学课程内容整合而成，将临床知识与药物治疗学知识有机融合，同时与国家卫生和计划生育委员会临床药师培训基地的专科要求紧密对接，充分吸收临床药师继续教育工作的宝贵经验，实现学校教育与药学临床实践的有机衔接，为学生在毕业后接受继续教育和规范化培训奠定良好基础。

　　（三）引入案例与问题的编写形式，强化理论知识与药学临床实践的联系

　　本套教材特别强调对药学临床实践案例的运用，使教材编写更贴近药学临床实践，将理论知识与岗位实践有机结合。在编写形式上，既有实际案例或问题导入相关知识点的介绍，使得理论知识的介绍不再是空泛的、抽象的阐述，更具针对性、实践性；也有在介绍理论知识后用典型案例进行实证，使学生对于理论内容的理解不再停留在凭空想象，而是源于实践。案例或问题的引入不仅仅是从编写形式上丰富教材的内容，更重要的是进一步加强临床药学教材理论与实践的有机融合。

（四）优化编写团队，搭建院校师资携手临床专家的编写平台

临床药学专业本科教育课程，尤其是专业核心课程的讲授，多采用学校教师与临床一线专家联合授课的形式。因此，本套教材在编写队伍的组建上，不但从全国各高等学校遴选了具有丰富教学经验的一线优秀教师作为编写的骨干力量，同时还吸纳了一大批来自医院的具有丰富实践经验的临床药师和医师参与教材的编写和审定，保障了一线工作岗位上实践技能和实际案例作为教材的内容，确保教材内容贴近临床药学实践。

（五）探索教材数字化转型，适应教学改革与发展需求

本套教材为更好地满足广大师生对教学内容数字化的需求，积极探索教材数字化转型，部分教材配套有网络在线增值服务。网络在线增值服务采用文本、演示文稿、图片、视频等多种形式，收录了无法在教材中体现的授课讲解、拓展知识、实际案例、自测习题、实验实训、操作视频等内容，为广大师生更加便捷、高效的教学提供更加丰富的资源。

本轮规划教材主要涵盖了临床药学专业的核心课程，修订和新编主干教材共计15种（详见全国高等学校临床药学专业第二轮规划教材目录）。其中，《临床药物化学》更名为《药物化学》，内科学基础、外科学总论等临床课程不再单独编写教材，而是将相应内容整合到临床药物治疗学中，按照《临床药物治疗学总论》、《临床药物治疗学各论》进行编写。全套教材将于2014年7月起，由人民卫生出版社陆续出版发行。临床药学专业其他教材与医学、药学类专业教材共用。

本套教材的编写，得到了第二届全国高等学校临床药学专业教材评审委员会专家的热心指导和全国各有关院校与企事业单位骨干教师和一线专家的大力支持和积极参与，在此对有关单位和个人表示衷心的感谢！更期待通过各校的教学使用获得更多的宝贵意见，以便及时更正和修订完善。

全国高等医药教材建设研究会
人民卫生出版社
2014年6月

全国高等学校临床药学专业第二轮规划教材
（国家卫生和计划生育委员会"十二五"规划教材）

目　录

说明：本轮规划教材除表中所列修订、新编教材外，还包括了与临床医学、药学专业共用的教材，其中与临床医学专业共用的教材有《病理学》、《病理生理学》、《医学遗传学》、《医学伦理学》；与药学专业共用的教材有《高等数学》、《物理学》、《有机化学》、《分析化学》、《生物化学》、《药学分子生物学》、《微生物与免疫学》、《人体解剖生理学》、《药理学》、《药事管理学》、《药物毒理学》、《药物分析》。

★为教材有网络增值服务。

成 员 名 单

主 任 委 员	杨宝峰	哈尔滨医科大学
	吴永佩	中国医院协会药事管理专业委员会
副主任委员	颜 青	中国医院协会药事管理专业委员会
	蔡映云	复旦大学附属中山医院
	李 俊	安徽医科大学
	蒋学华	四川大学华西药学院
	朱 珠	北京协和医院

委 员（以姓氏笔画为序）

丁建平	首都医科大学宣武医院
于世英	华中科技大学同济医学院附属同济医院
于 锋	中国药科大学
万朝敏	四川大学华西第二医院
王长连	福建医科大学附属第一医院
王建六	北京大学人民医院
王建华	新疆医科大学第一附属医院
卢晓阳	浙江大学医学院附属第一医院
田成功	南京医科大学附属鼓楼医院
史录文	北京大学药学院
印晓星	徐州医学院
吕迁洲	复旦大学附属中山医院
刘克辛	大连医科大学
许建华	福建医科大学
孙建平	哈尔滨医科大学
劳海燕	广东省人民医院
李勤耕	重庆医科大学
杨 帆	广东药学院
杨静玉	沈阳药科大学
张毕奎	中南大学湘雅二医院
郑 波	北京大学第一医院

胡　欣　北京医院
徐群为　南京医科大学
高　申　第二军医大学
梅　丹　北京协和医院
崔一民　北京大学第一医院
韩　英　第四军医大学附属西京医院
甄健存　北京积水潭医院
蔡卫民　复旦大学药学院
魏敏杰　中国医科大学

前　言

　　随着临床医学、临床药学的不断发展，我国许多高等医学院校开设了临床药学专业课程。2007 年出版的第一套临床药学专业规划教材，对我国高等学校临床药学专业的发展和临床药师的培养有着重要意义，不仅满足了当时的教学需求，还在一定程度推动了临床药学学科发展。为更加适应临床药学专业师生的教学需求和临床药师的专业特点，根据全国高等学校临床药学专业规划教材编写论证会议和主编人会议精神，对第 1 版教材进行了修订。

　　本教材的编写指导思想是根据临床药学专业的基础医学与药学课程配置和毕业后的专业方向（临床药师）制定的。本教材体现了"三基"、"五性"和"三特定"的原则，突出了临床实用性和共用性，涵盖了临床医学各学科的基本理论、基本知识和基本技能。

　　再版的《诊断学》教材仍然保持了第 1 版教材内容精练的特点，总结和吸取了第 1 版教材的编写经验与教学使用的反馈信息，进行了如下修订：调整了本书的结构，将临床诊断与病历书写置于辅助检查之后，更加符合临床诊断思维过程；问诊中增加了医患沟通技巧，强调建立良好的医患关系；增加了部分常见症状和药物对症状的干扰、疗效评价等，并在症状学中充实了药物不良反应的内容；体格检查中增加了药疹篇幅；实验室检查中增加了药物对检查数据的干扰等。同时，为满足教学资源多样化的要求，实现教材的数字化建设，增设了知识链接和网络增值服务内容，方便学生和临床药师自主学习。

　　本教材的编写组成员全部来自国内高等医药院校的附属医院。在本教材的编写过程中，采取各章节负责人制和互审制，全体编者以高度认真负责的科学态度进行了本书修订和文献资料查询核对。在此，对全体编者和编者所在各高等医药院校对本教材修订过程中给予的支持表示诚挚的感谢。

　　恳请使用本教材的广大师生对本书提出宝贵意见，如发现不足或错漏之处请予以指正。

李学奇

2014 年 4 月

目 录

第一章 绪 论

一、诊断学在临床医学中的地位

诊断（diagnosis）一词来源于古希腊语，原意是指识别和判断。在现代临床医学中，诊断学（diagnostics）是运用现代医学的基本知识、基本理论、基本技能及诊断思维对疾病建立临床诊断的一门学科。它是建立在基础医学、现代医学科学技术和临床实践经验上的一门临床医学基础课程；是医学生完成了基础医学课程，如解剖学、生理学、病理学、病理生理学等学习之后，为过渡到内科学、外科学、妇产科学、儿科学等各临床学科而开设的通科课程。通常，我们将诊断学称为衔接基础医学与临床医学的桥梁，在诊断学中涉及的内容和方法将会应用到临床各学科的医疗实践中。

诊断学的主要目的是通过培养医学生掌握问诊、体格检查方法，结合实验室检查及其他辅助检查来揭示患者的疾病过程，最终运用科学的逻辑思维和方法对疾病作出正确的分析与诊断，为疾病的防治和预后提供科学依据。诊断学的另一目的是培养医学生完成从基础医学向临床医学学习方法的过渡，即逐步完成从基础医学的课堂上获得知识向从临床医学实践中获得知识的学习方法的转换。包括如何与患者开始接触，如何与患者进行交流并建立良好的医患关系，逐步完成医学生向临床医师的角色转换。同时，在诊断学的学习过程中还应培养医学生的人道主义精神和严谨求实、注重细节的科学态度。

二、诊断学的基本内容

诊断学的内容包括问诊（inquiry）、体格检查（physical examination）、临床检验、辅助检查、临床常用诊疗技术、临床诊断思维和病历书写等。

1. 问诊 是医师通过与患者交谈，围绕患者的主观症状（symptom）了解疾病的发生与发展。症状学，亦称病情学，是问诊的基础；而问诊是诊断疾病的初级阶段。

2. 体格检查 亦称理学检查或体征学，为医师通过视、触、叩、听、嗅诊和辅助工具（如听诊器、叩诊锤、血压计等）发现疾病导致的机体的客观变化即体征（sign），是提供临床诊断依据的重要过程。

3. 临床检验 又称实验室检查或实验诊断学，主要指通过对患者的血液、体液、排泄物、细胞和组织标本等进行检验分析，为临床医师提供诊断的线索和依据。

4. 辅助检查 包括心电图、肺功能和影像学检查等。由于现代科学技术发展迅速，辅助检查的内容不断更新与拓展，以影像学检查为例，以往单纯 X 线影像检查已发展至今天的血管造影、CT、MRI、多层螺旋 CT、正电子发射断层扫描等。

5. 临床常用诊疗技术 包括各种穿刺术、内镜检查等，为临床医师必须掌握的基本技能及方法，这些临床常用技术不仅仅用于临床各学科疾病的诊断，也是治疗手段。

6. 病历书写 病历是临床医师医疗活动的重要文字记录，尽管目前已有相当部分医院采用电子病历，但规范的病历书写仍然是临床医师的基本功。规范的病历书写过程亦是临床诊断思维的建立过程,通过病历书写可以帮助临床医师整理、分析患者的资料,最后提出临床诊断。病历亦可以为临床调查与研究提供数据与资料,进一步指导临床诊断与治疗。同时,病历作为医学法律文件亦为医患纠纷案件提供法律依据。

三、建立正确的临床诊断思维

临床医学通过症状、体征、临床检验与辅助检查来揭示疾病的本质、确定疾病的诊断,是通过疾病的表现来认识疾病内在属性的过程,因此,临床诊断过程是一个复杂的系统工程,需要严肃认真的态度和严谨求实的精神。在对某一疾病分析时,要善于透过各种复杂现象认识疾病的本质,处理好主次关系、局部与整体关系,去伪存真,注重细节,避免片面性、主观性。

正确的临床诊断思维建立包括丰富的临床实践经验和科学的推理判断,需要有高度的责任感和严谨的科学态度,必须熟练地掌握临床医学的基础理论、基本技能和基本方法,在实践中不断总结经验和教训。临床医师的直觉并非天生的本能,而是通过大量深入的临床实践,汇聚丰富的临床经验,通过良好的职业训练而成。一个优秀的临床医师不应该过分依赖辅助检查手段,应该将症状、体征的变化与辅助检查的结果进行综合分析、推理,以求得正确的临床诊断。在推理判断时,应该牢牢记住综合分析的原则:即一元论与多种疾病的关系,常见病与少见病的关系,疾病的多样性与多变性的关系,主要矛盾与次要矛盾的关系,客观依据与主观推理的关系,确定诊断与反复验证诊断的关系。

随着科学技术的发展,新的临床检验与辅助诊断技术与方法不断涌现,使诊断学的内容不断丰富、不断更新。但是,医学生的临床实践活动不能因此被淡化、被取代,相反应该被不断补充和完善。

（李学奇）

第二章 问 诊

 学习要求

1. 掌握问诊的内容。
2. 熟悉问诊的方法。

第一节 症状与体征

一、症 状

症状是指患者主观感受到不适或痛苦的异常感觉或某些客观病态改变。症状表现有多种形式,有些只有主观才能感觉到的,如疼痛、眩晕等;有些不仅能主观感觉到,而且客观检查也能发现,如发热、黄疸、呼吸困难等;也有主观无异常感觉,是通过客观检查才能发现的,如黏膜出血、腹部包块等;还有些生命现象发生质量变化(不足或超过),如肥胖、消瘦、多尿、少尿等,需通过客观评定才能确定。凡此种种,广义上均可视为症状,即广义的症状,也包括某些体征。

二、体 征

体征是患者患病时,医师通过体格检查发现的异常征象,如皮肤黄染、肝脾大、心脏杂音和肺部啰音等。症状和体征可单独出现或同时存在。有些异常既是症状,也是体征,如皮肤黄染。任何体征都有其病理生理学基础,医师不仅要正确判断体征,还要分析这些体征所揭示的病理生理改变,为诊断提供依据。

症状和体征都是疾病诊断或鉴别诊断的主要线索或依据,其发生、发展和演变对临床诊断具有重要意义。临床医师必须能获取和辨认众多的症状和体征,并能整理或归类与特定疾病的联系,结合临床所有资料综合分析,切忌单凭某一个或几个症状(或体征)草率地作出诊断。

第二节 问诊的内容

问诊是医师通过对患者或相关人员的系统询问获取病史资料,经过综合分析而作出临床判断的一种诊断方法。问诊是病史采集的主要手段,病史的完整性和准确性对疾病的诊断和处理有很大的影响,因此问诊是每个临床医师必须掌握的基本技能。

通过问诊不仅可以全面地了解疾病发生、发展、诊治经过和既往健康状况等,还是医患沟通、建立良好医患关系的最重要时机,使患者有信心与医师合作,提高诊治效果。

根据问诊时的临床情景和目的的不同,大致可分为全面、系统的问诊和重点问诊。前者即对住院患者的全面、系统的问诊,重点问诊则主要应用于急诊和门诊。前者的学习和掌握是后者的基础,初学者自然是从学习全面、系统的问诊开始。以下是全面、系统的病史采集即住院病历所要求的内容。

一、一 般 项 目

一般项目包括姓名、性别、年龄、籍贯、出生地、民族、婚姻、通信地址、电话号码、工作单位、职业、入院日期、记录日期、病史陈述者(注明与患者的关系)及可靠程度等。

二、主　诉

主诉(chief complaint)为患者感受最痛苦或最明显的症状或(和)体征,即本次就诊最主要的原因及其持续时间。

三、现 病 史

现病史(history of present illness)是病史中的主体部分,它记述患病后的全过程,即发生、发展、演变和诊治经过。可按以下的内容和程序询问:

1. 起病情况与患病时间　每种疾病的起病或发作都有各自的特点,具有重要的鉴别作用。患病时间是指从起病到就诊或入院的时间。如先后出现几个症状则需追溯到首发症状的时间,并按时间顺序询问整个病史后分别记录。

2. 主要症状的特点　包括主要症状出现的部位、性质、持续时间和程度,缓解或加剧的因素,了解这些特点有助于判断疾病所在的系统或器官以及病变的部位、范围和性质。

3. 病因与诱因　尽可能了解与本次发病有关的病因和诱因,有助于明确诊断与拟定治疗措施。

4. 病情的发展与演变　包括患病过程中主要症状的变化或新症状的出现。

5. 伴随症状　在主要症状的基础上又同时出现一系列的其他症状。这些伴随症状常常是鉴别诊断的依据,或提示出现了并发症。按一般规律在某一疾病应该出现的伴随症状而实际上没有出现时,也应将其记述于现病史中以备进一步观察,或作为诊断和鉴别诊断的重要参考资料,这种阴性表现有时称为阴性症状。

6. 诊治经过　患者于本次就诊前已经接受过其他医疗单位诊治时,则应询问已经接受过的诊治措施及其结果;使用过的药物名称、剂量、时间和疗效,为本次诊治疾病提供参考。但不可以用既往的诊断代替自己的诊断。

7. 病程中的一般情况　在现病史的最后应记述患者患病后的精神、体力状态,食欲及食量的改变,睡眠与大小便的情况等。这部分内容有助于全面评估病情的轻重和预后以及选用合理的辅助治疗措施,并为鉴别诊断提供参考。

四、既 往 史

既往史(past history)包括既往的健康状况和曾患疾病,特别是与现病史有密切联系的疾病。此外,应询问居住或生活地区的主要传染病和地方病史,外伤、手术史,预防接种史以及过敏史等。一般按年月的先后顺序排列。在此,强调与本专业相关的用药史和药物不良反应。

1. 用药史的重要性　①提示患者未提及的疾病，如甲状腺素的使用提示可能有甲状腺功能减退症。②由于药物存在副作用及药物间相互作用，故患者摄入的某种药物可能是现症的原因，如硝酸盐所致头痛，β受体拮抗剂所致呼吸困难、心动过缓等。③明确在药物治疗与新症状呈现之间是否存在时间上的相互关系。反之，停止治疗可能引起现在的症状，如利尿剂的停用可能导致踝部水肿和端坐呼吸，β受体拮抗剂的停用可能导致胸痛和心悸。④了解患者对药物用法的掌握。⑤对目前疾病探索可能的治疗选择。⑥了解依从性或无依从性的原因，否则，可能出现患者未服药而被误导增量，常见于降血糖药物、抗高血压药物的使用。⑦特别要询问非处方药、草药治疗及口服避孕药，这些常被认为非"药物治疗"，然而，许多简单的止痛药引起的无痛性肾病和"中草药"导致的肝静脉阻塞疾病等，常与此有关。⑧对意识丧失者更应了解其用药史，如胰岛素、糖皮质激素、抗凝血药、抗癫痫药的使用或突然撤药可能导致昏迷，以及服用药物过量、误服药物等。

2. 药物不良反应（adverse drug reactions，ADR）　按照 WHO 国际药物监测合作中心的规定，药物不良反应系指正常剂量的药物用于预防、诊断、治疗疾病或调节生理功能时出现的有害的和与用药目的无关的反应。

药物不良反应通常按其与药理作用有无关联而分为两类：①A 型药物不良反应（剂量相关的不良反应），该反应为药理作用增强所致，常和剂量有关，可以预测，发生率高而死亡率低，如苯二氮䓬类引起的嗜睡，抗凝血药所致出血等；②B 型药物不良反应（剂量不相关的不良反应），是一种与正常药理作用无关的异常反应，一般和剂量无关联，难于预测，发生率低而死亡率高，如氟烷导致的恶性高热，青霉素引起的过敏性休克。

在药物不良反应中，药物的副作用、毒性反应、过度效应属 A 型不良反应；首剂效应、撤药反应、继发反应等，与药理作用有关也属 A 型反应范畴。而药物的变态反应和异质反应属 B 型反应。

3. 药物过敏史　药物过敏反应常由药物的降解产物或杂质引起，通常与用药剂量无关，仅见于少数特异体质患者，即使是使用常规剂量或者极小剂量时同样会发生过敏反应，一般发生在用药的当时或片刻之后。也有发生在用药后的较长一段时间内，称为迟发性药物过敏反应，较少见。药物过敏反应主要表现为皮疹、荨麻疹、药物热、哮喘、血管神经性水肿，最严重的表现为过敏性休克，甚至可导致死亡。

询问过敏史应该做到以下几点：①应询问患者此次患病前所发生过的全部过敏情况，不能限制在某一时间段；②重点询问常见的过敏药物，详细而无遗漏，尤其是青霉素、头孢菌素类等药物；③仔细询问患者的过敏反应表现，皮疹是常见的过敏反应，而使用抗生素后出现的胃部不适感，可能是非常罕见的一种过敏现象；④澄清过敏反应的环境，如某些疾病（病毒感染或传染性疾病）常伴随有皮疹作为临床表现的一部分，而非过敏现象；⑤询问同时存在的异常情况，如湿疹、花粉症（又称枯草热）、哮喘、荨麻疹等。一般而言，对多数不确定的病例，设想患者确实有过敏反应存在，而停用可疑药物通常是最为安全的。

五、系 统 回 顾

系统回顾由一系列直接提问组成，作为最后一遍搜集病史资料，避免所忽略或遗漏的内容。系统回顾涉及的临床疾病很多，实际应用时，可在每个系统询问 2～4 个症状，如有阳性结果,再全面深入地询问该系统的症状。

1. 呼吸系统　咳嗽、咳痰、咯血、呼吸困难、胸痛、发热、盗汗等。

2. 循环系统　心悸、心前区疼痛、呼吸困难、水肿、晕厥、高血压等。

3. 消化系统　吞咽困难、嗳气、反酸、恶心、呕吐、呕血、腹胀、腹痛、腹泻、里急后重、便血、便秘、皮肤巩膜黄染、食欲及体重的改变等。

4. 泌尿系统　尿频、尿急、尿痛和排尿困难、尿量异常、尿色异常(洗肉水样或酱油色)、尿潴留及尿失禁、腹痛、颜面水肿等。

5. 造血系统　皮肤黏膜苍白、黄染、出血点、瘀斑、血肿及淋巴结、肝、脾大,乏力、头晕、耳鸣、骨骼痛等。

6. 内分泌系统及代谢　怕热、多汗、畏寒、乏力、头痛、视力障碍、心悸、食欲异常、多尿、烦渴、水肿等,色素沉着或减退,性格、智力、体格、性器官的发育,骨骼、甲状腺、体重、皮肤、毛发的改变,产后大出血等。

7. 肌肉骨骼系统　肢体肌肉麻木、疼痛、痉挛、萎缩、瘫痪等,关节肿痛、运动障碍、先天畸形等。

8. 神经精神系统　头痛、意识障碍、晕厥、痉挛、瘫痪、视力障碍、感觉及运动异常,记忆力和智能减退、定向力障碍、性格及自知力改变等。

六、个　人　史

个人史(personal history)主要包括如下几个方面:

1. 社会经历　出生地、居住地区和居留时间(尤其是疫源地和地方病流行区)、受教育程度、经济生活和业余爱好等。

2. 职业及工作条件　工种、劳动环境、对工业毒物的接触情况及时间。

3. 习惯与嗜好　起居与卫生习惯、饮食的规律与质量。烟酒嗜好的时间与摄入量,其他异嗜物和麻醉药品、毒品等。

4. 有无冶游史,是否患过淋菌性尿道炎、尖锐湿疣、下疳等。

七、婚　姻　史

婚姻史(marital history)包括未婚或已婚、结婚年龄、配偶健康状况、性生活情况、夫妻关系等。

八、月经史与生育史

月经史(menstrual history)询问月经初潮的年龄、月经周期和经期天数,经血的量和颜色,经期症状,有无痛经与白带,末次月经日期,闭经日期,绝经年龄。记录格式如下:

$$初潮年龄\frac{行经期(天)}{月经周期(天)}末次月经时间或绝经年龄$$

生育史(childbearing history)询问妊娠与生育次数,人工或自然流产的次数,有无死产、手术产、围生期感染、计划生育、避孕措施等。对男性患者应询问是否患过影响生育的疾病。

九、家　族　史

家族史（family history）询问双亲与兄弟、姐妹及子女的健康与疾病情况，特别应询问是否曾罹患与患者同样的疾病，有无与遗传有关的疾病，如血友病、白化病、糖尿病、精神病等。对已死亡的直系亲属要问明死因与年龄。某些遗传性疾病还涉及父母双方亲属，也应了解。若在几个成员或几代人中皆有同样疾病发生，可绘出家系图。

知识链接

标准化患者（standardized patients，SP）为临床医学教育中无医学背景的、经特殊培训的健康人，用来为医学生提供模拟临床实习环境，诸如病史采集、体格检查等。经培训的标准化患者具有专科、专病的特点，例如妇产科、神经科、心内科标准化患者，目前广泛应用于国内外医学院校的医学生临床实习过程，临床技能评价等。

思考题

1. 症状和体征有何区别？
2. 请阐述何为药物不良反应及其分类。

（吴泰华）

第三章 常见症状

 学习要求

1. 掌握常见症状的临床表现。
2. 熟悉其病因及伴随症状。
3. 了解其发生机制。

　　症状是患者对机体生理功能异常的自身体验和感受，是患者在阐述疾病的自然过程时描述的。症状是病史的重要内容，其发生、发展、演变是疾病诊断或鉴别诊断的主要依据。症状学是研究症状的识别、病因、发生机制、临床特点、变化规律及其在诊断中的作用，广义的症状也包括某些体征。通过症状进行诊断的过程称为症状诊断。本章仅扼要阐述临床上常见的、重要的症状。

第一节 发 热

　　正常人在体温调节中枢的调控下，通过神经、体液因素使产热和散热过程保持动态平衡，体温在相对恒定的范围内波动。当机体在致热原（pyrogen）的作用下或各种原因引起体温调节中枢功能障碍时，体温升高超出正常范围，称为发热（fever）。

　　【病因】　根据致热原来源和性质不同，分为感染性发热和非感染性发热两大类，以前者多见。

　　1. 感染性发热（infective fever）　常见的病原体如细菌、病毒、支原体、立克次体、螺旋体、真菌、寄生虫等引起的感染，不论是急性、亚急性或慢性，局部性或全身性，均可出现发热。

　　2. 非感染性发热（noninfective fever）

　　（1）血液病：如白血病、淋巴瘤、恶性组织细胞病等。

　　（2）结缔组织疾病：如系统性红斑狼疮、皮肌炎、硬皮病、类风湿关节炎和结节性多动脉炎等。

　　（3）变态反应性疾病：如风湿热、药物热、血清病、溶血反应等。

　　（4）内分泌代谢疾病：如甲状腺功能亢进症、甲状腺炎、痛风和重度脱水等。

　　（5）血栓及栓塞疾病：如心肌梗死、肺梗死、脾梗死和肢体坏死等，通常称为吸收热。

　　（6）颅内疾病：如脑出血、脑震荡、脑挫伤等，为中枢性发热。癫痫持续状态可引起发热，为产热过多所致。

　　（7）皮肤病变：皮肤广泛病变致皮肤散热减少而发热，见于广泛性皮炎、鱼鳞病等。慢性心力衰竭使皮肤散热减少也可引起发热。

（8）恶性肿瘤：各种恶性肿瘤均有可能出现发热。

（9）物理及化学性损害：如中暑、大手术后、内出血、骨折、大面积烧伤及重度安眠药中毒等。

（10）自主神经功能紊乱：由于自主神经功能紊乱，影响正常的体温调节过程，使产热大于散热，体温升高，多为低热，常伴有自主神经功能紊乱的其他表现，属功能性发热范畴。常见的功能性低热有：

1）原发性低热：由于自主神经功能紊乱所致的体温调节障碍或体质异常，低热可持续数月甚至数年之久，热型较规则，体温波动范围较小，多在 0.5℃ 以内。

2）感染治愈后低热：由于病毒、细菌、原虫等感染致发热后，低热不退，而原有感染已治愈。此系体温调节功能仍未恢复正常所致，但必须与因机体抵抗力降低导致潜在的病灶（如结核）活动或其他新感染所致的发热相区别。

3）夏季低热：低热仅发生于夏季，秋凉后自行退热，每年如此反复出现，连续数年后多可自愈。多见于幼儿，因体温调节中枢功能不完善，夏季身体虚弱，且多于营养不良或脑发育不全者发生。

4）生理性低热：如精神紧张、剧烈运动后均可出现低热。月经前及妊娠初期也可有低热现象。

【发生机制】 由于各种原因导致人体的产热增加或散热减少，则出现发热。

1. 致热原性发热 致热原包括外源性致热原和内源性致热原两大类。

（1）外源性致热原（exogenous pyrogen）：包括各种微生物病原体及其产物、炎性渗出物及无菌性坏死组织、抗原抗体复合物、某些类固醇物质、多糖体成分及多核苷酸、淋巴细胞激活因子等。多为大分子物质，不能通过血脑屏障作用于体温调节中枢，而是通过激活血液中的中性粒细胞、嗜酸性粒细胞和单核吞噬细胞系统，使其产生并释放内源性致热原，通过后者引起发热。

（2）内源性致热原（endogenous pyrogen）：也称白细胞致热原（leukocytic pyrogen），如白细胞介素 -1（IL-1）、肿瘤坏死因子（TNF）和干扰素（IFN）等。分子量小，可通过血脑屏障，直接作用于体温调节中枢。

内源性致热原一方面可通过血脑屏障直接作用于体温调节中枢的体温调定点（setpoint），使调定点上升，体温调节中枢必须对体温加以重新调节发出冲动，并通过垂体内分泌因素使皮肤血管及竖毛肌收缩，停止排汗，散热减少。这一综合调节作用使产热大于散热，体温升高引起发热。

2. 非致热原性发热 见于：①体温调节中枢直接受损，如颅脑外伤、出血、炎症等；②引起产热过多的疾病，如癫痫持续状态、甲状腺功能亢进症等；③引起散热减少的疾病，如广泛性皮肤病、心力衰竭等。

【临床表现】 临床上通常以口腔温度、直肠温度或腋窝温度代表体温。正常人体体温一般为 36～37℃ 左右，可因测量方法不同略有差异，且常受机体内、外因素的影响稍有波动。在 24 小时内下午体温较早晨稍高，剧烈运动、劳动或进餐后、高温环境下体温可略升高，但一般波动范围不超过 1℃。妇女月经前及妊娠期体温略高于正常。老年人因代谢率偏低，体温相对低于青壮年。

1. 发热的分度 以口腔温度为标准，可将发热程度分为：①低热：37.3～38℃；②中等度热：38.1～39℃；③高热：39.1～41℃；④超高热：41℃以上。

2. 临床过程与特点　发热的临床过程一般分为三期。

（1）上升期：常有疲乏无力、肌肉酸痛、畏寒或寒战。体温升高有两种形式：①骤升型：多于数小时内体温上升达 39℃ 以上，常伴寒战；②缓升型：体温逐渐上升数日内达高峰，多不伴寒战。

（2）高热期：指体温达高峰后保持一定时间，持续时间的长短因病因不同而有差异。

（3）下降期：体温下降有两种形式：①骤降型：指体温于数小时内骤退至正常，常伴大汗淋漓；②渐降型：指体温于数日内逐渐降至正常。

【热型及临床意义】　热型是指发热时的体温曲线形态（形状）。

热型是指发热患者在不同时间测得的体温数值分别记录在体温单上，将各体温数值点连接起来形成体温曲线，该曲线的不同形态（形状）称为热型（fever type）。临床常见的热型有以下几种：

1. 稽留热（continued fever）　体温恒定地维持在 39～40℃ 以上，达数天或数周。24 小时内体温波动范围不超过 1℃。常见于大叶性肺炎、斑疹伤寒及伤寒高热期（图 3-1）。

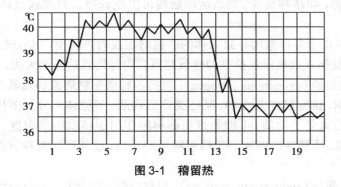

图 3-1　稽留热

2. 弛张热（remittent fever）　又称败血症热型。体温常在 39℃ 以上，波动幅度大，24 小时内波动范围超过 2℃，但都在正常水平以上。常见于败血症、风湿热、重症肺结核及化脓性炎症等（图 3-2）。

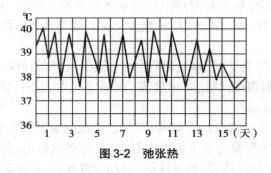

图 3-2　弛张热

3. 间歇热（intermittent fever）　体温骤升达高峰后持续数小时，又迅速降至正常水平，无热期（间歇期）可持续 1 天至数天，如此高热期与无热期反复交替出现。见于疟疾、急性肾盂肾炎等（图 3-3）。

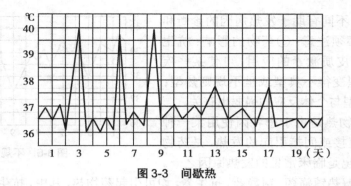

图 3-3 间歇热

4. 波状热（undulant fever） 体温逐渐上升达 39℃ 或以上，数天后又逐渐下降至正常水平，持续数天后又逐渐升高，如此反复多次。常见于布氏菌病（图 3-4）。

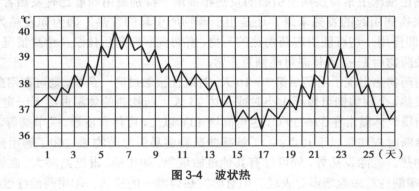

图 3-4 波状热

5. 回归热（recurrent fever） 体温急剧上升至 39℃ 或以上，持续数天后又骤然下降至正常水平，高热期与无热期各持续若干天后规律性交替一次。可见于回归热、霍奇金病、周期热等（图 3-5）。

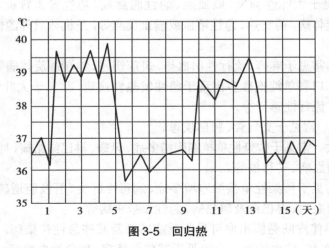

图 3-5 回归热

6. 不规则热（irregular fever） 发热的体温曲线无一定规律，可见于结核病、风湿热、支气管肺炎、渗出性胸膜炎等（图 3-6）。

11

根据热型的不同有助于发热病因的诊断和鉴别诊断。但必须注意：①药物的影响：抗生素、解热药或糖皮质激素的应用，可使某些疾病的特征性热型变得不典型或呈不规则热型；②个体差异：热型与个体反应的强弱也有关。

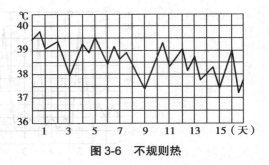

图3-6 不规则热

药物热：药物热是由于患者因使用某一种或多种药物而直接或间接引起的发热，是药物不良反应之一，也是临床常见的发热原因之一。任何药物，包括解热镇痛药、镇静药、抗生素，均可引起药物热，其中，抗生素最为常见，约占2/3。连续应用某药或频繁更换药物更容易引起药物热。若对药物热无充分认识，易误诊误治，个别患者因不能及时停用致热药物而可能危及生命。

药物热在临床上常与疾病所引起的发热相混淆。特别是用药前已有发热者，需要鉴别是由于原来疾病引起的发热未退？还是由于药物所引起的发热？因为如发热为药物所引起，则应立即停用一切可能引起药物热的药物，密切观察停药后体温及全身情况，多数药物热停用相关药物后1～2天体温可能恢复正常。

典型的药物热出现于用药后第7～10天，若既往接触过同一药物，则可在用药后数小时内即出现发热，个别病例可短至1小时或长达25天。药物热的体温曲线无一定规律，任何热型均可出现。体温常在37～39℃，也可高达40℃以上，可伴有皮疹、关节痛等。

鉴别诊断时应注意以下几点：①了解哪些药物容易引起药物热。②了解用药后何时容易出现药物热。③除发热外，尚可伴有其他过敏现象，如皮疹、淋巴结肿大、血管神经性水肿、外周血嗜酸性粒细胞增多等表现。但有时发热为唯一的症状。④用药治疗过程中，已下降的热度再出现或更加升高，临床上又找不到引起发热或发热加重的确切病因。⑤停药后体温在24～48小时内恢复正常，则强烈提示药物热。若再次使用此药后又再次发热则可确诊。

【伴随症状】 发热的伴随症状有助于病因的诊断或鉴别诊断。

1．寒战 常见于大叶性肺炎、败血症、急性胆囊炎、急性肾盂肾炎、流行性脑脊髓膜炎、疟疾、钩端螺旋体病、药物热、急性溶血或输血反应等，是机体对外源性致热原短时间大量入血的反应。

2．结膜充血 常见于麻疹、流行性出血热、斑疹伤寒、钩端螺旋体病等。

3．单纯疱疹 口唇单纯疱疹多出现于急性发热性疾病，常见于大叶性肺炎、流行性脑脊髓膜炎、间日疟、流行性感冒等。

4．咳嗽、咳痰 常见于支气管、肺部疾患。

5．淋巴结肿大 常见于传染性单核细胞增多症、风疹、淋巴结结核、局灶性化脓性感染、丝虫病、淋巴瘤、白血病、转移癌等。

6．肝脾大 常见于传染性单核细胞增多症、病毒性肝炎、肝及胆道感染、布氏菌病、疟疾、结缔组织病、白血病、淋巴瘤及黑热病、急性血吸虫病等。

7．出血 发热伴皮肤黏膜出血可见于重症感染及某些急性传染病，如流行性出血热、病毒性肝炎、斑疹伤寒、败血症等。也可见于某些血液病，如急性白血病、再生障碍性贫血、恶性组织细胞病等。

8．关节肿痛 常见于败血症、猩红热、布氏菌病、风湿热、结缔组织病、痛风等。

9. 皮疹　常见于麻疹、猩红热、风疹、水痘、斑疹伤寒、风湿热、结缔组织病、药物热等。

10. 昏迷　先发热后昏迷者常见于流行性乙型脑炎、斑疹伤寒、流行性脑脊髓膜炎、中毒性菌痢、中暑、老年患者等；先昏迷后发热者见于脑出血、巴比妥类药物中毒等。

（吴泰华）

第二节　疼　痛

一、头　痛

头痛（headache）通常指局限于头颅上半部，即眉弓、耳轮上缘和乳突连线以上的疼痛。是临床最常见的症状之一，是人类发生频率最高的一种疼痛。根据病因可分为特发性头痛和继发性头痛，前者包括偏头痛、丛集性头痛、紧张性头痛等，后者指由各种头颅及全身疾病所引起的头痛。

【病因与发生机制】　头痛的病因繁多，发生机制十分复杂。头部痛敏结构包括：①头皮、皮下组织、帽状腱膜、颅骨骨膜；②头颈部的血管和肌肉；③颅内静脉窦、颅底动脉、颅底硬脑膜及硬脑膜动脉；④三叉神经、舌咽神经、迷走神经、第1～3颈神经；⑤眼、耳、鼻及鼻窦的精细结构等。当上述痛敏结构受到刺激、压迫或牵张时，可导致相应的血管、肌肉和神经发生收缩、扩张、移位、受压等病理改变或功能紊乱，产生头痛。头痛的常见病因有：

1. 颅脑病变　①感染：如各种病原体引起的脑膜炎、脑炎、脑膜脑炎等；②颅内占位疾患：如脑肿瘤、脑转移瘤等；③脑血管疾病：如蛛网膜下腔出血、脑出血、各种脑动脉炎、静脉窦血栓形成等；④颅脑损伤：如脑挫裂伤、脑震荡、颅内血肿、颅脑外伤后头痛等；⑤其他：如偏头痛、癫痫发作后头痛、颅内压增高、低颅压综合征等。

2. 颅外疾患　①神经痛：如枕神经痛、三叉神经痛、舌咽神经痛；②眼、耳、鼻、牙疾病：如青光眼、虹膜炎、鼻窦炎、牙痛等；③颈部疾患：如颈椎病等；④其他：如颅周部位的感染、颅骨肿瘤等。

3. 全身疾病　①各种发热、感染性疾病；②中毒：如一氧化碳中毒、饮酒及酒精中毒、有机磷农药中毒等；③其他：如高血压、缺氧、贫血、低血糖、中暑等。

4. 精神心理性疾病　如精神紧张、焦虑、抑郁等。

5. 药物因素　①血管扩张药物：如硝酸酯类、硝普钠、钙离子拮抗剂、肼屈嗪、己酮可可碱等可引起头痛；②药物戒断：某些药物长期服用后，在减量或停药时可出现头痛，如巴比妥、阿片类、咖啡因等；③药物中毒：如颠茄、水杨酸类中毒等；④长期服用某些药物：如抗胆碱酯酶药、双嘧达莫、氯丙嗪、甲硝唑、异烟肼等，可引起或加重头痛；⑤抗组胺药如雷尼替丁等可引起头痛，据报道应用某些非甾体抗炎药如吲哚美辛等也可引起头痛。

【临床表现】　头痛的临床表现因病因不同而有各自的特点。

1. 起病速度　①突然发生的头痛，提示偏头痛发作、蛛网膜下腔出血、脑出血、高血压脑病、急性青光眼等；②急性起病的头痛常为感染性疾病；③亚急性或缓慢起病的头痛，以颅内占位疾患多见；④反复发作性头痛以偏头痛多见；⑤长期的慢性头痛常与紧张性头痛、颈椎病和鼻窦炎有关。

2．头痛部位 ①一侧头痛多为偏头痛、丛集性头痛；②双侧性头痛常为紧张性头痛，其疼痛多位于额颞部、顶枕部；③整个头部疼痛常由感染性疾病导致；④局限而表浅的头痛多为颅外病变所致，弥散而深在的头痛多为颅内病变所致；⑤高血压头痛多在额部或整个头部；⑥头痛伴颈痛见于蛛网膜下腔出血或脑膜炎。

3．头痛性质与程度 ①搏动性头痛常见于偏头痛、高血压、发热性疾病；②胀痛、钝痛多见于功能性或精神性疾病；③剧烈头痛伴呕吐提示蛛网膜下腔出血、偏头痛、丛集性头痛；④头部紧箍感、重压感多见于紧张性头痛；⑤电击样、烧灼样、针刺样痛提示神经痛。

4．头痛发生与持续的时间 ①颅内压增高引起的头痛，多在清晨加剧；②鼻窦炎所致头痛，常在睡醒后或上午出现；③偏头痛发作通常持续数小时至 24 小时，或更长时间；④丛集性头痛，常在夜间发生，每次发作大多持续 10～30 分钟，在数周至数月内持续存在；⑤三叉神经痛发作时，疼痛突发突止，每次仅数秒至 1～2 分钟，但常反复发作；⑥脑肿瘤的头痛多为持续性，可有长短不等的缓解期；⑦女性偏头痛可在月经期发作或加重。

5．头痛的诱发、加重与缓解因素 ①颅内压增高性、血管性、颅内肿瘤、颅内感染所致的头痛常在咳嗽、喷嚏、大笑、俯首、弯腰后加剧；②偏头痛可因生气、焦虑、激动、兴奋等诱发，应用麦角胺制剂或非甾体抗炎药后缓解；③丛集性头痛在直立时缓解，低颅压头痛常在卧位时减轻，直立时加重；④高血压性头痛可由激动、紧张而诱发；⑤颈肌筋膜炎引起的头痛，在颈部活动时加剧；⑥职业性或慢性颈肌痉挛性头痛可在活动或按摩颈部后缓解；⑦药物因素引起的头痛，与上述药物的使用或减量、停用有关。

【伴随症状】

1．头痛伴发热者，常为感染性疾病，包括颅内和全身感染。

2．头痛伴呕吐者，常见于颅内压增高、脑出血、蛛网膜下腔出血等。

3．头痛伴视力障碍者，提示青光眼、颅内肿瘤。

4．头痛伴头晕者，见于小脑肿瘤、椎基底动脉供血不足。

5．头痛伴脑膜刺激征者，提示有脑膜炎或蛛网膜下腔出血。

6．头痛伴自主神经症状，如面色苍白、出汗、心悸、呕吐等，多见于偏头痛。

7．头痛伴癫痫发作者，见于颅内各种病因的感染、肿瘤、脑血管疾病等。

8．头痛伴精神症状者，提示颅内感染性疾病、颅内肿瘤。

9．头痛伴焦虑、失眠多为紧张性头痛。

10．头痛突然加剧，并伴随意识、瞳孔等改变者，应注意脑疝形成。

（李正仪）

二、胸 痛

胸痛（chest pain）是由于各种化学、物理刺激因子刺激胸部的感觉神经纤维产生痛觉冲动，并传至大脑皮质的痛觉中枢而引起。

【病因与发生机制】

1．胸壁疾病 急性皮炎、皮下蜂窝织炎、带状疱疹、肋间神经炎、肋软骨炎、流行性肌炎、肋骨骨折、多发性骨髓瘤、急性白血病等。

2．呼吸系统疾病 肺炎、肺脓肿、肺结核、胸膜炎、胸膜肿瘤、自发性气胸、支气管肺癌等累及胸膜。

3．心血管疾病 心绞痛、急性心肌梗死、心肌病、二尖瓣及主动脉瓣病变、急性心包炎、胸主动脉瘤（夹层动脉瘤）、肺梗死、肺动脉高压等。

4．纵隔疾病 纵隔炎、纵隔气肿、纵隔肿瘤等。

5．其他 过度通气综合征、痛风、食管炎、食管癌、食管裂孔疝、膈下脓肿、肝脓肿、脾梗死以及神经症等。

【临床表现】

1．年龄 青壮年胸痛可见于肺炎、结核性胸膜炎、自发性气胸、心肌炎、心肌病、风湿性心瓣膜病，而40岁以上则须注意冠心病（如心绞痛、心肌梗死）、支气管肺癌等。

2．胸痛部位 胸壁疾病的疼痛常局限于病变部位，且局部有压痛；带状疱疹所致胸痛可见成簇的水疱沿一侧肋间神经分布伴剧痛；心绞痛和心肌梗死的疼痛多在胸骨后方和心前区或剑突下，可向左肩和左臂内侧放射，甚至达环指与小指；食管及纵隔病变的疼痛多在胸骨后；肝胆疾病及膈下脓肿可引起右下胸痛。

3．胸痛性质 带状疱疹呈刀割样或灼热样剧痛；肋间神经痛为阵发性灼痛或刺痛；气胸在发病初期为撕裂样痛；胸膜炎呈隐痛、钝痛和刺痛；心绞痛呈绞榨样痛并有重压窒息感，心肌梗死则疼痛更为剧烈并有恐惧、濒死感；夹层动脉瘤常呈突然发生胸背部撕裂样剧痛或锥痛；肺梗死亦可突然发生胸部剧痛或绞痛；食管炎呈烧灼样痛。

4．胸痛持续时间及影响因素 如心绞痛多在劳力或精神紧张时诱发，持续1～5分钟，休息后或含服硝酸甘油或硝酸异山梨酯后于1～2分钟内缓解；心肌梗死疼痛可持续数小时或更长，含服硝酸甘油无效；胸膜炎及心包炎的疼痛则可因用力呼吸或咳嗽而加剧；食管疾病多在进食时发作或加剧，服用抗酸药和促动力药物可减轻或消失。

【伴随症状】

1．胸痛伴咳嗽、咳痰、发热见于气管、支气管、肺部疾病。

2．胸痛伴咯血见于肺栓塞、支气管肺癌等。

3．胸痛伴呼吸困难见于大叶性肺炎、自发性气胸、渗出性胸膜炎和肺栓塞等。

4．胸痛伴面色苍白、大汗、血压下降或休克表现见于心肌梗死、夹层动脉瘤、主动脉瘤破裂和大块肺栓塞。

5．胸痛伴吞咽困难见于食管疾病，如反流性食管炎。

（吴泰华）

三、腹　痛

腹痛（abdominal pain）是临床上极其常见的症状，也是患者就诊的重要原因。腹痛多数由腹部脏器疾病所引起，也可由其他全身性疾病引起。详细询问患者腹痛发作时间、诱因、部位，腹痛的性质和程度，与饮食、体位变化的关系以及伴随症状，并进行综合分析，有助于做出正确的诊断。

【病因】

1．腹部脏器平滑肌痉挛或过度伸展 如胃肠痉挛、Oddi 括约肌功能障碍、十二指肠壅滞、胆道蛔虫症、胆管结石、肠梗阻、肾及输尿管结石等。

2. 腹部脏器炎症 炎性组织产生的炎症介质缓激肽、组胺、前列腺素 E 等刺激神经末梢引起痛觉，如消化性溃疡、急慢性胃肠炎、胆囊炎、胆管炎、胰腺炎、肝脓肿、阑尾炎、腹膜炎、出血坏死性肠炎、结核性腹膜炎、溃疡性结肠炎、Crohn 病、泌尿系感染性疾病等。

3. 腹部脏器缺血性疾病 局部组织缺血缺氧致 H^+、K^+、组胺等代谢产物增加而致痛，如食管裂孔疝、肠系膜血管栓塞、绞窄性肠梗阻、肠扭转、肠系膜或大网膜扭转、肾梗死、脾梗死、腹主动脉夹层、门静脉血栓形成、卵巢囊肿蒂扭转等。

4. 腹部脏器破裂 如胃穿孔、肠穿孔、肝破裂、脾破裂、肾破裂、异位妊娠破裂、卵巢黄体破裂、卵巢囊肿蒂扭转等。

5. 腹部实质性脏器被膜扩张 如肝急剧充血、肝癌、胰腺癌、麻痹性肠梗阻、肾肿大等。

6. 肿瘤浸润 如胰腺癌、转移癌侵犯腹腔神经根及腹膜等。

7. 腹壁疾病 如腹壁挫伤、脓肿及腹壁皮肤带状疱疹等。

8. 胃肠神经功能紊乱 如胃、肠及胆道运动障碍，肠易激综合征等。

9. 全身性疾病 胸腔疾病所致的腹壁牵涉性痛，如肺炎、肺梗死、心绞痛、心肌梗死、急性心包炎、胸膜炎、胸椎结核；其他如腹型过敏性紫癜、糖尿病酸中毒、尿毒症、铅中毒、血卟啉病、腹型癫痫等均可引起腹痛。

10. 药物因素 应用可导致胃肠黏膜损害或腹腔脏器血管痉挛的药物，如口服非甾体抗炎药、糖皮质激素、磺胺类药物及红霉素等，静脉滴注垂体后叶素等均可引起腹痛。

【发生机制】 腹痛发生的基本机制可分为三种：内脏性腹痛、躯体性腹痛和牵涉痛。

1. 内脏性腹痛 内脏性腹痛是腹腔某一器官痛觉信号由交感神经传入脊髓，其特点是疼痛部位不确切；疼痛感觉模糊，多为钝痛、灼痛；常伴有恶心、呕吐、出汗等自主神经兴奋表现。

2. 躯体性疼痛 躯体性疼痛是由来自腹膜壁层和腹壁的痛觉信号经体神经传至脊髓神经根，反映到相应脊髓节段所支配的皮肤。其特点是定位准确；疼痛剧烈而持续，可有局部腹肌强直，可因咳嗽、体位变化而加重。

3. 牵涉痛 牵涉痛是指内脏性疼痛牵涉到体表部位，由内脏疼痛信号传至相应脊髓节段，引起该节段支配的体表部位的痛觉。其特点是定位明确，疼痛剧烈，有压痛、肌紧张及感觉过敏。

【临床表现】

1. 腹痛部位 一般腹痛多位于病变所在部位，中上腹部疼痛多为胃、十二指肠疾病、胰腺疾病，右上腹部疼痛多为胆囊炎、胆管炎、胆石症、肝疾病，脐周痛多为小肠疾病，左下腹疼痛多为降结肠、乙状结肠、左侧输尿管、左侧卵巢及附件疾病，右下腹疼痛多为回盲部及升结肠、右侧输尿管、右侧卵巢及附件疾病。下腹部疼痛多为膀胱及下尿道炎症、盆腔炎、异位妊娠破裂，转移性右下腹痛是急性阑尾炎的特征，弥漫性腹痛多见于弥漫性腹膜炎、机械性肠梗阻、腹型过敏性紫癜、腹型癫痫、急性出血坏死性肠炎等。由于内脏性腹痛有时定位不清，其他腹腔外脏器病变也可以出现腹痛，如心肌梗死患者可主要表现为中上腹部疼痛，因此，临床上应综合判断，注意鉴别诊断。

2. 腹痛性质和程度 腹痛的性质和程度与疾病种类密切相关，突发性中上腹剧烈刀割样痛多为胃十二指肠溃疡穿孔；中上腹持续性剧痛或阵发性加剧多为急性胃炎、急性胰腺炎、急性胆囊炎、胆管炎等；阵发性绞痛多为胆结石、泌尿系结石、胃肠痉挛等；剑突下阵发性钻顶样疼痛是胆道蛔虫症的特征性表现；隐痛或钝痛多为内脏性疼痛，多由胃肠张力变化或轻度炎症所致；胀痛可能为实质性脏器被膜牵张引起。

3. 诱发因素 进食油腻食物、酗酒或暴饮暴食引起的腹痛多为急性胆囊炎、急性胰腺炎；腹部外伤后剧痛并伴有休克者应考虑为肝、脾破裂；服用糖皮质激素、非甾体抗炎药及磺胺类等药物后出现中上腹疼痛多为急性胃黏膜病变或消化性溃疡；尼可地尔静滴速度过快时可引起腹痛。

4. 发作时间 餐后腹痛可能为胆胰疾病、胃部肿瘤、幽门梗阻；腹痛饥饿时发作，进食后缓解并有明显的周期性、节律性痛多为十二指肠溃疡；子宫内膜异位症腹痛与月经来潮相关；异位妊娠破裂腹痛多发生于育龄期女性停经6～8周后；卵泡破裂者发作于月经间期。

5. 与体位的关系 患者体位的改变可以加重或减轻某些疾病引起的腹痛，如胃黏膜脱垂患者左侧卧位可使疼痛减轻，胰腺癌患者仰卧位时疼痛加重，俯卧位或前倾位时疼痛减轻；十二指肠壅滞症者胸膝位或俯卧位可使腹痛缓解。

【伴随症状】

1. 发热、寒战 腹痛伴发热寒战提示有炎症存在，见于急性胆道感染、胆囊炎、肝脓肿、腹腔脓肿，也可见于腹腔外疾病。

2. 黄疸 腹痛伴黄疸者可能与肝胆胰疾病有关，急性溶血性贫血也可出现腹痛与黄疸。

3. 休克 腹痛伴休克，同时有贫血者可能是腹腔脏器破裂（如肝、脾或异位妊娠破裂）；无贫血者见于胃肠穿孔、绞窄性肠梗阻、肠扭转、急性出血坏死性胰腺炎。腹腔外疾病如心肌梗死、肺炎也可有腹痛与休克，应特别警惕。

4. 呕吐、反酸、腹泻 腹痛伴呕吐、反酸提示食管、胃及十二指肠溃疡或胃炎、十二指肠球炎等，呕吐量大提示可能为胃肠道梗阻，伴腹泻者提示消化吸收障碍或肠道炎症、溃疡或肿瘤。

5. 血尿 腹痛伴血尿可能为泌尿系统疾病（如泌尿系结石、结核及肿瘤等）所致。

（王志荣）

四、腰 背 痛

腰背部是身体主要的负重部位，对维持身体姿势和活动十分重要。腰背痛（lumbodorsalgia）可由腰背部局部病变、邻近脏器病变或全身疾病引起，是常见的临床症状。

【病因与发生机制】 腰背痛的病因众多，常见病因如下：

1. 脊柱病变 如椎间盘突出、椎管狭窄综合征、脊柱侧弯、脊椎先天性畸形等。

2. 损伤与外伤 如腰背部肌肉扭伤及劳损、肌筋膜炎、椎体或肋骨骨折。

3. 风湿免疫性疾病 如强直性脊柱炎、类风湿关节炎、骨性关节炎等。

4. 骨破坏性疾病 如原发肿瘤及骨转移瘤、椎体结核、脓肿等。

5. 脊神经病变 如坐骨神经痛（最常见）、脊髓压迫症、腰骶神经根炎等。

6. 内脏疾病 如肾炎、泌尿系结石等泌尿系统疾病，胆囊炎、消化性溃疡、胰腺炎等消化系统疾病，前列腺疾病、子宫附件炎症等盆腔器官疾病，以及胸膜炎、心绞痛、腹膜后肿瘤等。

7. 全身性疾病 如发热性疾病、某些急性传染病、骨质疏松等。

8. 药物因素 据报道大剂量或长期应用糖皮质激素，或应用糖皮质激素停药后，以及应用某些抗结核药、喹诺酮类药物可出现腰背痛。

由于病因众多，腰背痛发生机制比较复杂：①由于椎体、椎间盘、韧带、肌肉等组织的损害，刺激感觉神经末梢，引起深部痛；②病变组织释放炎性介质引起局部炎症反应，产生局限性疼痛；③病变刺激脊神经根引起放射性痛；④由于内脏和皮肤感觉的传入纤维都汇聚到脊髓后角神经元，故内脏病变产生的疼痛可扩散到同一脊髓节段支配的皮肤，引起相应体表区域的痛感，产生牵涉痛。

【临床表现】

1. 疼痛 ①局部疼痛：最常见，主要表现深部痛，可有按压、叩击痛，见于脊椎骨膜、韧带、肌腱、肌肉、关节的病变或脊柱旁肌肉劳损等；②放射性痛：其疼痛剧烈，除出现在刺激部位外，还沿神经分布区域放射。如腰椎间盘突出、椎管内肿瘤等压迫坐骨神经时，疼痛主要在腰、臀部并向股后、小腿后外侧、足部反射；③牵涉性痛：如肾结石的腰背痛，心绞痛的左肩背痛，胆囊炎的右腰背痛等。

2. 功能障碍 腰背痛常伴脊柱功能障碍，如腰、颈、胸活动受限，甚至肢体活动、呼吸幅度受限。

3. 畸形 某些疾病导致脊柱畸形，如脊椎骨折、结核性脊椎炎、强直性脊柱炎等。

【伴随症状】

1. 腰背痛伴发热见于全身性感染性疾病，风湿性疾病等。

2. 腰背痛伴晨僵见于强直性脊柱炎、类风湿关节炎等。

3. 腰背痛伴活动受限或在活动后加重见于急性腰背部软组织扭挫伤，腰椎骨关节炎，脊柱外伤等。

4. 腰背痛伴低热、盗汗、乏力、食欲减退，晚期可有脊柱畸形、寒性脓肿等，见于结核性脊椎炎。

5. 腰背痛伴放射痛见于腰椎间盘突出、脊髓压迫症等，老年患者应警惕转移瘤。

6. 腰痛伴尿急、尿频见于尿路感染，伴有血尿见于肾、输尿管结石等。

7. 腰痛伴月经异常、白带异常、痛经等见于盆腔炎、附件炎、妇科肿瘤等。

8. 腰痛伴肌肉疼痛见于肌肉疾病如多发性肌炎等，某些药物如他汀类降脂药也可引起肌肉疼痛。

（李正仪）

五、关 节 痛

关节痛（arthralgia）指关节部位的疼痛感觉，是常见的临床症状。轻者不影响关节活动和功能，严重者可导致关节僵直与功能丧失。

【病因与发生机制】 关节痛可由关节解剖结构的任何部分损害引起，其病因众多，发生机制各异。

1. 变态反应性疾病 如急性风湿热、类风湿关节炎、系统性红斑狼疮、强直性脊柱炎以及过敏性紫癜等。这些疾病的致病因子可在体内产生多种免疫复合物或自身抗体和致炎症性细胞因子，并通过复杂的免疫反应引起关节滑膜、软骨、韧带和肌肉附着点的炎症，导致关节局部红、肿、热、痛和功能障碍。

2. 外伤 急性损伤如关节内骨折、脱位等，可直接造成关节结构受损，并通过产生炎症反应、刺激关节受损部位的神经等引起疼痛。关节活动过度、长期负重、急性损伤恢复不良等可引起关节慢性损伤。

3. 感染因素 细菌、病毒等病原体可直接侵袭关节引起炎症，产生疼痛；也可以由病原体毒素或其代谢产物产生炎症介质（如组胺、5-羟色胺等），导致关节组织的变性、渗出、增生等炎性改变。前者见于化脓性关节炎、结核性关节炎等，后者见于结核、猩红热等疾病引起的关节炎。

4. 其他疾病 如痛风、骨软化、骨质疏松、增生性关节炎等代谢性、退行性关节疾病；原发于滑膜、骨的肿瘤和转移瘤，以及血友病等均通过各自的机制导致关节炎症，产生疼痛。

5. 药物因素 大剂量或长期应用糖皮质激素，可导致无菌性股骨头坏死。糖皮质激素停药后综合征、应用某些药物导致药物变态反应性关节炎时可出现关节疼痛等。

【临床表现】

1. 关节痛 因病因不同而表现各异，①外伤性关节痛：多发生于膝，其次为踝、肘、肩、髋等关节，活动时关节疼痛加剧伴活动受限，慢性外伤性关节炎表现为外伤后反复出现的关节痛；②化脓性关节炎：可有全身中毒症状、关节肿胀、积脓等；③结核性关节炎：主要侵犯单关节，以髋、膝、腰椎关节最常见，表现为关节酸、痛、肿胀、活动受限，日久可形成寒性脓肿；④风湿热多侵犯大关节，发作时关节有红、肿、热、痛；⑤类风湿关节炎：常侵犯腕、掌、指关节，呈对称性，有晨僵现象，晚期常有关节畸形；⑥痛风：最常侵犯第一跖趾关节，也可累及踝、指、膝、腕关节等，表现为突发的关节剧痛伴局部皮肤的红肿灼痛，病变呈自限性，但常复发。

2. 关节肿胀与运动受限 急性关节疼痛常伴有关节肿胀与运动受限，慢性关节疼痛尚有关节变形，肌肉萎缩等。

3. 关节畸形与功能丧失 各种病因可导致关节周围组织及软骨纤维化、骨化，或关节腔狭窄、消失等，可出现关节畸形、僵直与功能丧失。

4. 摩擦音 关节活动时的摩擦音与摩擦感，膝关节最常见。

【伴随症状】

1. 关节痛伴发热及单关节红、肿、热、痛，见于化脓性关节炎。

2. 儿童、青少年关节痛，伴皮下结节、环形红斑、心脏炎等见于风湿热。

3. 腕、掌指、近端指间关节等对称疼痛，伴有压痛和晨僵，提示类风湿关节炎。

4. 关节痛伴发热、颜面蝶形红斑、肾损害等，见于系统性红斑狼疮。

5. 发作性关节痛伴血尿酸增高，提示痛风。

6. 长期接受糖皮质激素治疗，出现髋骶及下腹痛者，应警惕无菌性股骨头坏死等。

（李正仪）

第三节 水 肿

水肿（edema）是指人体组织间隙有过多的液体积聚导致组织肿胀。水肿分为全身性与局部性。当液体在体内组织间隙成弥漫分布时呈全身性水肿；液体积聚在局部组织时呈局部水肿；发生于体腔内称为积液，如胸腔积液、腹腔积液、心包积液。通常不包括内脏器官局部的水肿，如脑水肿、肺水肿等。

【发生机制】 在正常人体中，血管内液体不断地从毛细血管小动脉端滤出至组织间隙成为组织液，组织液又不断从毛细血管小静脉端回吸收入血管，两者保持动态平衡，因此组织间隙无过多液体积聚。保持这种平衡的主要因素有：①毛细血管内静水压；②血浆胶体渗透压；③组织间隙机械压力（组织压）；④组织液胶体渗透压。当维持体液平衡的因素发生障碍出现组织间液的生成大于回吸收时，则可产生水肿。产生水肿的机制如下：①毛细血管血流动力学改变；②钠水潴留；③静脉、淋巴回流受阻。

【病因与临床表现】

1. 全身性水肿

（1）心源性水肿：主要原因为右心衰竭。发生机制主要是有效循环血量减少，导致肾血流量减少，继发性醛固酮增多，引起钠水潴留，以及体循环静脉淤血，毛细血管内静水压增高，组织液回吸收减少所致。水肿首先出现于身体低垂部位。能活动者，最早出现于踝内侧，卧床者以腰骶部明显，缓慢发展至全身，水肿比较坚实，移动性小。通常有颈静脉怒张，肝大，静脉压升高，严重时可出现胸、腹水等右心衰竭的其他表现。

（2）肾源性水肿：见于各型肾炎、肾病。钠水潴留是其基本发生机制。导致肾源性水肿主要因素有：①肾小球滤过功能降低；②肾小管对钠、水重吸收增加；③血浆胶体渗透压减低（蛋白尿所致）。临床特点是疾病早期晨间起床时有眼睑和颜面水肿，尔后发展至全身，水肿软而移动性大。常伴有高血压，肾功能损害的表现和尿常规改变。

（3）肝性水肿：最常见的原因为肝硬化。主要发生机制是门静脉高压、低蛋白血症、肝淋巴液回流障碍和继发性醛固酮增多等因素。主要表现为腹水，水肿也可始于踝部，逐渐向上蔓延，而头、面部及上肢常无水肿。肝性水肿常伴有肝功能减退和门静脉高压两方面表现。

（4）内分泌代谢疾病所致的水肿：常见的有甲状腺功能减退症所致的黏液性水肿，其特点为非凹陷性水肿，不受体位影响，水肿部位皮肤增厚、粗糙、苍白、皮温低。

（5）营养不良性水肿：见于慢性消耗性疾病所致低蛋白血症、维生素 B_1 缺乏。水肿发生前常伴有体重减轻、皮下脂肪减少所致组织松弛，组织压降低，可加重水肿液的潴留。水肿常从足部开始逐渐蔓延至全身。

（6）药物性水肿：①药物过敏反应所致：解热镇痛药、磺胺类、某些抗生素等；②药物性肾损害：磺胺类、别嘌醇、雷公藤等；③药物致内分泌紊乱：糖皮质激素、胰岛素、甘草制剂、钙拮抗剂等，原因主要为钠、水潴留。

（7）其他原因的全身性水肿：①经前期紧张综合征：月经来潮前 7～14 天出现眼睑、下肢水肿；②特发性水肿：原因不明，可能与内分泌功能失调有关，多见于女性，水肿多发生于低垂部位；③其他：妊娠性水肿、结缔组织病及变态反应所致水肿、功能性水肿等。

2. 局部性水肿　①炎症性水肿：见于蜂窝织炎、疖肿、痈等；②淋巴回流障碍所致的水肿：见于淋巴管炎、丝虫病等；③静脉回流障碍所致的水肿：见于静脉曲张、深静脉血栓形成、上腔静脉阻塞综合征等；④血管神经性水肿。

【伴随症状】

1. 伴肝大，多为心源性、肝源性及营养不良。
2. 伴重度蛋白尿常见于肾源性。

3. 伴呼吸困难与发绀常提示心源性、上腔静脉阻塞综合征。

4. 伴心搏缓慢、血压偏低可见于甲状腺功能减退症。

（吴泰华）

第四节　咳嗽与咳痰

　　咳嗽（cough）、咳痰（expectoration）是常见的症状。咳嗽是一种反射性防御动作，可以清除呼吸道分泌物及气道内异物，它是由延髓咳嗽中枢受刺激引起。如果频繁咳嗽影响工作和休息，则为病理状态。痰是气管、支气管的分泌物或肺泡内的渗出液，借助咳嗽将其排出称为咳痰，是一种病态现象。

　　【病因】

　　1. 呼吸道疾病　当鼻咽部至支气管整个呼吸道的黏膜受到刺激时，均可引起咳嗽和（或）咳痰。如咽喉炎、气管炎、支气管炎、支气管扩张、支气管哮喘、支气管结核等以及物理、化学、过敏因素等对呼吸道刺激以及肺部感染和肺部肿瘤均可引起咳嗽和（或）咳痰。而呼吸道感染最常见。

　　2. 胸膜疾病　胸膜炎、胸膜间皮瘤、气胸或胸腔穿刺等均可引起咳嗽。

　　3. 心血管疾病　各种原因所致左心衰竭，引起肺淤血和肺水肿，因肺泡及支气管内有渗出物，可引起咳嗽。右心或体循环静脉栓子脱落造成肺栓塞时也可引起咳嗽。

　　4. 中枢神经因素　从大脑皮质发出的冲动传至延髓咳嗽中枢后可发生咳嗽。脑炎、脑膜炎也可出现咳嗽。但人们还可自主地咳嗽或抑制咳嗽。

　　5. 其他因素　药物性咳嗽（如血管紧张素转化酶抑制剂可引起体内缓激肽等致咳物质蓄积而导致持续性干咳），胃食管反流所致咳嗽，习惯性及心理性咳嗽等。

　　【临床表现】

　　1. 咳嗽的性质　咳嗽无痰或痰量极少，称为干性咳嗽。常见于急性或慢性咽喉炎、喉癌、支气管异物、支气管肿瘤、胸膜疾病、药物性咳嗽等引起的咳嗽等。咳嗽伴有咳痰称为湿性咳嗽，见于支气管炎、支气管扩张、肺炎、肺脓肿和空洞型肺结核等。

　　2. 咳嗽的时间与规律　突发性咳嗽常由于吸入刺激性气体或异物所引起；长期慢性咳嗽，多见于慢性支气管炎、支气管扩张、肺结核等。发作性咳嗽可见于百日咳、支气管结核、支气管哮喘等。夜间咳嗽常见于左心衰竭、肺结核等。

　　3. 咳嗽的音色　①咳嗽声音嘶哑：多为声带炎症或肿瘤压迫喉返神经所致；②鸡鸣样咳嗽：多为百日咳、会厌、喉部疾病或气管受压；③金属音咳嗽：多见于纵隔肿瘤、支气管癌等直接压迫气管所致；④咳嗽声音低微或无力：多见于肺气肿、声带麻痹及极度衰弱等。

　　4. 痰的性状和痰量　黏液性痰多见于急、慢性支气管炎；浆液性痰见于肺水肿；脓性痰见于化脓性细菌性下呼吸道感染；血性痰是由于呼吸道黏膜、毛细血管受侵害所致。恶臭痰提示厌氧菌感染。铁锈色痰为典型肺炎链球菌肺炎；黄绿痰提示铜绿假单胞菌感染；痰白黏稠且牵拉成丝提示真菌感染；粉红色泡沫状痰见于肺水肿。

　　【伴随症状】　伴发热见于急性上、下呼吸道感染，肺结核，胸膜炎等；伴胸痛常见于肺炎、胸膜炎等；伴呼吸困难见于喉头水肿、支气管哮喘、重症肺炎、气胸等；伴咯血多见于支气管扩张、肺结核等；伴大量脓痰见于支气管扩张、肺脓肿等；伴有哮鸣音见于支气管哮喘、心源性哮喘等。

（吴泰华）

第五节 咯 血

咯血（hemoptysis）是指气管、支气管或肺组织的出血，血液随咳嗽从口腔排出或痰中带血。大咯血时血液可从口鼻涌出，可阻塞呼吸道，甚至窒息死亡。

【病因】

1. 支气管肺组织疾病　常见于支气管扩张症、肺脓肿、肺结核、支气管肺癌、肺炎、支气管肺血管畸形。慢性支气管炎、肺梗死、肺真菌病、肺吸虫病等也可咯血。

2. 心血管疾病　见于二尖瓣狭窄、急性左心衰竭、原发性肺动脉高压、某些先天性心脏病（如房间隔缺损、动脉导管未闭等引起的肺动脉高压）、肺动静脉瘘等。

3. 全身性疾病　血液病如血小板减少性紫癜、白血病、血友病、再生障碍性贫血等，急性传染病如流行性出血热、肺出血型钩端螺旋体病、鼠疫等，风湿性疾病，子宫内膜异位症等。

4. 药物因素　药源性疾病，如药源性肺水肿、药源性血小板减少性紫癜等引起的咯血。抗栓药物，如肝素等过量可引起凝血功能障碍而导致肺出血咯血；氯霉素、氨苄西林、利福平、保泰松、吲哚美辛，以及抗肿瘤药如环磷酰胺、柔红霉素、甲氨蝶呤等引起血小板减少而导致肺出血咯血。中药及中成药如水蛭、芫己、蛇毒、苦楝皮、丹参注射液、牛黄解毒片、云南白药、六神丸、十滴水、狼毒、蝮蛇抗栓酶等也可引起咯血。

【临床表现】

1. 年龄　青壮年咯血多见于肺结核、支气管扩张症、肺脓肿、二尖瓣狭窄等；40岁以上有长期吸烟史者应警惕支气管肺癌可能；中老年有慢性潜在疾病者，若出现砖红色胶冻样血痰多考虑肺炎克雷伯菌肺炎（Klebsiella pneumonia）等。

2. 咯血量　每日咯血量在100ml以内为小量咯血，100～500ml为中等量，500ml以上或一次咯血100ml以上为大量。小量咯血或痰中带血见于浸润性肺结核、支气管肺癌、慢性支气管炎。中至大量咯血见于支气管扩张症、支气管肺血管畸形、肺脓肿、二尖瓣狭窄、空洞性肺结核、心力衰竭等。

3. 咯血的颜色和性状　鲜红色见于肺结核、支气管扩张症、肺脓肿等，铁锈色见于肺炎球菌性肺炎，砖红色胶冻样见于肺炎克雷伯菌肺炎，浆液性粉红色泡沫样血痰见于左心衰竭肺水肿，二尖瓣狭窄肺淤血所致咯血多为暗红色，肺梗死引起的咯血为黏稠的暗红色。

【伴随症状】 咯血伴发热、盗汗见于肺结核，伴发热、胸痛见于肺炎、肺脓肿、肺梗死、支气管肺癌等，伴大量脓痰见于支气管扩张症、肺脓肿、空洞性肺结核或肺囊肿继发感染，伴皮肤黏膜出血见于血液病、流行性出血热、风湿性疾病，伴黄疸见于钩端螺旋体病、肺梗死等。咯血伴发热、皮下瘀点或出血点，应结合用药史考虑为应用抗栓药物、抗肿瘤药物以及某些抗生素等药物所引起。

（吴泰华）

第六节 呼吸困难

呼吸困难(dyspnea)是指患者主观感到空气不足、呼吸费力；客观表现为呼吸运动用力，重者张口呼吸、鼻翼扇动、端坐呼吸及发绀，呼吸辅助肌也参与呼吸活动，并伴有呼吸频率、节律、深度的异常。

【病因】

1. 呼吸系统疾病　气道阻塞通气不足，如慢性支气管炎、支气管哮喘等；肺组织疾病，如肺炎、肺脓肿、肺不张、肺水肿、弥漫性肺间质疾病等；胸壁、胸廓及胸膜疾病，如胸膜炎、胸廓畸形等。

2. 循环系统疾病　各种原因所致心力衰竭、心脏压塞、原发性肺动脉高压和肺栓塞等。

3. 中毒　尿毒症、糖尿病酮症酸中毒、药物中毒、一氧化碳中毒等。

4. 血液病　如重度贫血、高铁血红蛋白血症等。

5. 神经、精神因素　脑、脊髓病变如脑出血、脑栓塞、脑肿瘤、颅脑外伤、脑炎、脑膜炎、癔症等。此外，还有神经、肌肉疾病，如呼吸肌麻痹等。

6. 药物因素　磺胺类抗菌药物、青霉素、阿司匹林、维生素 K、右旋糖酐、新斯的明、复方甘草合剂、西咪替丁及含碘类造影剂等可引发变态反应，诱发支气管痉挛、喉头水肿，导致呼吸困难。某些药物引起急性左心衰竭，也可导致呼吸困难。

【临床表现】

1. 肺源性呼吸困难　由呼吸系统疾病引起肺通气或换气功能障碍，导致缺氧和(或)二氧化碳潴留。临床上分为三种类型：

(1) 吸气性呼吸困难：表现为吸气费力，严重时可见"三凹征"(胸骨上窝、锁骨上窝、肋间隙吸气时明显凹陷)，见于喉、气管、中央气道的炎症、水肿、异物或肿瘤等。

(2) 呼气性呼吸困难：表现为呼气费力、呼气期延长，可伴有呼气期哮鸣音，见于支气管哮喘、慢性支气管炎、慢性阻塞性肺气肿等。

(3) 混合性呼吸困难：表现为呼吸频率增快、变浅，吸气、呼气均费力，见于重症肺炎、重症肺结核、气胸、急性肺损伤等。

2. 心源性呼吸困难　主要由左心衰竭引起，轻者表现为活动后气促，休息时减轻；常有夜间阵发性呼吸困难，坐位可减轻。严重者呈端坐呼吸，伴发绀、出汗、心悸，甚至咳大量粉红色泡沫样痰。也可由右心衰竭引起，如慢性肺源性心脏病。

3. 中毒性呼吸困难　尿毒症、糖尿病酮症酸中毒可出现酸中毒深大呼吸，又称库斯莫尔呼吸(Kussmaul respiration)，表现为呼吸深而规则，伴有鼾音。巴比妥等药物中毒与有机磷杀虫剂中毒时，可出现潮式呼吸，又称陈 - 施呼吸(Cheyne-Stokes respiration)或间停呼吸，又称比奥呼吸(Biot respiration)。潮式呼吸表现为呼吸由浅慢逐渐变为深快，然后由深快变为浅慢，随后出现一段呼吸暂停后，又开始如上变化的周期性呼吸，亦见于老年人。间停呼吸表现为有规律的呼吸几次后，突然停止一段时间，又开始呼吸，即周而复始的间停呼吸。

4. 神经、精神性呼吸困难　重症颅脑疾病或脑外伤可出现神经性呼吸困难，如脑炎、脑膜炎、颅内压增高等中枢神经系统疾病可出现潮式呼吸和间停呼吸。癔症可出现精神性呼吸困难，表现为呼吸浅快，伴有叹息样呼吸，由于过度通气可出现呼吸性碱中毒。

5. 血源性呼吸困难 贫血等血液病可引起组织缺氧，导致呼吸加快，心率加速。

【伴随症状】 发作性呼吸困难伴有哮鸣音，见于支气管哮喘、急性左心衰竭等；骤然发生的呼吸困难伴胸痛，见于自发性气胸；呼吸困难伴发热、胸痛，见于肺炎、肺结核、急性心肌梗死、胸膜炎等；呼吸困难伴有昏迷见于脑炎、脑膜炎、脑出血、尿毒症、中毒等。治疗过程中，如突然出现呼吸困难或原有的呼吸困难加重，要考虑到药物因素。

（吴泰华）

第七节　发　绀

发绀（cyanosis）又称紫绀，是指血液中还原血红蛋白增多，使皮肤、黏膜呈现青紫色。广义的发绀还包括由于异常血红蛋白衍化物（高铁血红蛋白、硫化血红蛋白）所致的皮肤黏膜青紫现象。在皮肤较薄、色素较少和毛细血管丰富的部位，如口唇、鼻尖、颊部和甲床较为明显，便于观察。

【发生机制】 发绀是由于血液中还原血红蛋白的绝对含量增加所致。当毛细血管血液中的还原血红蛋白含量超过 50g/L 时，皮肤黏膜就会发绀。正常血红蛋白浓度患者，动脉血氧饱和度（SaO_2）<0.85 时，60% 的患者可以观察到口腔黏膜和舌面的发绀。另外，红细胞增多症时，SaO_2 即使大于 0.85，也会有发绀出现；而重度贫血的患者，即使 SaO_2 明显降低，也不会有发绀的表现。

【分类与临床表现】 根据引起发绀的原因不同，可分为如下两大类：

1. 血液中还原血红蛋白增多

（1）中心性发绀：由于心、肺疾病导致 SaO_2 降低引起。表现为全身性的，颜面、四肢、躯干部的皮肤及黏膜均发绀，不能因局部按摩而消退，且皮肤温暖。①肺性发绀：见于各种严重的呼吸系统疾病，包括呼吸道阻塞、肺实质及间质病变（肺炎、慢支肺气肿、弥漫性肺间质纤维化、肺淤血、肺水肿）、胸膜疾病（大量胸腔积液、气胸、严重胸膜肥厚）、肺血管疾病（原发性肺动脉高压、肺动静脉瘘）、胸外伤等，由于呼吸功能衰竭，通换气功能障碍，氧合不足，致体循环毛细血管中还原血红蛋白量增多而出现发绀；②心脏分流性发绀：见于发绀型先天性心脏病，如 Fallot 四联症、Eisenmenger 综合征等，由于心脏及大血管间存在异常通道，部分静脉血未经氧合就直接进入体循环动脉血中，如分流量超过心输出量的 1/3，即可引起发绀。

（2）周围性发绀：由于周围循环血流障碍所致。多表现在肢体的末梢与下垂部位，如肢端、鼻尖、耳垂等，皮肤发凉，若按摩或加温使之温暖，发绀可以消失，以此可与中心性发绀相鉴别。此型又分为：①淤血性发绀：如右心衰竭、缩窄性心包炎、局部静脉病变（血栓性静脉炎、上腔静脉综合征、下肢静脉曲张）等，由于体循环淤血，周围血流缓慢，氧在组织中摄取过多，致使还原血红蛋白增多而发绀；②缺血性发绀：常见于严重休克状态，因循环有效血容量不足引起外周血管收缩、周围组织灌注不足而导致缺氧产生发绀。此外，局部血液循环障碍，如血栓闭塞性脉管炎、雷诺病、肢端发绀症、冷球蛋白血症等，由于肢体动脉阻塞或小动脉强烈收缩（如寒冷刺激下），可引起局部发绀。

（3）混合性发绀：见于心力衰竭，因肺淤血致氧合不足，以及周围血流缓慢血液淤滞，中心性发绀与周围性发绀并存。

2. 血液中存在异常血红蛋白衍化物

(1) 高铁血红蛋白血症：由药物因素或化学物质中毒所致。系由于血红蛋白分子的二价铁被三价铁取代，使其失去与氧结合的能力，当血中的高铁血红蛋白含量达到30g/L时，即可出现青紫。通常由某些药物和化学物质中毒而引起，如亚硝酸盐、氯酸钾、碱式硝酸铋、磺胺类、苯丙砜、硝基苯、苯胺等中毒。临床特点为急剧出现，病情严重，呈暂时性，经过氧疗青紫不减，抽出的静脉血呈深棕色，暴露于空气中也不能转变为鲜红色，分光镜检查可以证明血中高铁血红蛋白的存在。静脉注射亚甲蓝溶液、硫代硫酸钠或大量维生素C，可使青紫消退。因大量进食含有亚硝酸盐的变质蔬菜，引起中毒性高铁血红蛋白血症而出现的青紫，称为"肠源性青紫症"。

(2) 先天性高铁血红蛋白血症：患者自幼即发绀而无心、肺等疾病。

(3) 硫化血红蛋白血症：为后天获得性。凡能引起高铁血红蛋白血症的药物或化学物质也能引起硫化血红蛋白血症。患者如有便秘或服用硫化物（主要为含硫的氨基酸），可在肠内形成大量硫化氢，硫化氢作用于血红蛋白而生成硫化血红蛋白，在血液中的含量达到5g/L时即可出现青紫。临床特点为发绀持续时间长，可达数月甚至更长，患者的血液呈蓝褐色，分光镜可以检查到硫化血红蛋白。

【伴随症状】 发绀伴有呼吸困难，多数见于严重的心脏、肺部疾病以及急性呼吸道阻塞、气胸等。伴有杵状指（趾），提示病程较长，多见于发绀型先天性心脏病或慢性肺部疾患。伴有意识障碍和衰竭表现，见于休克、急性肺部感染和某些药物、化学物质中毒或急性心功能衰竭。

（李国标）

第八节 心 悸

心悸（palpitation）是一种自觉心脏搏动的不适感觉或心慌感。心脏搏动可增强，心律不齐，心率过快或过慢均可引起心悸。

【病因】

1. 心脏搏动增强 心肌收缩力增强而心悸，有生理性及病理性。剧烈运动或精神过度紧张时，饮酒或浓茶、咖啡后，以及使用肾上腺素、麻黄碱、咖啡因、阿托品、甲状腺片等药物引起者为生理性。病理性有如下情况：

(1) 心室肥大：如高血压心脏病、各种原因所致的主动脉瓣关闭不全、二尖瓣关闭不全等引起的左心室肥大，心脏收缩力增强；动脉导管未闭、室间隔缺损回心血量增多；脚气病，因维生素B_1缺乏，周围小动脉扩张，阻力降低，回心血流增多，心脏工作量增加，可感心悸。

(2) 其他引起心脏搏出量增加的疾病：甲状腺功能亢进症、贫血，尤其急性失血时机体通过提高心率及心输出量以代偿，发热、低血糖症、嗜铬细胞瘤引起的肾上腺素分泌增多，心率加快也可发生心悸。

2. 心律失常 各种原因引起的心动过速（窦性心动过速、阵发性室上性或室性心动过速）、心动过缓（窦性心动过缓、窦性停搏、窦房传导阻滞、高度房室传导阻滞、病态窦房结综合征)以及节律改变(期前收缩、心房颤动)均可引起心悸。其严重程度与心脏病变程度常不一致。

3. 心脏神经症 由自主神经功能紊乱造成,心脏本身无器质性病变。多见于青壮年女性。临床还伴有心率快、心前区隐痛,以及疲乏、失眠、头晕、头痛、耳鸣等神经衰弱症状,且在焦虑、激动等情况下更易发生。

4. β-肾上腺素能受体反应亢进综合征 与自主神经功能紊乱有关。易在精神紧张时发生,除心悸、胸闷、头晕等症状外,还可伴有一些心电图变化,如窦性心动过速、轻度 ST 段下移或 T 波低平、倒置等,可进行普萘洛尔试验与心脏器质性病变相鉴别。本病应用普萘洛尔后心电图可恢复正常,显示其改变为功能性。

【发生机制】 尚未完全清楚。一般认为心脏过度活动是心悸发生的基础,常与心率及心搏量改变有关。心率加快时舒张期缩短,心室充盈不足,心脏收缩时心室肌及瓣膜的紧张度突然增加,引起心搏增强可感到心悸。心搏缓慢时因每搏输出量大而感到搏动有力,可引起心悸。心律不齐如期前收缩时,在一个较长的代偿期后的一次心室收缩往往强而有力,患者常感心悸。因对心悸的感受和敏感性不同,每个人对心悸的耐受差异很大。过于敏感者对轻度的心律失常即感心悸不适、紧张、焦虑,而有些慢性心房颤动的患者反而因逐渐适应而没有不适感觉。

【伴随症状】

1. 伴心前区痛 见于冠心病(心绞痛、急性心肌梗死)、心肌炎、心包炎、心脏神经症。

2. 伴发热 见于急性传染病、风湿热、心肌炎、心包炎、感染性心内膜炎。

3. 伴呼吸困难 见于急性心肌梗死、心包炎、心肌炎、心力衰竭、重度贫血等。

4. 伴晕厥或抽搐 见于缓慢心律失常或室性心动过速、心室颤动、心房颤动伴预激综合征等快速心律失常。

5. 伴贫血 见于急性失血,常有出虚汗、脉搏细弱、血压下降甚至休克,慢性贫血多于劳累后心悸明显。

6. 伴消瘦出汗 见于甲状腺功能亢进症。

(李国标)

第九节 恶心与呕吐

恶心(nausea)和呕吐(vomiting)是临床常见的症状。恶心主要表现为上腹部不适、紧迫欲吐的感觉,可伴有迷走神经兴奋症状,如皮肤苍白、出汗、流涎、血压降低及心动过缓等。呕吐是胃或部分肠内容物经食管、口腔排出体外的现象。恶心常为呕吐的前奏,恶心后随之呕吐,但也可以仅有恶心而无呕吐,或仅有呕吐而无恶心。按照发病原因及机制的不同可分为外周性呕吐、中枢性呕吐和神经性呕吐。详细了解患者恶心、呕吐发病时间、与进食关系,呕吐的特点,呕吐物性质、气味及相应的伴随症状,有助于明确诊断。

【病因】

1. 外周性呕吐 也称反射性呕吐,主要由以下疾病引起:

(1)消化系统疾病:①胃肠道疾病:急慢性胃肠炎、消化性溃疡、食管及胃肠道肿瘤、贲门失弛缓、幽门梗阻、十二指肠壅滞、肠梗阻、急性出血坏死性肠炎、急性肠系膜血管栓塞、急性阑尾炎、急性腹膜炎、腹型过敏性紫癜等。②肝胆胰腺疾病：急、慢性肝功能损害，急、慢性胆囊炎，胆结石，胆道蛔虫症，急、慢性胰腺炎等。

（2）全身性疾病：急、慢性咽喉炎，泌尿系结石，尿毒症，心肌梗死，低血糖，糖尿病酮症酸中毒，妊娠反应，异位妊娠破裂或卵泡破裂，内耳迷路病变，青光眼，肢体或躯干创伤导致的剧烈疼痛等。

2. 中枢性呕吐 可引起中枢性呕吐的主要是颅脑疾病，如：①颅内感染：包括各种脑膜炎、脑炎；②脑血管疾病：脑出血、脑梗死、高血压脑病、脑血管痉挛、脑血管畸形；③颅内肿瘤；④颅脑损伤：脑挫裂伤或硬脑膜血肿；⑤癫痫：特别是癫痫持续状态；⑥偏头痛。

3. 神经性呕吐 胃肠神经症、神经性厌食等。

4. 药物因素 某些药物可因药物不良反应引起恶心与呕吐，常见的有磺胺类、大环内酯类、喹诺酮类抗菌药、非甾体抗炎药、吗啡与哌替啶等强镇痛药、避孕药、糖皮质激素、三环类抗抑郁药、注射多巴胺和大部分抗肿瘤药物等。药物中毒亦常可引起恶心与呕吐，如洋地黄中毒。各种药物过敏反应也可出现恶心与呕吐。

5. 其他原因 醉酒可引起恶心与呕吐，血管迷走反射可致呕吐，食物中毒亦可引起恶心、呕吐。

【发生机制】 恶心与呕吐是一个复杂的反射性动作，其过程可分为三个阶段：恶心、干呕（vomiturition）和呕吐。恶心时胃张力和蠕动减弱，十二指肠张力增强；干呕时胃底体部松弛而胃窦部收缩；呕吐时胃窦部持续收缩，贲门开放，腹肌收缩，腹压增加，迫使胃内容物急速而猛烈地反流，经贲门、食管及口腔排出体外。

无论外周性、中枢性和神经性呕吐均有呕吐中枢参与其过程。呕吐中枢接受来自消化道、内耳前庭、冠状动脉、颅内压力、化学感受器的传入冲动或接受各种外来的化学物质、药物及其代谢产物的刺激，发出神经冲动直接支配呕吐动作。

【临床表现】

1. 呕吐时间 晨起呕吐多见于早期妊娠，也可见于尿毒症、慢性酒精中毒或功能性消化不良；晚上或夜间呕吐常见于幽门梗阻。

2. 呕吐与进食关系 餐后近期呕吐，特别是集体发病者多由食物中毒所致；餐后即刻呕吐，可能为神经性呕吐，或食管及贲门狭窄；餐后较久或数餐后呕吐见于幽门梗阻。

3. 呕吐的特点 喷射状呕吐为颅内压增高性呕吐的特点。

4. 呕吐物的性质 呕吐隔宿食物，或带有酸腐味食糜提示有胃潴留，带有粪臭味提示低位小肠梗阻；呕吐物无酸味提示贲门狭窄；呕吐咖啡样物或鲜红色血液提示上消化道出血；呕吐草绿色胆汁样物提示胆汁反流性胃炎、高位肠梗阻，呕吐物中夹杂粪便者提示低位结肠梗阻。

【伴随症状】 对于某些伴随症状的了解将有助于恶心与呕吐的诊断。

1. 伴腹痛、腹泻 恶心、呕吐伴有腹痛、腹泻、发热者，常见于急性胃肠炎或食物中毒、细菌性痢疾、溃疡性结肠炎或 Crohn 病急性发作期、霍乱、副霍乱等。

2. 伴黄疸 恶心、呕吐伴有黄疸、右上腹痛及发热、寒战者，应考虑为胆道感染、胆囊炎或胆石症。

3. 伴头痛 恶心、呕吐伴有头痛及喷射性呕吐者，常见于颅内感染或肿瘤、出血引起的颅内压增高或青光眼。

4．伴眩晕、耳鸣　恶心、呕吐伴有眩晕、耳鸣、视物旋转或眼球震颤者，应考虑为前庭器官疾病如梅尼埃综合征。

5．相关用药史　发病前应用性激素类药物，对胃黏膜及肝、肾功能有损害的药物，或抗肿瘤药物等者，应考虑与药物不良反应有关。

6．伴停经　育龄期妇女停经伴有晨起呕吐者，应考虑早孕。

7．伴心悸、胸闷　恶心、呕吐伴有心慌、胸闷、胸痛，特别是有高血压、冠心病史的高龄患者，应注意排除急性心肌梗死。

（王志荣）

第十节　吞 咽 困 难

吞咽困难（dysphagia）是指食物由口腔经食管进入胃贲门受到阻碍的一种症状。表现为吞咽后哽咽感、食物停滞或通过缓慢以及胸骨后疼痛等感觉，可分为机械性吞咽困难和功能性吞咽困难，由中枢神经系统疾病、食管疾病及吞咽肌肉的运动障碍引起，亦可由纵隔疾病导致的食管压迫所致。假性吞咽困难并无食管梗阻的基础，而仅为一种咽喉部阻塞及不适感，但往往不能明确指出具体部位，且进食流质或固体食物均无困难，这类患者常伴有神经症的其他症状。

【病因与发生机制】

1．机械性吞咽困难　主要是由于食管腔狭窄所致，正常食管有一定弹性，管腔可扩张至 4cm，各种原因使食管腔扩张受限，如小于 2.5cm 时，即可出现吞咽困难，小于 1.3cm 时，必然存在吞咽困难。食管壁病变引起整个管腔狭窄者，要较局部病变引起的偏心性狭窄症状重，外压性狭窄多属后者，出现症状一般较轻、较晚。其主要病因是：

（1）腔内因素：食团过大或食管异物。

（2）管腔狭窄：①炎症：咽炎、扁桃体炎、口咽部损伤及食管炎等。②食管良性狭窄：良性肿瘤如平滑肌瘤、脂肪瘤、血管瘤、息肉。③恶性肿瘤：食管、贲门癌、肉瘤、淋巴瘤等。④食管蹼：如缺铁性吞咽困难（Plummer-Vinson 综合征）。⑤黏膜环：如食管下端黏膜环（Schatzki ring）。

（3）外压性狭窄：①咽后壁包块或脓肿。②甲状腺极度肿大。③纵隔占位性病变：如纵隔肿瘤、脓肿、左房扩大、主动脉瘤等。

（4）食管裂孔疝。

2．动力性吞咽困难　是指随意控制的吞咽动作出现困难，伴随一系列的吞咽反射性运动障碍，使食物从口腔不能顺利地输送至胃，最常见的原因是各种延髓麻痹，也可由肌痉挛（如狂犬病）、肠肌丛内神经节细胞功能减弱引起。此外，进行性系统性硬化等全身疾病可引起食管平滑肌收缩无力，弥漫性食管痉挛可致食管异常收缩，均可导致吞咽困难。其主要病因是：

（1）吞咽启动困难：吞咽、口咽肌麻痹，口腔咽部炎症、脓肿；唾液缺乏，如干燥综合征等。

（2）咽、食管横纹肌功能障碍，运动神经元疾病，重症肌无力，多发性肌炎，皮肌炎，甲状腺毒性肌病等。

(3)食管平滑肌功能障碍:进行性系统性硬化、糖尿病或酒精中毒性疾病、食管痉挛、贲门失弛缓(achalasia)等。

(4)药物或毒物导致的咽、食管功能障碍:如抗精神病药物、肉毒中毒、有机磷中毒等。

有时,以上两种机制同时存在,仅以其中某一机制为突出。如食管癌,主要是管腔狭窄所致的机械性吞咽困难,但肿瘤组织侵犯食管壁也可导致该处蠕动减弱或消失。反流性食管炎主要是动力性吞咽困难,但长期的食管下段病变狭窄也可导致弥漫性食管痉挛,加重吞咽困难症状。

【临床表现】

1.口咽性吞咽困难 主要由吞咽中枢致控制口咽部横纹肌运动的神经节病变引起,如脑血管病变、帕金森病、脑干肿瘤、脊髓前角灰质炎等引起。

2.食管性吞咽困难 主要由肿瘤、狭窄或痉挛等引起。食管癌的吞咽困难病程较短,并呈进行性经过,一般在半年内从干食发噎到半流质、流质亦难以下咽;食管良性肿瘤引起的吞咽困难症状较轻,或仅为一种阻挡感;反流性食管炎的吞咽困难不重,且多伴有反酸、胃灼热、胸骨后痛等反流症状;贲门失弛缓的吞咽困难病程偏长,反复发作,发病多与精神因素有关,进食时需大量饮水以助干食下咽,后期有反食症状。

3.动力性吞咽困难 无液体、固体之分;吞咽反射性运动障碍者吞咽液体比固体食物更加困难;吞咽麻痹者常出现饮水由鼻孔反流伴以呛咳、气紧等症状。

患者陈述的症状如梗阻的部位、伴随症状如疼痛、反食等对判断病变部位和性质有指导意义。

【伴随症状】 随病因不同,伴随症状各异。

1.机械性吞咽困难多有流涎、恶心和呕吐,呕吐物可为隔夜宿食而带发酵的臭味。梗阻感明显者可因反流物进入呼吸道而引起咳嗽,重者可导致肺部感染而出现肺炎或肺脓肿的症状,可在餐后或夜间出现呛咳。

2.纵隔疾病导致食管外压所致者,亦可能伴发呼吸困难、哮喘及哮鸣音等改变。恶性肿瘤所致者伴贫血、消瘦,且呈进行性经过。

3.动力障碍性吞咽困难由延髓麻痹引起者,可同时伴发构音不良、发音含糊、声嘶、呛咳、流涎等,亦常有呼吸道感染。

4.缺铁性吞咽困难由钩虫病引起者,除贫血外常有异嗜症。

(王志荣)

第十一节 呕血与便血

一、呕 血

呕血(hematemesis)是指各种原因引起的屈氏韧带以上的消化道出血,血液经口腔呕出。引起呕血的原因很多,应注意详细询问发病诱因、呕血时间、次数、血液颜色、呕血量以及临床伴随症状,以便于明确诊断。

【病因及发生机制】

1. 上消化道疾病

（1）食管疾病：食管静脉曲张破裂、食管贲门黏膜撕裂（Mallory-Weiss 综合征）、食管癌、食管憩室炎、食管异物、食管裂孔疝等均可引起呕血。

（2）胃及十二指肠疾病：消化性溃疡引起的呕血最为常见，其次为药物或应激引起的急性胃黏膜病变，胃底静脉曲张破裂、胃癌及胃黏膜血管畸形如恒径动脉破裂（Dieulafoy 综合征）等也可引起呕血。

（3）肝、胆道、胰腺疾病：肝硬化门静脉高压可引起食管及胃底静脉曲张破裂出血；各种原因引起的肝功能衰竭，因凝血因子合成减少，凝血功能障碍导致消化道出血；肝癌、肝脓肿及肝动脉瘤破裂出血，胆囊癌、胆管癌、胰腺癌及壶腹部恶性肿瘤均可引起出血，大量血液流入十二指肠，可导致呕血或便血。

2. 全身性疾病　血液系统疾病如血小板减少性紫癜、过敏性紫癜、白血病、血友病、弥散性血管内凝血、霍奇金病、遗传性毛细血管增多症；急性传染病如流行性出血热、钩端螺旋体病、登革热等可引起呕血；其他如尿毒症等皆可导致消化道出血而引起呕血。

3. 药物　口服非甾体抗炎药、糖皮质激素以及磺胺类等胃黏膜刺激性强的药物可导致急性胃黏膜糜烂出血；长期服用抗凝血药如华法林等可导致凝血功能障碍而引起上消化道出血；服用阿司匹林、氯吡格雷等抗血小板药物亦可引起上消化道出血。

如上所述，呕血的原因很多，但以消化性溃疡引起者最为常见，其次为食管或胃底静脉曲张破裂，再次为急性胃黏膜病变，因此对于呕血的病因，应首先考虑上述三种疾病。当病因未明时，也应考虑其他少见疾病。

【临床表现】 呕血前常有上腹不适及恶心，随后呕出血性胃内容物。

1. 颜色　颜色视出血量的多少及其在胃内停留时间的长短以及出血的部位而不同。出血量多、在胃内停留时间短、出血灶位于食管则颜色鲜红或混有凝血块，或为暗红色；当出血量少或在胃内停留时间长，则因血红蛋白与胃酸作用形成酸化正铁血红蛋白（methaemoglobin），呕吐物可呈咖啡渣样棕褐色。

2. 呕血量　上消化道出血患者除有呕血及黑便外，其他表现视其出血量多少而异。出血量如小于 400ml 时，可无任何临床表现，因为失血量可由组织液、肝脾贮血和血管收缩代偿而不至于引起各种不适症状；如出血量达到 700～800ml，即使出血速度不快，也可出现症状，如全身乏力、软弱、眩晕、口渴、畏寒等，老年患者或一般状态较差者可伴有血压下降及心动过速；如出血量超过 1500ml 以上，可发生急性周围循环衰竭表现，患者出现烦躁不安或意识不清、面色苍白、四肢湿冷、脉搏细速、血压下降、呼吸急促等失血性休克的表现。

3. 呕血性状　呕出鲜血或夹杂少量黏液者，多为食管出血；呕血并夹杂胃内容物者，多为胃或十二指肠出血；先有剧烈呕吐胃内容物，继之呕鲜血者应考虑为食管贲门黏膜撕裂症。

4. 呕血时间　短期内反复大量呕血者，提示上消化道出血量较多；呕血次数和量少、间隔时间较长，且无便血者，提示出血量较少。

5. 诱因　呕血前有服用非甾体抗炎药、糖皮质激素以及磺胺类药物或应激者，应考虑为急性胃黏膜病变、消化性溃疡或上消化道恶性肿瘤；门静脉高压患者呕血前有进食硬质食物、用力排便或剧烈咳嗽者，应考虑为食管胃底曲张静脉破裂出血；呕血前有胸腹部创伤者，提示可能为肝、脾等实质性脏器破裂。

【伴随症状】 了解伴随症状对估计失血量及确定病因很有帮助。

1. 伴上腹痛 中青年人，慢性反复发作的上腹痛，具有一定的周期性与节律性，多为消化性溃疡；中老年人，慢性上腹痛，疼痛无明显规律性并有厌食及消瘦者，应警惕胃癌。

2. 伴肝脾大 脾大，皮肤有蜘蛛痣、肝掌、腹壁静脉怒张或有腹水，提示肝硬化门静脉高压；出现肝区疼痛、肝大、质地坚硬、表面凹凸不平或有结节，血液化验甲胎蛋白（AFP）阳性者多为肝癌。

3. 伴黄疸 呕血伴黄疸、寒战、发热、上腹绞痛者，可能由胆系疾病所引起；黄疸、发热及全身皮肤黏膜有出血倾向者，见于某些感染性疾病，如败血症及钩端螺旋体病等。

4. 伴皮肤黏膜出血 常与血液系统及凝血功能障碍疾病有关，亦可见于使用抗栓药物。

5. 伴头晕、黑矇、口渴、冷汗 提示血容量不足，早期伴随体位变动（如由卧位变坐、立位时）而发生；肠鸣音亢进或便血者，提示活动性出血。

6. 其他 近期有服用非甾体抗炎药史、大面积烧伤、颅脑手术、严重外伤伴呕血者，应考虑急性胃黏膜病变；在剧烈呕吐后继而呕血，应注意食管贲门黏膜撕裂伤。

二、便 血

便血（hematochezia）是指消化道出血，血液由肛门排出。便血颜色可呈鲜红、暗红或黑色，少量出血不造成粪便颜色改变，需经隐血试验才能确定者，称为隐血（occult blood）。详细询问便血患者的便血量、血便颜色及与粪便的关系、发病诱因、全身伴随症状，有助于正确诊断。

【病因及发生机制】 引起消化道出血的原因甚多，较常见的有下列疾病：

1. 上消化道疾病 视出血的量与速度的不同，可表现为便血或黑便（参见呕血部分），在此不再赘述。

2. 下消化道疾病 下消化道出血常见病因包括肿瘤、息肉、炎症性肠病及缺血性肠病。

（1）小肠疾病：肠结核、肠伤寒、急性出血性坏死性肠炎、钩虫病、Crohn 病、小肠肿瘤、小肠血管瘤、空肠憩室炎或溃疡、Meckel 憩室炎或溃疡、肠套叠、肠系膜栓塞或血栓形成、血管发育不良等。

（2）结肠疾病：急性细菌性痢疾、溃疡性结肠炎、阿米巴痢疾、血吸虫病、结肠憩室炎、结肠癌、结肠息肉病、缺血性结肠炎等。

（3）直肠肛管疾病：直肠肛管损伤、痔、肛裂、肛瘘、非特异性直肠炎、直肠息肉、直肠癌等。

3. 全身性疾病 许多全身性疾病可引起便血。

（1）急性感染：流行性出血热、败血症、钩端螺旋体病、重症肝炎。

（2）血液病：白血病、再生障碍性贫血、血小板减少性紫癜、血友病、遗传性毛细血管扩张症、维生素 C 及 K 缺乏症、弥散性血管内凝血等。

（3）结缔组织病：系统性红斑狼疮、结节性多动脉炎、皮肌炎等。

（4）其他：肝硬化、尿毒症、淀粉样变病等。

4. 药物因素 甾体类激素、非甾体抗炎药、抗栓药物、广谱抗生素、化疗药物等。

【临床表现】

1. 便血颜色 可因出血部位不同、出血量的多少，以及血液在肠腔内停留时间的长短而异。下消化道出血,如出血量多则呈鲜红色,若停留时间较长,则可为暗红色。上消化道或小肠出血并在肠内停留时间较长,则因红细胞破坏后,血红蛋白在肠道内与硫化物结合形成硫化亚铁,使粪便呈黑色,更由于附有黏液而发亮,类似柏油,故又称柏油样便(tarry stool)。阿米巴痢疾的粪便多为暗红色果酱样的脓血便;急性细菌性疾病多有黏液脓性鲜血便;急性出血性坏死性肠炎可排出洗肉水样血便,并有特殊的腥臭味。食用动物血、肝,服用铋剂、铁剂、炭粉及某些中药等也可使粪便变黑,应注意鉴别。

2. 便血量 每日 5ml 以下的消化道出血,无肉眼可见的粪便颜色改变者称为隐血便,隐血便须用隐血试验才能确定。

3. 诱因 有饮食不洁、过食生冷、辛辣刺激等食物史者,提示可能为细菌性痢疾、消化性溃疡等;有无服药史或集体发病。

4. 便血与粪便的关系 粪便可为全血便或血液与粪便混合,全血便提示出血量较大;血液与粪便混合提示出血部位较高的下消化道出血或上消化道出血;血色鲜红不与粪便混合,仅黏附于粪便表面提示位置较低的下消化道出血;于排便前后有鲜血滴出或喷射出者,提示为肛门或肛管疾病出血,如痔、肛裂或直肠肿瘤引起的出血。

【伴随症状】

1. 伴腹痛 脐周或左下腹痛,便后腹痛减轻,见于细菌性痢疾、阿米巴痢疾或溃疡性结肠炎。腹痛伴便血还见于急性出血性坏死性肠炎、肠套叠、肠系膜血栓形成或栓塞、膈疝等。

2. 伴里急后重(tenesmus) 即肛门坠胀感。常觉排便未净,排便频繁,但每次排便量甚少,且排便后未见放松,提示为肛门、直肠病变,见于痢疾、直肠炎及直肠癌。

3. 伴发热 便血伴发热常见于传染性疾病,如败血症、流行性出血热、钩端螺旋体病或恶性肿瘤,如肠道淋巴瘤、白血病、Crohn 病、溃疡性结肠炎等。

4. 伴全身出血倾向 便血伴皮肤黏膜出血者,可见于血液疾病及急性传染性疾病,如白血病、过敏性紫癜、血友病、重症肝炎、流行性出血热等。

5. 伴皮肤改变 皮肤与黏膜出现成簇的毛细血管扩张,提示便血可能由遗传性毛细血管扩张所致。

6. 伴腹部肿块 便血伴腹部肿块者,要考虑结肠癌、肠道恶性淋巴瘤、Crohn 病、肠结核、肠套叠等。

（王志荣）

第十二节 腹泻与便秘

一、腹 泻

腹泻(diarrhea)指排便次数增多,粪质稀薄。每日 3 次以上,或每天粪便总量大于 200g,其中粪便含水量大于 80%,则可以认为是腹泻。腹泻可分为急性和慢性两类,病程超过两个月者属慢性腹泻。详细询问发病的起因及诱因、腹泻的次数及粪便量、性状及臭味、伴随症状、既往病史有助于腹泻诊断。

【病因】

1. 急性腹泻

(1) 肠道疾病：病原微生物感染所引起的肠炎、急性出血性坏死性肠炎、Crohn 病或溃疡性结肠炎急性发作、急性缺血性肠病等。

(2) 急性中毒：服食毒蕈、河豚、鱼胆及砷、磷、铅、汞等引起的腹泻。

(3) 全身性疾病：全身性感染如败血症、伤寒或副伤寒、霍乱、钩端螺旋体病等；变态反应性肠炎、过敏性紫癜等可引起腹泻。

2. 慢性腹泻

(1) 消化系统疾病：①胃部疾病：如慢性萎缩性胃炎、胃大部切除后胃酸缺乏等；②肠道感染：如肠结核、慢性细菌性痢疾、慢性阿米巴痢疾、肠道寄生虫感染等；③肠道非感染性病变：如 Crohn 病、溃疡性结肠炎、结肠多发息肉、胶原性肠病、放射性肠病、肠易激综合征、吸收不良综合征等；④肠道恶性肿瘤：如结肠癌、恶性淋巴瘤等；⑤胰腺疾病：如慢性胰腺炎、胰腺癌、囊性纤维化、胰腺广泛切除等；⑥肝胆疾病：如肝硬化、原发性胆管炎、慢性胆囊炎与胆石症等。

(2) 全身性疾病：①内分泌及代谢障碍疾病：如甲状腺功能亢进、肾上腺皮质功能减退、胃泌素瘤、血管活性肠肽 (VIP) 瘤、类癌综合征及糖尿病性肠病。②其他系统疾病：如系统性红斑狼疮、尿毒症等。

3. 药物因素　临床使用药物通过改变肠道动力或液体分泌与吸收平衡导致急性或慢性腹泻，如利血平、甲状腺素、新斯的明、氟尿嘧啶、伊立替康、洋地黄类药物、考来烯胺、含蒽醌类物质中草药或中成药、质子泵抑制剂、红霉素类制剂、盐类泻剂、甘露醇或乳果糖等；长期使用广谱抗生素可发生抗生素相关性小肠结肠炎。

【发生机制】　腹泻的发生机制相当复杂，从病理生理角度可归纳为下列几个方面：

1. 分泌性腹泻　胃肠道黏膜液体分泌过多、吸收相对或绝对不足引起腹泻。霍乱弧菌外毒素引起大量水样腹泻即典型的分泌性腹泻。霍乱弧菌外毒素刺激肠黏膜细胞内的腺苷酸环化酶，促使环磷酸腺苷 (cAMP) 含量增加，引起大量水与电解质分泌到肠腔而导致腹泻。其他如产毒素的肠杆菌感染、胃泌素瘤、VIP 瘤所致的腹泻也属于分泌性腹泻。

2. 渗透性腹泻　肠内容物渗透压增高，阻碍水分和电解质吸收而引起腹泻，如服用盐类泻剂、甘露醇或乳糖酶缺乏，乳糖不能水解即形成肠内高渗等引起的腹泻均属此类。

3. 渗出性腹泻　由黏膜炎症、溃疡、浸润性病变致血浆、黏液、脓血渗出导致腹泻，见于各种肠道炎症性疾病。

4. 动力性腹泻　肠蠕动亢进致肠内食糜停留时间缩短，水分未被充分吸收所致的腹泻，如肠易激综合征、甲状腺功能亢进症等。

5. 吸收不良性腹泻　由肠黏膜的吸收面积减少或吸收障碍引起，如小肠大部分切除致吸收不良综合征等。

【临床表现】

1. 起病及病程　急性腹泻起病急骤，病程较短，多为急性感染或食物中毒所致。慢性腹泻起病缓慢，病程较长，多见于慢性感染、非特异性炎症、肠道肿瘤、吸收不良或神经功能紊乱等。

2. 腹泻次数　急性感染性腹泻，每天排便次数可多达 10 次以上，霍乱患者每天甚至可腹泻数十次;慢性腹泻,大多每天排便数次,部分患者如胃泌素瘤、VIP瘤亦可每天排便十数次。

3．粪便性质　急性腹泻多为稀便或水样便;慢性腹泻可为稀便或不成形粪便。黏液血便或脓血便多见于肠道炎性病变、息肉或恶性肿瘤,黏液、脓血裹于粪便表面提示病变位置较低,与粪便混合则提示病变位置较高。粪便中带黏液而无病理成分者常见于肠易激综合征。阿米巴痢疾的粪便呈果酱样或暗红色。米汤水样泻见于霍乱。

【伴随症状】

1．伴发热　可见于急性细菌性痢疾、肠结核、伤寒或副伤寒、肠道恶性淋巴瘤、Crohn病及溃疡性结肠炎急性发作期、败血症等。

2．伴腹痛　急性腹泻常有腹痛,尤以感染性腹泻为明显;小肠疾病常伴有脐周疼痛、便后腹痛缓解不明显;结肠疾病则疼痛多在下腹,且便后疼痛常可缓解;分泌性腹泻多无明显腹痛。

3．伴里急后重　多见于结肠直肠病变为主者,如急性痢疾、直肠炎症或肿瘤等。

4．伴明显消瘦、腹部包块　多见于胃肠道恶性肿瘤、吸收不良综合征等。

5．伴皮疹或皮下出血　见于败血症、伤寒或副伤寒、麻疹、过敏性紫癜、糙皮病等。

6．伴重度失水　见于分泌性腹泻,如霍乱、细菌性食物中毒或尿毒症等。

7．伴关节痛或肿胀　见于Crohn病、溃疡性结肠炎、系统性红斑狼疮、肠结核、Whipple病等。

二、便 秘

便秘(constipation)是指排便次数减少、粪便量减少、粪便干结、排便费力等,7天内排便次数常少于2～3次。必须结合粪便的性状、患者平时排便习惯和排便有无困难作出有无便秘的诊断。如病程超过6个月即为慢性便秘。

【病因】

1．功能性便秘　常见的原因有:①进食量少或食物缺乏纤维素或水分不足,对结肠运动的刺激减少。②因工作紧张、生活节奏过快、工作性质和时间变化、精神因素等干扰了正常的排便习惯。③结肠运动功能紊乱所致,常见于肠易激综合征,系由结肠及乙状结肠痉挛引起,除便秘外同时具有腹痛或腹胀,部分患者可表现为便秘与腹泻交替。④腹肌及盆腔肌张力不足,排便推动力不足,难于将粪便排出体外。⑤滥用泻药,形成药物依赖,造成便秘。⑥老年体弱、活动过少、肠痉挛导致排便困难,或由于结肠冗长所致。⑦药物因素:应用如吗啡类药物、抗胆碱能药物、钙通道阻滞剂、神经阻滞药物、镇静剂、抗抑郁药、含钙或铝的制酸剂等使肠道松弛引起便秘。

2．器质性便秘　常见的原因有:①直肠与肛门病变引起肛门括约肌痉挛,排便疼痛造成惧怕排便,如痔、肛裂、肛周脓肿或溃疡、直肠炎等。②结肠良性或恶性肿瘤、各种原因导致的肠梗阻、肠粘连、先天性巨结肠等。③腹腔或盆腔内肿瘤压迫。④全身性疾病:如尿毒症、糖尿病、甲状腺功能减退等致肠道平滑肌松弛、排便无力,此外,血卟啉病及铅中毒引起肠肌痉挛,亦可导致便秘。

【发生机制】　食物在胃肠道经消化吸收后,剩余的残渣从小肠运至结肠,在结肠形成粪团后运送到乙状结肠、直肠,通过诱发排便反射而将粪便排出肛门外。从形成粪团到产生便意和排便动作的各个环节,均可因神经系统活动异常、肠道平滑肌病变及肛门括约肌功能异常而致病变。就排便过程而言,其生理活动包括:①粪团在直肠内膨胀所致的机械性刺激,引起便意及排便反射和随后的一系列肌肉活动。②直肠平滑肌的推动性收缩。③肛门内、外括约肌的松弛。④腹肌与膈肌收缩使腹压增高,最后将粪便排出体外。若上述的某一环节存在缺陷即可导致便秘。便秘发生机制中,常见的因素有:①摄入食物过少或纤维素及水分不足,致肠内的食糜及粪团的量不足以刺激肠道的正常蠕动。②各种原因引起的肠道内肌肉张力减低和蠕动减弱。③肠蠕动受阻致肠内容物滞留,如肠梗阻。④排便过程的神经及肌肉功能障碍,如排便反射减弱或消失、肛门括约肌痉挛、腹肌及膈肌收缩力减弱等。

【临床表现】 便秘常表现为:便意少,便次也少;排便艰难、费力;排便不畅;大便干结、硬便,排便不净感。急性便秘可有原发性疾病的临床表现,患者多有腹痛、腹胀,甚至恶心、呕吐,多见于各种原因导致的肠梗阻;慢性便秘多无特殊表现,部分患者诉口苦、食欲减退、腹胀、下腹不适或有头晕、头痛、乏力等神经症症状,但一般较轻。排便时可有左侧腹部或下腹部痉挛性痛或下坠感,常可在左下腹触及痉挛的乙状结肠。排便困难严重者可因痔加重或肛裂而大便带血或便血,患者亦可因此紧张、焦虑而使原有神经症症状加重。

【伴随症状】 便秘的伴随症状可轻可重,与导致便秘的因素及伴发疾病有关。①伴恶心、呕吐、腹胀、腹部绞痛等,可能为各种原因引起的肠梗阻。②伴腹部包块者应警惕结肠肿瘤,应注意与左下腹痉挛的乙状结肠相鉴别;肠结核、Crohn 病亦可因肠粘连形成包块。③便秘与腹泻交替者应注意肠结核、溃疡性结肠炎及肠易激综合征。④伴生活条件改变、精神紧张出现便秘,多为功能性便秘。

(王志荣)

第十三节 黄 疸

黄疸(jaundice)是指血清胆红素高于正常范围(3.4~17μmol/L)所致的巩膜、皮肤、黏膜黄染现象。血清胆红素浓度超过正常值而临床上未表现出黄疸者称为隐性黄疸。详细询问发病的起因及诱因、黄疸持续的时间与波动情况及伴随症状、既往病史有助于明确诊断。

【胆红素的正常代谢】 体内胆红素来源于血红蛋白、肌球蛋白以及一些呼吸酶等血红素最终代谢产物。血液循环中衰老的红细胞经单核吞噬细胞系统的破坏,释放出血红蛋白,后者在组织蛋白酶作用下分解成亚铁血红素与珠蛋白。亚铁血红素经还原酶形成胆红素,这部分胆红素占总胆红素来源的 70%。另外 30% 胆红素来自肝细胞的亚铁血红素、骨髓幼稚红细胞中的血红蛋白和肌红蛋白,称为"旁路胆红素"。

上述形成的胆红素称为游离胆红素或非结合胆红素(unconjugated bilirubin,UCB),为脂溶性,正常情况下与血清白蛋白(又称清蛋白)结合转运,不能从肾小球中滤出。UCB 经血液循环运输至肝后与白蛋白分离,在 Disse 间隙被肝细胞所摄取与肝细胞内 Y、Z 载体蛋白结合,输送至滑面内质网,经葡糖醛酸转移酶作用与葡糖醛酸结合,形成胆红素葡糖醛酸酯或称结合胆红素(conjugated bilirubin,CB)。CB 为水溶性,可通过肾小球滤过从尿中排出。CB 经毛细胆管微绒毛随胆汁进入胆管系统排入肠道,以后由肠道细菌作用还原为尿胆原,尿胆原中大部分从粪便中排出,经空气氧化为尿胆素(粪胆素)。约 10%~20% 的尿胆原在肠内重新吸收,经肝门静脉回到肝内,其中的大部分再转变为CB,又随胆汁排入肠内,形成"胆红素肠肝循环"。少量尿胆原经体循环由肾随尿排出体外。

【发生机制】 在正常情况下,进入血中的胆红素与被清除的胆红素保持动态平衡状态,故血中胆红素的浓度保持相对恒定,当胆红素代谢和排泄发生障碍时,就会出现黄疸。

1. 胆红素生成过多 各种溶血性疾病使大量红细胞在短期内破坏,形成大量UCB,若UCB形成速度超过肝细胞的摄取、结合和排泄能力,则UCB在血液中潴留而产生黄疸。"旁路性黄疸"是由于未成熟红细胞破坏过多所致。

2. 胆红素摄取和结合障碍 摄取障碍原因有UCB不易与白蛋白分离、不易透过肝细胞膜、肝细胞内Y、Z载体蛋白含量不足。如新生儿黄疸可能与暂时性Y载体蛋白不足有关;先天性胆红素代谢障碍如Gilbert综合征及Crigler-Najjar综合征与葡糖醛酸转移酶不足或缺乏有关。

3. 胆红素分泌与排泄障碍 由于肝细胞排泌器病变或胆管系统通道受阻,导致胆红素排泄障碍、胆汁未能进入肠道而反流入血,形成胆汁淤积。包括肝内胆汁淤积、肝内胆道梗阻和肝外胆道梗阻。肝内胆汁淤积系由于毛细胆管微绒毛病变、高尔基器空泡形成致排泌障碍出现CB增高为主的黄疸,如药物性胆汁淤积、Dubin-Johnson综合征;肝内胆道梗阻如肝内胆管泥沙样结石、原发性胆汁性肝硬化等;肝外胆管梗阻,如胆管结石、胆管癌、邻近器官肿瘤压迫等。

【黄疸分类】

1. 按病因学分类 ①溶血性黄疸;②肝细胞性黄疸;③胆汁淤积性黄疸;④先天性非溶血性黄疸,临床上较少见。

2. 按胆红素性质分类 ①以UCB增高为主的黄疸;②以CB增高为主的黄疸。在此基础上再根据各有关机制进行病因分类。

【病因和临床表现】

1. 溶血性黄疸

(1)病因和发生机制:①先天性溶血性贫血:如珠蛋白生成障碍性贫血、遗传性球形红细胞增多症;②后天获得性溶血性贫血:如自身免疫性溶血性贫血、新生儿溶血、输血血型不合、严重烧伤、蚕豆病及伯氨喹、蛇毒、毒蕈中毒,肝、肾疾病,脾功能亢进等。

(2)临床表现:一般黄疸为轻度,呈浅柠檬色,由于血中UCB增加,故CB形成也代偿性增加,从胆道排至肠道也增加,致尿胆原增加,粪胆素随之增加,粪色加深。肠内的尿胆原增加,重吸收至肝内者也增加,由于缺氧及毒素作用,肝处理增多的尿胆原的能力降低,致血中尿胆原增加,并从肾排出,故尿中尿胆原增加,但无胆红素。急性溶血时尿中有血红蛋白排出,隐血试验阳性。血液检查除贫血外尚有网织红细胞增加、骨髓红细胞系列增生旺盛等。急性溶血时可有发热、寒战、头痛、呕吐、腰痛,并有不同程度的贫血和血红蛋白尿(尿呈酱油色或茶色),严重者可有急性肾衰竭。慢性溶血多为先天性,除伴贫血外尚有脾大。

2. 肝细胞性黄疸

(1)病因:各种使肝细胞损害的疾病均可发生黄疸,如病毒性肝炎、酒精性肝炎、药物性肝炎、中毒性肝损伤、肝硬化、钩端螺旋体病、败血症、肝癌、淋巴瘤、恶性组织细胞病等。

由于肝细胞的损伤致肝细胞对胆红素的摄取、结合及排泄功能降低,因而血中的UCB增加。而未受损的肝细胞仍能将UCB转变为CB。CB一部分仍经毛细胆管从胆道排泄,一部分经已损害或坏死的肝细胞反流入血中,致血中 CB 增加而出现黄疸。

(2) 临床表现:皮肤、黏膜浅黄至深黄色,合并肝细胞功能受损表现如疲乏、食欲减退,严重者可有出血倾向。血中 CB 与 UCB 均增加,CB 增加的幅度高于 UCB。尿中 CB 定性试验阳性,而尿胆原可因肝功能障碍而增高。

3. 胆汁淤积性黄疸

(1) 病因和发生机制:胆汁淤积可分为肝内性或肝外性。肝内性又可分为肝内阻塞性胆汁淤积和肝内胆汁淤积。前者见于肝内泥沙样结石、癌栓、寄生虫病(如华支睾吸虫病),后者见于毛细胆管性病毒性肝炎、药物(如氯丙嗪、甲睾酮、磺胺类药物、何首乌、苦丁茶、土三七等)性胆汁淤积、原发性胆汁性肝硬化、妊娠期脂肪肝等。肝外性胆汁淤积可由胆总管结石、狭窄、炎性水肿、胆道肿瘤、壶腹部肿瘤及蛔虫等阻塞或邻近脏器肿瘤压迫所引起。

(2) 临床表现:皮肤呈暗黄色,完全阻塞者颜色更深,甚至呈黄绿色,并有皮肤瘙痒及心动过缓,尿色深,粪便颜色变浅或呈白陶土色。

4. 先天性非溶血性黄疸 由于遗传缺陷致肝细胞对胆红素的摄取、结合和排泄有缺陷所致的黄疸,本组疾病临床上少见。

(1) Gilbert 综合征:系由肝细胞摄取 UCB 功能障碍及微粒体内葡糖醛酸转移酶不足,致血中 UCB 增高而出现黄疸。这类患者除黄疸外症状不多。

(2) Crigler-Najjar 综合征:系由肝细胞缺乏葡糖醛酸转移酶,致 UCB 不能形成 CB,导致血中 UCB 增多而出现黄疸,本病由于血中 UCB 甚高,故可引起胆红素脑病(bilirubin encephalopathy),又称核黄疸(nuclear jaundice),见于新生儿,预后极差。

(3) Rotor 综合征:系由肝细胞对摄取 UCB 和排泄 CB 存在先天性障碍致血中胆红素增高而出现黄疸。

(4) Dubin-Johnson 综合征:系由肝细胞对 CB 及某些阴离子(如吲哚菁绿、X 线造影剂)向毛细胆管排泄发生障碍致血清 CB 增加而发生黄疸。

综上所述,黄疸可根据血液生化及小便检查作出初步分类,再根据临床表现及辅助检查确定病因和性质。三种黄疸的实验室检查区别见表 3-1。

表 3-1 三种黄疸实验室检查的区别

项目	溶血性	肝细胞性	胆汁淤积性
TB	增加	增加	增加
CB	正常	增加	明显增加
CB/TB	<15%～20%	>30%～40%	>50%～60%
尿胆红素	－	＋	＋＋
尿胆原	增加	轻度增加	减少或消失
ALT、AST	正常	明显增高	可增高
ALP	正常	增高	明显增高
GGT	正常	增高	明显增高
PT	正常	延长	延长
对维生素 K 反应	无	差	好
胆固醇	正常	轻度增加或降低	明显增高
血浆蛋白	正常	白蛋白降低、球蛋白升高	正常

【伴随症状】

1. 伴发热 黄疸伴发热见于感染或肝细胞坏死,也可出现于溶血性黄疸。如化脓性胆管炎可出现弛张热伴寒战,癌性黄疸与硬化性胆管炎多为低热。病毒性肝炎或急性溶血多先有发热而后出现黄疸。

2. 伴腹痛 黄疸伴上腹剧烈疼痛者可见于胆道结石、肝脓肿或胆道蛔虫病;右上腹剧痛、寒战高热、黄疸为 Charcot 三联征,提示急性化脓性胆管炎。持续性右上腹钝痛或胀痛者可见于病毒性肝炎、肝脓肿或原发性肝癌。先有右上腹痛,后有黄疸多为胆石梗阻。无痛性深度黄疸见于胆管癌、壶腹癌、胰头癌或胆总管嵌顿性结石。

3. 伴肝脾大 黄疸伴肝轻度至中度肿大,质地软或中等硬度,表面光滑者,见于病毒性肝炎、急性胆道感染或胆道阻塞。肝明显肿大,质地坚硬,表面凹凸不平有结节者多见于原发性肝癌。肝大不明显,而质地较硬边缘不整,表面有小结节感者常见于肝硬化。

黄疸伴脾大者可见于感染性脾大(病毒性肝炎、疟疾、败血症、传染性单核细胞增多症等)、充血性脾大(肝硬化)、增生性脾大(溶血性贫血、淋巴瘤、恶性组织细胞病等)。

4. 伴胆囊肿大 如可触及肿大胆囊而无明显压痛者,提示肝外梗阻,常见于胰头癌、壶腹癌、胆总管癌等。

5. 伴腹水 黄疸伴腹水见于重症肝炎、肝硬化失代偿期、肝癌等。

(王志荣)

第十四节 尿量异常与排尿异常

一、尿量异常

正常成人 24 小时尿量约为 1000~2000ml,平均 1500ml。如 24 小时尿量少于 400ml,或每小时尿量少于 17ml 称为少尿(oliguria);如 24 小时尿量少于 100ml,称为无尿(anuria);如 24 小时尿量超过 2500ml,称为多尿(polyuria)。

【病因与发生机制】

1. 少尿与无尿 病因可归纳为下列三类:

(1)肾前性

1)有效血容量减少:大出血、休克、重度失水、肾病综合征和肝肾综合征、大量水分渗入组织间隙和浆膜腔引起的血容量相对减少,导致肾血流减少等。

2)心脏排血功能下降:重度心功能不全、严重的心律失常、心肺复苏后体循环功能不稳定、血压下降所致肾血流减少。

3)肾血管病变:肾血管狭窄或炎症、肾动脉栓塞或血栓形成;高血压危象、妊娠高血压综合征等引起肾动脉持续痉挛、肾缺血导致急性肾衰竭。

(2)肾性

1)肾小球病变:重症急性肾炎、急进性肾炎和慢性肾炎因严重感染、血压持续增高等可引起肾功能急剧恶化。

2)肾小管病变:急性间质性肾炎,包括药物性和感染性间质性肾炎;生物毒或重金属及化学毒所致的急性肾小管坏死；严重的肾盂肾炎并发肾乳头坏死。

3）药物因素：某些具有肾毒性的药物，如氨基糖苷类抗生素（阿米卡星、庆大霉素）、喹诺酮类抗生素等可引起肾功能急剧恶化出现少尿或无尿。

（3）肾后性

1）各种原因引起的机械性尿路梗阻：如结石、血凝块、坏死组织阻塞输尿管、膀胱进出口或后尿道。

2）尿路的外压迫：如肿瘤、腹膜后淋巴瘤、特发性腹膜后纤维化、前列腺肥大。

3）其他：输尿管手术后、肾严重下垂或游走肾所致的肾扭转、结核或溃疡愈合后瘢痕挛缩、神经源性膀胱等。

2. 多尿

（1）生理性多尿：短时内摄入过多水、饮料和含水分过多的食物；使用利尿剂后可出现短时间多尿。

（2）病理性多尿

1）内分泌代谢障碍：①垂体性尿崩症：因下丘脑 - 垂体病变使抗利尿激素（antidiuretic hormone，ADH）分泌减少或缺乏，肾远曲小管重吸收水分下降，排出低比重尿，量可达到5000ml/d 以上；②糖尿病：尿内含糖多引起溶质性利尿，尿量增多；③原发性甲状旁腺功能亢进症：血液中过多的钙和尿中高浓度磷需要大量水分将其排出而形成多尿；④原发性醛固酮增多症：血中钠浓度高，刺激渗透压感受器，摄入水分增多，排尿增多。

2）肾疾病：①肾性尿崩症：肾远曲小管和集合小管存在先天或获得性缺陷，对抗利尿激素反应性降低，水分重吸收减少而出现多尿。②肾小管浓缩功能不全：见于慢性肾炎、慢性肾盂肾炎、肾小球硬化、肾小管酸中毒等，也可见于急性肾衰竭多尿期等。

3）精神因素：精神性多饮患者常自觉烦渴而大量饮水引起多尿。

4）药物因素：某些药物或重金属可对肾小管产生损害引起多尿；此外应用利尿剂或甘露醇等可引起多尿。

【伴随症状】

1. 少尿　①少尿伴肾绞痛，见于肾动脉血栓形成或栓塞、肾结石；②少尿伴大量蛋白尿、水肿、高脂血症和低蛋白血症，见于肾病综合征；③少尿伴心悸、气促、胸闷，不能平卧，见于心功能不全；④少尿伴有乏力、纳差、腹水、皮肤黄染，见于肝肾综合征；⑤少尿伴血尿、蛋白尿、高血压和水肿，见于急性肾炎、急进性肾炎；⑥少尿伴有发热、腰痛、尿频、尿急、尿痛，见于急性肾盂肾炎；⑦少尿伴有排尿困难，见于前列腺肥大。

2. 多尿　①多尿伴有多饮、多食和消瘦，见于糖尿病；②多尿伴有烦渴多饮、排低比重尿，见于尿崩症；③多尿伴有高血压、低血钾和周期性瘫痪，见于原发性醛固酮增多症；④多尿伴有酸中毒、骨痛和肌麻痹，见于肾小管性酸中毒；⑤少尿数天后出现多尿，可见于急性肾小管坏死恢复期；⑥多尿伴神经症状可能为精神性多饮。

二、膀胱刺激征

尿频（frequent micturition）是指单位时间内排尿次数增多。正常成人白天排尿4~6次，夜间 0~2 次。尿急（urgent micturition）是指患者出现尿意即迫不及待需要排尿，难以控制。尿痛（odynuria）是指患者排尿时感觉耻骨上区，会阴部和尿道内疼痛或烧灼感。尿频、尿急和尿痛合称为膀胱刺激征（bladder-stimulus sign）。

【病因与临床表现】

1. 尿频 生理性尿频系因饮水过多，精神紧张或气候寒冷所致排尿次数增多。特点为每次排尿量不少，也不伴随其他症状，属正常现象。

病理性尿频常见于：①多尿性尿频：排尿次数增多而每次尿量不少，全日总尿量增多，见于糖尿病、精神性多饮、尿崩症和急性肾功能衰竭的多尿期；②炎症性尿频：尿频而每次排尿量少，多伴有尿急和尿痛，尿液镜检可见炎性细胞，见于尿道炎、膀胱炎、前列腺炎等；③神经性尿频：尿频而每次尿量少，不伴尿急尿痛，尿液镜检无炎性细胞，见于中枢及周围神经病变如神经源性膀胱、癔症；④膀胱容量减少：表现为持续性尿频，药物治疗难以缓解，每次尿量少，见于膀胱占位性病变、妊娠子宫增大或卵巢囊肿等压迫膀胱、膀胱结核引起膀胱纤维性缩窄；⑤尿道口周围病变：尿道口息肉，处女膜伞和尿道旁腺囊肿等刺激尿道口引起尿频。

2. 尿急 常见于：①炎症：急性膀胱炎、尿道炎、特别是膀胱三角区和后尿道炎症，尿急症状特别明显。急性前列腺炎常有尿急，慢性前列腺炎因伴有腺体增生肥大，故有排尿困难，尿线细和尿流中断；②结石和异物：膀胱和尿道结石或异物刺激黏膜产生尿频；③肿瘤：如膀胱癌和前列腺癌；④神经源性：如精神因素和神经源性膀胱；⑤高温环境：尿液高度浓缩，酸性高的尿可刺激膀胱或尿道黏膜产生尿急。

3. 尿痛 尿痛性质可为灼痛或刺痛，疼痛部位多在耻骨上区，会阴部和尿道内。尿道炎多在排尿开始时出现疼痛；后尿道炎、膀胱炎和前列腺炎常出现终末性尿痛。引起尿急的病因几乎都可以引起尿痛。

【伴随症状】

1. 尿频伴有尿急和尿痛 见于膀胱炎和尿道炎；膀胱刺激征较轻伴有双侧腰痛见于肾盂肾炎；伴有会阴部、腹股沟和睾丸胀痛，见于急性前列腺炎。

2. 尿频、尿急伴有血尿、午后低热、乏力盗汗，见于膀胱结核。

3. 尿频不伴尿急和尿痛，但有多饮多尿和口渴，见于精神性多饮、糖尿病和尿崩症。

4. 40岁以上无痛性血尿或尿频、尿急、尿痛后出现血尿，见于膀胱癌。

5. 老年男性尿频伴有尿线细、进行性排尿困难，见于前列腺增生。

6. 尿频、尿急、尿痛伴有尿流突然中断，见于膀胱结石堵住开口或后尿道结石嵌顿。

三、尿 潴 留

膀胱内积有大量尿液不能排出称为尿潴留（urine retention）。引起尿潴留的原因很多，一般可分为阻塞性和非阻塞性两大类；按病程可分为急性尿潴留和慢性尿潴留。急性尿潴留是指既往无排尿困难的病史，突然短时间内发生膀胱充盈，膀胱迅速膨胀，患者常感下腹胀痛并膨隆，尿意急迫，而不能自行排尿，常需紧急处理。慢性尿潴留起病缓慢，是由膀胱颈以下梗阻性病变引起的排尿困难发展而来，下腹部可触及充满尿液的膀胱。

【病因与发生机制】 尿潴留可分机械性和动力性梗阻两大类，其中以机械性梗阻最多见。

1. 机械性梗阻

（1）良性前列腺增生、前列腺肿瘤、前列腺急性炎症、出血、积脓、纤维化压迫后尿道。

（2）膀胱颈部病变

1）膀胱颈部阻塞：被结石、肿瘤、血块、异物阻塞。

2）膀胱颈部受压：因子宫肌瘤、卵巢囊肿、晚期妊娠压迫。

3）膀胱颈器质性狭窄：因膀胱颈部炎症、先天或后天获得性狭窄等使尿液排出受阻。此外，盆腔肿瘤、处女膜闭锁的阴道积血、妊娠的子宫均可引起尿潴留。

2．动力性梗阻

（1）脊髓损害：脊髓损害产生节段性感觉障碍：①中枢神经受损：使膀胱的压力感受器不能上传而致尿潴留；②外周神经受损：支配膀胱逼尿肌的腹下神经、支配内括约肌的盆神经和支配外括约肌的阴部神经，可因下腹部手术，特别是肛门、直肠、子宫等盆腔手术或麻醉而造成暂时或永久性尿潴留。

（2）神经源性膀胱功能障碍：糖尿病神经源性膀胱尿道功能障碍时因能量代谢障碍使膀胱平滑肌收缩乏力。主要原因是膀胱排尿压力降低及膀胱逼尿肌收缩同尿道括约肌开放不协调所致尿潴留。

（3）药物性尿潴留：抗胆碱药、抗组胺药等，如阿托品、盐酸山莨菪碱（654-2）、奎尼丁、维拉帕米等均可产生尿潴留症状。由药物造成膀胱平滑肌松弛、收缩力减弱，尿潴留在停用有关药物后可自然缓解。

（4）精神性尿潴留：排尿反射直接受意识支配。精神因素导致尿潴留大多受精神意识过度控制所致，主要在排尿条件不良的情况下，如神经症的患者，在公厕可排尿困难；需要绝对卧床的疾病，如急性心肌梗死、心脏手术、腰椎病变等因不习惯床上排尿而控制排尿；下腹部手术如肛门、直肠手术，排尿时可能产生疼痛而影响排尿，时间过久则排尿困难而出现尿潴留。当精神高度紧张时，会影响人体支配膀胱功能的自主神经系统的调节，结果使膀胱张力降低，发生排尿困难及尿潴留。

【临床表现】 不同病因所致尿潴留，其原发病与发生机制不同，临床表现各有不同。

1．膀胱颈部结石 在尿潴留出现前下腹部有绞痛，疼痛向大腿会阴方向放射，疼痛的当时或疼痛后出现肉眼血尿或镜下血尿，膀胱内有尿潴留，B型超声和CT检查在膀胱颈部可发现结石阴影，膀胱镜可发现结石的存在。

2．膀胱肿瘤 病程较长，尿潴留逐渐加重，通常表现为无痛性、间歇性、肉眼全程血尿或镜下血尿。晚期可发现远方转移肿瘤病灶。膀胱镜下取活检可确定肿瘤的性质。

3．前列腺良性肥大和前列腺炎 尿频、尿急常为老年男性的首发症状，以后出现进行性排尿困难或排尿末排尿困难及尿潴留，尿流变细，随之膀胱残余尿增加而症状逐渐加重，耻骨上饱满感。直肠指检可确定前列腺大小、质地、表面光滑度，对区分良性肿大和前列腺癌十分重要。

4．低血钾 临床上如大量利尿、洗胃、呕吐、禁食等情况下，心率加快、心电图出现病理性U波及血生化检查血钾低，低血钾引起的尿潴留，补钾后尿潴留随即消失。

5．脊髓损害 各种原因引起的截瘫患者，除尿潴留外，有运动和感觉障碍。

6．产后尿潴留 因分娩过程中子宫压迫膀胱及盆腔神经丛，使膀胱肌麻痹致尿潴留。

7．药物 药物引起的排尿困难，如应用阿托品、盐酸山莨菪碱、麻醉药物、单胺氧化酶抑制剂及甲基酪氨酸等引起的尿潴留，常有明确的用药病史。

【伴随症状】

1．在尿潴留出现前，下腹部有绞痛，疼痛向大腿会阴方向放射，疼痛的当时或疼痛后出现肉眼血尿或镜下血尿，见于膀胱颈部结石。

2. 尿潴留伴有持续高热、寒战、肋脊角触痛，单侧或双侧腰痛、乏力、尿频、尿急、排尿费力以及血尿，见于急性肾盂肾炎，女性较男性多见。

3. 老年男性出现尿潴留，伴有尿流变细、尿频、尿急、血尿、耻骨上饱满感、发热、寒战、乏力、肌痛、恶心、呕吐、便秘等，见于急性前列腺炎。

4. 有糖尿病病史伴有尿潴留，见于糖尿病神经源性膀胱。

四、尿 失 禁

根据国际尿控协会的定义，尿失禁（urinary incontinence，UI）是指确定构成社会和卫生问题，且客观上能证实的不自主的尿液流出。

尿失禁可发生在任何年龄及性别，以女性及老年人多见。我国部分地区开展的流行病学调查显示，尿失禁发病率为18%～53%不等，老年妇女的发病率高达70%。

【病因及分类】　根据国际尿控协会制定的标准化名词定义，尿失禁分为以下类型：

1. 真性尿失禁（genuine urinary incontinence，GUI）　膀胱失去控制尿液的能力，膀胱空虚。常见原因为尿道括约肌受损、先天性或后天性获得性神经源性疾病。

2. 压力性尿失禁（stress urinary incontinence，SUI）　由于支持膀胱底及上2/3尿道的组织发生松弛以致尿道内、外括约肌不能承受突然发生的腹压而出现尿失禁。咳嗽、大笑、喷嚏及运动时发生的尿道失禁，包括与多次分娩后子宫脱垂有关的骨盆底部和括约肌的解剖结构改变。

3. 急迫性尿失禁　伴有强烈尿意的不自主性漏尿。

4. 混合性尿失禁　是指压力性尿失禁和急迫性尿失禁同时存在，并伴随着膀胱括约肌功能不全。

5. 充溢性尿失禁　膀胱过度充盈引起尿液溢出。见于各种原因引起的慢性尿潴留，膀胱内压超过尿道阻力时，尿液持续或间断溢出。

6. 反射性尿失禁　因神经性疾病产生的逼尿肌反射亢进作为主要动力引起的尿失禁，伴有不同程度的逼尿肌反射亢进和低顺应性膀胱。

7. 不稳定性尿道　储尿期尿道自发或有自发性下降，无逼尿肌收缩，伴有尿失禁称为不稳定性膀胱。

8. 完全性尿道关闭功能不全　尿道关闭压呈持续负值，无膀胱压升高，尿失禁为持续性时为完全尿道关闭功能不全，也有称之为完全性尿失禁或括约肌缺失性尿失禁。也有学者将此类尿失禁视为真性压力性尿失禁中最严重的一种类型。多见于先天性尿道括约肌发育不全或缺失。

【临床表现】

（一）尿失禁

根据程度临床常用简单的主观分度：①轻度：仅在咳嗽、打喷嚏、抬重物时出现尿液自尿道溢出；②中度：在走路、站立、轻度用力时出现尿失禁；③重度：发生在轻度压力下，无论直立或卧位时都可发生尿失禁。

（二）根据症状表现形式和持续时间

可分为：

1. 充溢性尿失禁　由于下尿路有较严重的机械性（如前列腺增生）或功能性梗阻引起

尿潴留,当膀胱内压上升到一定程度并超过尿道阻力时,尿液不断地自尿道被迫溢出。膀胱呈膨胀状态,又称"溢出性"尿失禁和假性尿失禁。

2．无阻力性尿失禁　由于尿道阻力完全丧失,膀胱内不能储存尿液,站立时尿液全部由尿道流出,膀胱呈空虚状态,又称"持续性"溢尿。常见于外伤、手术或先天性疾病引起的膀胱颈和尿道括约肌的损伤,还可见于尿道口异位和女性膀胱阴道瘘等。可应用药物(如麻黄碱、普萘洛尔等)或手术等方法增加尿道的阻力。也可种植人工尿道括约肌装置、尿道延长术、尿道夹(女性)或阴茎夹改善症状。

3．反射性尿失禁　膀胱过度充盈而造成尿液不断溢出。因排尿依靠脊髓反射,当完全的上运动神经元病变时,引起患者出现不自主地间歇溢尿,排尿没有感觉,又称"间歇性"尿失禁。

4．急迫性尿失禁　患者尿意感强烈,有迫不及待排尿感,尿液自动流出。流出的尿量较多,有时可完全排空。多伴有尿频、尿急等膀胱刺激症状和下腹部胀痛。见于由部分上运动神经元病变或急性膀胱炎等强烈的局部刺激引起,由于逼尿肌强烈的收缩而发生尿失禁。可应用药物(如维拉帕米)、骶神经阻滞、骶神经手术或膀胱神经剥脱术等方法抑制膀胱的无抑制性收缩。

5．压力性尿失禁　当腹压增加时(如咳嗽、打喷嚏、大笑、上楼梯或跑步时)即有尿液自尿道流出。多见于女性,尤其是多次分娩或产伤者。

【伴随症状】

1．有糖尿病病史者无痛性膀胱膨胀伴有充盈性尿失禁,见于糖尿病性膀胱。

2．尿失禁伴膀胱刺激症状及脓尿,见于急性膀胱炎。若有肉眼血尿或镜下血尿,下腹部绞痛,B超见结石堵塞于膀胱颈部,出现充盈性尿失禁,见于膀胱颈部结石。

3．骶骨水平以上的脊髓完全性横断损伤的截瘫,引起膀胱松弛性瘫痪的充盈性尿失禁,见于脊髓损伤。

4．老年男性伴有尿流变细、尿频、尿急、尿潴留,常见于前列腺良性肥大、前列腺癌、前列腺炎等。

5．咳嗽、大笑、打喷嚏等使腹压突然升高时,少量尿液不自主排出的充盈性尿失禁,见于慢性阻塞性肺疾病、老年人尿道括约肌退行性变、青壮年妇女功能性尿道括约肌松弛、妊娠子宫压迫膀胱、肿瘤压迫膀胱等。

(李伟扬)

第十五节　血　　尿

血尿(hematuria)包括镜下血尿和肉眼血尿,镜下血尿是指尿色正常,须通过离心沉淀后的尿液镜检每高倍视野有红细胞3个以上方能确诊。肉眼血尿是指尿呈洗肉水色或血色。

【病因】　血尿是泌尿系统疾病最常见的症状之一,98%血尿是由泌尿系统疾病引起。

1．泌尿系统疾病　是最常见的血尿原因,如结石、感染、肿瘤、结核、外伤、息肉、多囊肾、肾小球肾炎、肾血管异常以及肾动脉栓塞和肾静脉血栓形成等。

2．全身性疾病　①感染性疾病:败血症、流行性出血热、猩红热、钩端螺旋体病和丝虫病等；②血液病：白血病、再生障碍性贫血、血小板减少性紫癜、过敏性紫癜和血友病；③免疫和自身免疫性疾病：系统性红斑狼疮、结节性多动脉炎、皮肌炎、类风湿关节炎、系统性硬化症等引起肾损害时；④心血管疾病：亚急性细菌性心内膜炎、急进性高血压、慢性心力衰竭等。

3．尿路邻近器官疾病　急性盆腔炎或脓肿、宫颈癌、输卵管炎、阴道炎、急慢性前列腺炎、精囊腺炎、急性阑尾炎、直肠和结肠癌等。

4．功能性血尿　平时运动量小的健康人，突然加大运动量可出现运动性血尿。

5．药物因素　某些药物和重金属物质可对泌尿系统产生损害，如磺胺类药物、吲哚美辛、甘露醇以及汞、铅、镉等重金属可对肾小管产生损害；环磷酰胺可引起出血性膀胱炎；抗血小板药物和抗凝血药物，如氯吡格雷、噻氯匹定、替罗非班、华法林及肝素等可引起血尿。

【临床表现】

1．尿颜色的改变　肉眼血尿根据出血量多少而尿呈不同颜色。尿呈淡红色洗肉水样，提示每升尿含血量超过 1ml。出血严重时尿可呈鲜血样。肾出血时尿与血混合均匀，尿呈暗红色。膀胱或前列腺出血时，尿色鲜红，偶可见血凝块。但红色尿不一定是血尿，需仔细辨别。如尿呈暗红色或酱油色，不混浊，无沉淀，镜检无或仅有少量红细胞，见于血红蛋白尿。棕红色或葡萄酒色，不混浊，镜检无红细胞，见于卟啉尿；服用某些药物如大黄、利福平、氨基比林，或进食某些红色蔬菜也可排红色尿，但镜检无红细胞。镜下血尿的颜色可正常。

2．分段尿异常　将全程尿分段观察颜色，如尿三杯试验，用三个清洁玻璃杯分别留起始段，中段和终末段尿进行观察。如起始段血尿，提示病变在尿道；终末段血尿，提示病变在膀胱颈部、三角区或后尿道的前列腺和精囊腺；三段尿均呈血尿，称为全程血尿，提示血尿来源于肾或输尿管。

3．镜下血尿　尿颜色正常，但显微镜检查可见尿中存在红细胞。如镜下红细胞大小不一、形态多样为肾小球性血尿，见于肾小球肾炎。其机制为红细胞从肾小球基膜漏出，通过不同渗透压梯度的肾小管时，化学作用使红细胞膜受损，血红蛋白溢出而变形。如镜下红细胞形态单一，与外周血近似，提示血尿为肾后性，见于肾盂、肾盏、输尿管、膀胱和前列腺病变。

4．症状性血尿　血尿伴有全身或局部症状，以泌尿系统症状为主，如伴有肾区钝痛或绞痛提示病变在肾，膀胱和尿道病变则常有尿频尿急和排尿困难。

5．无症状性血尿　部分患者血尿既无泌尿道症状也无全身症状，见于某些疾病的早期，如肾结核、肾癌或膀胱癌早期。

【伴随症状】

1．伴肾绞痛　肾或输尿管结石的特征。

2．伴尿流中断或排尿困难　见于膀胱和尿道结石。

3．伴尿频、尿急、尿痛　见于膀胱炎和尿道炎，同时伴有腰痛、高热畏寒常为肾盂肾炎。

4．伴水肿、高血压、蛋白尿　见于肾小球肾炎。

5．伴肾肿物　单侧可见于肿瘤、肾积水和肾囊肿；双侧肿大见于先天性多囊肾，触及移动性肾见于肾下垂或游走肾。

6. 血尿伴有皮肤黏膜及其他部位出血 见于血液病和某些感染性疾病。

7. 血尿合并乳糜尿，见于丝虫病、慢性肾盂肾炎。

（李伟扬）

第十六节 意识障碍与晕厥

一、意识障碍

意识指大脑的觉醒程度，是机体对自身和外界环境进行感知、识别、理解并做出的应答反应。意识障碍（disturbance of consciousness）指机体对自身状态及外界环境刺激的觉察反应能力减弱或消失。意识障碍可分为觉醒水平下降和意识内容改变两方面。前者表现为嗜睡、昏睡和昏迷；后者表现为意识模糊和谵妄等。

【病因与发生机制】 意识包括觉醒状态和意识内容两个方面。维持正常意识的神经解剖结构有两部分，一是特异性上行投射系统和非特异性上行投射系统，即意识的"开关"部分；二是双侧大脑皮质，即意识内容的产生部分。前者通过感觉传导径路（特异性上行投射系统）和脑干上行性网状激活系统（非特异性上行投射系统）不断地将各种内外感觉冲动广泛地投射到大脑皮质并使之维持一定水平的兴奋性，使机体处于清醒状态。后者指在清醒状态下大脑皮质进行的功能活动（意识内容），包括定向、记忆、思维、情感、行为等。当各种病因损害上行网状激活系统或双侧大脑皮质时，便可导致意识障碍。常见原因有：

1. 颅脑疾病

（1）颅脑感染性疾病：如各种病原体引起的脑炎、脑膜炎等。

（2）脑血管疾病：如脑出血、蛛网膜下腔出血、脑梗死、高血压脑病等。

（3）颅脑损伤：如脑挫裂伤、颅内血肿、脑震荡等。

（4）颅内压增高或颅内占位疾患：如脑肿瘤、脑脓肿、脑疝等。

（5）其他：如癫痫或癫痫持续状态、中枢神经系统脱髓鞘疾病等。

2. 全身性疾病

（1）全身严重感染：多见于败血症、中毒性痢疾、肺炎、猩红热、伤寒等疾病的极期。

（2）系统疾病：心血管疾病如心搏骤停、阿-斯综合征（Adams-Stokes syndrome）、妊娠高血压综合征、重度休克等；代谢与内分泌障碍如糖尿病性昏迷、低血糖、甲状腺危象、垂体危象等；其他如肝性脑病、肺性脑病、肾性脑病、严重水电解质紊乱等。

（3）外源性中毒：如工业中毒、一氧化碳中毒等。

（4）物理性损害：如中暑、触电、溺水、放射性损伤等。

3. 药物因素 见于某些药物中毒如镇静催眠药中毒、阿托品类、吗啡类及毒蕈中毒、有机磷中毒等，也见于急慢性酒精中毒、严重的药物过敏反应等。

【临床表现】 意识障碍的表现形式有：

1. 嗜睡（somnolence） 是最轻的意识障碍，患者处于病理性倦睡状态，容易唤醒，唤醒后能正确应答和执行指令，刺激停止后又进入睡眠。

2．昏睡（stupor） 处于持续较深睡眠状态，较重的言语或疼痛刺激方可唤醒，应答模糊，或答非所问，刺激停止后即刻进入睡眠。

3．意识模糊（confusion） 注意力减退，定向力障碍，表现为迷惘或茫然感，对声、光、疼痛等刺激能表现有目的的简单动作反应。

4．谵妄状态（delirium） 定向力障碍，躁动不安，言语杂乱，常有丰富的错觉、幻觉，出现恐惧或兴奋不安、攻击他人等行为。常见于高热、药物中毒（如阿托品类）、急性酒精中毒、肝性脑病、中枢神经系统疾病等。

5．昏迷（coma） 为严重的意识障碍。表现为意识丧失，对言语刺激无应答，不能唤醒。根据对疼痛刺激的反应、无意识的自发动作、生理反射和生命体征的变化，可分为浅、中、深度昏迷（表3-2）。

表3-2 昏迷程度的区分及鉴别要点

昏迷程度	疼痛刺激反应	无意识的自发动作	腱反射	瞳孔对光反射	生命体征
浅昏迷	有反应	可有	存在	存在	无变化
中度昏迷	重刺激可有	很少	减弱或消失	迟钝	轻度变化
深度昏迷	无反应	无	消失	消失	明显变化

此外，尚有一些特殊类型的意识障碍，如去皮质综合征、运动不能性缄默、脑死亡等，各有其不同表现，但临床少见。

【伴随症状】

1．意识障碍伴体温异常 ①伴发热，意识障碍前发热，多见于颅内感染性疾病及全身严重感染性疾病；意识障碍后发热，见于脑出血、蛛网膜下腔出血等；②伴体温过低，见于酒精中毒、巴比妥类药物中毒、低血糖、末梢循环衰竭等。

2．伴脉搏缓慢 见于颅内压增高、房室传导阻滞、吗啡类及毒蕈中毒等。

3．伴呼吸缓慢 见于吗啡、巴比妥、有机磷中毒等。

4．伴血压异常 ①血压明显增高者，见于脑出血、高血压脑病、尿毒症等；②血压降低者，见于休克、药物过敏反应、镇静催眠药中毒、酒精中毒等。

5．伴瞳孔改变 ①瞳孔散大，见于酒精中毒、阿托品类中毒、糖尿病昏迷；②瞳孔缩小者，见于有机磷、吗啡、鸦片类、巴比妥类中毒等。

6．伴脑膜刺激征 见于脑膜炎、蛛网膜下腔出血等。

7．伴偏瘫 见于脑血管疾病、颅内占位疾患、颅脑损伤等。

8．伴药物、毒物接触史 见于药物过量、中毒、服毒、使用毒品等。

二、晕　厥

晕厥（syncope）是由于全脑血流量突然减少所致的短暂意识丧失状态，发作时因肌张力丧失、不能保持正常姿势而跌倒。具有突然发生、很快自行恢复的特点。

【病因与分类】 根据病因与发生机制不同，晕厥分为四类：

1．反射性晕厥 包括血管抑制性晕厥（又称单纯性晕厥、血管迷走性晕厥）、直立性低血压性晕厥、颈动脉窦性晕厥、排尿性晕厥、咳嗽性晕厥、舌咽神经痛性晕厥等。其发生是由于调节血压及心率的反射弧功能障碍，或自主神经功能障碍，导致心率、血压急剧下降，心输出量突然减少，使脑血流量骤然减少所致。

2. 心源性晕厥　见于严重心律失常、心脏排血受阻、心肌缺血、心力衰竭等各种心脏病。如阿-斯综合征、阵发性心动过速、高度房室传导阻滞、急性心肌梗死、梗阻性肥厚型心肌病、心脏压塞、原发性肺动脉高压、肺动脉栓塞、心瓣膜病、先天性心脏病等。由于心输出量突然减少或心脏停搏，导致脑血流量骤然减少所致。

3. 脑源性晕厥　脑血管严重闭塞性疾病、主动脉弓综合征、高血压脑病、基底动脉型偏头痛、脑干病变如肿瘤、炎症、损伤等均可导致脑血液循环障碍，产生一时性全脑供血不足而出现晕厥。临床不常见。

4. 其他晕厥　某些疾病如低血糖、严重贫血、过度换气综合征、哭泣性晕厥等，各有不同的发生机制。

5. 药物因素　应用某些血管扩张药、抗高血压药、利尿药、抗精神病药物如利血平、胍乙啶、肼屈嗪、氯丙嗪、奋乃静、左旋多巴等可出现晕厥。某些镇静催眠药、抗焦虑药、抗抑郁药、麻醉药因对血管运动中枢有直接抑制作用亦可导致晕厥。某些药物如奎尼丁、普罗帕酮、利多卡因、普萘洛尔等可引起心脏传导阻滞或室性心动过速而导致晕厥。

【临床表现】　晕厥最主要的临床特点是突发的意识丧失，跌倒，持续数秒或1分钟左右自行苏醒，个别可持续数分钟，缓解后不遗留后遗症状。

1. 典型的晕厥　临床可分为三期：

（1）发作前期：出现头晕、头昏、视物模糊、面色苍白、出汗、恶心、全身无力、神志恍惚等。此期持续数秒至十数秒。

（2）发作期：患者感觉眼前发黑、站立不稳，突然意识丧失，跌倒。可伴血压下降、脉搏微弱、瞳孔散大等，偶有尿失禁。持续数秒或数分钟后自然苏醒。

（3）恢复期：患者一旦平卧，意识迅速恢复，但仍可有面色苍白、出汗、恶心、无力、头昏、便意感等，休息数分钟至数十分钟缓解，不遗留后遗症状。

2. 常见晕厥类型的临床特点

（1）血管抑制性晕厥：临床最常见，约占各型晕厥的90%。多见于年轻体弱女性，常见诱因为情绪刺激、疼痛、恐惧、抽血、注射、穿刺术及小手术等，在闷热、拥挤的空间、疲劳、饥饿、妊娠等情况下更容易发生。

（2）直立性低血压性晕厥：多发生于卧位或久蹲位突然变换为直立位时，立即躺卧可以缓解。常见于：①糖尿病性神经病、多发性外周神经病、交感神经切除术后、大量出汗、失血、慢性营养不良等疾病；②长时间卧床患者及正常人在长久固定姿势站立时；③应用某些药物等。

（3）颈动脉窦性晕厥：多见于中年以上，在直立位尤其是站立时发生，发作迅速，无预感，恢复快。见于颈动脉粥样硬化、动脉炎、颈动脉窦周围炎症、肿瘤等；或发生在衣领过紧、突然转头、低头、按摩或压迫颈动脉窦等情况时。

（4）排尿性晕厥：几乎全部见于男性，与直立位排尿有关，多在睡醒后起床排尿时或排尿后发生。

（5）心源性晕厥：发作迅速，可在任何体位时发生，严重者可出现抽搐，偶有大小便失禁。可有心脏病的症状、体征。

【伴随症状】

1. 晕厥伴有面色改变、出汗、恶心、无力等症状者,多见于血管抑制性晕厥、低血糖性晕厥。

2. 伴有抽搐者,见于脑源性晕厥、心源性晕厥。

3. 伴有头痛、呕吐、偏瘫、眩晕等,见于脑源性晕厥。

4. 伴有心率明显异常者,见于心源性晕厥。

5. 伴随某些药物的应用史,如影响心血管系统、中枢神经系统的药物。

(李正仪)

第十七节 肥胖与消瘦

一、肥 胖

肥胖是指机体能量摄入超过能量消耗导致体内脂肪堆积过多和(或)分布异常、体重增加,其实质是体内脂肪绝对量增加。肥胖既可以是一种独立的代谢性疾病,称之为单纯性肥胖;也可以是多种疾病的临床表现之一,称之为继发性肥胖。评估肥胖的方法很多,最常用且最简易的是体重指数(BMI),计算公式为 BMI = 体重(kg)/(身高)^2(m^2)。根据 BMI 评估肥胖,WHO 标准为:25 为正常上限,25~30 为过重,≥30 为肥胖(表 3-3)。2003 年《中国成人超重和肥胖症预防控制指南》以 24 为正常上限,24~28 为过重,≥28 为肥胖;2004 年中华医学会糖尿病学分会建议代谢综合征中肥胖的标准定义为 BMI≥25。

表 3-3　WHO 成年人 BMI 分级标准(1997)

分类	BMI(kg/m^2)	发病危险
体重过低	<18.5	高(非肥胖相关疾病)
正常范围	18.5~24.9	平均水平
超重	≥25	
肥胖前期	25~29.9	增加
Ⅰ期肥胖	30~34.9	中等
Ⅱ期肥胖	35~39.9	严重
Ⅲ期肥胖	≥40	极为严重

【病因】 肥胖的主要致病因素有以下几点。

1. **遗传因素** 幼年起病型肥胖:自幼肥胖,一般由出生后半岁左右起由于营养过剩而肥胖直至成年,脂肪全身性分布,限制饮食及加强运动疗效差,对胰岛素较不敏感。

2. **摄入能量过多** 成年起病型肥胖症,其特点为:①起病于 20~25 岁,由于营养过度或遗传因素而肥胖;②以四肢肥胖为主,脂肪细胞单纯肥大而无明显增生;③饮食控制和运动的疗效较好,胰岛素敏感性经治疗可恢复正常。

3. **神经内分泌性疾病** ①下丘脑病:多种原因引起的下丘脑综合征,包括炎症后遗症、创伤、肿瘤、肉芽肿等均可引起肥胖症。②垂体病：见于轻型腺垂体功能减退症、垂体瘤（尤其是嫌色素瘤）、空蝶鞍综合征。③胰岛病：由于胰岛素合成过多，脂肪合成过度，常见于 2 型糖尿病早期、胰岛 β 细胞瘤（胰岛素瘤）、功能性自发性低血糖。④甲状腺功能减退症：原发性及下丘脑垂体性者均较胖，可能由于代谢率低下，脂肪动员相对较少，且伴有黏液性水肿。⑤肾上腺皮质功能亢进症：主要为皮质醇增多症，表现为向心性肥胖。⑥性腺功能减退症：女性绝经期及少数多囊卵巢综合征；男性无睾或类无睾症。

4. 药物引起的肥胖　长期服用抗精神病药物，如氟哌啶醇、氯丙嗪、氟奋乃静及匹莫齐丹等可引起肥胖，长期服用糖皮质激素可引起向心性肥胖。

5. 其他　水钠潴留性肥胖症或痛性肥胖（Dercum 病）等。

【发生机制】　肥胖是遗传因素、神经内分泌、饮食习惯和代谢紊乱等等多种原因相互作用的结果，其基本发病机制是饮食能量入量多于机体消耗量，过剩的能量以脂肪形式储存于机体，脂肪组织增多，形成肥胖。

肥胖有家族聚集性倾向，具体机制尚不完全清楚，近年发现某些单基因突变，如瘦素及其受体基因、阿片 - 促黑素细胞皮质素原基因、激素原转换酶基因、黑皮素受体 4 基因和过氧化物酶体增殖物激活受体 γ 基因突变可致肥胖。但绝大多数肥胖是由复杂的多基因系统与环境因素综合作用的结果。

坐位生活方式、运动少、体力活动不足使能量消耗减少，不良饮食习惯如进食过饱、过量甜食或油腻食物，机体能量摄入多于消耗，脂肪合成增加。当日进食热量超过能量消耗时，除以肝、肌糖原形式储存外，几乎完全转化为脂肪，储存于全身脂肪库中，其中主要是甘油三酯。人体日均所需能量取决于年龄、性别、身高、工作性质等因素，由于神经内分泌的精密调节，使人体体重维持于相对稳定而不发生肥胖。

已知人类和多种动物的下丘脑存在着两种与摄食行为相关的神经核。一对为腹内侧核，即饱中枢；一对为腹外侧核，即饥中枢。饱中枢兴奋时有饱感而拒食，破坏时食欲大增；饥中枢兴奋时食欲旺盛，破坏时则厌食拒食，两者在生理状态下保持动态平衡，从而维持体重正常。当下丘脑发生病变如炎症、创伤、肿瘤或其他病理状态，导致上述中枢遭到破坏，从而导致肥胖或消瘦。

参与能量代谢的胰岛素、胰高血糖素、甲状腺素、肾上腺素、皮质醇、生长素、瘦素、抵抗素、脂联素等激素分泌及其受体异常，导致代谢紊乱，促进糖异生，甘油三酯合成增加而形成肥胖。过度摄食和高胰岛素血症并存常常是肥胖发生和维持的重要因素。

抗精神病药物均可不同程度引起肥胖，其机制可能是抗精神病药物对多巴胺和 5- 羟色胺受体的阻断作用，导致患者对食物的摄取增加。

【临床表现】　继发性肥胖除肥胖外多具有原发疾病的其他特点。单纯性肥胖男性脂肪分布以头部、颈项部、躯干部为主，女性脂肪分布以腹部、下腹部、胸部乳房、臀部为主。轻度肥胖多无症状，重度肥胖可有以下表现。

1. 肺泡低换气综合征　不喜动，思睡，活动后气促。部分有二氧化碳滞留常呈倦怠状。

2. 心血管系统综合征　可伴有高血压、左心室肥大。

3. 代谢综合征　血糖异常，性激素水平异常相关的表现。

4. 消化系统综合征　胃纳亢进，便秘、腹胀常见。

二、消　瘦

消瘦（emaciation）是指各种原因造成体重低于正常低限的一种状态。体重低于标准体重10%者，即可诊断为消瘦。但由于体重个体差异较大，许多低体重者并非疾病状态，因此，一般地将体重低于标准体重10%者称为消瘦或低体重者，低于标准体重的20%者称为明显消瘦。此外，需强调体重减轻的时相性，如短期内出现消瘦或明显消瘦对于疾病诊断更有意义。大多数消瘦患者经过详细询问病史，体格检查和实验室化验，可以明确病因。

【病因与发生机制】

1. 感染　各器官系统急慢性感染、菌血症、败血症、脓毒血症、结核病、免疫缺陷病（艾滋病）、原虫或寄生虫疾病等。由于食欲减退，消化吸收功能障碍、致病病原毒素的影响，以及炎症、发热时热量消耗的增多，均可以引起消瘦。某些消化道寄生虫通过与机体竞争性吸收营养物质、损伤黏膜致慢性失血等也可以引起消瘦。

2. 恶性肿瘤　各种癌症（包括血液系统肿瘤如白血病）以及肉瘤。由于恐惧、焦虑、压抑、肠梗阻、恶心、呕吐、便秘、味觉改变、慢性持续性疼痛等，肿瘤患者普遍存在厌食，机体营养摄入减少。肿瘤细胞或者宿主细胞产生某些代谢介质如肿瘤坏死因子α（TNF-α）、白介素6（IL-6）、白介素1（IL-1）和干扰素γ（IFN-γ）等，影响患者食欲、改变机体代谢，加速脂肪分解、肌肉消耗、减慢肌肉蛋白合成，导致消瘦甚至恶病质（cachexia）。消化道肿瘤由于进食障碍，肝胆胰恶性肿瘤致使吸收不良，可使消瘦发展更快。

3. 营养不良　原发性营养不良可发生于消瘦的同时，出现低蛋白血症性水肿。在婴幼儿，较严重的营养不良可引起营养不良性消瘦。

4. 慢性消化系统疾病　消化性溃疡活动期或因并发幽门梗阻、出血而引起消瘦。慢性肝炎及肝硬化患者，消瘦也是常见症状。持久性的胆道梗阻患者如慢性胆管炎、慢性胰腺炎、溃疡性结肠炎、克罗恩病、肠型白塞病、胶原性肠炎、Whipple病、短肠综合征等引起的消瘦，多因继发性吸收不良所致。

5. 结缔组织病　如系统性红斑狼疮、类风湿关节炎、风湿病活动期以及皮肌炎等，多因炎症、持续性或间歇性高热引起能量消耗而造成患者的消瘦，部分患者由于病灶累及消化道引起消化吸收障碍所致。

6. 内分泌代谢病

（1）糖尿病：患者往往出现肥胖，但伴随着"三多"症状的出现，可迅速出现消瘦。儿童及青少年糖尿病患者可在发病早期即发生消瘦。各种年龄的糖尿病患者在发生酮症酸中毒和脱水时，其消瘦会更明显。

（2）垂体功能减退：其临床表现为明显消瘦，晚期可发展为恶病质。

（3）慢性肾上腺皮质功能不全：患者除了有消瘦外，尚有肾上腺皮质功能不全的其他内分泌紊乱表现等。

（4）甲状腺功能亢进：是引起消瘦最常见的内分泌系统疾病之一。其特点为进行性消瘦和多食、乏力。主要由于基础代谢率增高，能量消耗增加所致。

7. 神经精神系统　引起消瘦的此类疾病最常见的是神经性厌食。精神紧张、焦虑、抑郁、失眠等可引起食欲减退，甚至进食后呕吐，因而产生营养不良性消瘦，可发展呈恶病质。脑出血、脑栓塞及阿尔茨海默病等导致吞咽功能障碍也可致消瘦。

8．药物 甲状腺素制剂和苯丙胺等药物可促进机体代谢明显增加，长期服用泻药影响肠道吸收功能，口服氨茶碱、氯化铵、对氨基水杨酸和雌激素等药物可引起食欲减退和上腹部不适等，导致饮食吸收障碍，造成消瘦。

【临床表现与伴随症状】

1．感染性疾病 多见于急性感染未能及时控制和慢性感染，多伴有发热、皮疹、呕吐、腹泻、淋巴结肿大、肝脾大，以及感染部位的红肿热痛与包块。

2．恶性肿瘤 多表现为进行性消瘦，可伴有不规则发热，以及肿瘤病灶局部引起的症状和体征。

3．消化道疾病 多伴有吞咽困难、恶心、呕吐、腹泻等症状。

4．肝胆胰疾病 多伴有右上腹部不适、疼痛、恶心、呕吐、发热、黄疸及腹泻等症状。

5．结缔组织疾病 多伴有全身酸痛、关节肿痛变形、皮损、口腔及会阴部溃疡及腹泻等症状。

6．内分泌系统疾病 除消瘦外，各种内分泌疾病都会有各自特征性临床症状。

7．神经性厌食 可有体重极度下降，伴有性腺功能减退、闭经、心动过缓、与体重下降不相符的活动能力、自我引起的呕吐。部分患者有精神紧张、焦虑或抑郁等症状。

8．药物 患者具有明确的长期服用可导致消瘦的药物史。

（王志荣）

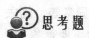 思考题

1．可引起头痛的药物性因素有哪些？

2．心源性水肿与肾源性水肿的鉴别。

3．常见意识障碍的表现形式有哪些？哪些药物可能导致意识障碍？

4．案例：汶川地震时，伤员被埋在废墟中5天后被抢救出送至医院，入院检查：HR 80次/分，BP 130/85mmHg，全身皮肤多处擦伤，无肢体活动障碍。但伤员主诉近24小时排尿约80ml。该伤员的尿量属于正常、少尿抑或无尿？

第四章 体格检查

 学习要求

1. 掌握各系统体格检查的内容及技能。
2. 熟悉体格检查的方法。
3. 了解体格检查的临床意义。

第一节 体格检查的基本方法

一、视 诊

视诊(inspection)是检查者利用眼睛来观察被检查者全身表现或局部变化的一种诊断方法。通过全身视诊可观察到被检查者的一般状态和多种体征,如发育、营养、意识、表情、体型、体位、姿势和步态等,通过局部视诊可了解被检查者机体各部分的变化如皮肤、黏膜颜色的变化、舌苔的有无、头、颈、胸廓、腹部、四肢、肌肉、骨骼和关节外形的异常等。临床医师接触患者之时即是视诊的开始,有时仅靠视诊即可发现诊断某些疾病的重要征象,如重症哮喘患者的喘息状态、心力衰竭的端坐呼吸、严重感染的发热病容等。

视诊最好在间接的日光下进行。在普通灯光下,某些重要体征不能辨别,如黄疸、发绀、苍白、皮疹等。某些情况下,利用侧面光源,观察搏动、肿物及某些器官的轮廓则比较清楚。

二、触 诊

触诊(palpation)是应用手的触觉来判断某一器官特征的一种诊断方法。检查者借助于手最为敏感的手指或手掌的感觉来判别所检查器官或组织的物理特性,如位置、大小、轮廓、表面性质、温度、硬度、移动度、压痛、波动、震颤、摩擦感等。触诊用以进一步确定和补充视诊所发现的或视诊不能察觉的体征,应用范围颇广,遍及身体各部,其中以腹部的触诊尤为重要。

(一)触诊的方法

按检查部位和目的的不同,触诊可分为浅部触诊法和深部触诊法。

1. 浅部触诊法 检查者用平放而不加压的并拢手指或手掌置于被检查者的身体表面,以滑动的方式轻柔地进行检查。探查所检查的部位有无抵抗、疼痛、波动或浅部肿块、肿大的脏器、血管搏动等。浅部触诊法主要用于皮肤、浅部的组织和器官、软组织、关节等体表浅在病变的检查。

2. 深部触诊法 检查者以并拢的手指或手掌置于被检查者身体表面,逐渐施加压力以触摸被检查者深部的器官；还可将另一手重叠于触诊手之上以增加触诊的压力，使触及的深度可达 4～5cm。深部触诊法可更详细而精确地确定病变的部位和性质，按其检查的目的和手法不同，深部触诊法又可分为下列数种：

（1）深部滑行触诊法：主要用于腹腔深部包块和胃肠道病变的检查。嘱被检查者张口、平静或加深呼吸，在呼气时腹壁肌肉开始松弛之际，检查者将第二、三、四手指并拢平放于被检查者的腹壁上，逐渐向腹腔后壁压迫深部的脏器和组织，并在其上作垂直于身体长轴方向的滑动触摸。

（2）双手触诊法：常用于检查肝、脾、肾、子宫及腹腔肿瘤等。检查者将左手置于被检查者的脏器或包块的后部，将被检查的脏器或包块托向在腹壁进行触诊的右手，使被检查的脏器或包块位于双手之间。

（3）深压触诊法：检查者以拇指或并拢的示指、中指和（或）环指逐渐深压探查腹腔深在病变的部位或确定腹腔压痛点，如阑尾压痛点和胆囊压痛点检查等。检查反跳痛（rebound tenderness）时，在深压的基础上稍停片刻后迅速将手抬起，患者可出现瞬时感觉疼痛加重，同时注意观察被检查者的面部表情。

（4）冲击触诊法：常用于大量腹水时肝、脾、肿瘤等器官的触诊。检查者以 3～4 个并拢的手指取 70°～90° 角置于腹壁拟检查的相应部位，做数次连续快速而有力的冲击并即时回缩。当腹腔积液时，因急速的冲击可使脏器表面的腹水暂时移向周围，脏器随之上浮并与指端接触而产生浮沉的感觉。冲击触诊法常使患者感到不适，操作时应避免用力过猛。

（二）触诊的注意事项

1．根据触诊检查部位和目的的不同，嘱被检查者采取适当的体位，如坐位、仰卧位、侧卧位、俯卧位、膝肘位等。较常用的体位为坐位或屈膝仰卧位。

2．检查者一般站立于被检查者的右侧，并面对被检查者，以方便随时观察被检查者的面部表情或反射动作。

3．检查者的手应保持温暖，手法动作应轻柔，否则冰凉的手和过于用力的动作可刺激被检查者而发生肌紧张，引起自发性肌痉挛现象。

三、叩　　诊

叩诊（percussion）是检查者用手指叩击被检查者的身体某部位表面，使之震动而产生音响，经传导至其下的组织器官反射回来，为检查者的触觉和听觉所接受。检查者所听到的声音和由叩诊手指所获得的感觉的大小、强弱、取决于叩诊区域下面器官内的空气 - 组织比值变化（如气体、液体或实体性包块等），根据震动和音响的特点可判断被检查部位的脏器有无异常和器官或组织结构的变化。

（一）叩诊的方法

根据叩诊的手法与目的不同，一般可分为直接与间接两种叩诊方法。

1．直接叩诊法　检查者用中间三指并拢的手掌面直接轻击或拍击被检查的身体部位，借助拍击的反响和手掌的振动感来判断病变情况的叩诊方法。仅适用于胸部或腹部面积较广泛的病变，如大量或中等量以上的胸腔积液及腹水、气胸、胸膜粘连或肥厚、大片肺实变等。

2．间接叩诊法　又称指指叩诊法，是临床上广泛采用的一种叩诊法。叩诊时，检查者的左手中指第二指节（板指）紧贴于被叩诊部位平放，其他手指稍微抬起脱离与体表的接触；右手中指自然弯曲，以中指指端（叩指）垂直叩击左手中指第二指节的前端，叩击的方向与被叩诊部位保持垂直（图4-1）。叩击动作要灵活、短促而富有弹性，以腕关节与掌指关节的运动为主，避免肘与肩关节参与。叩击后右手中指应立即抬起，以免影响声音的传导。一个部位每次只需连续叩击2～3次，如未能获得明确的印象，可再连续叩击2～3次，不间断地连续叩击不利于检查者辨别叩诊音。

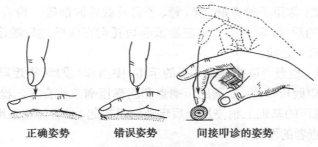

| 正确姿势 | 错误姿势 | 间接叩诊的姿势 |

图 4-1 间接叩诊示意图

根据叩诊时用力情况，间接叩诊法又分轻叩法、中叩法及重叩法三种，叩击力量视具体情况而定。轻叩法适用于病灶或被检查范围较小、位置表浅以及确定心脏、肝的相对浊音界的叩诊；当被检查范围较大、位置较深及确定心脏、肝的绝对浊音界时需要采取中叩法；当病灶距体表很深、约达7cm左右时则需采取重叩法。

捶叩法也是间接叩诊法的一种。检查者将左手掌贴放在被检查的部位，右手握拳，用手拳的尺侧缘捶叩左手背面。此法主要用于检查深部组织或器官有无叩击痛。

（二）常见的叩诊音

被叩击的组织或脏器因致密度、弹性、含气量以及距离体表的远近不同而产生不同的音响。根据音响的音调、强弱及持续时间的不同，临床上将叩诊音分为清音、过清音、鼓音、浊音及实音。

1. 清音（resonance） 是一种音调较低、音响较强、持续时间较长的声音。为正常肺组织的叩诊音。提示肺组织的弹性、含气量、致密度正常。

2. 鼓音（tympany） 在叩击含有大量气体的空腔器官时出现的声音。相对于清音而言，鼓音的音调更低、音响更强、持续时间更长。正常情况下，见于左前胸下部的胃泡区及腹部叩诊。病理情况下，见于肺内巨大空洞、气胸和气腹等。

3. 过清音（hyperresonance） 属于鼓音范畴的一种变音。它是介于鼓音与清音之间，音调较清音低、音响较清音强的病理状态叩击音。病理情况下，肺组织弹性减弱、含气量增多时可出现过清音，例如肺气肿。正常儿童因胸壁较薄，叩诊时也可出现相对过清音。

4. 浊音（dullness） 是一种音调较高、音响较弱、持续时间较短的叩诊音。出现浊音时，板指所感觉到的震动也较弱。正常情况下，当被叩击含有少量含气组织覆盖的实质性脏器时可获得相对性浊音，如叩击心脏或肝被肺的边缘覆盖部分。病理情况下，见于肺组织含气量减少时，如肺炎、肺水肿、肺不张以及胸膜肥厚等。

5. 实音（flatness） 为音调较浊音更高、音响更弱、持续时间更短的叩诊音。正常情况下，见于叩击无肺组织覆盖区域的心脏或肝，即绝对性浊音。病理情况下，见于大量胸腔积液和肺实变。

（三）叩诊的注意事项

1. 叩诊的环境要保持安静、温暖。

2. 叩诊检查时，应根据检查的部位嘱被检查者采取最舒适的体位，如叩诊胸部多采取坐位或卧位；叩诊腹部多采取仰卧位。被检查的叩诊部位要充分暴露，并尽量使被检查者被检查的部位肌肉放松。

3. 叩诊时用力要均匀，左右对称部位应作对比叩诊。

4. 叩诊时不仅要注意叩诊音的变化，还要注意用板指体会不同器官和组织的震动感差异，两者应相互配合。

四、听　诊

听诊（auscultation）是通过听觉辨别发自身体各部分的声音正常或异常的诊断技术，是诊断心、肺和腹部疾病的基本方法和重要临床技能。

（一）听诊的方法

1. 直接听诊法　是听诊器发明前的听诊方法。检查者用耳廓贴在被检查者的体表进行听诊。此法听取的声音很弱，也很不方便，目前只有在某些特殊或紧急情况下采用。

2. 间接听诊法　即应用听诊器进行的听诊方法。听诊器对器官活动所发出的声音，能起到放大的作用，阻断环境中的噪声，而且方法简便，可在任何体位时使用。此法的应用范围很广，除心、肺和腹部的听诊以外，还可听取血管音、皮下气肿音、骨折断面的摩擦音等。

（二）听诊器的选择和使用

1. 硬质听诊器（管形听诊器）　是最古老的听诊器。由木、骨、金属或化学物质制成，为一中空之圆筒，接耳的一端为圆盘状，另一端为喇叭状接触被检查的体表部位。它对声音的性质影响很小，外加的杂音也少，但使用不方便，不能用来任意听诊患者的身体各部分，目前主要用来听取胎心。

2. 软质听诊器（双筒听诊器）　由耳件、体件及软管等部分组成。

（1）耳件：耳件的大小要适合医生自己的外耳道，接耳端所附的金属管的上端弯曲成弧形。听诊时要使弯曲管的凸面向前。

（2）体件（胸件）：常用的体件有：①钟型：如喇叭状，外端口径的直径约25mm，深数毫米，适用于听取低音调的声音，如二尖瓣狭窄时隆隆样舒张期杂音；②膜型：如圆盘状，有一可产生共鸣的薄膜覆盖，可使高频率的声音得到放大，适合于听取高音调的声音，如主动脉瓣关闭不全时叹气样舒张早期杂音等；③钟 - 膜一体型：将钟型与膜型体件合为一体，可随意转换，使用十分方便。

（3）软管：管壁较厚（约3mm），以减少外加的杂音干扰。软管的内径应与金属管的内径相同（约3～4mm）。软管应长短适宜，从耳件至体件的总长度约相当于检查者手臂的长度。

（三）听诊的注意事项

1. 听诊的环境要安静，室内温暖、避风。寒冷可引起肌束颤动，出现附加音。

2. 听诊前应注意听诊器的耳件方向是否正确，软硬管腔是否通畅。体件要紧贴于被检查的部位，避免太紧、太松或与皮肤摩擦而产生附加音。

3．检查时患者体位要舒适，被检查部位要充分暴露以利声音的传导，同时可避免听诊器与衣物摩擦产生的干扰音。

4．听诊时检查者的注意力要集中在被检查部位所发出的声音上。心脏听诊要排除呼吸音的干扰，肺部听诊要排除心音的干扰。

五、嗅 诊

嗅诊（olfactory examination）是以嗅觉来判断发自被检查者的异常气味与疾病之间关系的方法。来自皮肤、黏膜、呼吸道、胃肠道、分泌物、脓液、血液、呕吐物以及排泄物等气味，根据疾病的不同，其特点和性质也不一样。临床上常见的异常气味及意义有：

1．汗液味　正常汗液无特殊刺激性气味。酸性汗液气味常见于发热性疾病，如风湿热或长期口服解热镇痛药物的患者；特殊的狐臭味见于腋臭的患者。

2．痰液味　正常痰液无特殊气味。痰液呈血腥味见于大量咯血的患者；痰液具有恶臭味多见于肺脓肿、支气管扩张合并厌氧菌感染。

3．脓液味　一般脓液无特殊气味。如有恶臭，应考虑气性坏疽或厌氧菌感染。

4．呼吸气味　浓烈酒味见于饮酒后，烂苹果味见于糖尿病酮症酸中毒患者，"肝臭"味见于肝性脑病患者，刺激性蒜味见于有机磷杀虫药中毒，氨味见于尿毒症，呼吸气味恶臭者多见于牙及牙龈化脓性疾病、口腔炎、急性化脓性扁桃体炎、萎缩性鼻炎、消化不良等。

5．呕吐物味　单纯饮食性呕吐物略带酸味；幽门梗阻时，食物在胃内停留时间过长，因发酵产酸而呕吐物有强烈酸味；肠梗阻或长期剧烈呕吐的患者呕吐物呈粪便味。

6．尿液味　膀胱炎时，尿中有浓烈的氨味；大量吃蒜或有机磷农药中毒时，尿中有大蒜味等。

7．粪便味　腐败性臭味见于消化不良或胰腺功能障碍者；腥臭味见于细菌性痢疾；肝臭味见于阿米巴痢疾。

知识链接

医学模拟人训练系统是计算机控制的模拟人体系统，是近年来为和谐医患关系、减轻患者不适和痛苦发展起来的临床医学模拟训练装置。目前国内外医学院校均建立起临床技能训练室，装备该模拟训练系统。医学生可利用该模拟训练系统进行体格检查、临床常用诊疗技术操作等临床技能训练。较高级的模拟训练系统可提供心肺复苏、心导管检查、介入治疗训练。

（李学奇）

第二节 一 般 检 查

一般检查是对患者全身状态的概括性观察，以视诊为主，配合触诊等的检查方法。一般检查的内容包括：体温、呼吸、脉搏、血压、营养状态、发育与体型、意识状态、面容与表情、体位、姿势与步态、皮肤与黏膜以及淋巴结的检查等。

一、生 命 征

生命征（vital sign）是评价生命活动存在与否及其质量的指标，是体格检查必检项目之一，包括体温、呼吸、脉搏、血压。测量之后记录于病历及体温单上，以便及时了解患者的病情变化。

（一）体温

体温（body temperature）测量对临床工作十分重要。

1. 体温测量及正常范围

（1）腋测法：擦干腋下汗液，将体温计头端置腋窝深处，嘱患者用上臂将体温计夹紧10分钟后读数。正常值为36～37℃。

（2）口测法：将消毒后的体温计置于患者舌下，让其紧闭口唇，5分钟后读数。正常值为36.3～37.2℃。

（3）肛测法：患者取侧卧位，将肛门体温计头端涂抹润滑剂后，缓缓插入肛门内达体温计长度的一半为止，5分钟后读数。正常值为36.5～37.7℃。多用于婴儿和神志不清者。

2. 体温测量误差的常见原因

（1）测量前未将体温计的水银柱甩到36℃以下。

（2）消瘦或意识障碍患者不能将体温计夹紧。

（3）检测局部存在冷热物品或刺激时，可对测定结果造成影响，如用温水漱口，局部放置冰袋或热水袋等。

（二）呼吸

观察呼吸（respiration）频率、节律和深度的变化。检查时观察胸壁和腹壁的起伏运动。

1. 呼吸频率　正常成人静息状态下呼吸为12～20次/分，呼吸与脉搏之比为1:4。呼吸频率超过20次/分为呼吸急促，见于肺炎、胸膜疾病、发热及心功能不全等；呼吸频率低于12次/分为呼吸缓慢，见于麻醉剂或镇静剂过量和颅内压增高。

2. 呼吸深度　正常人呼吸深浅适度。呼吸变浅见于呼吸肌麻痹、肺气肿等；呼吸加深见于重度代谢性酸中毒，如尿毒症、糖尿病酮症酸中毒。此因细胞外液碳酸氢根不足，pH降低，通过肺脏排出CO_2，进行代偿，以调节细胞外酸碱平衡。这种深长呼吸称为Kussmaul呼吸（图4-2）。

3. 呼吸节律　正常成人静息状态下，呼吸节律均匀而整齐。病理状态下，出现呼吸节律的变化（参见图4-2）。

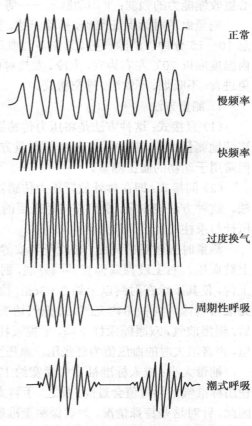

正常

慢频率

快频率

过度换气

周期性呼吸

潮式呼吸

图4-2　呼吸频率、节律变化示意图

（1）潮氏呼吸：是一种由浅慢逐渐变为深快，然后再由深快变浅慢，之后经过一段呼吸暂停，又再次重复上述过程的周期性呼吸。

（2）间停呼吸：是一种有规律的呼吸几次以后，突然停止一段时间，又开始呼吸，即周而复始的间停呼吸。

以上两种异常呼吸均表示呼吸中枢的兴奋性降低。见于中枢神经系统疾病，如颅内压增高、脑炎、脑膜炎等。

（三）脉搏

检查脉搏（pulse）主要采用触诊。检查时应选择浅表动脉如桡动脉。检查者以示指、中指和环指指腹平放于手腕桡动脉搏动处，两侧均需触诊以作对比。正常人两侧脉搏差异很小，某些疾病时，两侧脉搏明显不同，如缩窄性大动脉炎或无脉症。检查脉搏时应注意脉率、节律、紧张度、动脉壁弹性强弱和波形变化（详见第四章第七节）。

（四）血压

血压（blood pressure，BP）通常指动脉血压和体循环血压，即血液流动对动脉血管壁的压力，是重要的生命征之一。不正常的血压可能引发血管及脑、心、肾等靶器官的损害，甚至于直接危及生命。一次完整的心脏搏动可测量到的血压波形中包含：收缩压——心脏最大收缩时血液流动对动脉血管壁的压力；舒张压——心脏充分舒张时血液流动对动脉血管壁的压力；脉压——收缩压与舒张压的差值，代表血压脉动量的大小，某种程度上用以衡量心脏收缩能力的强弱；平均动脉压——等于舒张压加 1/3 脉压。

测量血压时为保证准确，排除干扰，要注意以下条件：①情绪稳定，应在安静的室内休息 10～15 分钟以消除疲劳、紧张等对血压的影响，检查前 5 分钟内不要做体位变动；②室内温度应以 20℃ 左右为宜，太冷、太热对血压高低都有影响；③检查血压前半小时内，应避免进食，不吸烟、不饮酒，排空膀胱。

1. 测量方法

（1）直接式：这种方法是将压力传感器的导管直接插入动脉血管内测量血压，能精确和连续地测量血压，是一种有创血压测量方法，可能造成交叉感染，偶用于重症监护的患者，但常用于动物的血压测量。

（2）间接式：即在体外放置压力传感器，感受充气袖带中的血管压力波形获得血压的方法。这种方法较安全，是目前广泛采用的血压测量方法（即袖带加压法）。其中以数字式血压计与汞柱式血压计最为常用。

测量时应注意的问题：被检查者安静休息 5～10 分钟，采取仰卧位或坐位。通常测右上肢血压。右上肢裸露伸直并稍外展，肘部置于心脏同一水平，将气袖均匀紧贴皮肤缠于上臂，使其下缘在肘窝以上约 2～3cm，检查者触及肱动脉搏动后，将听诊器胸件置于搏动处准备听诊。向袖带内充气，边充气边听诊，待肱动脉搏动声消失，再升高 20～30mmHg 后，缓慢放气，双眼随汞柱下降，平视汞柱表面，听到动脉搏动第一声响时的血压值为收缩压，声音消失时的血压值为舒张压。血压至少应测量 2 次。

袖带大小：成人标准袖带气囊宽约 12cm，长度 22cm，手臂过于粗大或测量大腿血压，使用标准气袖测量值会过高；反之，手臂太细或儿童测量血压时用标准气袖则结果会偏低。因此，针对这些特殊情况，为确保测量准确，须使用适当大小的袖带，袖带内的气囊应至少环臂 80%，宽度至少是臂围的 40%（46% 时误差最小）。一般情况下可参考下列数值：

小儿袖带：4cm×13cm、8cm×18cm、12cm×26cm；①瘦小型成人或少年袖带：气囊12cm×18cm，称为超小号；②上臂围22～26cm，气袖12cm×22cm，成人小号；③上臂围27～34cm，气袖16cm×30cm，成人中号，适用于标准成人；④上臂围35～44cm，气袖16cm×36cm，成人大号，适用于较胖成人；⑤上臂围45～52cm，气袖16cm×42cm，成人超大号及大腿号。

正常人血压随年龄增长而升高。正常人两上肢的血压可不相等，左、右两侧之差可达10～20mmHg。卧位测量时，上、下肢的血压约相等，但下肢血压较上肢可稍高。成人男性血压较女性稍高，老年男、女之间差别较小。正常人晨起时血压较低，晚上、劳动及饱食后较高，高热环境中血压可下降，而在寒冷环境中血压上升。此外，情绪激动、紧张、饮酒、吸烟等，均可影响血压。

2. 血压标准　人群中血压呈连续性正态分布，正常血压和高血压的划分标准无明确界限，高血压的标准是根据临床及流行病学资料界定的。目前，我国采用的血压分类和标准见表4-1。高血压定义为未使用降压药物的情况下诊室收缩压≥140mmHg和（或）舒张压≥90mmHg。根据血压升高水平，又进一步将高血压分为1～3级。

表4-1　血压水平分类和定义

分类	收缩压（mmHg）		舒张压（mmHg）
正常血压	<120	和	<80
正常高值血压	120～139	和（或）	80～89
高血压	≥140	和（或）	≥90
1级高血压（轻度）	140～159	和（或）	90～99
2级高血压（中度）	160～179	和（或）	100～109
3级高血压（重度）	≥180	和（或）	≥110
单纯收缩期高血压	≥140	和	<90

3. 血压变动的意义

（1）高血压（hypertension）：临床上大多数高血压为原发性高血压（即高血压病），少数为继发性高血压。后者可见于肾疾病、肾动脉狭窄、肾上腺皮质或髓质肿瘤、应用某些药物如多巴胺、间羟胺、肾上腺素等。

（2）低血压（hypotension）：凡血压低于90/60mmHg时称低血压，可见于部分正常人。持续的低血压状态多见于严重病症，如休克、心肌梗死、心力衰竭、急性心脏压塞、肾上腺皮质功能减退症或极度衰弱者，以及应用某些药物如硝普钠、酚妥拉明、钙拮抗剂、β受体阻断剂等。

（3）脉压增大和减小：脉压增大见于主动脉瓣关闭不全、动脉导管未闭、甲状腺功能亢进、严重贫血、老年主动脉硬化等，脉压减小见于主动脉瓣狭窄、休克、心脏压塞、心力衰竭等。

（4）两上肢血压明显不等：见于头臂干或锁骨下动脉受压、上肢无脉型多发性大动脉炎等。上、下肢血压差别显著者可见于下肢无脉型多发性大动脉炎、髂动脉或股动脉栓塞、主动脉缩窄等。这时，上肢血压升高而下肢血压降低甚或测不出。

二、营 养 状 态

营养状态可以根据皮肤、毛发、皮下脂肪、肌肉的发育情况综合判断。临床上可用良好、中等、不良三个等级对营养状态进行描述。

1. 良好　黏膜红润、皮肤光泽、弹性良好，皮下脂肪丰满，肌肉结实，指甲、毛发润泽。

2. 不良　皮肤干燥、弹性降低，皮下脂肪菲薄，肌肉松弛无力，指甲粗糙无光泽。

3. 中等　介于两者之间。

营养不良多见于长期和严重疾病。当体重减轻至低于正常的10%时称为消瘦（emaciation）；极度消瘦称为恶病质（cachexia）。

营养不良常见原因有：①摄食障碍；②消化障碍；③消耗增多。

营养过度是体内脂肪积聚过多，主要表现为体重增加，当超过标准体重的20%以上时称肥胖（obesity）。肥胖最常见原因为摄入过多，超过消耗量，亦与内分泌、遗传、生活方式、运动和精神因素有关。

三、发 育 与 体 型

1. 发育　发育通常以年龄、智力、身高、体重及第二性征之间的关系来判断。成人发育正常的指标包括：①头部的长度为身高的1/7～1/8；②胸围为身高的1/2；③双上肢展开后，左右指端的距离与身高基本一致；④坐高等于下肢的长度；⑤体重（kg）＝身高（cm）－105。

机体的发育受遗传、内分泌、营养代谢、生活条件及体育锻炼等多种因素的影响。

临床上病态发育与内分泌的改变密切相关。在发育成熟前，如出现垂体功能亢进，可致体格异常高大，称为巨人症（gigantism）；如发生垂体功能减退，可致体格异常矮小，称为垂体性侏儒症（pituitary dwarfism）。发育成熟前，如发生甲状腺功能减退，可导致体格矮小和智力低下，称为呆小病（cretinism）。

2. 体型（habitus）　体型是身体各部分发育的外观表现，临床将成人体型分为三种：

（1）正力型：身体各部分匀称适中，一般正常人多为此型。

（2）无力型：体高肌瘦，颈细长，肩窄下垂，胸廓扁平，腹上角小于90°。

（3）超力型：体格粗壮，颈粗短，肩宽平，胸围大，腹上角大于90°。

四、意 识 状 态

意识状态（consciousness）是大脑功能活动的综合表现，即对环境的知觉状态。正常人意识清晰，反应敏锐精确，思维和情感活动正常。凡能影响大脑功能活动的疾病均可引起程度不等的意识改变，对自身和周围环境的辨认能力和反应能力的减退或丧失，称为意识障碍。根据意识障碍的程度可将其分为嗜睡、意识模糊、谵妄、昏睡以及昏迷。

判断患者意识状态多采用问诊。通过交谈了解患者的思维、反应、情感、定向力等方面的情况。对较为严重者，尚应进行痛觉试验、瞳孔反射及腱反射等检查，以确定患者意识障碍的程度。

五、面 容 与 表 情

观察患者的面容与表情，了解患者对疾病的反应与态度，对诊断与治疗很有帮助。正常人表情自然、神态安怡。某些疾病可出现特征性的面容与表情，临床上常见的典型面容改变有以下几种。

1. 急性病容 面色潮红，兴奋不安，表情痛苦，可伴鼻翼扇动、口唇疱疹。多见于急性感染性疾病，如肺炎、流行性脑脊髓膜炎等。

2. 慢性病容 面容憔悴，面色晦暗或苍白，目光暗淡。见于慢性消耗性疾病。

3. 贫血面容 面色苍白，唇舌色淡，表情疲惫。见于各种贫血。

4. 甲状腺功能亢进面容 眼裂增大，眼球突出，少瞬凝视，目光炯炯。见于甲状腺功能亢进症（图4-3）。

5. 黏液性水肿面容 面色苍黄，颜面水肿，睑厚面宽，目光呆滞，反应迟钝，毛发稀疏。见于甲状腺功能减退症（图4-4）。

6. 二尖瓣面容 面色晦暗，双颊暗红，口唇轻度发绀。见于风湿性心脏病二尖瓣狭窄。

7. 伤寒面容 表情淡漠，反应迟钝，呈无欲状。见于伤寒。

8. 肢端肥大面容 头颅增大，面部变长，下颌增大，向前突出，耳鼻增大，唇舌肥厚。见于肢端肥大症（图4-5）。

9. 满月面容 面如满月，皮肤发红，常伴痤疮和小须。见于肾上腺皮质功能亢进症及长期应用糖皮质激素的患者（图4-6）。

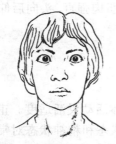

图4-3 甲状腺功能亢进面容

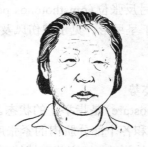

图4-4 黏液性水肿面容

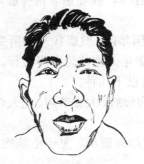

图4-5 肢端肥大症面容

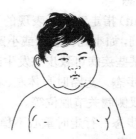

图4-6 满月面容

10. 肝病面容 面色晦暗，额部、鼻背、双颊有褐色色素沉着。见于慢性肝疾病。

六、体 位

体位（position）指被检查者身体所处的状态。体位对某些疾病的诊断具有一定意义。常见体位如下：

1．自主体位　身体活动自如，不受限制。见于正常人、轻症和疾病早期的患者。

2．被动体位　患者自己不能调整或变换体位。见于瘫痪、极度衰弱或意识障碍者。

3．强迫体位　患者为了减轻疾病的痛苦，被迫采取的体位。临床常见的强迫体位有下列几种：

（1）强迫仰卧位：患者仰卧，双腿屈曲，以减轻腹部肌肉的紧张程度。见于急性腹膜炎等。

（2）强迫俯卧位：患者俯卧以减轻背部肌肉的紧张。常见于脊柱疾病。

（3）强迫侧卧位：有胸膜疾病的患者多采取患侧卧位，减轻疼痛并有利于健侧代偿呼吸。见于一侧胸膜炎及大量胸腔积液。

（4）强迫坐位：亦称端坐呼吸（orthopnea），患者坐于床沿上，以两手置于膝盖或扶持床边，以减轻心脏负担或改善肺功能，见于心肺功能不全患者。

（5）强迫蹲位：患者往往在步行不远或其他活动的进行中，由于感到呼吸困难和心悸，而采取蹲踞体位或膝胸位以缓解症状，见于发绀型先天性心脏病。

（6）强迫停立位：在步行时心前区疼痛突然发作，患者常被迫立刻站立，并以右手按抚心前部位，待稍缓解后，才离开原位，见于心绞痛。

（7）辗转体位：患者辗转反侧、坐卧不安，见于胆石症、胆道蛔虫症、肾绞痛或肠绞痛等。

（8）角弓反张位（opisthotonos position）：患者颈及脊背肌肉强直，头向后仰，胸腹前凸，背过伸，躯干呈弓形。见于破伤风及小儿脑膜炎。

七、姿势与步态

（一）姿势

姿势（posture）是指举止的状态。健康人躯干端正，肢体活动灵活适度。正常姿势主要靠骨骼结构和各个部分肌肉的紧张度来保持。另外，健康状态和精神状态对常态姿势的保持也有一定的影响，如疲劳和情绪低沉可以出现肩垂、弯背、拖拉蹒跚的步态；患者因疾病的影响，也可出现姿势的改变。颈部活动受限常提示颈椎疾病，腹痛患者常捧腹弯腰。

（二）步态

步态（gait）指走动时所表现的姿态。健康人的步态因年龄、健康状态和所受训练的影响可表现不同，如小儿喜急行或小跑，青壮年矫健快速，老年人则常为小步慢行。以上皆属正常步态。某些疾病可致步态发生改变，常见异常步态有以下几种。

1．蹒跚步态　走路时身体左、右摇摆似鸭行。见于佝偻病、大骨节病、先天性肌营养不良或先天性双侧髋关节脱位等。

2．醉酒步态　行走时重心不稳，步态紊乱不准确，犹如醉酒状。见于小脑疾患、酒精中毒或巴比妥中毒。

3．共济失调步态　起步时一脚高抬，骤然垂落，且双目向下注视，两脚间距很宽，以防身体倾斜，闭目时不能保持平衡。见于脊髓结核。

4．慌张步态　起步后小步急速趋行，身体前倾，有难以止步之势。见于帕金森病。

5．跨阈步态　由于踝部肌腱、肌肉松弛，患足下垂，行走时必须抬高下肢才能起步。见于腓总神经麻痹。

6．剪刀步态　大脑及锥体系神经病变时，双下肢肌张力增高，尤以伸肌及内收肌张力增高明显，移步时下肢内收过度，行走时两膝相碰，两腿交叉呈剪刀状。见于脑性瘫痪与截瘫患者。

（李伟扬）

第三节　皮肤与黏膜

皮肤本身的疾病很多，许多疾病在病程中可伴随着多种皮肤病变和反应。皮肤的病变和反应有的是局部的，有的是全身的。皮肤病变除颜色改变外，亦可为湿度、弹性的改变，以及出现皮疹、出血点、紫癜、水肿及瘢痕等。皮肤病变的检查一般通过视诊观察，有时尚需配合触诊。

一、颜　　色

皮肤的颜色与毛细血管的分布、血液的充盈度、色素量的多少、皮下脂肪的厚薄有关。

1. 苍白　皮肤黏膜苍白可由贫血、末梢毛细血管痉挛或充盈不足所致，如寒冷、惊恐、虚脱、休克以及主动脉瓣关闭不全等。仅见指端苍白，可能与肢体动脉痉挛或阻塞有关，如雷诺病、β受体拮抗剂的应用及血栓闭塞性脉管炎等。

2. 发红　皮肤发红是由于毛细血管扩张充血、血流加速和增多及红细胞增多所致。见于运动、饮酒后，发热性疾病，阿托品及一氧化碳中毒等。

3. 发绀　发绀是由于还原血红蛋白增多或异常血红蛋白血症所致，皮肤黏膜呈青紫色。常出现于口唇、耳廓、面颊及肢端。

4. 黄染　皮肤黏膜发黄称为黄染（详见第三章第十二节）。

5. 色素沉着　由于皮肤基底层的黑色素增多所致的部分或全身皮肤色素加深。常见于慢性肾上腺皮质功能减退、慢性肝病以及使用某些药物如砷剂、抗癌药等。妇女在妊娠期间，面部、额部可出现棕色对称性色素斑，称为妊娠斑；老年人也可出现全身或面部的散在色素斑，称为老年斑。

6. 色素脱失　由于酪氨酸酶缺乏，体内酪氨酸不能转化为多巴以形成黑色素致色素脱失。见于白癜风、白斑及白化症。

二、皮疹与药疹

（一）皮疹

皮疹（skin eruption）种类很多，病因各异，多为全身性疾病的表现形式。皮疹出现的规律和形态有一定的诊断意义，应详细观察和记录其出现与消失的时间、分布部位、发展顺序、形态大小、颜色变化，压之有无褪色、平坦或隆起、有无瘙痒脱屑等。常见于传染病、皮肤病、尤其是药物及其他一些物质的过敏反应等。常见皮疹有：

1. 斑疹（maculae）　表现为局部皮肤发红，一般不凸出皮面。见于斑疹伤寒、丹毒、风湿性多形性红斑等。

2. 丘疹（papules）　局部皮肤发红、皮疹凸出皮面。见于药物疹（如青霉素族、头孢菌素类、磺胺类、氟喹诺酮类、链霉素、安乃近、阿司匹林、巴比妥类等）、麻疹、猩红热、湿疹等。

3．斑丘疹（maculopapule）　在丘疹周围有皮肤发红的底盘称斑丘疹。见于药物疹，如卡托普利、磺胺类等药物，也可见于猩红热、风疹等。

4．玫瑰疹（roseola）　为一种鲜红圆形斑疹，直径2～3mm，多出现于胸腹部。见于伤寒。

5．荨麻疹（urticaria）　为稍隆起皮面的白色或红色的局限性水肿。见于各种异性蛋白性食物或药物过敏反应。

6．疱疹（bleb）　为局限性高出皮面的腔性皮损，颜色可因腔内所含液体不同而异。腔内液体为血清、淋巴液，直径小于1cm者为小水疱，可见于单纯疱疹、水痘等。直径大于1cm者为大水疱。腔内含脓者为脓疱，脓疱可以原发也可以由水疱感染而来，见于糖尿病足和烫伤患者。

（二）药疹

药疹（drug eruption）又称药物性皮炎，是药物通过口服、外用、注射、吸入、灌肠、栓剂使用等途径进入人体而引起的皮肤黏膜炎症的反应。轻者仅表现为皮肤的局部症状，重者可累及人体各个系统，甚至危及生命。药疹的临床表现形式多种多样，常见的几种类型有：固定性红斑型、麻疹样或猩红热样型、荨麻疹型、大疱性表皮松解型、剥脱性皮炎型、多型红斑型等。其中最为常见的是麻疹样或猩红热样型，约占全部药疹的3/4。

药疹的发生可以是药物本身的毒副作用，也可源于机体对药物的过敏反应。由于现在新药品种越来越多，而过敏体质的人也因遗传及环境等因素日益增多，且擅自服用和滥用药物的现象越来越普遍，这些因素导致药疹的发生率一直都在上升。几乎所有的药物都有可能引起皮炎，但最常见的有解热镇痛药、磺胺类药、镇静安眠及抗精神类、抗生素类、血清制剂及疫苗和中药类6种，其中以抗生素和解热镇痛类药物最为常见。常见的药物列举以下几类：

（1）解热镇痛药：其中以吡唑酮类和水杨酸盐最常见，除有上述皮疹、哮喘等反应外，严重时可引起血小板减少或再生障碍性贫血、肝肾功能损害等。

（2）磺胺类：引起药疹的常见药物有复方磺胺甲噁唑，不良反应多为过敏反应、中性粒细胞减少、肝损害、肾损害等。

（3）镇静安眠及抗精神类：其中以巴比妥类较多，如苯巴比妥（鲁米那）、苯妥英钠，以麻疹样或痤疮样皮疹较多，多在用药10～14日出现，停药后可消退。常伴有发热、淋巴结肿大、白细胞增多以及肝功能障碍。

（4）抗生素类：抗生素类以青霉素及头孢类最多见，容易引起皮疹、哮喘、药物热，严重者可致过敏性休克而引起死亡。阿莫西林是半合成青霉素，也可引起过敏反应。其他如呋喃类、吩噻嗪类等引起的药疹也不少见。

（5）血清制剂及疫苗：抗毒素血清如破伤风抗毒素、白喉抗毒素、各种蛇毒抗毒素以及抗淋巴细胞球蛋白（ATG）和麻疹疫苗、百白破疫苗、风疹疫苗、乙脑疫苗等。

（6）中草药：近年来，中草药引起的药疹报道逐渐增多，这可能与新药的研制、剂型的改革、中成药品种增多及应用广泛有关。中成药所致药疹一般较轻，以荨麻疹型最多见，少见多形红斑、剥脱性皮炎等其他重症药疹。同样可以影响心脏、肝肾功能、关节及血液等。病程大多较短，出现后若及时诊治基本都可治愈，预后良好。

引起过敏的药物有单株中草药，也有复方制剂。单一用药占34.57%，合并用药占65.43%，合并用药明显高于单一用药。其原因为中成药本身成分复杂，各成分间相互作用不明确，并且许多有效成分本身就是大分子，具较强的抗原性，进入体内易引起过敏反应。若再进行联合用药，药物间相互作用更为复杂，其中某些成分容易受中、西药酸碱度变化的影响出现溶解度下降或产生聚合物出现沉淀，使致敏物质增多，诱发过敏反应，引起药疹发生。见于双黄连粉针剂、穿琥宁注射液、鱼腥草注射液、清开灵注射液、葛根素注射液、刺五加注射液、川芎嗪注射液及复方丹参片、复方甘草片、复方芦荟胶囊等药物。

药疹的临床表现多种多样，同一药物在不同的个体可发生不同类型的临床表现，同一临床表现又可由完全不同的药物引起。一般来说，药疹多在治疗开始后 7～10 天经过致敏而出现。但如果以前曾接受过同样药物或同类结构的药物治疗，则可于数小时或 1～2 天内迅速出现。常见药疹的皮肤表现归纳主要有以下类型：

（1）发疹型药疹：是药疹中最常见的一种，约占所有药疹的 95%，又称麻疹样或猩红热样药疹。临床表现为弥漫性鲜红色斑或半米粒大至豆大红色斑丘疹，密集对称分布，形态如麻疹样或猩红热样，发病突然，常伴有畏寒、高热（39～40℃）、头痛、全身不适等，半数以上病例在停药后 1～2 周完全消退，病情好转痊愈。

（2）荨麻疹型药疹：是常见药疹之一，其发生机制可以是Ⅰ、Ⅲ型变态反应。皮疹特点为发生大小不等的风团，较一般荨麻疹色泽红、持续时间长，自觉瘙痒，可伴有刺痛、触痛。荨麻疹可作为唯一的症状出现。一般致敏患者表现为用药后数小时，皮肤开始出现瘙痒，但少数患者口服水杨酸钠、呋喃唑酮（痢特灵）或在注射青霉素、血清蛋白等药物后数分钟内即出现头晕、心烦、全身泛发大片红色风团、瘙痒与血压降低。

（3）剥脱性皮炎型药疹：是严重的药疹之一，此类皮损如系初次发病，潜伏期长，一般在 20 天以上。其中部分患者是在发疹型药疹基础上继续用药而发生，也可一开始就迅速泛发全身，突然发生的大片猩红热样或麻疹样红斑，皮疹融合而成为剥脱性皮炎。皮损表现为全身皮肤鲜红肿胀，伴有渗液、结痂，继之大片状鳞屑脱落，渗液有臭味。黏膜可有充血、水肿、糜烂等。病程长达一个月以上，是药疹中的严重类型。常伴有全身症状，如恶寒、发热、呕吐、恶心，有的可伴有淋巴结肿大、蛋白尿、肝大、黄疸等全身症状。脑部受损可出现谵妄、昏迷，甚至死亡。严重者如治疗不及时可因水电解质紊乱和继发感染而危及生命。常因磺胺类药物、水杨酸钠、柳氮磺吡啶、卡托普利、苯巴比妥及砷剂等引起。

（4）大疱性表皮松解型药疹：是药疹中最严重的类型，发病急，皮疹初起于面、颈、胸部，皮损为暗红色或紫红色斑片，面积急剧扩大，数日内遍及全身。1～2 天后广泛融合成片的红斑处出现大小不等松弛性水疱或表皮松解糜烂面，可以用手指推动，稍用力表皮即可擦掉，脱落成剥露面，如烫伤样表现。黏膜也有大片坏死脱落。全身中毒症状严重，伴有高热和内脏受损。如抢救不及时，可死于感染、毒血症、肾衰竭、肺炎或出血。有的患者初期表现为多形红斑或固定型药疹，很快再发展为大片红斑、大疱、表皮剥脱。常因磺胺类药物、解热镇痛药、青霉素、巴比妥盐等引起。

（5）固定型红斑药疹：药疹中较常见的类型。形态比较特殊，易于识别。皮疹特点是限局性圆形或椭圆形红斑，红斑鲜红色或紫红色，水肿性，炎症剧烈者中央可形成水疱。损害境界清楚，愈后留有色素斑，如再次应用致敏的药物后，在同一部位重复发病，也有的同时增加新的损害，皮疹数目增加，亦有分布全身者，皮疹大小一般 0.2cm 至数厘米，皮疹可发生于全身任何部位，尤以口唇及口周、龟头、肛门等皮肤黏膜交界处、趾指间皮肤、手背、足背躯干等处多见。发生于皮肤黏膜交界处者约占 80%，口腔黏膜亦可发疹。固定性药疹消退时间一般为 1～10 天,但黏膜糜烂或溃疡者常病程较长,可迁延数十日始愈。这类药疹在服磺胺或解热止痛药时发生。

(6)多形性红斑型药疹:由药物引起的多形红斑,其皮疹特点为圆形或椭圆形水肿性红斑或丘疹,似豌豆大至蚕豆大,中心呈紫红色或有水疱,境界清楚。对称性发生于四肢伸侧、躯干、口唇及口腔等处,常伴有发热、关节痛、腹痛等,严重者称史蒂文斯 - 约翰逊综合征,可引起黏膜水疱的糜烂、疼痛。病程一般为 2～4 周。

(7)湿疹样型药疹:常由外用药引起,局部接触敏感,发生湿疹样皮炎后,在内服或注射同一类药物,可发生全身湿疹样皮损。病程常在一个月以上。此型药疹多因磺胺药、青霉素、链霉素、奎宁等药物引起。

(8)光敏皮炎型药疹:常见于应用磺胺类、四环素、灰黄霉素、吩噻嗪类、萘啶酸、苯海拉明、曲吡那敏、奎宁、异烟肼、维生素 B_1 及甲氨蝶呤等。

(9)苔藓型药疹:皮损在临床上和病理上极似扁平苔藓,紫红色丘疹,有或无口腔侵犯。皮损广泛,侵及躯干四肢。鳞屑明显,伴有湿疹样变,愈合后留有明显色素沉着,停药后皮损逐渐消退,也有部分呈慢性,持续很长时间。多因长期或大量服用米帕林、奎宁、奎尼丁、砷剂等引起。

(10)血管炎型药疹:好发于小血管,其炎症范围可以从轻度的细胞浸润到急性坏死,严重者可侵犯许多器官的血管,包括皮肤和肾。皮肤损害表现为紫癜、瘀斑、结节、坏死,亦有呈结节性多动脉炎样病变。全身性表现为发热、关节痛、水肿、蛋白尿、血尿或肾衰竭,很少发生肌炎、冠状动脉炎、肺炎和胃肠出血。

(11)痤疮型药疹:表现为毛囊性丘疹、脓疱,损害类似于寻常痤疮,但无明显的黑头粉刺。发展缓慢,常于服药后 1～2 个月以上发生。病程慢性,停药后可拖延数月。主要由皮质激素、溴剂、碘剂、口服避孕药等引起。

(12)增生型药疹:在用药两周至数月后,患者发热,周身不适,关节疼痛,全身浅淋巴结及肝脾大,皮疹是弥漫性红斑、水肿性、大疱性或蕈样肉芽肿状损害。主要见于躯干疏散分布,不规则,边缘清楚约 3～4cm 直径大小,经治疗症状可逐渐消失。

三、出血点与紫癜

病理状态下可出现各种各样的皮下出血。直径不超过 2mm 的称瘀点(petechia),直径在 3～5mm 为紫癜(purpura),直径 5mm 以上者为瘀斑(ecchymosis)。

皮下出血常见于血液病、重症感染、某些血管损害性疾病、工业中毒或药物中毒、应用抗凝血药物或抗血小板药物等。

四、蜘蛛痣与肝掌

皮肤小动脉末端分支性扩张形成的血管痣,形似蜘蛛,称为蜘蛛痣(spider angioma)(图 4-7)。多出现于上腔静脉分布的区域内,如面、颈、手背、上臂、前胸等处。检查时用火柴杆压迫蜘蛛痣中心,其辐射状小血管网即消退,去除压力又复出现。一般认为蜘蛛痣的出现与肝对雌激素的灭活作用减弱有关,常见于慢性肝炎或肝硬化。

慢性肝病患者手掌大、小鱼际肌处发红,加压后褪色,称为肝掌,发生机制与蜘蛛痣相同。

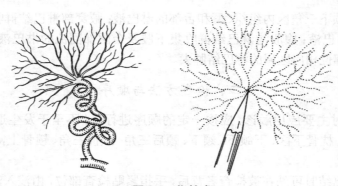

图 4-7　蜘蛛痣

五、皮下结节

检查皮下结节（subcutaneous nodules）时要注意大小、硬度、部位、活动度，有无压痛。位于关节附近，长骨骺端，圆形硬质小结多为风湿小结；无压痛，位于皮下肌肉表层，可推动的豆状硬韧小结多为猪肉绦虫囊蚴结节；如皮下结节沿末梢动脉分布，可能为结节性多动脉炎；位于指尖、足趾、大小鱼际肌如存在蓝色或粉红色、有压痛的小结节为 Osler 小结，见于感染性心内膜炎。

六、水　　肿

人体组织间隙有过多的液体积聚使组织肿胀称水肿。皮下组织水肿通过视诊和触诊较易确定。水肿部位的皮肤张力大且有光泽，但轻度水肿有时视诊不易发现。检查有无水肿时，可用手指按压被检查部位皮肤（通常是胫骨前内侧皮肤）3～5 秒，若加压部位组织发生凹陷则称为压陷性水肿。若颜面、锁骨上、胫骨前内侧及手、足背皮肤水肿，伴有皮肤苍白或略带黄色，皮肤干燥、粗糙，但指压后无组织凹陷，则为黏液性水肿，见于甲状腺功能减退症；若下肢出现不对称性的皮肤增厚、粗糙、毛孔增大、有时出现皮肤皱褶，指压无凹陷，亦可累及阴囊、大阴唇及上肢等为象皮肿，见于丝虫病。

（李伟扬）

第四节　淋　巴　结

一、表浅淋巴结的分布

淋巴结分布于全身，一般仅能检查身体各部表浅的淋巴结。正常淋巴结很小，直径多在 0.2～0.5cm 之间，质地柔软，表面光滑，无粘连，无压痛。

表浅淋巴结呈组群分布，一个组群的淋巴结收集一定区域内的淋巴液。如耳后、乳突区的淋巴结收集头皮范围内的淋巴液；颈深淋巴结上群收集鼻咽部淋巴液；下群收集咽喉、气管、甲状腺等处的淋巴液；左侧锁骨上淋巴结群多收集食管、胃等器官的淋巴液；右侧多收集气管、胸膜、肺等处的淋巴液；颌下淋巴结群收集口底、颊黏膜、牙龈等处的淋巴液；颏下淋巴结群收集颏下三角区内组织、唇和舌部的淋巴液;腋窝部淋巴结群收集躯干上部、乳腺、胸壁等处的淋巴液;腹股沟淋巴结群收集下肢及会阴部回流的淋巴液。局部炎症或肿瘤往往引起这些部位相应区域的淋巴结肿大。

二、检查方法与顺序

检查淋巴结时主要应用触诊,应按一定的顺序进行,才不至于发生遗漏。顺序为:耳前、耳后、乳突区、枕骨下区、下颌下、颏下、颈后三角、颈前三角、锁骨上窝、腋窝、滑车上、腹股沟、腘窝等。

检查颈部淋巴结时可站在被检查者背后,手指紧贴检查部位,由浅入深进行滑动触诊,嘱被检查者头稍低,或偏向检查侧,以使皮肤或肌肉松弛,有利于触诊。检查锁骨上淋巴结时,让被检查者取坐位或卧位,头部稍向前屈,用双手进行触诊,左手触诊右侧,右手触诊左侧,由浅部逐渐触摸至锁骨后深部。检查腋窝时应以手扶被检查者前臂稍外展,检查者以右手检查左侧,以左手检查右侧,触诊时由浅及深至腋窝顶部。检查滑车上淋巴结时,以左(右)手扶托被检查者左(右)前臂,以左(右)手向滑车上由浅及深进行触摸。

发现淋巴结肿大时,应注意其部位、大小、数目、硬度、压痛、活动度、有无粘连、局部皮肤有无红肿、瘢痕、瘘管等。同时注意寻找引起淋巴结肿大的原发病灶。

引起淋巴结肿大的原因及特点:

1. 局部淋巴结肿大

(1)非特异性淋巴结炎:由所属部位的某些急慢性炎症引起。初起时柔软,有轻度压痛,表面光滑,无粘连。慢性期较硬,但仍可缩小或消退。

(2)淋巴结结核:肿大的淋巴结多发生在颈部血管周围,大小不等,可互相粘连或与周围组织粘连。如发生干酪样坏死,则可触到波动。晚期破溃后可形成瘘管,愈合后可形成瘢痕。

(3)恶性肿瘤淋巴结转移:恶性肿瘤转移所致肿大的淋巴结,质地坚硬,或有橡皮样感,与周围组织粘连,一般无压痛。胸部肿瘤如肺癌可向右侧锁骨上窝或腋窝淋巴结群转移;胃癌多向左侧锁骨上淋巴结群转移。

2. 全身淋巴结肿大 可见于传染性单核细胞增多症,淋巴瘤,各型急、慢性白血病,系统性红斑狼疮,链霉素过敏反应等。

(李伟扬)

第五节 头 部

头部检查包括头颅及头部器官。一般以视诊为主,辅以触诊等检查。

一、头 发

检查毛发要注意其分布、疏密和色泽。生理情况下毛发的多少、分布与颜色可随年龄发生变化,另外家族遗传、营养情况和精神状态都可使毛发发生改变。病理性脱发见于脂溢性皮炎、斑秃、伤寒、黏液性水肿、腺垂体功能减退、过量放射线照射以及应用某些抗癌药物如环磷酰胺等。

二、头 颅

头颅的视诊应注意其大小、外形变化、头部运动以及头发的色泽、分布和头发有无异常等。触诊时用双手仔细触摸头颅的各个部分，了解其外形，有无压痛和异常隆起。头颅的大小以头围来衡量，头围是指头颅自眉间向后经过枕外隆凸的周径。头围在发育阶段的变化为：新生儿约34cm，出生后的前半年增加8cm，后半年增加3cm，第2年增加2cm，第3、4年内约增加1.5cm，4～10岁共增加约1.5cm，到18岁可达53cm或以上，以后几乎不再变化。矢状缝和其他颅缝大多在生后6个月内骨化，骨化过早会影响颅脑的发育。

临床常见头颅异常如下：

（一）头颅大小和形状

头颅大小异常或畸形可成为某些疾病典型特征。

1. 小颅 小儿囟门多在12～18个月内闭合，如过早闭合即可形成小头畸形，常伴有大脑发育不全。

2. 尖头 头顶部尖突高起，造成与颜面比例异常，见于先天性尖头并指（趾）畸形（Apert综合征）（图4-8）。

3. 方颅 前额左右突出，头顶平坦呈方形，见于小儿佝偻病或先天性梅毒。

4. 巨颅 额、顶、颞及枕部突出膨大呈圆形，对比之下颜面很小。由于颅内压增高，压迫眼球，形成双目下视，巩膜上部外露，称落日现象。头皮及颈部静脉充盈，见于脑积水（图4-9）。

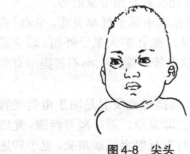

图4-8 尖头

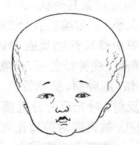

图4-9 脑积水

（二）头部运动

头部活动受限见于颈椎疾病；头部不随意的颤动见于帕金森病；与颈动脉搏动一致的点头运动，见于严重主动脉瓣关闭不全。

三、眼

眼的检查包括眼眉、眼睑、结膜、巩膜、角膜、瞳孔、眼球等。

1. 眼眉 正常人眉毛疏密不完全相同。如果外1/3眉毛过于稀疏或脱落，见于黏液性水肿、腺垂体功能减退及麻风病。

2. 眼睑

（1）睑内翻（entropion）：由于睑结膜瘢痕形成，使睑缘向内翻转，见于沙眼。

（2）上睑下垂（ptosis）：双侧上睑下垂见于先天性上睑下垂、重症肌无力；单侧上睑下垂多为动眼神经麻痹所致,见于脑炎、脑外伤、白喉等。

(3)眼睑闭合障碍:双侧眼睑闭合障碍可见于甲状腺功能亢进症;单侧眼睑闭合障碍见于面瘫。

(4)眼睑水肿:眼睑组织疏松,轻度或初发水肿常在眼睑表现出来。常见于肾炎、慢性肝病、营养不良等。

3. 结膜　结膜分为睑结膜、球结膜和穹隆结膜。检查上睑结膜时需翻转眼睑。检查者用右手检查受检者左眼,左手检查右眼。翻转要领为:用示指和拇指捏住上睑中外 1/3 交接处的边缘,嘱被检查者向下看,此时轻轻向前下方牵拉,然后示指向下压迫睑板上缘,并与拇指配合将睑缘向上捻转即可将眼睑翻开。动作要轻巧、柔和。

结膜苍白见于贫血;结膜充血发红见于结膜炎、角膜炎;结膜出现散在出血点见于亚急性感染性心内膜炎;颗粒与滤泡见于沙眼;球结膜水肿见于肺性脑病、流行性出血热等。

4. 巩膜　正常巩膜呈瓷白色。黄疸时巩膜可首先发黄。中年以后在内眦部可出现黄色斑块,为脂肪沉着。血液中其他黄色色素成分增多时(如胡萝卜素、阿的平等),一般黄染只出现于角膜周围。

5. 角膜　检查时应注意其透明度,有无云翳、白斑、溃疡、软化、新生血管等。角膜周边血管增生为严重沙眼所致;角膜软化见于婴幼儿营养不良,维生素 A 缺乏等;角膜边缘及周围出现灰白色混浊环,多见于老年人,称老年环,是类脂质沉着的结果。

6. 瞳孔　瞳孔是虹膜中央的小孔,正常瞳孔为圆形。瞳孔缩小由动眼神经副交感神经纤维支配;瞳孔扩大由交感神经支配。

检查瞳孔时应注意其形状、大小、两侧是否等大等圆,对光反射及调节反射等。

(1)瞳孔大小:正常瞳孔直径 2~5mm,病理情况下,瞳孔缩小见于虹膜炎症、中毒(有机磷农药、毒蕈中毒)、药物反应(吗啡、氯丙嗪、毛果芸香碱);瞳孔扩大见于外伤、颈交感神经刺激、青光眼、视神经萎缩、药物影响(阿托品)及濒死状态等。瞳孔大小不等提示有颅内病变如脑外伤、脑肿瘤、脑疝等。

(2)对光反射:对光反射分直接与间接对光反射两种。直接对光反射是用手电筒光直接照射一侧瞳孔,被光照射的瞳孔立即缩小,移除光照射后立即复原。以手隔开两眼,光照射一侧瞳孔,另一侧瞳孔立即缩小,称间接对光反射。瞳孔对光反射迟钝或消失,见于昏迷患者。

(3)调节反射与集合反射:嘱被检查者注视 1m 以外的目标,然后将目标迅速移向距眼球 10cm 处,正常人此时瞳孔逐渐缩小,称为调节反射(accommodation reflex),同时双侧眼球向内聚合,称为集合反射(convergence reflex)。动眼神经损害时,调节反射和集合反射均消失。

7. 眼球　检查时注意眼球的外形和运动。

(1)眼球突出:双侧眼球突出见于甲状腺功能亢进症;单侧眼球突出,多由于局部炎症或眶内占位性病变引起。

(2)眼球下陷:双侧眼球下陷见于严重脱水,单侧眼球下陷见于 Horner 综合征。

(3)眼球震颤:双侧眼球发生一系列有规律的快速往返运动称眼球震颤。检查方法:嘱被检查者眼球随医生手指所示方法(水平或垂直)运动数次,观察是否出现眼球震颤。眼球震颤见于耳源性眩晕、小脑疾患等。

8. 眼的功能检查

(1) 视力（visual acuity）：即视敏度。视力分中心视力与周边视力两种。中心视力是检查眼底黄斑中央凹的功能，周边视力是指黄斑中央凹以外的视网膜功能。

中心视力的检测通用国际标准视力表进行。通常使用的有两种：

1）远距离视力表：在距视力表 5m 处，能看清"1.0"行视标者为正常视力。

2）近距离视力表：在距视力表 33cm 处，能看清"1.0"行视标者为正常视力。

近视力检查能了解眼的调节能力，再与远视力检查配合则可初步诊断是否有屈光不正，如散光、近视、远视以及老视和眼底病变等。

视力减退较严重者，让患者在一定距离内辨认手指数目或眼前手动，若不能辨认眼前手动，可在暗室中用电筒分别检查两眼的光感，光感消失称为完全失明。

(2) 视野：指眼球固定向前正视时所能看到的空间范围。如视野的一半缺损称为偏盲，1/4 缺损称象限盲。临床常用手动法（对向法）测试，双眼分别进行。检查者为视野正常者，与被检者相距约 1m 对面而坐，各自用手遮住相对侧的眼（如医生为右眼，则被检者为左眼），检查者用手指在两人中间等距离处分别自上、下、左、右方向的周边向中央移动，直至被检者看到，如被检者与检查者同时看到手指，则其视野大致正常。

(3) 色觉（color sensation）：色觉的异常可分为色弱和色盲两种。色弱为对颜色的识别能力减低；色盲为对颜色的识别能力丧失。色盲又分先天性与后天性两种，先天性色盲是遗传性疾病，遗传基因由女性携带，显于男性；后天性者多由视神经萎缩和球后视神经炎引起。

色觉障碍者不适于从事交通运输、服兵役（包括警察）、美术、印染、医疗、化验等工作，因而色觉检查已被列为体检的常规项目之一。色觉检查要在适宜的光线下进行，让受检者在 50cm 距离处读出色盲表上的数字或图像，如 5～10 秒内不能读出表上的彩色数字或图像，则可按色盲表的说明判断为某种色盲或色弱。

9. 眼底检查　眼底需借助检眼镜才能看到（图 4-10）。检查时受检者背光而坐，眼球正视前方，检查右眼时，医生站在受检者右侧，右手持检眼镜用右眼观察眼底；检查左眼则反之。检查眼底重点观察的项目为：视盘（又称视神经乳头）、视网膜血管、黄斑区、视网膜等处，以及各种疾病的特征性异常改变（表 4-2）。正常人视盘呈圆形或椭圆形，边缘清楚，颜色淡红，中央凹陷。视网膜为橘红色，眼底动、静脉管径比例为 2:3，黄斑区位于视盘颞侧偏下方，呈暗红色，中央有一小反光点。

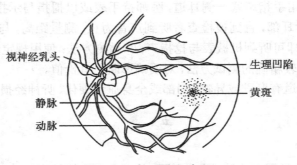

图 4-10　左眼底示意图

表 4-2 常见疾病的眼底改变

疾病	眼底改变
高血压、动脉硬化	
Ⅰ期	视网膜动脉变细、反光增强
Ⅱ期	视网膜动脉狭窄、有动静脉交叉压迫现象,动脉呈铜丝状或银丝状
Ⅲ期	在上述病变基础上有眼底出血及棉絮状渗出
Ⅳ期	视盘周围有火焰状出血,严重时出现视盘水肿
慢性肾炎	视盘及周围视网膜水肿,火焰状出血,棉絮状渗出物
妊娠高血压综合征	视网膜动脉痉挛、水肿,渗出物增多时可致视网膜脱离
糖尿病	视网膜静脉扩张迂曲,视网膜有点状和片状深层出血
白血病	视盘边界不清,视网膜血管色淡,血管曲张或弯曲,视网膜上有白色中心的出血斑及渗出物

四、耳

耳是听觉和平衡器官,分外耳、中耳和内耳三个部分。

1．外耳

(1)耳廓:检查时注意是否有发育畸形、耳前瘘管、小耳、低垂耳、外伤瘢痕、血肿等;观察是否有结节,痛风患者可在耳廓上触及痛性小结,为尿酸钠沉着的结果。耳廓红肿并有局部发热和疼痛,见于感染。

(2)外耳道:注意皮肤是否正常,有无溢液。如有黄色液体流出并有痒痛者为外耳道炎;外耳道内有局部红肿疼痛,并有耳廓牵拉痛则为疖肿。有脓液流出并有全身症状,则应考虑急性中耳炎。有血液或脑脊液流出则应考虑到颅底骨折。出现耳鸣则应注意是否存在外耳道瘢痕狭窄、耵聍或异物堵塞。

2．中耳 先将耳廓拉向上后,再插入耳镜进行观察,正常鼓膜平坦,颜色灰白,呈圆形。注意是否有内陷、外凸、颜色改变、穿孔溢脓等。观察鼓膜是否穿孔,注意穿孔位置,如有溢脓并有恶臭,可能为表皮样瘤。

3．乳突 外壳由骨密质组成,内腔为大小不等的骨松质小房,乳突内腔与中耳道相连。患化脓性中耳炎引流不畅时可蔓延为乳突炎,检查时可发现耳廓后方皮肤有红肿,乳突有明显压痛,有时可见瘘管或瘢痕等。严重时,可继发耳源性脑脓肿或脑膜炎。

4．听力(audition) 听力检查分为粗测与精测。①粗测方法:在安静室内嘱被检查者闭目坐于椅子上,并用手指堵塞一侧耳道,医师持手表或以拇指与示指互相摩擦,自 1m 以外逐渐移近被检查者耳部,直到被检查者听到声音为止,测量距离,与正常人对照,听力正常时一般约在 1m 处即可听到机械表与捻指声;②精测方法:使用规定频率的音叉或电测听设备所进行的一系列较精确的测试方法,对明确诊断更有价值。

听力减退见于耳道有耵聍或异物、局部或全身血管硬化、听神经损害及耳硬化等。

五、鼻

1．鼻外观

(1)酒渣鼻:鼻尖鼻翼部皮肤发红,变厚,并有毛细血管扩张。

（2）鞍鼻：鼻骨破坏，鼻梁塌陷。见于鼻骨骨折、鼻骨发育不良或先天性梅毒。

（3）蛙状鼻：鼻翼扩大，鼻腔完全堵塞，鼻梁增宽变平呈蛙状。见于肥大性或多发性鼻息肉（图4-11）。

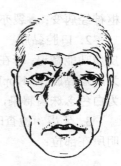

图4-11 蛙状鼻

（4）鼻翼扇动：吸气时鼻孔扩大，呼气时鼻孔回缩。见于严重呼吸困难患者。

2. 鼻腔

（1）鼻腔黏膜：鼻腔黏膜充血肿胀，通气不畅，分泌物多，见于急性鼻炎；鼻腔黏膜萎缩、干燥，鼻腔宽大，嗅觉减退、丧失，见于慢性萎缩性鼻炎。

（2）鼻出血：单侧鼻出血见于外伤、鼻腔感染、局部血管损伤、鼻中隔偏曲、鼻咽癌等。双侧鼻出血多因全身性疾病（如某些传染病、血液病、高血压、维生素C缺乏及肝脾疾病）引起，妇女周期性鼻出血，应考虑子宫内膜异位症。

3. 鼻窦 鼻窦为鼻腔周围含气的骨质空腔，共四对，均有窦口与鼻腔相通。鼻窦炎时出现鼻塞、流涕、头痛和鼻窦压痛。各鼻窦区检查法如下：

（1）上颌窦：医师双手四指置于被检者头部两侧以固定头部，双手拇指分别置于左右颧部向后按压。

（2）额窦：医师一手扶持被检者枕部，用另一手置于眼眶上面内侧用力向后按压。

（3）筛窦：医师一手扶持被检者枕部，以另一手拇指置于鼻根部于左右眼内角之间向筛窦方向加压。

（4）蝶窦：因解剖位置较深，不能在体表检查（图4-12）。

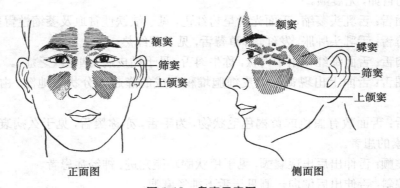

图4-12 鼻窦示意图

六、口

口的检查包括口唇、口腔黏膜、牙及牙龈、咽与扁桃体。

1. 口唇 注意口唇颜色，有无疱疹、口角糜烂及歪斜。

正常人口唇红润光泽，口唇苍白见于贫血；口唇发绀见于心肺功能不全患者；口唇疱疹多为单纯疱疹病毒感染，常伴发于感冒、肺炎、流行性脑脊髓膜炎等；口角糜烂见于核黄素缺乏；口唇肥厚、增大见于呆小病、黏液性水肿以及肢端肥大症等；口角歪斜见于面瘫、中枢神经病变；唇裂亦称兔唇，见于先天性发育畸形。

2．口腔黏膜　正常口腔黏膜光洁呈粉红色。如出现蓝黑色色素沉着斑片多为肾上腺皮质功能减退；若在相当于第二磨牙的颊黏膜处出现帽针头大小白色斑点，周围有红晕，称为麻疹黏膜斑（Koplik spot），是麻疹的早期特征；黏膜溃疡可见于慢性复发性口疮；鹅口疮为白色念珠菌感染，常见于体弱小儿、老年患者以及长期使用广谱抗生素和抗癌药之后。

3．牙齿　检查时注意有无龋齿、残根、缺牙和义齿等。如有牙齿疾患，应按下列格式标明所在部位：

```
                              上
        8 7 6 5 4 3 2 1 │ 1 2 3 4 5 6 7 8
右 ─────────────────────┼───────────────────── 左
        8 7 6 5 4 3 2 1 │ 1 2 3 4 5 6 7 8
                              下
```

1．中切牙　2．侧切牙　3．尖牙　4．第一前磨牙
5．第二前磨牙　6．第一磨牙　7．第二磨牙　8．第三磨牙

如右上第 6 个牙为龋齿则记录为 6|龋齿。

正常牙齿为瓷白色，如牙齿呈黄褐色称为斑釉牙，为长期饮用含氟量高的水所引起；儿童长期服用四环素也可使牙齿变黄，称为四环素牙。

4．牙龈　正常牙龈呈粉红色。牙龈水肿，挤压后有脓液溢出见于慢性牙周炎；牙龈出血见于牙石、维生素 C 缺乏症、血液系统疾病等；牙龈游离缘出现蓝灰色点线称铅线，是铅中毒的特征。

5．舌　检查时注意舌质、舌苔及舌的活动状态。正常人舌质淡红，湿润，舌苔薄白，伸舌居中，活动自如，无震颤。

（1）镜面舌：舌乳头萎缩，舌面光滑呈粉红色，见于缺铁性贫血及萎缩性胃炎。

（2）草莓舌：舌乳头肿胀、发红，称草莓舌，见于猩红热。

（3）牛肉舌：舌面绛红如生牛肉状，称牛肉舌，见于糙皮病（烟酸缺乏症）。

（4）地图舌：舌面上出现黄色上皮细胞堆积而成的隆起部分状似地图，由核黄素缺乏引起。

（5）毛舌：舌面敷有黑色或黄褐色毛状物，为毛舌，亦称黑舌，见于久病衰弱或长期应用广谱抗生素的患者。

（6）舌震颤：舌伸出后出现震颤，见于甲状腺功能亢进、神经症患者。

（7）舌偏斜：舌伸出后偏向一侧见于舌下神经麻痹。

6．咽部及扁桃体　咽部可分为鼻咽、口咽、喉咽三个部分。咽部检查一般指口咽部。检查时被检查者取坐位，头部后仰，张口并发"啊"音，医师用压舌板将舌的前 2/3 与后 1/3 交界处迅速下压，观察软腭、腭垂、软腭弓、扁桃体、咽后壁。

咽部黏膜充血、水肿、分泌物增多见于急性咽炎；若咽部黏膜充血，表面粗糙，淋巴滤泡呈簇状增生，见于慢性咽炎。

扁桃体增大、红肿，在扁桃体隐窝内有黄白色分泌物，易剥离，见于扁桃体炎。

扁桃体增大一般分为三度：不超过咽腭弓者为Ⅰ度；超过咽腭弓者为Ⅱ度；达到或超过咽后壁中线者为Ⅲ度（图 4-13）。

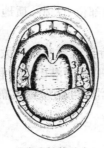
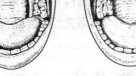
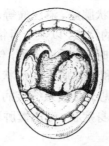

Ⅰ度扁桃体肿大　　　Ⅱ度扁桃体肿大　　　Ⅲ度扁桃体肿大

图4-13　扁桃体位置及大小分度示意图
1.腭垂　2.扁桃体　3.咽腭弓　4.舌腭弓

7. 腮腺　位于耳屏、下颌角、颧弓所构成的三角区内，正常腮腺体薄而软，触诊时摸不出腺体轮廓。腮腺肿大时可见到耳垂为中心的隆起，并可触及边缘不明显的包块。腮腺导管位于颧骨下1.5cm处，横过嚼肌表面，开口于第二磨牙对面的颊黏膜上。检查时应注意导管口有无红肿及分泌物，腮腺肿大见于流行性腮腺炎、化脓性腮腺炎及腮腺肿瘤。

（李伟扬）

第六节　颈　　部

检查颈部时应注意颈部的姿势与运动以及颈部血管、甲状腺和气管情况。让患者取舒适坐位或卧位，充分暴露颈部和肩部，手法轻柔。

一、颈部外形及分区

正常人颈部直立，两侧对称，转头时可见胸锁乳突肌，男性甲状软骨比较突出。按解剖结构，每侧颈部可区分为两个三角区：①颈前三角，为胸锁乳突肌内缘、下颌骨下缘与前正中线之间的区域；②颈后三角，为胸锁乳突肌的后缘、锁骨上缘与斜方肌前缘之间的区域。

二、颈部姿势与运动

正常人坐位时颈部活动自如。如头不能抬起，见于严重消耗性疾病的晚期、重症肌无力、进行性肌萎缩等。头部向一侧偏斜见于先天性颈肌挛缩或斜颈，也可见于颈肌外伤、瘢痕收缩。颈部活动受限并伴有疼痛，见于软组织炎症、颈肌扭伤、肥大性脊柱炎、颈椎结核或肿瘤等。高血压可引起颈部僵硬感。颈强直（cervical rigidity）见于各种脑膜炎、蛛网膜下腔出血等，是脑膜受刺激的特征性表现。

三、颈部包块

颈部包块的原因很多。良性包块常见于甲状腺腺瘤、腮腺瘤、舌下囊肿、甲状腺舌骨囊肿、胸腺咽管囊肿和血管瘤等。炎性包块常见急、慢性淋巴结炎，淋巴结结核等。常见的颈部恶性肿瘤为甲状腺癌、淋巴瘤等。检查时应注意包块的部位、大小、质地、活动性、有无压痛、发生及增长的特点，以及全身情况加以鉴别。

淋巴结肿大时，如质地不硬，伴有轻压痛，可能为非特异性淋巴结肿大；如硬而无压痛，伴有纵隔、胸腔和腹腔病变的症状和体征时，应考虑恶性肿瘤的淋巴结转移；如全身淋巴结无痛性肿大，多见于血液系统疾病。如包块圆形，表面光滑，可能为囊状瘤。若颈部包块弹性大且不伴有全身症状，考虑囊肿可能性大。

四、颈 部 血 管

正常人坐位时颈静脉常不显露，平卧时充盈水平限于锁骨上缘至下颌角距离的下 2/3 内，超过此水平或坐位及半卧位（45°）时可见明显静脉充盈，称为颈静脉怒张（engorgement of jugular veins），提示静脉压增高。见于右心衰竭、缩窄性心包炎、心包积液及上腔静脉阻塞综合征。

正常人看不到颈静脉搏动，当三尖瓣关闭不全伴有颈静脉怒张时，常可见颈静脉收缩期搏动，柔和而范围弥散，触诊时无搏动感。正常人在安静状态下颈动脉搏动亦不明显，如见明显搏动，提示心脏搏出量异常增加，多见于主动脉瓣关闭不全、高血压、甲状腺功能亢进及严重贫血。

坐位或立位时，正常人颈静脉处可闻及柔和低调的连续性静脉哼鸣，锁骨上窝最明显，可能系颈静脉血液迅速流入口径较宽的上腔静脉时发生湍流运动所致，此杂音为生理性，当患者平卧或用手指压迫颈静脉后，杂音消失。颈部听到动脉性血管杂音，收缩期明显，应考虑颈动脉或椎动脉狭窄，多为大动脉炎或动脉硬化引起。

五、甲 状 腺

甲状腺位于甲状软骨下方，正常约 15～25g，光滑，柔软，不易触及。在做吞咽动作时可以随吞咽向上移动，以此有别于其他包块。

1. 视诊 正常人甲状腺外观不突出，检查时嘱被检查者做吞咽动作，可见甲状腺随吞咽动作而向上移动，嘱被检查者将双手放于枕后而头后仰，可以更明显。观察时应注意甲状腺的大小及对称性。

2. 触诊 触诊时嘱患者配合做吞咽动作，顺序检查甲状腺峡部和侧叶，并询问是否有压痛。

首先检查峡部，检查者位于患者前面用拇指或站于患者后面用示指从胸骨切迹向上触摸，可感到气管前组织，判断有无增厚、肿大和肿块。其次检查侧叶，检查者位于患者身后，右手示指及中指在甲状软骨下气管右侧向左轻推右叶，左手示、中、环指触摸甲状腺左叶的轮廓大小及表面情况、有无压痛及震颤。用同样方法检查右侧。也可在患者前面，以左手置于甲状软骨下气管右侧向左轻推甲状腺右叶，右手三指检查左叶，换手检查对侧。或者检查者位于患者后面，右手拇指置于环状软骨下气管右侧，将甲状腺推向左侧，示、中、环指触摸甲状腺左叶，左手检查右叶。

3. 听诊 当触诊发现甲状腺肿大时，用钟型听诊器直接放在肿大的甲状腺上，可以听到低调的连续性静脉"嗡鸣"音，有助于诊断甲状腺功能亢进。弥漫性甲状腺肿伴功能亢进时可以听到收缩期动脉杂音。

4. 甲状腺肿大分度　不能看出肿大但能触及者为Ⅰ度；能看到肿大又能触及，但在胸锁乳突肌以内者为Ⅱ度；超过胸锁乳突肌外缘者即为Ⅲ度。

甲状腺肿大见于甲状腺功能亢进症、甲状腺肿、甲状腺炎、甲状腺结节与甲状腺癌。

六、气　　管

正常气管位于颈前正中部。检查时患者取坐位或卧位，颈部自然伸直。检查者将示指与环指分别置于两侧胸锁关节上，然后将中指置于气管环状软骨上观察中指是否在环指与示指中间。大量胸腔积液、纵隔肿瘤、单侧甲状腺肿可以将气管向健侧移位；肺不张、肺纤维化、胸膜增厚粘连时气管向患侧移位。主动脉弓动脉瘤时，可触及每次心脏收缩时瘤体膨大将气管压向后下，称为 Oliver 征。

（李国标）

第七节　胸　　部

胸部指颈部以下和腹部以上的躯干部分。胸部的体格检查是体检中的重要部分，能收集到很多具有重要价值的、其他方法不能收集到的资料和体征。检查应在温暖和阳光充足的环境中进行。尽量暴露全部胸部。根据病情和检查需要，被检查者可以采取坐位、卧位或其他体位。检查应从前胸部开始，然后再检查两侧胸部及背部，全面、系统地按视诊、触诊、叩诊和听诊的顺序进行。

一、胸部的体表标志

胸廓内含有心、肺等重要器官。胸部检查的目的就是判断这些器官的生理、病理状态。为标记胸廓内各脏器的轮廓和位置、体格检查时异常征象的部位和范围，常需借助胸廓上的一些自然标志和人工划定的垂直线来表示和记载。

（一）骨骼标志（图4-14）

1. 胸骨上切迹　位于胸骨柄的上方。正常情况下气管位于切迹正中。

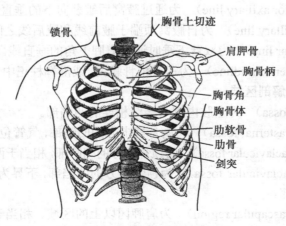

图4-14　胸廓的骨骼结构示意图

2. 胸骨柄　为胸骨上端略呈六角形的骨块。其上部两侧与左、右锁骨的胸骨端相连接，下方则与胸骨体相连。

3. 胸骨角　又称 Louis 角。位于胸骨上切迹下约 5cm，由胸骨柄与胸骨体的连接处向前突起而成。其两侧分别与左右第 2 肋软骨连接，为计数肋骨和肋间隙顺序的主要标志。胸骨角还标志支气管分叉、心房上缘和上下纵隔交界及相当于第 5 胸椎的水平。

4. 腹上角　为左右肋弓在胸骨下端会合处所形成的夹角，又称胸骨下角，相当于横膈的穹窿部。其后为肝左叶、胃及胰腺的所在区域。

5. 剑突　为胸骨体下端的突出部分，呈三角形，其底部与胸骨体相连。其长短存在很大的差异。

6. 肋骨　共 12 对。于背部与相应的胸椎相连，由后上方向前下方倾斜。第 1～7 肋骨在前胸部与各自的肋软骨连接，第 8～10 肋骨与 3 个联合一起的肋软骨连接后，再与胸骨相连，构成胸廓的骨性支架。第 11～12 肋骨不与胸骨相连，其前端为游离缘，称为浮肋。

7. 肋间隙　为两个肋骨之间的空隙，用以标记病变的水平位置。第 1 肋骨下面的间隙为第 1 肋间隙，以此类推。

8. 肩胛骨　位于后胸壁第 2～8 肋骨之间。其最下端称肩胛下角。被检查者取直立位两上肢自然下垂时，肩胛下角可作为第 7 或第 8 肋骨水平的标志，或相当于第 8 胸椎的水平。此可作为后胸部计数肋骨的标志。

9. 脊柱棘突　是后正中线的标志。位于颈根部的第 7 颈椎棘突最为突出，常以此处作为计数胸椎的标志。

10. 肋脊角　为第 12 肋骨与脊柱构成的夹角。其前为肾和输尿管上端所在的区域。

（二）垂直线标志

1. 前正中线（anterior midline）　即胸骨中线。为通过胸骨正中的垂直线。

2. 锁骨中线（midclavicular line）　为通过锁骨的肩峰端与胸骨端两者中点的垂直线。即通过锁骨中点向下的垂直线。

3. 胸骨线（sternal line）　为沿胸骨边缘与前正中线平行的垂直线。

4. 胸骨旁线（parasternal line）　为通过胸骨线和锁骨中线中间的垂直线。

5. 腋前线（anterior axillary line）　为通过腋窝前皱襞向下的垂直线。

6. 腋后线（posterior axillary line）　为通过腋窝后皱襞向下的垂直线。

7. 腋中线（midaxillary line）　为自腋窝顶端于腋前线和腋后线之间向下的垂直线。

8. 肩胛线（scapular line）　为双臂下垂时通过肩胛下角的垂直线。

9. 后正中线（posterior midline）　为通过椎骨棘突，或沿脊柱正中下行的垂直线。

（三）自然陷窝和解剖区域

1. 腋窝（axillary fossa）　为上肢内侧与胸壁相连的凹陷部。

2. 胸骨上窝（suprasternal fossa）　为胸骨柄上方的凹陷部，气管位于其后。

3. 锁骨上窝（supraclavicular fossa）　为锁骨上方的凹陷部，相当于两肺上叶肺尖的上部。

4. 锁骨下窝（infraclavicular fossa）　为锁骨下方的凹陷部，下界为第 3 肋骨下缘。相当于两肺上叶肺尖的下部。

5. 肩胛上区（suprascapular region）　为肩胛冈以上的区域。相当于上叶肺尖的下部。

6. 肩胛下区（infrascapular region）　为两肩胛下角的连线与第 12 胸椎水平线之间的区

域。后正中线将此区分为左右两部。

7. 肩胛间区（interscapular region） 为两肩胛骨内缘之间的区域。后正中线将此区分为左右两部（图4-15）。

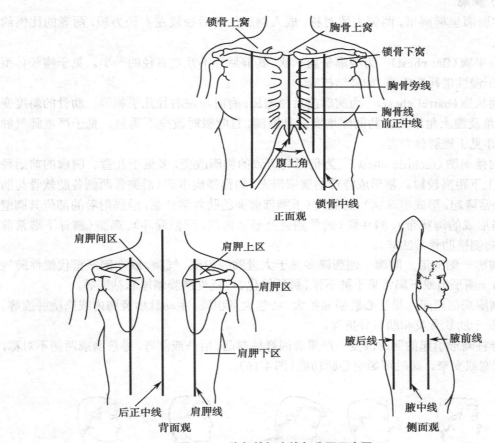

图 4-15　胸部的标志线与分区示意图

（鲍文华）

二、胸壁和胸廓

（一）胸壁

检查胸壁时应着重检查以下各项。

1. 静脉　正常胸壁静脉不明显，当上、下腔静脉血流受阻时，胸壁静脉可充盈或曲张。上腔静脉阻塞时，静脉血流方向自上而下；下腔静脉阻塞时，血流方向则自下而上。

2. 皮下气肿　胸部皮下组织有气体积存时称为皮下气肿（subcutaneous emphysema）。以手按压此处皮肤，可出现捻发感或握雪感。听诊时可听到捻发样类似声音。皮下气肿见于：①肺、气管或胸膜受损后气体自病变部位逸出，积存于皮下；②局部产气杆菌感染而发生。

3. 胸壁压痛　肋间神经炎、肋软骨炎、胸壁软组织炎症及胸外伤的患者，胸壁受累的局部可有压痛。白血病患者有胸骨压痛和叩击痛。

4. 肋间隙　要注意肋间隙有无回缩或膨隆。吸气时肋间隙回缩提示呼吸道阻塞，如气管异物、肿瘤等。肋间隙膨隆见于大量胸腔积液、张力性气胸或严重肺气肿患者。此外，胸壁肿瘤、主动脉瘤或婴幼儿心脏明显肿大者，其相应部位的肋间隙也常膨出。

（二）胸廓

正常胸廓呈椭圆形，两侧大致对称，成人胸廓的前后径较左右径为短，两者的比例约为 1∶1.5。

1. 扁平胸（flat chest）　为胸廓呈扁平状，其前后径不及左右径的一半。见于瘦长体型者，亦见于慢性消耗性疾病，如肺结核等。

2. 桶状胸（barrel chest）　为胸廓前后径增加，有时与左右径几乎相等。肋骨的斜度变小，脊肋角及腹上角增大。肋间隙增宽而且饱满，且呼吸时改变不明显。见于严重肺气肿的患者，亦见于矮胖体型者。

3. 佝偻病胸（rachitic chest）　为佝偻病所致的胸廓改变，多见于儿童。胸廓的前后径增加，其上下距离较短。常形成特殊的胸廓形态，如佝偻病串珠（沿胸骨两侧各肋软骨与肋骨交界处常隆起，形成串珠状）、肋膈沟（下胸部前面的肋骨常外翻，沿膈附着的部位其胸壁向内凹陷形成的沟状带）、漏斗胸（胸骨剑突处显著内陷，形似漏斗）、鸡胸（胸骨下端常前突，胸廓前侧壁肋骨常凹陷）。

4. 胸廓一侧变形　胸廓一侧膨隆多见于大量胸腔积液、气胸、或一侧严重代偿性肺气肿。胸廓一侧平坦或下陷常见于肺不张、肺纤维化、广泛性胸膜增厚和粘连等。

5. 胸廓局部隆起　见于心脏明显扩大、心包大量积液、主动脉瘤及胸内或胸壁肿瘤等。此外，还见于肋软骨炎和肋骨骨折等。

6. 脊柱畸形引起的胸廓改变　严重者因脊柱前凸、后凸或侧弯，导致胸廓两侧不对称，肋间隙增宽或变窄。此时可影响心肺功能（图 4-16）。

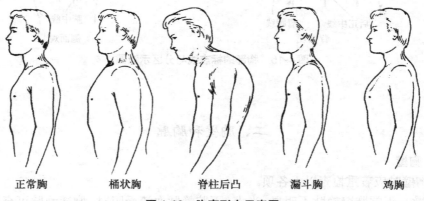

正常胸　　桶状胸　　脊柱后凸　　漏斗胸　　鸡胸

图 4-16　胸廓形态示意图

（鲍文华）

三、乳　房

正常儿童及男子乳房一般不明显，乳头位置大约位于锁骨中线第 4 肋间。正常女性乳房在青春期逐渐增大，呈半球形，乳头也逐渐增大呈圆柱形。

乳房的检查应按顺序进行，并同时检查引流乳房部位的淋巴结。检查时被检者应充分暴露胸部，患者采取坐位或仰卧位。

（一）视诊

1. 对称性　一般情况下两侧乳房基本对称。一侧乳房明显增大见于先天畸形、囊肿形成、炎症或肿瘤等。一侧乳房明显缩小多因发育不全之故。

2. 外观情况　乳房皮肤发红提示局部炎症或癌性淋巴管炎。乳房肿瘤时常因血供增加，皮肤浅表血管可见。此外，还应注意乳房皮肤有无溃疡、色素沉着和瘢痕等。乳房水肿见于乳腺癌和炎症。癌肿引起的水肿常使局部皮肤外观呈"橘皮"或"猪皮"样。乳房皮肤水肿应注意其确切部位和范围。

孕妇及哺乳期妇女乳房明显增大，乳晕扩大，色素加深，乳房皮肤可见浅表静脉扩张。

3. 乳头　检查时要注意乳头的位置、大小，两侧是否对称，有无倒置或内翻。乳头回缩如自幼发生，为发育异常；如为近期发生则可能为乳癌。乳头出现分泌物提示乳腺导管有病变，妊娠时乳头增大，肾上腺皮质功能减退时乳晕可见明显色素沉着。

4. 腋窝和锁骨上窝　乳房的视诊还应包括乳房淋巴引流区域。必须详细观察腋窝和锁骨上窝有无红肿、包块、溃疡、瘘管和瘢痕等。

（二）触诊

乳房的上界是第 2 或第 3 肋骨，下界是第 6 或第 7 肋骨，内界起自胸骨缘，外界止于腋前线。

触诊乳房时，被检查者采取坐位或仰卧位。通常以乳头为中心分别作垂直线和水平线将乳房分为 4 个象限，方便记录病变部位（图 4-17）。触诊先由健侧乳房开始，后检查患侧。检查者的手指和手掌应平置在乳房上，应用指腹轻施压力，以旋转或来回滑动进行触诊。检查乳房时由外上象限开始，然后顺时针方向进行由浅入深触诊直至 4 个象限检查完毕为止，最后检查乳头。触诊时应注意有无红、肿、热、痛和包块，乳头有无硬结、分泌物。如有包块应注意部位、数目、大小、外形、硬度、压痛及活动度。正常乳房呈模糊的颗粒感和柔韧感，皮下脂肪组织的多寡，可影响乳房触诊的感觉，青年人乳房柔软，质地均匀一致，而老年人则多呈纤维和结节感。乳房触诊后，还应仔细触诊腋窝、锁骨上窝及颈部的淋巴结有否肿大或其他异常。

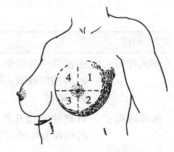

图 4-17　乳房的象限示意图

（三）乳房出现异常可见于下列疾患：

1. 乳房红、肿、热、痛　见于急性乳腺炎。

2. 乳房溃疡、瘘管　见于乳腺脓肿或结核。

3. 乳房肿物　见于乳腺癌、乳腺纤维瘤、乳腺增生症、乳腺囊肿或慢性炎症，应注意区别肿物的良恶性。乳腺癌一般无炎症表现，多为单发并与皮下组织粘连，局部皮肤呈橘皮样，乳头常回缩。多见于中年以上的妇女，晚期可出现腋窝淋巴结转移。良性肿瘤则质较软，界限清楚并有一定活动度。

4. 男性乳房发育　常见于内分泌紊乱，如使用雌激素、肾上腺皮质功能亢进及肝硬化等。

（鲍文华）

四、肺与胸膜

检查胸部时被检者一般采取坐位或仰卧位，充分暴露腰以上胸部。肺与胸壁的检查包括视、触、叩、听四个部分。

(一) 视诊

1. 呼吸运动　健康人在静息状态下呼吸运动双侧对称，平稳而有节律。高碳酸血症可直接抑制呼吸中枢使呼吸变浅；缺氧时可兴奋颈动脉窦及主动脉化学感受器使呼吸变快；代谢性酸中毒时，呼吸变深变慢。此外，呼吸节律还受主观意识的支配。呼吸类型：①腹式呼吸，以膈肌运动为主，胸廓下部及上腹部的动度较大；②胸式呼吸，以肋间肌的运动为主。正常时两种类型呼吸同时存在，正常男性和儿童的呼吸以腹式呼吸为主，女性则以胸式呼吸为主。

2. 呼吸频率　正常成人静息状态下，呼吸为 12～20 次 / 分，呼吸与脉搏之比为 1:4。新生儿呼吸频率约 44 次 / 分，随着年龄的增长而逐渐减慢。

(1) 呼吸急促 (tachypnea)：呼吸频率超过 20 次 / 分。见于严重的呼吸系统疾病、发热、疼痛、贫血、甲状腺功能亢进症及心力衰竭等。一般体温升高 1℃，呼吸可增加 4 次 / 分。

(2) 呼吸缓慢 (bradypnea)：呼吸频率低于 12 次 / 分。呼吸浅慢见于麻醉剂或镇静剂过量和颅内压增高等。

(3) 呼吸深度的变化：呼吸浅快，见于呼吸肌麻痹、腹腔压力增加、肥胖及肺部疾病 (肺炎、胸膜炎、胸腔积液和气胸等)。呼吸深快，见于剧烈运动、情绪激动或过度紧张时。

3. 呼吸节律　正常成人静息状态下，呼吸节律均匀而整齐。病理状态下，往往会出现呼吸节律变化 (表 4-3)。

表 4-3　常见呼吸节律变化的病因和特点

类型	特点	病因
潮式呼吸	由浅慢变为深快，再由深快转为浅慢随之暂停的周期性呼吸；周期为 30 秒～2 分钟，暂停期 5～30 秒	药物导致的呼吸抑制，颅脑损伤 (通常位于皮质水平)，高龄
间停呼吸	有规律呼吸几次后出现呼吸停止又开始呼吸的周而复始的呼吸	药物导致的呼吸抑制，颅内压增高，颅脑损伤 (通常位于延髓水平)
抑制性呼吸	吸气相突然中断呼吸较正常浅而快	胸膜炎、肋骨骨折及胸部外伤等
叹气样呼吸	正常呼吸节律中插入一次深大呼吸，并伴有叹气声	功能性改变

(二) 触诊

1. 胸廓扩张度　即呼吸时的胸廓动度，于胸廓后下部检查较易获得，因该处胸廓呼吸时动度较大。检查时将两手平置于患者背部，嘱患者做深呼吸运动，观察比较两手的动度是否一致。一侧胸廓扩张受限，见于大量胸腔积液、气胸、胸膜增厚和肺不张等；双侧胸廓扩张受限，见于肺气肿。

2. 语音震颤 (vocal fremitus)　被检查者发出语音时，声波依次经过喉、气管、支气管及肺泡传导至胸壁引起的振动，为检查者的手所触及，故又称触觉震颤。

检查方法 检查者将双手的尺侧缘或掌面轻放于两侧胸壁的对称部位，然后嘱被检查者重复发"yi"的长音，比较两侧相应部位语音震颤的异同。要自上至下，从内到外有序进行。

语音震颤的强弱主要取决于气管、支气管是否通畅，胸壁传导是否良好。正常人语音震颤的强度受发音的强弱、音调的高低、胸壁的厚薄以及支气管至胸壁距离等影响。一般来说，发音强、音调低、胸壁薄及支气管至胸壁的距离近者语音震颤强，反之则弱。语音震颤在肩胛间区及左右胸骨旁第1、2肋间隙部位最强，肺底最弱。正常情况下，男性和消瘦者较儿童、女性和肥胖者为强；前胸上部和右胸上部较前胸下部和左胸上部为强。

语音震颤减弱或消失主要见于：①肺气肿；②阻塞性肺不张；③大量胸腔积液或气胸及胸膜高度增厚；④胸壁皮下气肿。

语音震颤增强主要见于：①肺泡内有炎症浸润，如大叶性肺炎实变期、大片肺梗死等；②接近胸膜的肺内巨大空腔，如空洞型肺结核、肺脓肿等。

3. 胸膜摩擦感 急性胸膜炎时，胸膜上因纤维蛋白沉着而粗糙，呼吸时脏层和壁层胸膜相互摩擦，可为检查者的手感觉到，有如皮革相互摩擦的感觉。常于胸廓动度较大的区域触及。

（三）叩诊

1. 叩诊方法及影响因素 肺部的叩诊方法有间接和直接叩诊法两种。

（1）间接叩诊：检查者一手的中指作为板指，置于叩诊部位上，另一手的中指指端垂直叩击板指，判断由胸壁及其下面的结构发出的声音。

（2）直接叩诊：检查者手指并拢以其指尖对胸壁进行叩击，从而显示不同部位叩诊改变。

胸部叩诊时，被检查者取坐位或仰卧位，放松肌肉，呼吸均匀。检查时要按先前胸，再侧胸壁，后背部的顺序进行。由上至下，由外向内，左右对比，并注意叩诊音的变化。胸壁组织厚度、肺内含气量的多少、肺泡的张力、肺组织的弹性、胸腔积液等均可影响叩诊音。

2. 正常叩诊音 正常胸部叩诊为清音，其音响强弱和音调高低与肺脏的含气量的多少、胸壁的厚薄以及邻近器官的影响有关。前胸上部较下部叩诊音相对稍浊；右肺上部叩诊音较左侧稍浊；背部的叩诊音较前胸部稍浊；右侧腋下部因受肝的影响叩诊音稍浊，而左侧腋前线下方有胃泡的存在，故叩诊呈鼓音，又称Traube鼓音区。

（1）肺界的叩诊：①肺上界：正常人肺尖区有一清音带，宽度约5cm，右侧较左侧稍窄，又称Kronig峡。其叩诊方法是：自斜方肌前缘中央部开始叩诊，逐渐叩向外侧，当音响由清音变为浊音时，作一标记，然后再由上述中央部叩向内侧，直至清音变为浊音时为止，该清音带的宽度即为肺尖的宽度。肺上界变狭或叩诊浊音，常见于肺结核、纤维性变及萎缩。肺上界变宽，常见于肺气肿及气胸。②肺前界：正常的左肺前界相当于心脏的绝对浊音界。右肺前界相当于胸骨线的位置。当心脏扩大、心肌肥厚、心包积液、主动脉瘤、肺门淋巴结明显肿大时，可使左、右肺前界间的浊音区扩大；肺气肿时缩小。③肺下界：两侧肺下界大致相同，平静呼吸时位于锁骨中线第6肋间隙、腋中线第8肋间隙、肩胛线第10肋间隙。肺下界下移见于肺气肿、腹腔内脏下垂；肺下界上移见于肺不张、腹内压升高使膈上升（如鼓肠、腹水、气腹、肝脾大、腹腔内巨大肿瘤）及膈肌麻痹等。

（2）肺下界的移动范围：相当于呼吸时膈的移动范围。叩诊方法是：首先在平静呼吸时，于肩胛线上叩出肺下界的位置，然后分别叩出深呼气及深吸气时肺下界的位置，两者间的距离即为肺下界的移动范围。正常人成人肺下界的移动范围为6～8cm。肺下界移动度减弱见于肺气肿、肺不张、肺纤维化及肺组织炎症和水肿。胸腔大量积液、气胸、广泛胸膜增厚粘连及膈神经麻痹，患者的肺下界及移动度不能叩得。

3. 胸部异常叩诊音 正常肺脏的清音区内，如出现浊音、实音、过清音或鼓音则为异常叩诊音，提示肺、胸膜、膈或胸壁存在病变。异常叩诊音的类型取决于病变的性质、范围及深浅，一般距胸部表面5cm以上的深部病灶、直径小于3cm的小病灶或少量胸腔积液时，常不能发现叩诊音变化。

肺部大面积含气量减少或肺实变，如肺炎、肺不张、肺结核、肺肿瘤以及胸腔积液、胸膜增厚等病变，叩诊均为浊音或实音。肺张力减弱而含气量增多时，叩诊呈过清音，如肺气肿。肺内空腔性病变，如腔径大于3～4cm，且靠近胸壁时，如空洞型肺结核、液化后的肺脓肿和肺囊肿等，叩诊可呈鼓音；气胸时叩诊亦为鼓音。当肺泡壁松弛，肺泡含气量减少，如肺不张、肺水肿、肺炎充血期或消散期等，叩诊时可呈现一种兼有浊音和鼓音特点的混合性叩诊音，称之为浊鼓音。

（四）听诊

肺部听诊时，被检查者取坐位或卧位。听诊的顺序与叩诊相同。被检查者微张口作均匀的呼吸，必要时可作深呼吸或咳嗽数声后听诊，更有利于检查到阳性体征。

1. 正常呼吸音

（1）气管呼吸音（tracheal breath sound）：是空气进出气管所发出的声音，临床意义较小。

（2）支气管呼吸音（bronchial breath sound）：为吸入的空气在声门、气管或主支气管形成湍流所产生的声音。其特点为似抬舌后经口腔呼气时所发出"ha"的音，音响强而高调，吸气相较短，呼气较吸气时音响更强而高调，吸气末与呼气始之间有极短暂的间隙。正常人于喉部、胸骨上窝、背部第6、7颈椎及第1、2胸椎附近可听到支气管呼吸音，而且越靠近气管区，其音响越强，音调亦渐降低。

（3）支气管肺泡呼吸音（bronchovesicular breath sound）：兼有支气管呼吸音和肺泡呼吸音特点的混合性呼吸音。其吸气相与正常肺泡呼吸音相似，但音调较高且较响亮。其呼气相则与支气管呼吸音相似，但强度稍弱，音调稍低，吸气相与呼气相的时间大致相同，两者之间亦存在极短暂间隙。正常人于胸骨两侧第1、2肋间隙，肩胛间区第3、4胸椎水平以及肺尖前后部可听及。其他部位听到支气管肺泡呼吸音时属异常，提示有病变存在。

（4）肺泡呼吸音（vesicular breath sound）：由空气在细支气管和肺泡内进出移动而产生的一种叹息样或柔和吹风样"fu-fu"声，在大部分肺野内均可听及。肺泡组织较多、胸壁肌肉较薄的部位，如乳房下部及肩胛下部最强，其次为腋窝下部，而肺尖及肺下缘区域则较弱。肺泡呼吸音在吸气时音响较强，音调较高，时相较长；呼气时较弱，音调较低，时相较短。

2. 异常呼吸音

（1）异常肺泡呼吸音：常见以下几种类型（表4-4）。

（2）异常支气管呼吸音：如在正常肺泡呼吸音部位听到支气管呼吸音，则为异常的支气管呼吸音，或称管样呼吸音。常见于：①肺组织实变；②肺内存在较大空腔；③压迫性肺不张。

（3）异常支气管肺泡呼吸音：为在正常肺泡呼吸音的区域内听到的支气管肺泡呼吸音。其产生机制为肺部实变区域较小且与正常含气肺组织混合存在，或肺实变部位较深并被正常肺组织所覆盖之故。常见于支气管肺炎、肺结核、大叶性肺炎初期。

表4-4　异常肺泡呼吸音的类型

种类	原因
肺泡呼吸音减弱或消失	胸廓运动受限，如胸痛
	呼吸肌疾病，如重症肌无力、膈麻痹
	支气管阻塞，如肺气肿，支气管狭窄等
	胸膜疾病如胸腔积液、气胸及胸膜肥厚等
	腹部疾病，如大量腹水、腹部巨大肿瘤等
肺泡呼吸音增强	运动、发热、贫血、酸中毒
	一侧增强，见于一侧肺胸严重病变时健侧肺的代偿
呼气音延长	呼吸道部分痉挛，如支气管哮喘等
	肺组织弹性减退，如慢性阻塞性肺气肿等
断续性呼吸音	肺内局部性炎症或支气管狭窄，
	又称齿轮呼吸音（cogwheel breath sound）
粗糙性呼吸音	见于支气管或肺部炎症的早期

3. 啰音（rales）　是呼吸音以外的附加音，正常的肺部不存在啰音。

（1）湿啰音（moist rales）：系由于吸气时气体通过呼吸道内的分泌物形成的水泡破裂所产生的声音，故又称水泡音（bubble sound）。也可能由于小支气管壁因分泌物黏着而陷闭，当吸气时突然张开所产生的爆裂音。听诊特点为性质和部位较恒定，音响断续而短暂，常持续出现，吸气时明显，也可出现于呼气早期，咳嗽后可减轻或消失。中、细湿啰音可同时存在。

1）湿啰音的分类：按啰音的音响强度分为：①响亮性湿啰音：由于病变周围具有良好的传导介质，如实变、空洞等，听诊时较响亮犹在耳边，见于肺炎、肺脓肿或空洞型肺结核；②非响亮性湿啰音：由于病变周围有较多的正常肺泡组织，传导过程中声波逐渐减弱，听诊时感觉遥远。

按呼吸道腔径大小和腔内渗出物的多寡分为：①粗湿啰音：又称为大水泡音，发生于气管、主支气管或空洞部位，多出现在吸气早期。见于支气管扩张、肺水肿及肺结核或肺脓肿空洞。②中湿啰音：又称为中水泡音，发生于中等大小的支气管，多出现于吸气的中期。见于支气管炎，支气管肺炎等。③细湿啰音：又称为小水泡音，发生于小支气管，多在吸气后期出现。常见于细支气管炎、支气管肺炎、肺淤血和肺梗死等。④捻发音：为吸气末听到的高音调、高频率的极细小爆裂音，系由于细支气管和肺泡壁因分泌物黏着而陷闭，吸气时被气流吹开所产生。常见于细支气管与肺泡炎症、肺淤血，也可见于长期卧床的患者和老年人。

2）临床意义：肺部局限性湿啰音，提示局部病变，如肺炎、肺结核或支气管扩张症等。对称性两侧肺底湿啰音，多见于心力衰竭所致的肺淤血等。两肺野满布湿啰音，多见于急性肺水肿和严重的支气管肺炎。

（2）干啰音（rhonchi）：系由于气管、支气管或细支气管存在管腔狭窄或部分阻塞，吸入或呼出气体时产生湍流所致。听诊特点为性质和部位易改变，持续时间较长，音调较高，具有乐音样性质，呼气时明显。导致呼吸道狭窄或不完全阻塞病因有炎症（可引起黏膜充血水肿和较黏稠的分泌物）、肿瘤、异物、支气管痉挛以及管壁受压等。

1）干啰音的分类：①高调干啰音：又称为哨笛音，音调较高，其音频可达 500Hz 以上，呈短促的"zhi-zhi"声或具音乐性质。多发生于较小的支气管或细支气管。②低调干啰音：又称为鼾音，音调较低，其音频约为 100～200Hz，呈鼾声样。多发生于气管或主支气管。

2）临床意义：双侧肺部均可听及干啰音，常见于支气管哮喘、慢性支气管炎和心源性哮喘等。局限性干啰音，常见于支气管内膜结核、肿瘤及气管与支气管内异物等。

4．听觉语音（vocal resonance）　听觉语音的产生方式与语音震颤相同。检查方法为嘱被检查者用一般的声音强度，重复发"yi"长音，由听诊器听及。其临床意义同语音震颤，但较语音震颤敏感。根据听诊音的差异可分为支气管语音、胸语音、羊鸣音、耳语音。

5．胸膜摩擦音（pleural friction rub）　当胸膜由于炎症、纤维素渗出而变得粗糙时，随呼吸运动可出现胸膜摩擦音。胸膜摩擦音最常听到的部位是前下侧胸壁，其性质颇似用指腹摩擦耳廓时的声音，一般于吸气末或呼气初较为明显，屏气时消失。胸膜摩擦音常见于纤维素性胸膜炎、肺梗死、胸膜肿瘤及尿毒症等。

（鲍文华）

五、心 脏

心脏的体检是全身体格检查的重要部分，某些心音改变或奔马律等更非器械检查所能发现。心脏体检要求环境安静舒适，患者取平卧位或坐位，充分暴露胸部，检查者立于其右侧，光线最好来源于左侧。

（一）视诊

观察内容包括心尖搏动、心前区异常搏动和隆起。观察心尖搏动时应保持视线与心尖区呈切线位置。

1．心前区隆起或凹陷　正常人心前区与右侧对称。先天性心脏病或儿童期即患心脏病伴有心脏增大，尤其右室增大时，压迫正在发育中的左侧前胸壁使其向外隆起。大量心包积液时，心前区饱满。鸡胸、漏斗胸可引起心前区隆起或凹陷。

2．心尖搏动（apical impulse）　心脏收缩时，左室沿长轴收缩致使心尖冲击心前区胸壁对应部位，使局部肋间组织向外搏动。正常心尖搏动位于胸骨左缘第 5 肋间锁骨中线内侧0.5～1.0cm 处，直径约 2.0～2.5cm。异常时可以发生位置、强弱及范围的改变。

（1）位置改变：生理条件下，心尖搏动可以因体型、体位等发生变化。病理条件下，心脏、胸部及腹部疾病均可影响心尖搏动的位置。

1）心脏疾病：左室增大，心尖搏动向左下移位；右室增大，心尖搏动向左平行移位；双心室增大，心尖搏动向左下移位，同时心界向两侧扩大；右位心，心尖搏动位于右侧对应正常左侧心尖搏动的镜像位。

2）胸部疾病：一侧胸腔积液或气胸时，可将纵隔推向健侧，心尖搏动随之移位；肺不张或胸膜粘连，可将心尖搏动拉向患侧。侧卧位时，如心尖搏动不发生移位，提示心包纵隔胸膜粘连。

3）腹部疾病：大量腹水、腹腔巨大肿瘤可使腹压升高，心脏横位，引起心尖搏动移位。

（2）强度及范围改变：肥胖者胸壁较厚，可使心尖搏动减弱；消瘦、儿童、剧烈运动或激动时，可见心尖搏动增强。病理情况下可见：

1）心尖搏动增强：见于左室肥大、甲状腺功能亢进症、发热、严重贫血等。

2）心尖搏动减弱：见于心肌病变（心肌梗死、心肌炎等）、心包积液、左侧大量胸腔积液或气胸、肺气肿等。

3）负性心尖搏动（inward impulse）：心脏收缩时，心尖搏动内陷，称为负性心尖搏动。见于粘连性心包炎，又称 Broadbent 征。右室明显肥大时，由于心脏顺钟向转位、左室向后移位，亦可出现负性心尖搏动。

3．心前区异常搏动

（1）胸骨左缘第2肋间搏动：见于肺动脉高压，或正常年轻人。

（2）胸骨左缘第3～4肋间搏动：见于右室肥大。

（3）剑突下搏动：见于各种原因引起的右室肥大及腹主动脉瘤。前者深吸气时搏动增强，后者减弱；或以并拢手指平放于剑突下，指端指向剑突，搏动冲击指尖时为右室搏动，冲击指腹则为腹主动脉瘤的搏动。

（4）胸骨右缘第2肋间及邻近部位或胸骨上窝搏动：见于升主动脉瘤或主动脉弓瘤。

（二）触诊

心脏触诊可以用全手掌、手掌尺侧或并拢示指、中指和环指以指腹进行。检查震颤一般用手掌尺侧，检查心尖搏动一般用并拢的指腹。

1．心尖搏动及心前区搏动　触诊确定心尖搏动的位置、强弱和范围。当左室肥大时，触诊的手指被强有力的心尖搏动抬起，称为抬举性搏动，是左室肥大的可靠体征。心尖搏动外向运动标志着心室收缩期，内向运动为舒张期，以此可以确定震颤、心音和杂音的时期。

2．震颤（thrill）　又称猫喘，为触诊时感觉到的一种细小振动。系血液流经狭窄或关闭不全的瓣膜口或经过异常通道时产生漩涡，使瓣膜、心壁或血管壁产生振动传递至胸壁所致，是器质性心脏病的可靠体征。

按出现的时期可分为收缩期震颤、舒张期震颤和连续性震颤。震颤与杂音既一致又不同。有震颤一定可听到杂音，而且多数情况下，杂音越响震颤越强；但听到杂音不一定能触到震颤，因为触觉对低频振动敏感，而听觉对高频振动较敏感。如果声波频率超过触觉的感知上限，则仅有杂音而不伴有震颤。

3．心包摩擦感　是心前区的摩擦振动感，胸骨左缘第四肋间最清楚，收缩期和舒张期均可触及，前倾坐位或呼气末更明显。产生的机制是由于炎症时纤维蛋白渗出，心包膜表面粗糙，心脏搏动时，壁层和脏层心包摩擦产生振动，因此当心包渗出增多到一定的程度时，心包摩擦感反而消失。

（三）叩诊

心脏叩诊主要用于确定心界，判断心脏大小及形状。心界可分为相对浊音界和绝对浊音界。心脏左右缘被肺遮盖部分叩诊为相对浊音，为相对浊音界；不被肺遮盖的部分叩诊呈绝对浊音，为绝对浊音界（图4-18）。心界叩诊是叩心脏的相对浊音界，反映心脏的实际大小。

1．叩诊方法　心脏叩诊应遵循一定的顺序：先左后右，由下而上，由外向内，从心尖搏动最强点外2～3cm开始。叩至清音变成浊音时作一标记，再向上逐一肋间

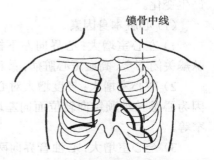

图4-18　心脏的相对及绝对浊音界

直至第 2 肋间叩出心左界。右界叩诊时先叩出肝上界,再于其上一肋间由外向内叩出浊音界。患者坐位时,检查者叩诊板指与心缘平行(即与肋间垂直),患者仰卧位时,检查者立于患者右侧,叩诊板指与心缘垂直(即与肋间平行)。

2. 正常的心浊音界　正常人心左界在第 2 肋间几乎与胸骨左缘一致,第 3 肋间以下逐渐向外凸出形成一个弧形,达第 5 肋间。右界除第 3 肋间处稍偏离胸骨右缘外,其余肋间的位置几乎与胸骨右缘一致。正常成人心界与前正中线的距离见表 4-5。

表 4-5　正常成人心相对浊音界

右界(cm)	肋间	左界(cm)
2~3	II	2~3
2~3	III	3.5~4.5
3~4	IV	5~6
	V	7~9

(左锁骨中线距前正中线 8~10cm)

3. 心浊音界各部的组成　心左界第 2 肋间处相当于肺动脉段,第 3 肋间处为左房耳部,第 4、5 肋间为左室;心右界第 2 肋间相当于升主动脉和上腔静脉,第 3 肋间以下为右房;心上界在第 3 肋间前端下缘水平,第 2 肋间以上为心底部浊音区,相当于主动脉、肺动脉段;主动脉与左室交接处向内凹陷称为心腰,右室及左室心尖部组成心下界。心浊音界的组成见图 4-19。

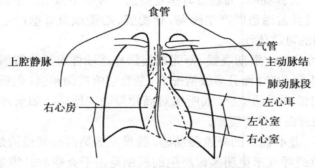

图 4-19　心脏各部在胸壁的投影

4. 心浊音界改变及其临床意义　心浊音界大小、形态及位置可因心脏本身及心外因素产生变化。

(1)心脏本身因素

1)左心室增大:心界向左下扩大,心腰加深近乎直角,心浊音界呈靴形。常见于主动脉瓣关闭不全、高血压心脏病,故称主动脉型心。

2)右心室增大:轻度增大对心左界影响不大,显著增大时,相对浊音界向左右扩大,且因为心脏长轴顺钟向转位而向左增大明显,但向下不扩大。常见于肺心病、单纯二尖瓣狭窄等。

3)全心室增大:心浊音界向两侧扩大,左界同时向下扩大,称普大型心,常见于扩张型心肌病、克山病、重症心肌炎、全心衰竭。

4) 左房扩大：显著增大时，胸骨左缘第 3 肋间心界向外扩大。

5) 左房及肺动脉扩大：胸骨左缘第 2、3 肋间心界向外扩大。心腰饱满或膨出，心浊音界呈梨形，常见于二尖瓣狭窄，故称二尖瓣型心。

6) 主动脉扩张及升主动脉瘤：第 1、2 肋间增宽。

7) 心包积液：心界向两侧扩大，坐位时心浊音界呈三角形（烧瓶形），仰卧时心底部浊音区增宽，心浊音界随体位改变而变化是心包积液的特征。

(2) 心外因素：一侧大量胸腔积液或积气时，患侧心界叩不出，健侧心界移向外侧；肺气肿时，心浊音界变小，甚至叩不出；肺实变、肿瘤或纵隔淋巴结肿大时，如覆盖在心界上，则心界叩诊受影响；大量腹腔积液或腹腔巨大肿瘤引起膈抬高，心脏横位，心界横向扩大。

（四）听诊

心脏听诊是心脏体检中最重要也是最难以掌握的部分。通过听诊可获得患者心率、心律、心音变化和杂音等信息。听诊应在安静的环境中进行，多数情况下被检者取仰卧位，但对疑有二尖瓣狭窄者应嘱被检者取左侧卧位，疑主动脉瓣关闭不全者宜取前倾坐位，必要时通过改变体位，配合呼吸、运动或应用药物协助听诊。

1. 心脏瓣膜听诊区　心脏各瓣膜开放与关闭时所产生的声音传到体表，于体表听诊最清楚的部位即为该心脏瓣膜听诊区，与瓣膜的解剖位置不完全一致，而与血流的冲击方向相关。通常有 5 个听诊区（图 4-20）。①二尖瓣区：又称心尖区，为心脏尖搏动最强点；②肺动脉瓣区：位于胸骨左缘第 2 肋间；③主动脉瓣区：位于胸骨右缘第 2 肋间；④主动脉瓣第二听诊区：位于胸骨左缘第 3 肋间；⑤三尖瓣区：位于胸骨下端右缘，即胸骨右缘第 4、5 肋间。需要指出的是，这些听诊区是在心脏的结构和位置正常的情况下设定的，当心脏结构和位置发生改变时，应作适当调整。

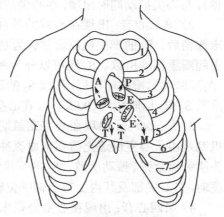

图 4-20　瓣膜解剖位置及听诊区
M：二尖瓣区　A：主动脉瓣区　E：主动脉瓣第二听诊区（Erb 区）　P：肺动脉瓣区　T：三尖瓣区

2. 听诊顺序　通常自心尖区开始至肺动脉瓣区，再依次为主动脉瓣区、主动脉瓣第二听诊区和三尖瓣区。

3. 听诊内容　包括心率、心律、心音、额外心音、杂音及心包摩擦音。

(1) 心率（heart rate）：指每分钟的心搏次数。正常成人心率范围 60～100 次/分，儿童、女性偏快，老年人偏慢。成人心率超过 100 次/分，婴幼儿心率超过 150 次/分称为心动过速。心率低于 60 次/分称为心动过缓。心率可受多种生理性、病理性或药物性因素影响。阿托品、肾上腺素、异丙肾上腺素、皮质激素等药物可引起心动过速，而 β 受体拮抗剂、地尔硫草类钙离子拮抗剂及洋地黄类药物等可引起心动过缓。

(2) 心律（cardiac rhythm）：指心脏搏动的节律。正常人心律规则，部分青少年可出现心律随呼吸改变：吸气时心率快，呼气时心率减慢，称为窦性心律不齐，一般无临床意义。听诊能够发现期前收缩（premature beat）和心房颤动（atrial fibrillation，AF）等心律失常。

期前收缩又称早搏，是指规律的心搏中突然提前出现一次心搏。期前收缩的听诊特点是：①规则的节律中提前出现的心音，其后有一长间歇；②提前出现的期前收缩第一心音增强，第二心音减弱；③长间歇后出现的心搏，第一心音减弱。期前收缩可以规律地出现形成联律，如每次正常心搏后一次期前收缩称为二联律；每两次正常心搏后一次期前收缩称为三联律，以此类推。期前收缩根据来源可以分为房性、交界性及室性，听诊较难判断，心电图能够很清楚的区分。期前收缩可由精神刺激、过度疲劳、过量饮酒或浓茶等引起，亦可由于器质心脏病、电解质紊乱等原因所致，药物（如抗心律失常药）也可引起期前收缩。

心房颤动的听诊很有特点：心律绝对不齐，第一心音强弱不等，心率快于脉率，后者称为脉搏短绌（pulse deficit）或短绌脉。心房颤动可为阵发性的，亦可以是持续性的，持续性心房颤动多为器质性心脏病所致，常见于二尖瓣狭窄、冠心病、甲状腺功能亢进症等。

（3）心音（heart sound）：心音共有 4 个，按其在心动周期中出现的顺序依次命名为第一心音（S_1），第二心音（S_2），第三心音（S_3）和第四心音（S_4）。正常情况下只能听得 S_1 和 S_2，有时对青少年进行听诊时可以听到 S_3，而出现 S_4 多属病理性（图 4-21）。

1）第一心音：出现在心室的等容收缩期，标志心室收缩的开始，大约位于心电图 QRS 波群开始后 $0.02\sim0.04$ 秒。S_1 的产生机制目前认为主要是心室开始收缩时二尖瓣及三尖瓣突然关闭，瓣叶紧张产生振动形成。S_1 的特点为音调较低钝，强度较响，历时较长（约 0.1 秒），与心尖搏动同时出现，在心尖部最响。

2）第二心音：出现在心室的等容舒张期，标志心室舒张的开始，约在心电图 T 波的终末或稍后。S_2 的产生机制通常认为是血流在主动脉和肺动脉内突然减速和半月瓣突然关闭引起瓣膜振动所致。S_2 还可以分为两个成分：主动脉瓣关闭在前，形成 S_2 的主动脉瓣成分（A_2），肺动脉瓣关闭在后，形成 S_2 的肺动脉瓣成分（P_2）。S_2 的听诊特点为音调较高而脆，强度较 S_1 弱，历时较短（0.08 秒），在心尖搏动后出现，在心底部最响。

3）第三心音：出现在心室充盈期末，距 S_2 后约 $0.12\sim0.18$ 秒，低频低振幅。S_3 的产生机制是由于心室快速充盈期末血流冲击心室壁，心室肌纤维伸展延长，使房室瓣、腱索和乳头肌突然紧张、振动所致。S_3 的听诊特点为音调低钝而重浊，持续时间短（约 0.04 秒）而强度弱，在心尖部及其内上于仰卧位较清楚。正常情况只在儿童和青少年中听到。

4）第四心音：出现在心室舒张末期，约在 S_1 前 0.1 秒。S_4 的产生机制一般认为是心房收缩使房室瓣及相关结构（瓣膜、瓣环、腱索和乳头肌）突然紧张发生振动所致。这种低频低幅的振动，人耳一般听不出。病理情况下，可以在心尖部及其内侧闻及，低调、沉浊而微弱。

心脏听诊最基本的是要能够判断 S_1 和 S_2，由此才能判断杂音和额外心音的时相。以下特点可帮助辨别 S_1 和 S_2：S_1 音调低，时限长，心尖部最响；S_2 时限短，心底部最响；S_1 距 S_2 的距离比 S_2 距下一心搏的 S_1 的距离短；心尖和颈动脉的向外搏动与 S_1 同步；初学者在心尖部难以辨认 S_1 和 S_2 时，可从心底部开始听诊，再逐步移向心尖部。

（4）心音的改变及其临床意义

1）心音强度改变：除胸壁厚度、肺含气量等心外因素外，影响心音强度的因素还有心肌收缩力、心输出量、瓣膜位置高低、瓣膜的弹性、活动性及其与周围组织的碰击（如人工瓣与瓣环的撞击）等。

S_1 的强度改变：①S_1 增强：常见于二尖瓣狭窄、高热、贫血、甲状腺功能亢进症等；完全性房室传导阻滞时房室失同步，当心房心室同时收缩时，S_1 增强，又称"大炮音"。②S_1 减

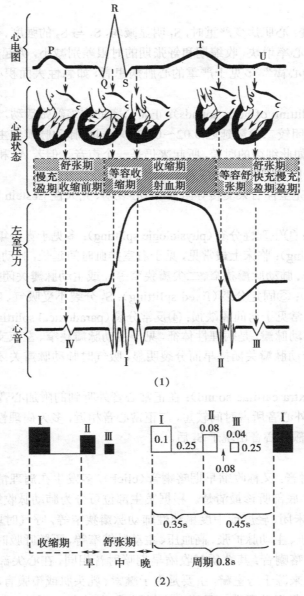

图 4-21 心动周期示意图

弱：见于二尖瓣关闭不全、P-R 间期延长、主动脉瓣关闭不全、心肌炎、心肌病、心肌梗死及心力衰竭时。③S_1 强弱不等：常见于心房颤动和完全性房室传导阻滞。

S_2 强度改变：影响 S_2 的主要因素包括循环阻力的大小、血压高低和半月瓣的解剖改变。S_2 中的 A_2 在主动脉瓣区听诊最清楚，而 P_2 在肺动脉瓣区听诊最清楚。A_2 增强：见于高血压、动脉粥样硬化；P_2 亢进见于肺心病、左向右分流的先天性心脏病（简称先心病）。S_2 减弱：A_2 减弱见于低血压、主动脉瓣狭窄或关闭不全；P_2 减弱见于肺动脉瓣狭窄或关闭不全。

S_1 和 S_2 同时改变：S_1 和 S_2 同时增强，见于心脏活动增强时心肌收缩力增加，如劳动、运动、情绪激动、贫血等；S_1 和 S_2 同时减弱，见于心肌炎、心肌病、心肌梗死、休克、左侧大量胸腔积液或气胸。

2）心音性质改变：心肌病变严重时，S_1 明显减弱，S_1 与 S_2 的强度、音调及性质相似，形成"单音律"；同时因心率增快，收缩期和舒张期的时限差别减小，听起来类似钟摆的声音，又称"钟摆律"或"胎心律"，多见于严重的心脏病患者，如急性大面积心肌梗死、重症心肌炎等。

3）心音分裂（splitting of heart sounds）：正常心室的收缩舒张活动，左室较右室稍前，心室收缩时，三尖瓣关闭较二尖瓣延迟 0.02～0.03 秒，同样肺动脉瓣较主动脉瓣延迟约 0.03 秒，但人耳不能辨别如此细微的时差，听起来仍是一个声音。但若 A_1 和 P_1 或 A_2 和 P_2 之间的时差延长导致听诊时 S_1 或 S_2 分裂成两个声音，即为心音分裂。

S_1 分裂：常见于完全性右束支传导阻滞、右心衰竭、先天性 Ebstein 畸形、二尖瓣狭窄或心房黏液瘤时。

S_2 分裂：可分为：①生理性分裂（physiologic splitting）：多见于青少年，无病理意义；②通常分裂（general splitting）：临床上最常见，见于右室排血时间延长，肺动脉瓣关闭延迟（如完全性右束支传导阻滞、肺动脉瓣狭窄、二尖瓣狭窄等），或主动脉瓣关闭提前（如二尖瓣关闭不全、室间隔缺损等）；③固定分裂（fixed splitting）：S_2 分裂不受吸气、呼气的影响，分裂时两个成分时距固定。常见于房间隔缺损；④反常分裂（paradoxical splitting）：又称逆分裂，指主动脉瓣关闭迟于肺动脉瓣，是病理性体征，见于主动脉瓣狭窄、左束支传导阻滞或左心功能不全。呼气时因肺动脉瓣关闭提早而分裂明显，吸气时肺动脉瓣关闭延迟反而分裂时距减小。

（5）额外心音（extra cardiac sound）：在正常心音外听到的附加心音，都称为额外心音。不同于心脏杂音，额外心音所占时间较短，与正常心音相近，多为病理性。收缩期额外心音出现在 S_1 后，舒张期额外心音出现于 S_2 后。

收缩期额外心音

1）收缩早期喷射音：又称收缩早期喀喇音（click），多发生在病理情况下，紧接于 S_1 之后，高频爆破样，在心底部听诊最清楚。根据发生部位可分为肺动脉收缩期喷射音（见于房间隔缺损、动脉导管未闭、轻度或中度单纯性肺动脉瓣狭窄等，呼气时增强）和主动脉收缩期喷射音（见于高血压、主动脉扩张、高血压、主动脉缩窄等，不随呼吸时相发生改变）。

2）收缩中、晚期喀喇音：其性质与收缩早期喷射音相同，在心尖部或胸骨左缘下端听诊最清楚。该音多数来源于房室瓣，主要是由于腱索、乳头肌或瓣膜有功能或解剖的异常，在收缩期中骤然被拉紧振动所致。见于二尖瓣脱垂、缺血性心脏病（乳头肌功能不全）、肥厚型心肌病、风湿性心脏病等。若在该音之后同时伴有收缩晚期杂音，提示二尖瓣后叶（少数为前叶）在收缩晚期脱垂到左心房形成二尖瓣关闭不全所致。收缩中、晚期喀喇音和收缩晚期杂音一起，称为"二尖瓣脱垂综合征"。如在一个正常人发现孤立的、无症状的喀喇音，不一定是病理性的。

舒张期额外心音

1）奔马律（gallop rhythm）：为 S_2 后出现的响亮额外心音，当心率快时，与原有的 S_1、S_2 组成类似马奔跑时的蹄声。按其出现的时间可分为两种：

舒张早期奔马律（protodiastolic gallop）：又称室性奔马律。是最常出现的奔马律，短促而低调，实质为病理性第三心音。其发生机制多认为是在舒张早期由于心房血液快速注入张力和顺应性较差的心室，引起心室壁振动增强所致。左室舒张早期奔马律在心尖部或其内上方听到，呼气末最响。其临床意义较大，它的出现标志着左室功能低下、心肌功能严重障碍。常见于高血压心脏病、冠心病、心肌炎、心肌病及各种心脏病所致的心功能不全，也见于二尖瓣关闭不全、主动脉瓣关闭不全或大量左向右分流和高心输出量的情况（如甲状腺功能亢进症、贫血、妊娠等）。右室舒张期奔马律较少见，在胸骨左缘第 3、4 肋间或胸骨下端左侧听到，吸气末最响。常见于右心室扩张与右心室收缩功能不全，如肺动脉高压、肺源性心脏病、右室梗死等。舒张早期奔马律的发生机制、时间、性质与 S_3 基本相似，其鉴别要点为：①舒张早期奔马律出现在有严重器质性心脏病的患者，而 S_3 则见于正常人，尤其是儿童与青少年；②舒张早期奔马律出现在心率较快，多在 100 次 / 分以上时，而 S_3 多见于心率正常或较慢时；③舒张早期奔马律 3 个心音时间间隔大致相等，性质相近，而 S_3 则距 S_2 较近，音调较低；④舒张早期奔马律不受体位影响，而 S_3 多在坐位或立位时消失。

舒张晚期奔马律（late diastolic gallop）：又称收缩期前奔马律、房性奔马律，实质为病理性第四心音。出现在 S_1 之前，音调低钝。它的发生机制系由于心室壁顺应性降低，心室舒张末压增高，心房为克服心室充盈的阻力而收缩增强所致。左心病变引起者，患者左侧卧位心尖部最明显。见于高血压心脏病、肥厚性心肌病、主动脉瓣狭窄等阻力负荷过重以及心肌梗死、心肌炎等所致的严重心肌损害。右心病变引起者，则在胸骨左下缘听诊最清楚，常见于肺动脉瓣狭窄、肺动脉高压、肺心病和高心输出量状态。

重叠型奔马律（summation gallop）：由舒张早期奔马律与舒张晚期奔马律在心率很快时重叠所致。用药物或刺激迷走神经的方法使心率减慢，可使重叠的心音分开，此时可能两音均听不到或只能听到其中一个。重叠型奔马律见于左心或右心衰竭伴有心动过速时、风湿热伴有 P-R 间期延长及心动过速，也可见于正常人发生心动过速时。

舒张早期奔马律与舒张晚期奔马律同时存在且不重叠时，可听诊到 4 个心音，称为舒张期四音律，犹如火车奔驰时车轮撞击铁轨产生的 "ke-le-da-la"，故又称火车头奔马律。见于心肌病、心力衰竭或先天性心脏病如 Ebstein 综合征。

2）二尖瓣开放拍击音（opening snap，OS）：简称开瓣音。见于二尖瓣狭窄时，于 S_2 之后（0.07 秒）出现的一个音调较高而清脆的附加音。其发生机制系由于心室舒张早期血液自左房迅速流入左室，弹性尚好的二尖瓣开放后又突然受阻引起瓣叶振动而产生的拍击样音。该音一般在心尖部和胸骨左缘第 3、4 肋间或两者之间最易听到，可传至心底部。OS 的听诊特点是音调较高，响亮清脆短促，呼气时增强。它的出现提示病变的二尖瓣尚具有一定的弹性，可作为二尖瓣扩张术适应证的参考条件之一。当瓣膜严重钙化或纤维化，以及伴有二尖瓣关闭不全时，此音消失。

3）心包叩击音（pericardial knock）：见于缩窄性心包炎。出现在 S_2 后（0.1 秒），中等频率，响度变化较大。可在整个心前区听到，但以心尖部和胸骨下段左缘处更清楚。其发生机制系由于心包缩窄，限制心室的舒张，心室在快速充盈阶段舒张突然受阻而被迫骤然停止，使心室壁振动而产生。

医源性额外音：

1）起搏音：为植入人工起搏器后产生的额外音，接受起搏器治疗的患者可出现一些异常心音、杂音和附加音，例如，起搏导管位于心室腔时，可引起第一心音分裂；发生在 S_1 前约 0.08～0.12 秒处高频、短促、带咔喇性质的起搏音，为起搏电极发放的脉冲电流刺激心内膜或心外膜电极附近的神经组织，引起局部肌肉收缩和起搏电极导管在心腔内摆动所引起的振动所致；发生在 S_1 之前伴有上腹部肌肉收缩的膈肌音，为起搏电极发放的脉冲电流刺激膈肌或膈神经引起膈肌收缩所产生。

2）人工瓣膜音：置换术后额外心音，置换人工机械瓣后，机械瓣膜开关时撞击瓣膜框架或人工瓣环而产生喀喇音，为音调高、响亮、短促的金属乐音；而人工生物组织瓣替换术后一般不产生额外音。

4. 心脏杂音　心脏杂音（cardiac murmur）是在心音与额外心音以外出现的异常声音。系由心脏收缩或舒张时，血液在心脏或血管内产生涡流而致的室壁、瓣膜或血管壁振动所产生。心脏杂音的持续时间较长，可与心音分开或相连续，甚至完全遮盖心音，在心脏瓣膜病、先天性心脏病的诊断中具有重要意义。

（1）杂音产生的机制：正常血流呈层流状态，不产生杂音。当血流加速、流经异常通道、血流管径异常、反流、血流动力学改变以及血黏度变化等均可使层流转变为湍流，并形成漩涡冲击心壁、大血管壁、瓣膜、腱索等使之振动而产生杂音（图4-22）。

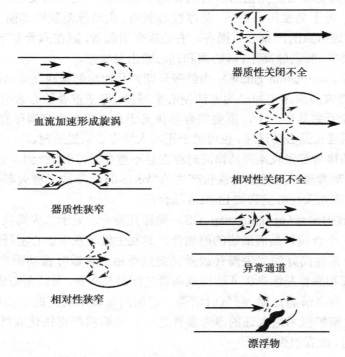

图4-22　杂音的产生机制示意图

1）血流加速：血流加速可产生湍流，使心壁或大血管壁产生振动而产生杂音。如正常人运动后、发热、贫血、甲状腺功能亢进症等。

2）瓣膜口或大血管通道狭窄：血流通过狭窄部位产生湍流而形成杂音。见于器质性狭窄，如瓣膜狭窄、主动脉缩窄和肾动脉狭窄等。此外，心室腔或大血管腔扩张所致的瓣口相对狭窄，也可使血流通过时产生涡流形成杂音。

3）瓣膜关闭不全：血流通过关闭不全的瓣膜反流而形成湍流产生杂音。器质性关闭不全包括心脏瓣膜病二尖瓣关闭不全、主动脉瓣关闭不全等。相对性关闭不全的发生机制有：①由于心室扩大使乳头肌和腱索向两侧推移，如扩张型心肌病；②因乳头肌缺血使乳头肌、腱索张力不足，在心室收缩期发生二尖瓣脱垂，如冠状动脉粥样硬化性心脏病；③由于大血管扩张使瓣环随之扩张，如主动脉硬化、高血压。

4）异常通道：心脏内或大血管间存在异常通道，形成分流产生湍流。如室间隔缺损、动脉导管未闭、动静脉瘘等。

5）心腔内漂浮物：如心内膜炎时的赘生物或乳头肌断裂的腱索，干扰血流产生湍流，引起杂音。

6）大血管瘤样扩张：血液在流经血管瘤（主要是动脉瘤）时形成涡流而产生杂音。

（2）杂音特性及听诊要点：听诊杂音时，应根据其出现时期、最响部位、性质、传导方向、强度，以及杂音与体位、呼吸、运动的关系等来判断其临床意义。

1）最响部位：由于部位及血流方向的不同，杂音最响的部位亦不同。一般来说，杂音在某瓣膜听诊区最响，提示病变是在该区相应的瓣膜。例如，杂音在心尖部最响，提示病变在二尖瓣；在主动脉瓣区最响，提示病变在主动脉瓣。如在胸骨左缘第3、4肋间隙听到响亮而粗糙的收缩期杂音，则可能为室间隔缺损。

2）时期：心脏杂音发生在 S_1 与 S_2 之间者，称为收缩期杂音（systolic murmur，SM）。发生在 S_2 与下一心动周期的 S_1 之间者，称为舒张期杂音（diastolic murmur，DM）。连续地出现在收缩期和舒张期者，称为连续性杂音（continuous murmur）。收缩期和舒张期均出现但不连续则称为双期杂音。无论收缩期和舒张期杂音，按其出现的早晚，持续时间的长短，均可分为早期、中期、晚期和全期杂音。例如，肺动脉瓣狭窄的收缩期杂音，常为收缩中期杂音；而二尖瓣关闭不全的杂音可占整个收缩期，并遮盖第一及第二心音，称为全收缩期杂音。又如，二尖瓣狭窄的舒张期杂音，常出现在舒张中期及晚期；而主动脉瓣关闭不全的舒张期杂音，则常在舒张早期。

3）性质：由于病变不同，杂音的频率不同而表现出不同的音色和音调。可为吹风样、隆隆样、叹气样、机器样以及乐音样杂音等。临床上，吹风样杂音最多见于二尖瓣区和肺动脉瓣区。二尖瓣区粗糙的吹风样收缩期杂音，常提示二尖瓣关闭不全。典型的隆隆样杂音是二尖瓣狭窄的特征性杂音。主动脉瓣区叹气样杂音，为主动脉瓣关闭不全的特征性杂音。机器声样杂音主要见于动脉导管未闭。乐音样杂音常为感染性心内膜炎、梅毒性主动脉瓣关闭不全的特征。一般器质性杂音多粗糙，而相对性与生理性杂音常较柔和。

4）传导：杂音常沿着产生杂音的血流方向传导，亦可向周围组织扩散。根据杂音的最响部位及其传导方向，可判断杂音的来源及其病理性质。如二尖瓣关闭不全的收缩期杂音在心尖部最响，并向左腋下及左肩胛下角处传导；主动脉瓣关闭不全的舒张期杂音，以主动脉瓣第二听诊区最响，并可向左下方传导至胸骨下端或心尖部；主动脉瓣狭窄的收缩期杂音，以主动脉瓣区最响，可向上传至颈部。有的杂音较局限，如二尖瓣狭窄的舒张期杂音，常局限于心尖部；室间隔缺损的收缩期杂音常局限于胸骨左缘第3、4肋间隙处。如果在两个瓣膜区都听到性质和时期相同的杂音时，为了判断杂音是来自一个瓣膜区抑或两个瓣膜区，应将听诊器从其中的一个瓣膜区逐渐移向另一区来进行听诊。如杂音逐渐减弱，提示杂音最响处的瓣膜有病变；如杂音逐渐减弱，当移近另一瓣膜区时杂音又增强，提示两个瓣膜可能均有病变。

5）强度：杂音的强度取决于：①狭窄程度：一般情况下，狭窄越重，杂音越强，但极度狭窄以致血流通过极少时，杂音反而减弱或消失；②血流速度越快，杂音越强；③狭窄瓣膜口两侧的压差越大，杂音越强，例如当心力衰竭时因心肌收缩力减弱，狭窄口两侧压差减小，杂音减弱或消失；心脏功能改善后使两侧压差增大，则杂音又随之增强。

舒张期杂音一般不按强度分级，收缩期杂音的强度一般采用 Levine 6 级分级法：

1/6级　杂音很微弱，所占时间很短，须仔细听诊才能听到，易被忽略。

2/6级　较易听到的弱杂音。

3/6级　明显的杂音，较响亮，可能伴有震颤。

4/6级　响亮的杂音，常伴有震颤。

5/6级　很响亮的杂音，震耳，但听诊器离开胸壁即听不到，有明显的震颤。

6/6级　极响，听诊器距胸壁尚有一定距离时亦可听到，有强烈的震颤。

6）类型：①递增型杂音，如二尖瓣狭窄的舒张期隆隆样杂音；②递减型杂音，如主动脉瓣关闭不全的舒张期叹气样杂音；③一贯型杂音，杂音强度大体保持一致，如二尖瓣关闭不全时的收缩期杂音；④递增 - 递减型（又称菱型）杂音，如主动脉瓣狭窄的收缩期杂音；⑤连续型杂音，如动脉导管未闭的占据收缩期与舒张期的连续性杂音（图 4-23）。

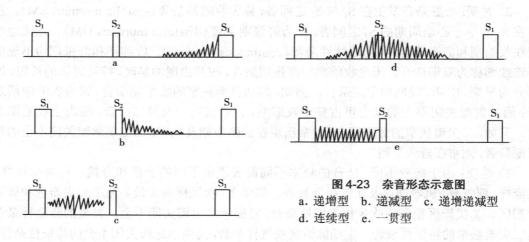

图 4-23　杂音形态示意图
a. 递增型　b. 递减型　c. 递增递减型
d. 连续型　e. 一贯型

7）影响因素：①体位：体位变化可影响杂音的强度。如二尖瓣狭窄的杂音在左侧卧位时更明显；主动脉瓣关闭不全的舒张期杂音，在前倾坐位更易听到；其他瓣膜关闭不全的杂音则在仰卧位较清楚。此外，迅速变动体位也影响杂音强度，如从卧位或下蹲位迅速站立，瞬间回心血量减少，瓣膜关闭不全及肺动脉瓣狭窄的杂音均减弱，而肥厚型心肌病则因为梗阻前后的压力差增大而杂音增强。②呼吸：呼吸可使左、右心室的排血量及心脏的位置发生改变而影响杂音强度。深吸气时，右心相关的（三尖瓣、肺动脉瓣）杂音增强；深呼气时则导致左心（二尖瓣、主动脉瓣）的杂音均增强。深吸气后紧闭声门、用力作呼气动作时，胸腔内压力增加，回心血量减少，使经瓣膜产生的杂音减弱，而肥厚型心肌病的杂音增强。③运动：运动可使心率增快，增加循环流量和流速，可使瓣膜狭窄所致杂音增强。例如，二尖瓣区隆隆样舒张期杂音在活动后增强。④药物：含服硝酸甘油、应用正性肌力药可使肥厚型心肌病杂音增强；使用 β 受体拮抗剂可使肥厚型心肌病的杂音减弱。

（3）心脏杂音的临床意义：杂音对心脏病的诊断和鉴别诊断具有重要价值，尤其是诊断瓣膜病及先天性心脏病的重要体征。但是有杂音不一定有心脏病,有心脏病也不一定有杂音(如冠心病、高血压心脏病等)。杂音可分为器质性杂音和功能性杂音。功能性杂音包括无害性杂音、生理性杂音和有临床病理意义的相对性关闭不全或狭窄引起的杂音,后者与器质性杂音合称为病理性杂音。在心脏大血管均无器质性病变的健康人中出现的杂音,称为生理性杂音;收缩期生理性和器质性杂音的鉴别要点见表4-6。

表4-6 生理性与病理性收缩期杂音的鉴别要点

鉴别点	生理性	器质性
年龄	儿童、青少年多见	不定
部位	肺动脉瓣区和(或)心尖区	不定
性质	柔和,吹风样	粗糙,吹风样,常呈高调
持续时间	短促	较长,常为全收缩期
强度	一般为3/6级以下	常在3/6级以上
震颤	无	3/6级以上常伴有
传导	局限,传导不远	沿血流方向传导较远而广

通常舒张期杂音和连续性杂音均为病理性杂音,而收缩期杂音则有器质性和功能性两种可能。主要收缩期及舒张期杂音的临床意义如下:

1)收缩期杂音

二尖瓣区:①器质性杂音主要见于风湿性心脏病二尖瓣关闭不全,呈吹风样,性质粗糙、响亮、3/6级以上,向左腋下及左肩胛下角处传导。②相对性杂音因左心室扩大引起,见于高血压心脏病、贫血性心脏病、扩张型心肌病,杂音为吹风样、性质柔和。③功能性杂音可见于部分健康人、剧烈运动、发热、贫血、甲状腺功能亢进等。

三尖瓣区:大多由于右心室扩大所致的相对性三尖瓣关闭不全引起,极少数为器质性的。

主动脉瓣区:多见于主动脉瓣狭窄,杂音呈喷射样,性质粗糙,向颈部传导,伴有震颤。

肺动脉瓣区:以功能性多见,常见于健康儿童和青少年。肺动脉高压、肺动脉扩张所致的肺动脉瓣相对性狭窄时可产生杂音。

其他部位:室间隔缺损时,可在胸骨左缘第3、4肋间闻及响亮而粗糙的收缩期杂音,伴震颤。

2)舒张期杂音

二尖瓣区:①器质性杂音:主要见于风湿性心脏病二尖瓣狭窄,杂音在舒张中期,呈隆隆样,伴震颤,S_1增强,可闻及开瓣音。②相对性杂音:见于主动脉瓣关闭不全引起的相对性二尖瓣狭窄,此音又称为 Austin Flint 杂音,杂音性质柔和。

主动脉瓣区:主要见于主动脉瓣关闭不全,为舒张早期叹气样杂音,于主动脉瓣第二听诊区最清晰,坐位呼气末更明显,杂音向心尖部传导。

肺动脉瓣区:器质性病变引起者少见,多由于肺动脉高压、肺动脉扩张致肺动脉瓣相对关闭不全引起,见于二尖瓣狭窄、肺源性心脏病。

3)连续性杂音:常见于动脉导管未闭。听诊特点为于 S_1 后不久开始,持续整个收缩期和舒张期,杂音响亮、粗糙,似机器转运的噪声,故又称机器样杂音,于胸骨左缘第2肋间稍外侧最清晰。

5. 心包摩擦音（pericardiac friction sound） 系心包炎时由于纤维蛋白渗出沉积使心包壁层与脏层变得粗糙，在心脏收缩与舒张过程中互相摩擦而产生音质粗糙、类似用指腹摩擦耳廓的声音。通常在胸骨左缘第3、4肋间隙处较易听及，采取前倾坐位或深呼气后屏住呼吸更易听及。心包摩擦音与心脏活动一致，在收缩期与舒张期均可听到，而与呼吸运动无关，屏住呼吸时仍可听及，借此可与胸膜摩擦音相鉴别。主要见于结核性及化脓性心包炎，也可见于风湿性心包炎、急性心肌梗死、尿毒症和系统性红斑狼疮等。

（李国标）

六、血 管 检 查

（一）视诊

1. 手背浅静脉充盈度 患者取坐位或仰卧位，将一手保持与右心房同一水平，然后将手逐渐上举至一定高度时，即可见原充盈的手背静脉下陷。该手上举的垂直距离即大约为静脉压的高度。对评估右心衰竭、渗出性或缩窄性心包炎等的静脉压有一定的参考价值。

2. 肝颈静脉反流征（hepatojugular reflux） 用手按压右上腹肿大的肝时，可见颈静脉充盈更为明显，称为肝颈静脉反流征阳性，是右心衰竭的重要征象之一，亦可见于渗出性或缩窄性心包炎。

3. 毛细血管搏动征（capillary pulsation） 用手指轻压患者指甲床末端、或以清洁玻片轻压口唇黏膜，如见到红、白交替的节律性微血管搏动现象，称为毛细血管搏动征阳性。见于脉压增大的疾病，如主动脉瓣关闭不全，亦可见于甲状腺功能亢进症及重症贫血等。

（二）触诊

由于心脏的节律性舒缩而引起动脉血管壁相应地产生节律性的搏动，称为动脉脉搏，简称脉搏。动脉的触诊是心血管检查中不可缺少的重要步骤，通过脉搏检查可在短时间内获得有关患者的循环状态信息，在临床诊断中有重要意义。触诊一般采用桡动脉进行，必要时亦可选取颈动脉、肱动脉、股动脉、足背动脉等。两侧须同时触诊，以作对比。正常两侧差异很小，如出现明显的差异则提示有动脉狭窄（先天性或动脉粥样硬化）、多发性大动脉炎、一侧肢体动脉栓塞或动脉受到压迫。如需排除胸腹主动脉型大动脉炎或主动脉缩窄时，还应作上下肢脉搏对比，并同时测量上下肢血压。在确定两侧对称后，还需观察脉搏的速率、节律、紧张度、强弱、波形及动脉壁的情况。

1. 速率 即每分钟脉搏的次数，一般称为脉率。正常人脉率与心率一致，在体力劳动、餐后、精神兴奋时增快；发热、贫血、甲状腺功能亢进症、心力衰竭、周围循环衰竭、心肌炎等病理情况下脉率增加。颅内压增高、阻塞性黄疸、高血压、二度以上房室传导阻滞、甲状腺功能减退症等，脉率减慢。但在某些心律失常时，如期前收缩、心房颤动等，可能脉率少于心率，即脉搏短绌。

2. 节律 正常人脉搏节律规则。当心脏发生心律失常时，脉搏节律可有一定规律的变化，如二联脉或三联脉；或完全无规律，如心房颤动等。

3. 紧张度 脉搏的紧张度取决动脉收缩压的高度。触诊脉搏时，以放置于肢体近端的手指按压动脉，并逐渐用力直至远端手指触摸不到脉搏，近端手指完全阻断动脉搏动所需的压力即为脉搏的紧张度。临床上可借此来大致推测被检者收缩压的高低。

4. 强弱　脉搏的强弱决定于动脉充盈度和周围血管的阻力，即与心搏量和脉压大小有关。心搏量增加，周围动脉的阻力较小时，则脉搏强而大，称为洪脉，见于高热、甲状腺功能亢进症、主动脉瓣关闭不全等。反之，脉搏弱而小，称为细脉，见于心力衰竭、主动脉瓣狭窄等。

5. 波形　脉搏波形是应用压力换能器和脉波计连续描记出的动脉压力曲线。临床上也可应用触诊脉搏来粗略估计压力波形。波形上升的速度与左室收缩时动脉血流速度及主动脉壁的弹性有关，下降的速度与周围小血管扩张的程度及主动脉瓣的完整性有关。临床上较常见而有意义的脉搏波形如下：

(1) 水冲脉（water-hammer pulse）：脉搏骤起骤降，急促而有力。系由于脉压增大所致，见于主动脉瓣关闭不全、甲状腺功能亢进症、重症贫血等。检查方法为：检查者将右手的掌指关节侧紧贴于受检者右腕的桡动脉处并紧握，并将其手臂伸直抬高过头，即可感觉出桡动脉对手掌的明显冲击感。

(2) 交替脉（alternating pulse）：一种节律正常而强弱交替出现的脉搏，系由于心室收缩强弱交替出现所引起，为心肌严重损害的表现，见于心力衰竭、重症心肌炎或急性心肌梗死等。

(3) 重搏脉（dicrotic pulse）：正常人脉搏波形的下降支内有一重复上升的较主波低的脉波，触诊时不能触及，仅在压力波形曲线上可显示。在血管紧张度降低等情况下，重搏波增高而可被触及，称为重搏脉。见于主动脉内球囊反搏，以及长期发热使外周血管紧张度下降的疾病。其可能的发生机制是心室舒张早期主动脉内的一部分血液向后冲击已关闭的主动脉瓣所致。

(4) 奇脉（paradoxical pulse）：正常人呼吸时，脉搏强弱无变化。如吸气时脉搏明显减弱或消失，称为奇脉（图 4-24）。常见于心包腔积液和缩窄性心包炎，是心脏压塞（cardiac tamponade）的重要体征。奇脉不明显时，可通过测量血压检出，即收缩压在吸气相较呼气相降低10mmHg 以上。奇脉的产生机制系由于心脏压塞时，吸气时胸腔负压增加使肺循环血容量明显增加，而心脏因舒张受限，右心回流不能相应地增加，故排出量不足以补偿肺血容量的增加，使肺静脉回流减少，左心室排出量锐减而使脉搏减弱。

(5) 脉搏消失：亦即无脉。见于多发性大动脉炎、血管畸形、肢体动脉栓塞、心搏骤停、严重休克。

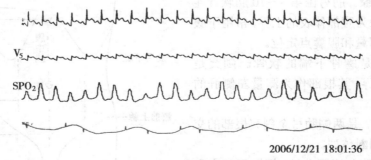

2006/12/21 18:01:36

图 4-24　奇脉示意图

心脏压塞患者的心率、呼吸及脉搏图（吸气时脉搏减弱）

6. 动脉壁的情况 正常人桡动脉管壁光滑、柔软且具有一定弹性,如用近端手指压迫使其血液阻断时,远端的桡动脉不应触及。如仍能触及,则标志存在动脉硬化。动脉硬化明显时,动脉壁变硬、弹性丧失,可触及迂曲的索条状或结节。

(三) 听诊

在正常人的颈动脉与锁骨下动脉走行区域可听到相当于 S_1 和 S_2 的两个声音,称为正常动脉音。脉压增大时,将听诊器听筒置于肱动脉及股动脉处可听到"ta-ta-"音,称为枪击音(pistol shot sound),系因脉压增大使脉波冲击动脉壁所致。如再稍加压力,则可听到收缩期与舒张期双重血管杂音,称为 Duroziez 双重杂音,系由于脉压增大,血液流经于钟型听诊器体件压迫造成的人工动脉狭窄所引起的。枪击音与 Duroziez 双重杂音临床意义相同,常见于主动脉瓣关闭不全、甲状腺功能亢进症,有时在检查重症贫血、高热患者时亦可听到。

其他病理性动脉杂音发生机制为血流加速、异常分流及血管管腔狭窄,如在甲状腺功能亢进症患者肿大的甲状腺上听到血管杂音;在动静脉瘘病变部位可听到连续性血管杂音;多发性大动脉炎时,可在两侧锁骨上及颈后三角区听到收缩期杂音;肾动脉狭窄时,可在腹部及腰背部听到收缩期杂音;主动脉缩窄时,可在背部脊柱左侧听到收缩期杂音。

(李国标)

第八节 腹 部

腹部的范围上起横膈,下至骨盆入口,前面及侧面为腹壁,后面为脊柱及腰肌,其内为腹腔和腹腔脏器等。腹部检查是全身体格检查的重要组成部分,主要有视诊、触诊、叩诊和听诊。为避免叩诊、触诊对胃肠蠕动产生影响而刺激肠鸣音发生改变,腹部检查的顺序为视、听、触、叩,但记录时为了统一格式仍按视、触、叩、听的顺序。

一、腹部的体表标志及分区

为了准确描述和记录脏器及病变的部位和范围,常借助腹部的天然体表标志和对腹部进行分区,以便熟悉腹部脏器的部位和其在体表的投影。

(一) 体表标志

常用腹部体表标志见图 4-25:

1. 肋弓下缘 肋弓由第 8~10 肋软骨连接构成,其下缘为腹部体表的上界,常用于腹部分区、肝脾测量和胆囊点定位。

2. 剑突 是胸骨下端的软骨。剑突是腹部体表的上界,其根部作为测量左侧肝的标志。

3. 腹上角 是两侧肋弓至剑突根部的交角,主要用于判断体型。

4. 脐 是腹部四区分法、阑尾压痛点和腰椎穿刺的定位标志。

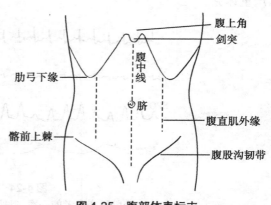

图4-25 腹部体表标志

5. 髂前上棘　是髂嵴前方突出点，是腹部九区分法、阑尾压痛点定位标志和骨髓穿刺部位。

6. 腹直肌外缘　相当于锁骨中线的延续，常为手术切口和胆囊点的定位。

7. 腹中线　是胸骨中线的延续，是腹部四区分法的垂直线。

8. 腹股沟韧带　是腹部体表的下界，是股动、静脉的定位标志，常是腹股沟疝的通过部位和所在。

（二）腹部分区

借助腹部体表标志和几条人工划线，将腹部分为几个区域。目前常用的腹部分区有以下两种方法：

1. 四区分法　经脐部划一条水平线与一条垂直线，将腹部分为四区即左、右上腹和左、右下腹（图4-26）。各区所包含的主要脏器如下：

（1）右上腹部：肝、胆囊、胃窦部、十二指肠、小肠、胰头、右肾上腺、右肾、结肠右曲、部分横结肠、腹主动脉、大网膜。

（2）右下腹部：盲肠、阑尾、部分升结肠、小肠、右输尿管、胀大的膀胱、淋巴结、女性右侧卵巢和输卵管、增大的子宫、男性的右侧精索。

（3）左上腹部：肝左叶、脾、胃、小肠、胰体、胰尾、左肾上腺、左肾、结肠左曲、部分横结肠、腹主动脉、大网膜。

（4）左下腹部：乙状结肠、降结肠、小肠、左输尿管、胀大的膀胱、淋巴结、女性左侧卵巢和输卵管、增大的子宫、男性的左侧精索。

四区分法比较简单易行，但分区范围过大，较粗略，定位不准确，故临床上还有其他更精确的腹部分区方法。

2. 九区分法　由两条水平线和两条垂直线相交，将腹部分为井字形九个区。两条水平线为：两侧肋弓下缘连线和两侧髂前上棘连线；两条垂直线为：通过左、右髂前上棘至腹中线连线中点的垂直线。上述四线相交把腹部分为九个区（图4-27），各区主要脏器分布情况如下：

（1）右上腹部：肝右叶、胆囊、结肠右曲、右肾及右肾上腺。

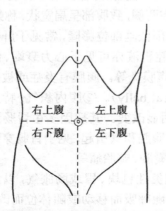

图 4-26　腹部体表分区法（四区分法）示意图

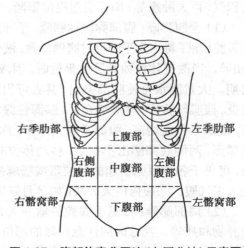

图 4-27　腹部体表分区法（九区分法）示意图

（2）右侧腹部：升结肠、部分空肠、右肾。

（3）右下腹部：盲肠、阑尾、回肠下段、淋巴结、女性右侧卵巢和输卵管、男性右侧精索。

（4）上腹部：胃、肝左叶、十二指肠、胰头、胰体、横结肠、腹主动脉、大网膜。

（5）脐部：十二指肠、空肠、回肠、下垂的胃或横结肠、肠系膜及其淋巴结、输尿管、腹主动脉、大网膜。

（6）下腹部：回肠、乙状结肠、输尿管、胀大的膀胱、女性增大的子宫。

（7）左上腹部：脾、胃、结肠左曲、胰尾、左肾、左肾上腺。

（8）左侧腹部：降结肠、空肠、回肠、左肾。

（9）左下腹部：乙状结肠、淋巴结、女性左侧卵巢和输卵管、男性左侧精索。

九区分法较精细，定位准确，但因各人体型的差异，使九区分法的某一区域过小，临床应用不方便。

二、视　诊

腹部视诊时，患者取低枕仰卧位，两手自然置于身体两侧。上自剑突水平、下至耻骨联合充分暴露全腹。光线应充足而柔和，宜从前侧方射入视野。检查者应立于患者右侧，按一定顺序自上而下对整个腹部进行观察，有时为检查腹部细微改变，检查者可将视线保持呈切线方向进行观察。腹部视诊的主要内容有腹部外形、呼吸运动、腹壁静脉、胃肠型和蠕动波。

（一）腹部外形

正常人腹部两侧对称。健康成年人平卧时，前腹壁大致处于肋缘至耻骨联合同一平面或略为低凹，称为腹部平坦。肥胖者或小儿前腹壁稍高于肋缘与耻骨联合的平面，称为腹部饱满。消瘦者及老年人，因腹壁皮下脂肪较少，平卧位时腹壁下垂，前腹壁稍低于肋缘与耻骨联合的平面，称为腹部低平。

异常腹外型有：

1. 腹部膨隆　平卧时前腹壁明显高于肋缘与耻骨联合的平面，外观呈凸起状，称腹部膨隆。腹部膨隆有全腹性和局限性膨隆，生理状况（如肥胖、妊娠）和病理状况（如腹水、腹内积气、巨大肿瘤等）均可引起腹部膨隆。

（1）全腹膨隆：腹部弥漫性膨隆，呈球形或椭圆形，多因腹腔内容物增多所致。常见于：①腹腔积液：特点为平卧位时腹壁松弛，液体下沉于腹腔两侧，致腹部呈扁宽状，称蛙腹（frog belly）。当改变体位如侧卧或坐位时，因液体移动使腹部低垂部位膨隆，常见于肝硬化失代偿期。大量腹水可使脐部突出，甚者可出现脐疝。腹腔积液亦可见于心力衰竭、缩窄性心包炎、腹膜转移癌、肾病综合征、胰源性腹水或结核性腹膜炎等。腹膜有炎症或被肿瘤浸润时，腹肌紧张度增高，腹部常呈尖凸型，称为尖腹（apical belly）。②腹内积气：特点为腹部呈球形，两侧腹部膨出不明显，移动体位时其形状无明显改变。其病因多由胃肠道积气造成，可见于各种原因引起的肠梗阻或肠麻痹；还可由于腹腔积气引起，见于胃肠穿孔或治疗性人工气腹。③腹内巨大肿块：如足月妊娠、巨大卵巢囊肿、畸胎瘤等。

（2）局部膨隆：常见于腹腔脏器肿大、腹内肿瘤或炎性包块、胃或肠胀气，以及腹壁上的肿物和疝等。视诊时应注意膨隆的部位、外形、是否随呼吸而移动或随体位而改变，有无搏动。①上腹中部膨隆：常见于肝左叶肿大、胃癌、胃扩张（如幽门梗阻、胃扭转）、胰腺肿瘤或囊肿等。②右上腹膨隆：常见于肝大、胆囊肿大及结肠右曲肿瘤等。③左上腹膨隆：常见于脾大、结肠左曲肿瘤或巨结肠。④腰部膨隆见于多囊肾，巨大肾上腺肿瘤，肾盂大量积水或积脓。⑤脐部膨隆：常见于脐疝、腹部炎症性包块，如结核性腹膜炎致肠粘连。⑥下腹膨隆：常见于子宫增大（妊娠、子宫肌瘤等）、膀胱胀大，后者可以在排尿后消失。⑦右下腹膨隆：常见于回盲部结核或肿瘤、Crohn 病及阑尾周围脓肿等。⑧左下腹膨隆：常见于降结肠及乙状结肠肿瘤，亦可因干结粪块所致。

腹腔内和腹壁上的肿块均可引起腹部局部膨隆，两者鉴别方法是：嘱患者仰卧位，两腿伸直，主动抬头，作屈颈抬肩，使腹壁肌肉紧张，如肿块更加明显，提示肿块位于腹壁上；反之，肿块变得不明显或消失，提示肿块可能位于腹腔内。

局部膨隆近圆形者，多为囊肿、肿瘤或炎性包块；呈长形者，多为肠管病变如肠梗阻、肠扭转、肠套叠或巨结肠症等。膨隆有搏动者可能是动脉瘤，亦可能是腹主动脉上面的脏器或肿块传导其搏动。膨隆随体位变更而明显移位者，可能为游走的脏器（肾、脾等）、带蒂肿物（卵巢囊肿等）或大网膜与肠系膜肿物。随呼吸移动的局部膨隆多为膈下脏器或其肿物。

2. 腹部凹陷

（1）全腹凹陷：主要见于脱水和消瘦者。严重时前腹壁凹陷几乎贴近脊柱，肋弓、髂嵴和耻骨联合显露，使腹外形如舟状，称舟状腹（scaphoid abdomen），见于恶病质，如结核病、恶性肿瘤等慢性消耗性疾病。吸气时出现腹部凹陷主要见于膈肌麻痹和上呼吸道梗阻。急性弥漫性腹膜炎早期（腹肌痉挛性收缩所致），膈疝时腹内脏器进入胸腔，可导致全腹凹陷。

（2）局部凹陷：较少见，多由于腹部瘢痕收缩所致，患者取立位或增加腹内压时，凹陷可更明显。

（二）呼吸运动

正常人可见到呼吸时腹壁上下起伏运动，吸气时上抬，呼气时下陷，称腹式呼吸运动。儿童和成年男性以腹式呼吸为主，成年女性则以胸式呼吸为主。

腹式呼吸减弱常见于腹膜炎症、腹水、急性腹痛、腹腔内巨大肿物或妊娠等。腹式呼吸消失常见于胃肠穿孔所致急性腹膜炎或膈肌麻痹等。

腹式呼吸增强不多见，常为癔症性呼吸或胸腔疾病（大量积液等）。

（三）腹壁静脉

正常人腹壁静脉一般无显露。较瘦或皮肤较薄而松弛的老年人，有时隐约可见，但不迂曲，多呈较直的条纹，仍属正常。

腹内压增高时可见腹壁静脉显露。如腹壁静脉显而易见或迂曲变粗，称为腹壁静脉曲张（varicosity of abdominal wall），常见于门静脉高压所致门静脉循环障碍或上、下腔静脉回流受阻而有侧支循环形成者。

检查腹壁静脉曲张的血流方向可判断曲张静脉的来源。正常人脐水平线以上的腹壁静脉血流自下向上经胸壁静脉和腋静脉而进入上腔静脉，脐水平线以下的腹壁静脉自上向下经大隐静脉而流入下腔静脉。门静脉阻塞伴有门静脉高压时，腹壁曲张静脉常以脐为中心向四周伸展，血液经脐静脉、脐孔而入腹壁浅静脉流向四方（图 4-28）。门静脉高压显著时，于脐部可见到一簇曲张静脉向四周放射，如水母头，常在此处听到静脉血管杂音。下腔静脉阻塞时，曲张的静脉大都分布在腹壁两侧，脐以下的腹壁浅静脉血流方向也转向上（图 4-29）。上腔静脉阻塞时，上腹壁或胸壁的浅静脉曲张血流均转向下方，用简单的指压法即可鉴别。

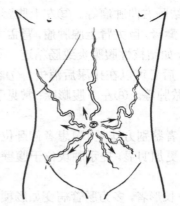
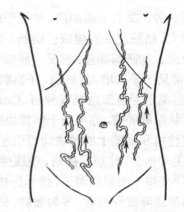

图 4-28　门静脉高压时腹壁浅静脉
血流分布和方向

图 4-29　下腔静脉梗阻时腹壁浅静脉
血流分布和方向

检查血流方向可选择一段无分支的腹壁静脉,检查者将一只手的示指和中指并拢压在静脉上,然后一只手指紧压静脉向外滑动,挤出该段静脉内血液,至一段距离后放松该手指,另一手指紧压不动,看静脉是否充盈,如迅速充盈,则血流方向是从放松的一段流向紧压手指的一段。再用同法放松另一手指,即可看出血流方向(图 4-30)。

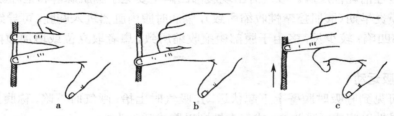

图 4-30　检查静脉血流方向手法示意图

（四）胃肠型和蠕动波

腹壁菲薄或松弛的老年人、经产妇或极度消瘦者可见到胃、肠型及蠕动波,而正常人的腹部一般看不到。胃肠道发生梗阻时,梗阻近端的胃或肠段因内容物增多而饱满隆起,在腹部可显现出相应的轮廓,称为胃型(gastric pattern)或肠型(intestinal pattern)。如同时该部位的蠕动增强,可发现蠕动波。胃蠕动波常自左肋缘下开始,缓慢向右推进,到达右腹直肌旁消失,有时亦见到自右向左的逆蠕动波。小肠梗阻所致的蠕动波多见于脐部,严重机械性小肠梗阻时,在腹中部见到横行排列呈多层梯形的肠型,并可看到起伏不定的蠕动波。结肠远端梗阻时,其宽大的肠型多位于腹部周边,同时盲肠多胀大呈球形,随每次蠕动波的到来而明显隆起。如发生了肠麻痹,则蠕动波消失。在观察蠕动波时,从侧面呈切线方向观察更易察见,亦可用手轻拍腹壁而诱发后观察。

（五）腹壁其他情况

1.色素　皮肤皱褶处(如腹股沟及系腰带部位)有褐色素沉着,可见于肾上腺皮质功能减退症。腰部皮肤呈青紫色或灰蓝色,为血液自腹膜后间隙渗到侧腹壁的皮下所致,称Grey-Turner 征,见于重症急性胰腺炎。脐周围或下腹壁皮肤发蓝为腹腔内大出血的征象,称 Cullen 征,见于异位妊娠破裂或重症急性胰腺炎。女性妊娠时,在脐与耻骨之间的中线上有褐色素沉着。

2. 腹纹　白纹可见于肥胖者，为腹壁真皮结缔组织裂开而形成的银白色条纹。妊娠纹出现于下腹部和髂部，妊娠期呈浅蓝色或粉红色，产后则转为银白色，持久不退，系真皮层的结缔组织因张力增高而断裂所致。紫纹是皮质醇增多症的征象，出现部位除下腹部和臀部外，还可见于股外侧和肩背部。系由于糖皮质激素引起蛋白分解增强，以致紫纹处的真皮萎缩变薄，同时皮下由于脂肪迅速沉积而膨胀，真皮层中的结缔组织胀裂，皮下毛细血管网丰富，红细胞偏多，故条纹呈紫色。

3. 疝　腹部疝分为腹内疝和腹外疝，前者少见，后者较多见。腹外疝为腹腔内容物经腹壁或骨盆壁的间隙或薄弱部分向体表突出而形成。脐疝多见于婴幼儿，成人则可见于经产妇或大量腹水的患者；手术瘢痕愈合不良处可有切口疝；股疝位于腹股沟韧带中部，多见于女性；腹股沟疝则偏于内侧，男性腹股沟斜疝可下降至阴囊，在直立位或咳嗽用力时明显，卧位时可缩小或消失，腹股沟疝亦可以手法还纳，如有嵌顿则可引起急性腹痛。

4. 上腹部搏动　较瘦的正常人可见上腹部搏动，大多由于腹主动脉搏动传导所致。腹主动脉瘤和肝血管瘤时，上腹部搏动明显。二尖瓣狭窄或三尖瓣关闭不全引起右心室增大时，亦可见明显的剑突下搏动。鉴别的方法可用手指指腹贴于剑突下部，于吸气时感到搏动为右心室增大，如为呼气指腹感到搏动明显，则为腹主动脉搏动。

三、触　诊

触诊是腹部检查的主要方法。触诊时被检者应排尿后取低枕仰卧位，两手自然置于身体两侧，两腿屈起并稍分开，以使腹肌松弛，作张口缓慢腹式呼吸，吸气时横膈向下而腹部隆起，呼气时腹部自然下陷，可使膈下脏器随呼吸上下移动。检查者前臂应与被检者腹部表面在同一水平，先以全手掌放于腹壁上部，使被检者适应并感受腹肌紧张度，然后自左下腹开始逆时针方向检查。原则是先浅触诊，后深触诊，先触诊健康部位，后触诊病变部位。触诊时，应观察被检者的反应与表情。

浅部触诊主要了解腹壁的紧张度、浅表的压痛、肿块、搏动和腹壁上的肿物等。深部触诊包括深压触诊、滑动触诊、冲击触诊和双手触诊等，主要了解腹腔内脏器情况，检查压痛、反跳痛和腹内肿物等。

（一）腹壁紧张度

正常人腹壁有一定张力，但触之柔软，较易压陷，称腹壁柔软。有些人因不习惯触摸致腹肌自主性痉挛，称肌卫增强或肌紧张。某些病理情况可使全腹或局部腹肌紧张度增加或减弱。

1. 腹壁紧张度增加　主要因腹膜炎症刺激引起腹肌痉挛所致。

（1）全腹紧张度增加：①急性胃肠穿孔或脏器破裂所致急性弥漫性腹膜炎。腹膜受炎症刺激而引起腹肌痉挛、腹壁常有明显紧张，甚至强直硬如木板，称板状强直（board-like rigidity）；②结核性腹膜炎或癌性腹膜炎等由于发展较慢，对腹膜刺激缓和，且有腹膜增厚和肠管、肠系膜的粘连，故形成腹壁柔韧而具抵抗力，不易压陷，称揉面感或柔韧感；③肠胀气或气腹，腹腔内大量腹水而无腹膜炎症、肿瘤者，触诊腹部张力可增加，但无肌痉挛，也无压痛。

（2）局部腹壁紧张度增高：因腹内脏器炎症波及腹膜而引起。如急性胆囊炎可见右上腹壁紧张,急性阑尾炎可见右下腹壁紧张。

年老体弱、腹肌发育不良、大量腹水或过度肥胖的患者,腹膜炎时腹壁紧张度可不明显增高,应引起注意。

2. 腹壁紧张度减弱 多因腹肌张力减弱或消失所致。全腹壁紧张度降低,多见于慢性消耗性疾病或大量放腹水后,亦见于经产妇、老年体弱及脱水患者。脊髓损伤所致腹肌瘫痪和重症肌无力可使腹壁张力消失。

(二)压痛和反跳痛

1. 压痛 正常腹部触压时不引起疼痛,深压时仅有一种压迫感。若由浅入深触压腹部引起疼痛,称为腹部压痛。腹部压痛常由于腹腔内脏器的炎症、淤血、肿瘤、痉挛、结石、破裂、扭转以及腹膜的受刺激(炎症、出血等)等引起,压痛的部位常提示相关脏器的病变。阑尾炎可有右下腹压痛。胰体和胰尾的炎症和肿瘤,可有左侧腹部压痛。胆囊病变常有右侧腹部压痛。此外胸部病变,如下叶肺炎、胸膜炎、心肌梗死等也常在上腹部或季肋部出现压痛,盆腔疾病如膀胱、子宫及附件疾病可在下腹部出现压痛。某些位置较固定的压痛点常反映特定的疾病:如位于右锁骨中线(或右侧腹直肌外缘)与肋弓下缘交界处的胆囊点的压痛标志胆囊的病变,位于脐与右髂前上棘连线中、外 1/3 交界处的麦氏(McBurney)点压痛为阑尾病变的标志。

2. 反跳痛 反跳痛的出现标志着腹内脏器的炎症已累及腹膜壁层。腹膜炎患者除压痛与反跳痛外,还常出现腹肌紧张,合称腹膜刺激征(peritoneal irritation sign)。

(三)肝触诊

1. 触诊方法 常用双手触诊法,更容易触及吸气时下移的肝。检查者站在被检者右侧,用左手掌托住被检者右侧腹部,将肝向上托起,拇指置于右季肋部,触诊时左手向上推,使肝下缘紧贴前腹壁,并限制右下胸扩张,以增加膈下移的幅度。右手四指并拢,掌指关节伸直,平放于被检者右下腹部右腹直肌外侧的腹壁上,使示指桡侧缘与右肋弓平行。被检者深呼气时腹壁松弛下陷,检查者的手指端随之主动压向深部;深呼气时腹壁隆起,触诊的手随腹壁隆起被动抬起,手指向上迎触下移的肝下缘。如此反复进行,自下而上沿右锁骨中线向右肋弓下缘方向移动,直到触到肝下缘或肋弓下缘为止。以同样方法于前正中线上触诊肝左叶。触及肝时记录方法为在右锁骨中线或在前正中线的腹壁垂直沿线上,测量肝缘与肋弓下侧缘或剑突根部的距离,以厘米表示。

2. 触诊的内容

(1)大小:正常成人在右锁骨中线肋缘下一般触不到肝,少数身体瘦长的正常人可触及,但应在 1cm 以内。正常情况下,剑突下可触及肝下缘,但不会超过剑突根部至脐连线的中、上 1/3 交界处。如超过上述标准且肝上界正常或升高,提示肝大。弥漫性肝大常见于肝炎、肝淤血、脂肪肝、早期肝硬化、Budd-Chiari 综合征、血液系统恶性肿瘤、血吸虫病、华支睾吸虫病等。局限性肝大常见于肝脓肿、肝肿瘤及肝囊肿等。

(2)质地:肝质地一般分为三级:质软、质韧(中等硬度)和质硬。正常肝质软如触口唇;急性肝炎、脂肪肝时肝质地稍韧,慢性肝炎及肝淤血质韧如触鼻尖;晚期肝硬化、肝癌的肝质地硬如触前额。

(3)表面状态和边缘:正常肝边缘整齐,且厚薄一致,表面光滑。脂肪肝或肝淤血时,肝边缘圆钝。肝癌、多囊肝和肝棘球蚴病时,肝边缘不规则,表面不光滑,呈不均匀的结节状。巨块型肝癌或肝脓肿时，肝表面呈大块状隆起。

（4）压痛：正常肝无压痛。轻度弥漫性压痛见于肝炎、肝淤血等，局限性剧烈压痛见于较表浅的肝脓肿。

（5）搏动：肝搏动可有单向性搏动或扩张性搏动。单向性搏动系腹主动脉搏动传到肝所致，检查时将手掌置于肝表面，有被推向上的感觉。扩张性搏动系由于三尖瓣关闭不全，右心室的收缩搏动通过右心房、下腔静脉而传导至肝所致。检查时将两手掌置于肝左、右叶表面，可感到两手被推向两侧的感觉。

（6）肝区摩擦感：检查时将右手的掌面轻贴于肝区，让被检者用力作腹式呼吸动作，感觉手掌下是否触到断续而粗糙的振动。肝周围炎时肝区可触及摩擦感，听诊时亦可听到肝区摩擦音。

3．临床意义

（1）急性肝炎：肝可轻度肿大，表面光滑。边缘钝，质稍韧但有充实感及压痛。

（2）肝淤血：肝可明显肿大，且大小随淤血程度变化较大，表面光滑，边缘圆钝，质韧，也有压痛，肝颈静脉反流征阳性为其特征。

（3）脂肪肝：肝大，表面光滑，质软或稍韧，但无压痛。

（4）肝硬化：早期常肝大，晚期则缩小，质较硬，边缘锐利，表面可能触到小结节，无压痛。

（5）肝癌：肝逐渐肿大，质地坚硬如前额，边缘不整齐，表面高低不平，可有大小不等的结节或巨块，压痛和叩痛明显。

（四）脾触诊

1．触诊方法

（1）仰卧位触诊：常用双手触诊。被检者取仰卧位，两腿稍屈曲，检查者左手置于其左胸下部第9～11肋处，试将脾从后向前托起并限制胸廓运动。右手掌平放于脐部，与左肋弓大致成垂直方向，配合呼吸，如同触诊肝一样，迎触脾尖，直至触到脾缘或左肋缘为止（图4-31）。脾明显肿大而位置较表浅时用单手触诊稍用力即可查到。如果肿大的脾位置较深，应用双手触诊法进行检查。触及脾肿大后，应注意其大小、质地、表面情况和有无压痛等。

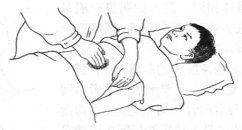

图4-31 脾触诊示意图

（2）右侧卧位触诊：在脾轻度肿大而仰卧位不易触到时，可嘱患者取右侧卧位，右下肢伸直，左下肢屈曲，采用双手触诊法较容易触到脾。

脾切迹为脾的形态特征，具有鉴别诊断意义。在左肋缘下还能触到其他肿块，需与脾鉴别：①增大的左肾，其位置较深，边缘圆钝，表面光滑并无切迹。即使高度肿大，也不会越过正中线；②肿大的肝左叶，可沿其边缘向右触诊，如发现其隐没于右肋缘后或与肝右叶相连,则为肝左叶。肝左叶肿大不引起脾浊音区扩大;③结肠脾区肿物,质硬、多近圆形或不规则,与脾边缘不同;④胰尾部囊肿,无锐利的边缘和切迹,并且不随呼吸移动。

2. 脾大的测量与记录方法　脾大有两种的测量与记录方法:

(1)三线记录方法(图4-32)

第Ⅰ线测量(甲乙线):指左锁骨中线与左肋弓下缘交点至脾下缘的距离,以厘米表示(下同)。脾轻度肿大时,只作第Ⅰ线测量。

第Ⅱ线测量(甲丙线):指左锁骨中线与左肋弓下缘交点至脾最远点的距离(应大于第Ⅰ线测量)

第Ⅲ线测量(丁戊线):指脾右缘与前正中线的距离。如脾大向右超越前正中线测量脾右缘与前正中线的最大距离,以"+"表示;若未超过前正中线则测量脾右缘与前正中线的最短距离,以"−"表示。

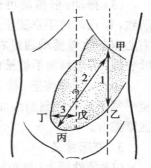

图4-32　脾大的测量方法

(2)分度记录方法:临床上常将脾大分为轻、中、高三度。左锁骨中线与左肋弓下缘交点至脾下缘的距离不超过2cm为轻度肿大;超过2cm,在脐水平线以上为中度肿大;超过脐水平线或前正中线则为高度肿大,即巨脾。

3. 脾大的临床意义

(1)轻度肿大:见于急慢性肝炎、伤寒、粟粒型结核、急性痢疾、感染性心内膜炎及败血症等,一般质地柔软。

(2)中度肿大:见于肝硬化、痢疾后遗症、慢性淋巴细胞白血病、慢性溶血性黄疸、淋巴瘤、系统性红斑狼疮等,质地一般较硬。

(3)高度肿大:脾表面光滑者见于慢性粒细胞白血病、黑热病、慢性痢疾和骨髓纤维化等,表面不平而有结节者见于淋巴肉瘤和恶性组织细胞病。

(五)胆囊触诊

1. 触诊方法　正常人的胆囊隐藏在肝下面的胆囊窝内,不能被触及。胆囊肿大时超过肝缘及肋缘,可在右肋下腹直肌外缘处触及。

胆囊触诊方法与肝触诊相同。肿大的胆囊一般呈梨形、卵圆形或布袋形,张力较高,常有触痛,随呼吸上下移动。

胆囊疾患时,有可能未触及肿大的胆囊,但胆囊区可有触痛。胆囊触痛方法是:以左手掌平放于患者右胸下部,四个手指并拢同时与右肋骨和拇指垂直,以拇指指腹勾压于右肋下胆囊点处(图4-33),然后嘱患者缓慢深吸气。在吸气过程中发炎的胆囊下移时碰到用力按压的拇指,即可引起疼痛,此为胆囊触痛,如因剧烈疼痛而致吸气中止称Murphy征阳性。

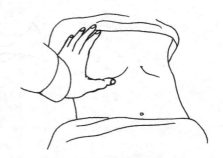

图4-33　Murphy征检查法

2. 胆囊肿大的临床意义　胆囊肿大呈囊性感,伴有明显压痛,常见于急性胆囊炎。胆囊肿大呈囊性感,无压痛者,见于壶腹周围癌。胆囊肿大,有实性感者,见于胆囊结石或胆囊癌。在胆总管结石胆道阻塞时,可伴发明显黄疸,但胆囊常无肿大,系因胆囊伴有慢性炎症使囊壁因纤维化而皱缩,且与周围组织粘连而失去移动性所致。胰头癌压迫胆总管导致胆道阻塞、黄疸进行性加深,胆囊也显著肿大,但无压痛,称 Courvoisier 征。

(六)肾触诊

1. **触诊方法** 采用双手触诊法,取平卧位或立位。卧位触诊右肾时检查者以左手托住被检者的右侧腹部向上推起,右手平放在右上腹部,手指方向大致平行于右肋缘而稍横向,于吸气时双手夹触右肾。触诊左肾时,用左手托住被检者左侧腹部,右手横置于左上腹部,依前法双手触诊左肾。如卧位未触及肾,可让被检者站立床旁,检查者于被检者侧面用两手前后联合触诊肾。

2. **肾和尿路压痛点** 当肾和尿路有炎症或其他疾病时,可在相应部位出现压痛点(图 4-34)。①季肋点:第 10 肋骨前端,右侧位置稍低,相当于肾盂位置;②上输尿管点:在脐水平线上腹直肌外缘;③中输尿管点:在髂前上棘水平腹直肌外缘,相当于输尿管第二狭窄处;④肋脊点:背部第 12 肋骨与脊柱的交角(肋脊角)的顶点;⑤肋腰点:第 12 肋骨与腰肌外缘的交角(肋腰角)顶点。

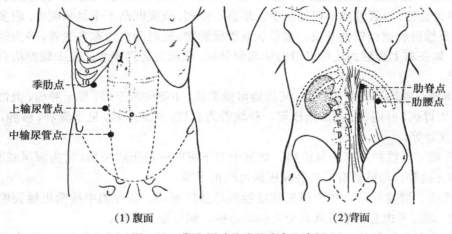

(1)腹面 　　　　　　　　　　　　　(2)背面

图 4-34 肾和尿路疾病压痛点示意图

3. **临床意义**

(1)正常肾:呈蚕豆状外形,肾下极光滑钝圆,握住时患者常有酸痛或类似恶心的不适感。正常人肾一般不易触及,偶可触到右肾下极。

(2)肾下垂、游走肾:在深吸气时能触到 1/2 以上的肾即为肾下垂,常见于身材瘦长者。如肾下垂明显并能在腹腔各个方向移动时称为游走肾。肾下垂、游走肾易误为肝、脾大应注意鉴别。

(3)肾肿大:见于肾盂积水或积脓、肾肿瘤、多囊肾等。当肾盂积水或积脓时,肾的质地柔软而富有弹性,有时有波动感。多囊肾时,一侧或两侧肾为不规则形增大,有囊性感。肾肿瘤则表面不平,质地坚硬。

(4)肾和尿路压痛点的临床意义:肋脊点和肋腰点是肾盂肾炎、肾脓肿和肾结核等常出现的压痛部位。如炎症在肾实质内,可无压痛而仅有叩击痛。季肋点压痛亦提示肾病变。上输尿管点或中输尿管点出现压痛,提示输尿管结石、结核或化脓性炎症。

（七）腹部肿块

腹部可能触及的病理性肿块包括肿大或异位的脏器、炎症性肿块、囊肿、肿大的淋巴结、胃内结石，肠内粪块以及良、恶性肿瘤等。正常人在腹部可触及的结构包括腹直肌肌腹及腱划、腰椎椎体及骶骨岬、乙状结肠粪块、横结肠、盲肠等。应注意鉴别病理性肿块与腹部可触及的正常结构。触到病理性肿块时需注意下列各点：

1.部位　某些部位的肿块常来源于该部位的脏器，如上腹中部触到肿块常为胃或胰腺的肿瘤、囊肿或胃内结石；右肋下肿块常与肝和胆有关；两侧腹部的肿块常为结肠的肿瘤；脐周或右下腹扪及不规则、伴有压痛的肿块常为结核性腹膜炎所致粘连；下腹两侧类圆形、可活动，具有压痛的肿块可能系腹腔淋巴结肿大，如位于较深、坚硬不规则的肿块则可能系腹膜后肿瘤；卵巢囊肿因多有蒂，可在腹腔内游走；腹股沟韧带上方的肿块可能来自卵巢及其他盆腔器官。

2.大小　凡触及的肿块均应测量其上下径、左右径和前后径（厚度）。也可以用公认大小的实物做类比，如鸡蛋、拳头、核桃等。

3.形态　触到肿块应注意其形态、轮廓、边缘和表面情况是否规则。圆形且表面光滑的肿块多为良性，以囊性或淋巴结居多。形态不规则，表面凹凸不平且坚硬者，应多考虑恶性肿瘤、炎性肿物或结核性肿块。索条状或管状肿物，短时间内形态多变者，多为蛔虫团或肠套叠。如在右上腹触到边缘光滑的卵圆形肿物，应疑为胆囊积液。左上腹肿块有明显切迹多为脾。

4.质地　肿块若为实质性的，其质地可能柔软、中等硬或坚硬，见于肿瘤、炎性或结核浸润块，如胃癌、肝癌、回盲部结核等。肿块若为囊性，质地柔软，见于囊肿、脓肿，如卵巢囊肿、多囊肾等。

5.压痛　炎性肿块有明显压痛。如位于右下腹的肿块压痛明显，常为阑尾脓肿、肠结核或 Crohn 病等。与脏器有关的肿瘤压痛可轻重不等。

6.搏动　消瘦者可以在腹部见到或触到动脉的搏动。如在腹中线附近触到明显的膨胀性搏动，则应考虑腹主动脉或其分支的动脉瘤。偶可触及震颤。

7.移动度　如果肿块随呼吸而上下移动，多为肝、脾、胃、肾或其肿物，胆囊因附在肝下，横结肠因借胃结肠韧带与胃相连，故亦随呼吸而上下移动。肝和胆囊的移动度大，不易用手固定。如果肿块能用手推动者，可能来自胃、肠或肠系膜。移动度大的多为带蒂的肿物或游走的脏器。局部炎性肿块或脓肿及腹腔后壁的肿瘤，一般不能移动。

（八）液波震颤

液波震颤（fluid thrill）又称波动感，是检查中等量以上腹水的常见方法。检查方法为患者取平卧位，检查者以一手掌面贴于患者的一侧腹壁，另一手四指并拢屈曲，用指端叩击对侧腹壁或以指端做冲击式触诊，如有大量液体存在，则贴于腹壁的手掌有被液体波动冲击感。为防止腹壁本身的震动传至对侧，可让另一人将手掌尺缘压于脐部腹中线上，即可阻止（图 4-35）。此法检查腹水，需 3000～4000ml 以上液体量才能查出，不如移动性浊音敏感。

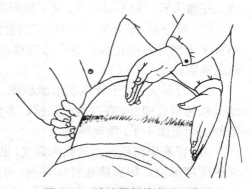

图 4-35　液波震颤检查法示意图

（九）振水音

在胃内有多量液体及气体存在时可出现振水音。检查方法为患者仰卧位，检查者以一耳凑近上腹部，同时以冲击触诊法振动胃部，即可听到气、液撞击的声音，亦可将听诊器膜型体件置于上腹部进行听诊。正常人在餐后或饮进多量液体时可有上腹部振水音，但如餐后6~8小时以上仍有此音，则提示幽门梗阻或胃扩张。

四、叩 诊

腹部叩诊主要内容如下：

（一）腹部叩诊音

正常情况下大部分腹部叩诊均为鼓音，只有肝、脾、增大的膀胱和子宫占据的部位，以及两侧腹部近腰肌处叩诊为浊音。鼓音范围缩小，病变部位呈浊音或实音可见于肝、脾或其他脏器极度肿大，腹腔内肿瘤或大量腹水；鼓音范围明显增大或出现于不应有鼓音的部位可见于胃肠高度胀气和胃肠穿孔所致的气腹。

（二）肝叩诊

1. 肝上界叩诊方法　沿右锁骨中线、右腋中线和右肩胛线，由肺区向下叩向腹部，当由清音转为浊音时，即为肝上界。此处相当于被肺遮盖的肝顶部，故又称肝相对浊音界。再向下叩1~2肋间，则浊音变为实音，此处的肝不再被肺所遮盖而直接贴近胸壁，称肝绝对浊音界（亦为肺下界）。肝上界在右锁骨中线上位于第5肋间，右腋中线上位于第7肋间，右肩胛线上位于第10肋间。

2. 肝下界叩诊方法　由腹部鼓音区沿右锁骨中线或正中线向上叩，由鼓音转为浊音处即肝下界。肝下界在右锁骨中线上位于右季肋下缘。因肝下界与胃、结肠等重叠，很难叩准，故多用触诊或叩听法确定。一般叩得的肝下界比触得的肝下缘高1~2cm，但若肝缘明显增厚，则两项结果较为接近。

3. 肝浊音界异常的临床意义　肝浊音界扩大见于肝癌、肝脓肿、肝炎、肝淤血和多囊肝等；肝浊音界缩小见于急性重型肝炎、肝硬化和胃肠胀气等；肝浊音界消失代之以鼓音者，多由于肝表面覆有气体所致，是急性胃肠穿孔的一个重要征象，但也可见于腹部大手术后、间位结肠（结肠位于肝与横膈之间）；肝浊音界向上移位见于右肺纤维化、右下肺不张及气腹、鼓肠等；肝浊音界向下移位见于肺气肿、右侧张力性气胸等。膈下脓肿时，由于肝下移和膈肌升高，肝浊音区也扩大，但肝本身并未增大。

4. 肝区叩击痛　肝区叩击痛采用间接叩诊法，检查者左手掌平置于被检者肝区部位，右手握拳以轻至中等力量叩击左手背部，观察有无叩痛。肝区叩击痛对诊断肝炎、肝脓肿或肝癌有一定的临床意义。

（三）脾叩诊

脾浊音区的叩诊宜采用轻叩法，在腋中线上进行。正常时在左腋中线第9~11肋之间叩到脾浊音区，其长度约为4~7cm，前方不超过腋前线。脾浊音区扩大见于脾大。脾浊音区缩小见于左侧气胸、胃扩张、肠胀气等。

（四）移动性浊音

移动性浊音为检查腹腔内有无游离积液的重要检查方法。检查方法为患者取仰卧位，检查者自腹中部脐平面开始向左侧叩诊，发现浊音时，板指固定不动，让患者右侧卧位，再次叩诊,如呈鼓音,表明浊音移动。用同样方法向右侧叩诊,核实浊音是否移动。这种因体位不同而出现浊音区变动的现象,称移动性浊音(shifting dullness)。当腹腔内游离腹水在1000ml以上时,即可查出移动性浊音。

下列情况易误为腹水,应注意鉴别:

1. 肠管内有大量液体潴留时,可因患者体位变化出现移动性浊音,常伴有肠梗阻的征象。

2. 巨大的卵巢囊肿亦可使腹部出现大面积浊音,但其浊音呈非移动性,鉴别要点如下:①卵巢囊肿所致浊音,于仰卧时常在腹中部,鼓音区则在腹部两侧(图4-36);②卵巢囊肿的浊音不呈移动性;③应用尺压试验鉴别:患者仰卧时用一硬尺横置于腹壁上,检查者两手将尺下压,如为卵巢囊肿,则腹主动脉的搏动可经囊肿传到硬尺,使硬尺发生节奏性跳动;如为腹水,则硬尺无跳动。

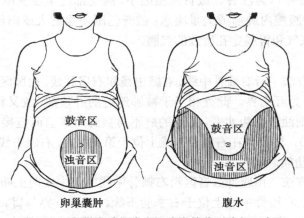

图4-36 卵巢囊肿与腹水叩诊音的鉴别诊断示意图

(五)肋脊角叩痛

主要用于检查肾病变。检查时患者采取坐位或侧卧位,检查者左手掌平放在其肋脊角处(肾区),右手握拳用轻到中等力量叩击左手背。正常时肋脊角处无叩击痛,当有肾炎、肾盂肾炎、肾结石、肾结核及肾周围炎时,肾区可有不同程度的叩击痛。

五、听 诊

听诊内容主要有肠鸣音、血管杂音和摩擦音等。

(一)肠鸣音

肠蠕动时肠管内气体和液体随之而流动,产生一种断断续续的咕噜声或气过水声,称为肠鸣音(gurgling sound)。通常用右下腹部作为肠鸣音听诊区,正常人肠鸣音大约每分钟4~5次,其频率、声响和音调变异较大。

1. **肠鸣音活跃** 肠蠕动增强时,肠鸣音达每分钟10次以上,但音调不特别高亢,称肠鸣音活跃,见于急性胃肠炎、服泻药后或胃肠道大出血。

2. **肠鸣音亢进** 肠鸣音次数增多且响亮、高亢,甚至呈叮当声或金属性音调,称肠鸣音亢进,见于机械性肠梗阻。系因肠腔扩大、积气增多、肠壁胀大变薄、且极度紧张,与亢进的肠鸣声产生共鸣所致。

3.肠鸣音减弱 肠鸣音明显少于正常,数分钟才听到一次,称为肠鸣音减弱,见于老年性便秘、腹膜炎、低钾血症及胃肠动力低下等。

4.肠鸣音消失 持续听诊 3～5 分钟未闻及肠鸣音,用手指轻叩或搔弹腹部仍未听到肠鸣音,称为肠鸣音消失,见于急性腹膜炎或麻痹性肠梗阻。

(二)血管杂音

1.动脉性杂音 腹中部的收缩期血管杂音常提示腹主动脉瘤或腹主动脉狭窄;在左、右上腹闻及收缩期血管杂音,常提示肾动脉狭窄;下腹两侧闻及收缩期血管杂音应考虑髂动脉狭窄。

2.静脉性杂音 为一种柔和的、连续的嗡鸣声,分不出收缩期与舒张期。常出现于脐周或上腹部,尤其是腹壁静脉曲张严重时,提示门静脉高压时的侧支循环形成。

(三)摩擦音

在脾梗死、脾周围炎、肝周围炎或胆囊炎累及局部腹膜等情况下,可于深呼吸时在各相应部位听到摩擦音,严重时可触及摩擦感。腹膜纤维渗出性炎症时,亦可在腹壁听到摩擦音。

(李国标)

第九节 生殖器、肛门、直肠

生殖器、肛门和直肠的检查是全身体格检查的一部分,对临床诊断和治疗具有重要意义。进行检查时须注意男医师检查女患者时应有女医务人员在场,以免产生不必要的误会。

一、男性生殖器检查

检查时应充分暴露下身,双下肢取外展位,先检查外生殖器阴茎及阴囊,后检查内生殖器前列腺。

(一)阴茎

阴茎分为头、体、根三部分,正常成年人阴茎长 7～10cm。

1.包皮与包茎 阴茎的皮肤在阴茎颈前向内翻转覆盖于阴茎表面称为包皮。成年人包皮不应掩盖尿道口。若翻起包皮后仍不能露出尿道外口或阴茎头者称为包茎,见于先天性包皮口狭窄或炎症、外伤后粘连。若包皮长度超过阴茎头,翻起后能露出尿道外口或阴茎头,称为包皮过长。包皮过长或包茎易引起尿道外口或阴茎头感染、嵌顿,甚至阴茎癌,故提倡早期手术处理。

2.阴茎头与阴茎颈 阴茎前端膨大部分称为阴茎头,俗称龟头。在阴茎头、颈交界部位有一环行浅沟,称为阴茎颈或冠状沟。检查时应将包皮上翻暴露全部阴茎头及阴茎颈,观察其表面的色泽、有无充血、水肿、分泌物及结节等。如有硬结并伴有暗红色溃疡、易出血或融合成菜花状,应考虑阴茎癌的可能性。阴茎颈处发现有单个椭圆形质硬溃疡称为下疳,愈合后留有瘢痕,此征对诊断梅毒有重要价值。

3.尿道口 检查时应注意观察尿道口有无红肿、分泌物和溃疡、狭窄,先天性畸形以及尿道口异位、尿道下裂等。

4. 阴茎大小与形态　成年人阴茎过小呈婴儿型阴茎，见于垂体功能或性腺功能不良；儿童期阴茎过大呈成年型阴茎为性早熟，见于促性腺激素过早分泌，假性性早熟见于睾丸间质细胞瘤。

（二）阴囊

1. 阴囊　检查时被检者取立位或仰卧位，两腿稍分开。先观察阴囊皮肤及外形，后行阴囊触诊。触诊方法是：医师将双手的拇指置于患者阴囊前面，其余手指放在阴囊后面，双手同时触诊。阴囊检查应注意阴囊皮肤及外形、有无肿胀及肿块。①阴囊湿疹：阴囊皮肤增厚呈苔藓样，伴有小片鳞屑，有时形成软痂，伴有顽固性奇痒；②阴囊水肿：可为全身性因素引起，如肾病综合征、心力衰竭，也可为局部因素所致，如局部炎症、静脉血回流受阻等；③阴囊象皮肿：阴囊皮肤水肿粗糙、增厚如象皮样，多为血丝虫病引起的淋巴管炎或淋巴管阻塞所致；④阴囊疝：为肠管或肠系膜经腹股沟管下降致阴囊内所形成，表现为一侧或双侧阴囊肿大，触之有囊样感，有时可推回腹腔；⑤鞘膜积液：阴囊肿大触之伴有囊样感，多为睾丸鞘膜积液。鞘膜积液透光试验显示阴囊呈橙红色匀质的半透明状，而阴囊疝或睾丸肿瘤则不透光。透光试验方法简便易行，用不透明的纸片卷成圆筒，一侧置于肿大的阴囊部位，用手电筒紧贴其对侧照射，从纸筒的另一侧观察阴囊的透光情况。

2. 精索　检查时医师用拇指和示指触诊精索，从附睾摸到腹股沟环。正常精索呈柔软的索条状圆形结构，无压痛。如呈串珠样肿胀，见于输精管结核；如有压痛且局部皮肤红肿多为精索急性炎症；靠近精索的附睾触及硬结，常由血丝虫病所致。

3. 睾丸　医师检查时用拇指和示、中指触及睾丸，应注意大小、形状、硬度及有无触压痛等，并作两侧对比。睾丸急性肿痛、压痛明显者，见于急性睾丸炎，常继发于流行性腮腺炎、淋病等。睾丸慢性肿痛多由结核引起；一侧睾丸肿大、质硬并有结节，应考虑睾丸肿瘤或白血病细胞浸润。睾丸萎缩可因流行性腮腺炎或外伤后遗症及精索静脉曲张引起；睾丸过小常为先天性或内分泌异常引起，如肥胖性生殖无能症等。如未触及睾丸，应触诊腹股沟管内或阴茎根部、会阴部等处，或超声检查腹腔。如睾丸隐藏在以上部位，称为隐睾症（cryptorchidism）。隐睾常影响生殖器官和第二性征发育，并可丧失生育能力。

4. 附睾　医师用拇指和示、中指触诊。触诊时应注意附睾大小、有无结节和压痛；急性炎症时肿痛明显，且常伴有睾丸肿大，附睾与睾丸分界不清；慢性附睾炎则附睾肿大而压痛轻。若附睾肿胀而无压痛、质硬并有结节感，同时伴输精管增粗且呈串珠状，可能为附睾结核。

（三）前列腺

被检者取肘膝卧位，跪卧于检查台上，也可采用右侧卧位或站立弯腰位。医师示指戴指套（或手套），指端涂以润滑剂，徐徐插入肛门，向腹侧触诊。正常前列腺，质韧而有弹性，左、右两叶之间可触及正中沟。良性前列腺肥大时正中沟消失，表面光滑、韧、无压痛及粘连，多见于老年人；前列腺肿大且有明显压痛，多见于急性前列腺炎；前列腺肿大、质硬、无压痛，表面有硬结节者多为前列腺癌。前列腺触诊可同时作前列腺按摩留取前列腺液做化验检查。

（四）精囊

正常时，肛诊一般不易触及精囊。如可触及则视为病理性。精囊呈索条状肿胀并有触压痛多为炎症所致；精囊表面呈结节状多因结核引起，质硬肿大应考虑癌变。精囊病变常继发于前列腺疾病。

二、女性生殖器检查

一般情况下女性生殖器不作常规检查,如全身性疾病疑有局部表现或疑有妇产科疾病时应由妇产科医师进行检查。检查时患者应排空膀胱,暴露下身,仰卧于检查台上,两腿屈膝、外展,医师戴无菌手套进行检查。

(一)外生殖器

1. 阴阜 阴阜位于耻骨联合前面,为皮下脂肪丰富、柔软的脂肪垫。性成熟后皮肤有倒三角形阴毛分布,为女性第二性征。如阴毛先浓密后脱落而明显稀少或缺如,见于性功能减退症或席汉病等;阴毛明显增多,呈男性分布,多见于肾上腺皮质功能亢进症。

2. 大阴唇 大阴唇为一对纵形长圆形隆起的皮肤皱襞,皮下组织松软,富含脂肪及弹力纤维。性成熟后表面有阴毛,未生育妇女两侧大阴唇自然合拢遮盖外阴;经产妇两侧大阴唇常分开;老年人及绝经后则常萎缩。

3. 小阴唇 小阴唇位于大阴唇内侧,为一对较薄的皮肤皱襞,两侧小阴唇常合拢遮盖阴道外口。小阴唇表面光滑、呈浅红色或褐色,前端融合后包绕阴蒂,后端彼此会合形成阴唇系带。小阴唇炎症时常有红肿疼痛。局部若有结节、溃烂应考虑癌变可能。

4. 阴蒂 阴蒂为两侧小阴唇前端会合处与大阴唇前连合之间的隆起部分,外表为阴蒂包皮,其内具有男性阴茎海绵体样组织,性兴奋时能勃起。阴蒂过小见于性发育不全,过大应考虑两性畸形,红肿见于外阴炎症。

5. 阴道前庭 阴道前庭为两侧小阴唇之间菱形裂隙,前部有尿道口,后部有阴道口。前庭大腺分居于阴道口两侧,如黄豆粒大,开口于小阴唇与处女膜的沟内。如有炎症则局部红肿、硬痛并有脓液溢出。肿大明显而压痛轻,可见于前庭大腺囊肿。

(二)内生殖器

1. 阴道 为性交与生殖的通道,平常前、后壁相互贴近,内腔狭窄,但富于收缩和伸展性。受性刺激时阴道前 1/3 产生收缩,分娩时可高度伸展。检查时,医师用拇、示指分开两侧小阴唇,在前庭后部可见阴道口,其周围为处女膜。正常阴道黏膜呈浅红色,柔软、光滑。检查时应注意其紧张度,有无瘢痕、肿块、分泌物、出血及子宫颈情况等。未婚女性一般不做阴道检查。

2. 子宫 为中空的肌质器官,位于骨盆腔中央,呈倒梨形。触诊子宫应以双合诊法检查。正常宫颈表面光滑,妊娠时质软着紫色,检查时应注意宫颈有无充血、糜烂、肥大及息肉。环绕宫颈周围的阴道分前、后、左、右穹隆,后穹隆最深,为诊断穿刺的部位。正常成年未孕子宫长×宽×厚约为 7.5cm×4cm×2.5cm;产后妇女子宫增大,触之较韧,光滑,无压痛。子宫体积匀称性增大见于妊娠,非匀称性增大见于各种肿瘤。

3. 输卵管 长约 8～14cm。正常输卵管表面光滑,质韧,无压痛。输卵管肿胀、增粗或有结节,弯曲或僵直,且长于周围组织,粘连,固定,明显触痛者,多见于急、慢性炎症或结核。明显肿大可为输卵管积脓或积水。双侧输卵管病变,管腔变窄或梗阻,则难以受孕。

4. 卵巢 为一对扁椭圆形性腺,具有生产卵子、分泌性激素的功能。成年女子的卵巢约为 4cm×3cm×1cm 大小,表面光滑,质软,绝经后萎缩变小、变硬;增大、有压痛常见于卵巢炎症;卵巢囊肿常可出现卵巢不同程度肿大。

三、肛门与直肠检查

肛门与直肠的检查方法虽然简单,但常能发现许多重要临床价值的体征,在体格检查时不应忽视,以免造成漏诊或误诊。

（一）检查体位

1. 肘膝位　被检者两肘关节屈曲,俯卧于检查台上,胸部尽量靠近检查台,两膝关节屈曲成直角跪于检查台上,臀部抬高。此体位常用于前列腺、精囊及内镜检查（图4-37）。

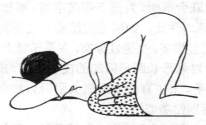

图4-37　肘膝位示意图

2. 左侧卧位　右腿向腹部屈曲,左腿伸直,臀部靠近检查台右边。该体位适用于病重、年老体弱或女性患者（图4-38）。

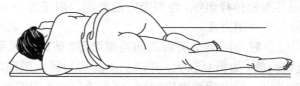

图4-38　左侧卧位示意图

3. 仰卧位或截石位　被检者仰卧于检查台上,臀部垫高,两腿屈曲、抬高并外展。适用于重症体弱患者、膀胱直肠窝检查和直肠双合诊。

4. 蹲位　被检者下蹲呈排大便的姿势,屏气向下用力。适用于检查直肠脱出、内痔及直肠息肉等。

（二）检查方法

1. 视诊　医师用手分开被检者臀部,观察肛门及其周围皮肤颜色及皱褶,正常颜色较深,皱褶自肛门向外周呈放射状。观察肛门周围有无脓血、黏液、肛裂、外痔、瘘管口或脓肿等。

（1）肛门闭锁与狭窄:多见于新生儿先天性畸形。狭窄也可因感染、外伤、手术瘢痕收缩所致。

（2）肛门外周有红肿及压痛:常为肛门周围炎症或脓肿。

（3）肛裂:肛裂是肛管下段（齿状线以下）深达皮肤全层的纵行及梭形裂口或感染性溃疡,患者自觉排便时疼痛,排出的粪便周围常附有少许鲜血。检查时肛门常可见裂口,触诊时有明显触压痛。

（4）肛门直肠瘘:简称肛瘘,有内口和外口,内口在直肠或肛管内,瘘管经过肛门软组织开口于肛门周围皮肤,肛瘘多为肛门或直肠周围脓肿与结核所致,不易愈合,检查时可见肛门周围皮肤有瘘管开口,有时有脓性分泌物排出,在直肠或肛管内可见瘘管的内口或伴有硬结。

(5)痔:是直肠下端黏膜下或肛管边缘皮下的内痔静脉丛或外痔静脉丛扩大和曲张所致的静脉团。多见于成年人,常有大便带血、痔块脱落、疼痛或瘙痒感。痔可分为:①内痔:位于齿状线以上,表面被直肠黏膜下端所覆盖,在肛门内口可查到柔软的紫红色包块,排便时可突出肛门外;②外痔:位于齿状线以下,表面被肛管皮肤所覆盖,在肛门外口可见紫红色柔软包块;③混合痔:齿状线上、下均可发现紫红色包块,下部被肛管皮肤所覆盖。

(6)直肠脱垂:又称脱肛,是指肛管、直肠或乙状结肠下端的肠壁,部分或全层向外翻而脱出于肛门外。检查时患者取蹲位,观察肛门外有无突出物。如无突出或突出不明显,让患者屏气作排便动作时肛门外可见紫红色球状突出物,即为直肠部分脱垂(黏膜脱垂),停止排便时突出物常可回复至肛门内;如突出物呈椭圆形块状物,表面有环行皱襞,即为直肠完全脱垂(直肠壁全层脱垂),停止排便时不易回复。

肛门与直肠检查所发现的病变如肿块、溃疡等应按时针方向进行记录,并注明检查时患者所取体位。肘膝位时肛门后正中点为 12 点钟位,前正中点为 6 点钟位,而仰卧位的时钟位则与此相反。

2. 触诊 肛门和直肠触诊称为直肠指检。患者可采取肘膝位、左侧卧位或仰卧位等。触诊时医师右手示指戴指套或手套,并涂以润滑剂,如肥皂液、凡士林、液状石蜡后,将示指置于肛门外口轻轻按摩,等肛门括约肌适应放松后,再徐徐插入肛门、直肠内。先检查肛门及括约肌的紧张度,再检查肛管及直肠的内壁。注意有无压痛及黏膜是否光滑,有无肿块及搏动感。男性还可触诊前列腺及精囊,注意前列腺左、右叶和中间沟等结构,以及前列腺大小、硬度、外形、表面情况及有无结节、压痛。

直肠指检时应注意:①直肠剧烈触痛,常因肛裂及感染引起;②触痛伴有搏动感,见于肛门、直肠周围脓肿;③直肠内触及柔软、光滑而有弹性的包块,多为直肠息肉;④触及坚硬凹凸不平的包块,应考虑直肠癌;⑤指检后指套表面带有黏液、脓液或血液,应取其涂片镜检或作细菌学检查。如直肠病变病因不明,应进一步作内镜检查,如直肠镜和乙状结肠镜,以助鉴别。

(李国标)

第十节 脊柱与四肢

一、脊 柱 检 查

脊柱是支撑头颅,支持体重,维持躯体正常姿势的重要支柱。脊柱疾病主要出现疼痛、姿势异常和活动受限等表现。检查时患者取站立位或坐位,按视、触、叩的顺序进行,应注意脊柱的弯曲度、活动度、压痛与叩击痛等。

(一)脊柱弯曲度

正常人脊柱居背部正中,直立时从侧面观察有四个生理性弯曲,即颈、腰段向前凸,胸、骶段向后凸,近似"S"形。侧面视诊时,主要观察生理性弯曲是否存在,脊柱有无前、后凸畸形。背面视诊主要观察脊柱是否位于后正中线，有无侧弯畸形；检查时用手指沿脊椎棘突以适当的压力从上向下划压，皮肤上即出现一条红色充血痕，借此观察脊柱有无侧弯。脊椎病变时可出现以下畸形：

1. 脊柱后凸（kyphosis） 俗称驼背。脊柱向后过度弯曲，多发生于胸段，常伴前胸塌陷，头部前倾。导致脊柱后凸的常见原因有：①佝偻病，见于儿童。②脊椎结核，多发生于下胸段及腰段，棘突向后明显突出形成成角畸形。③强直性脊柱炎，脊柱胸段呈弧形后凸，强直固定，仰卧位也不能伸直。④骨质退行性变，多发生于胸椎椎体压缩而致脊柱后凸，见于老年人。⑤外伤性胸椎骨折、椎骨软骨炎等。

2. 脊柱前凸（lordosis） 脊柱过度向前弯曲称为脊柱前凸，多发生于腰段。患者腹部明显向前、臀部明显向后突出。见于大量腹水、腹腔巨大肿瘤、髋关节结核、先天性脱位，以及妊娠晚期。

3. 脊柱侧弯（scoliosis） 脊柱偏离后正中线向两侧偏曲，分为姿势性和器质性两种。姿势性侧弯见于儿童发育期的坐或立位姿势不良、坐骨神经痛等，改变体位如平卧或向前弯腰时可使侧弯消失；器质性侧弯时，改变体位不能使侧弯纠正，见于佝偻病、脊椎损伤、慢性胸膜肥厚粘连及肩部畸形等。

（二）脊柱活动度

脊柱各部分的活动范围明显不同，颈、腰椎段活动范围最大，胸椎段活动范围小，骶尾椎几乎不活动。检查时，嘱患者做前屈、后伸、侧弯、旋转等动作，观察脊柱活动情况及有无畸形。

脊柱活动受限见于软组织损伤、颈椎病、椎间盘突出、脊椎结核或肿瘤、脊柱脱位或骨折等。怀疑脊柱外伤时，应观察局部有无肿胀或变形，避免做脊柱活动，以免损伤脊髓。

（三）脊椎压痛和叩击痛

脊椎局部出现压痛与叩击痛，见于脊椎结核、肿瘤、椎间盘突出、脊椎外伤或骨折等；椎旁肌肉压痛，见于急性腰肌劳损、腰背纤维织炎等。检查压痛时，被检者取坐位，检查者用右手拇指自上而下逐个按压脊柱棘突及椎旁肌肉，观察有无压痛。叩击痛的检查有两种方法：直接叩击法，用叩诊锤或中指直接叩击各脊椎棘突；间接叩击法，被检者取坐位，医生左手掌面置于患者头顶，右手半握拳以小鱼际肌部叩击左手背，了解脊柱部位有无疼痛。一般说来，脊椎压痛提示病变表浅，叩击痛提示病变深在。

二、四肢与关节检查

四肢检查以视诊与触诊为主。主要观察四肢及关节的形态、运动情况；还应观察皮肤色泽、有无局部肿胀与隆起、动脉搏动及静脉显露情况等有无异常。检查时应充分暴露、双侧对比。

（一）形态异常

1. 四肢形态异常

（1）反甲（koilonychia）：又称匙状甲，特点为指甲中央凹陷，周边隆起，指甲变薄，表面粗糙有条纹。多见于缺铁性贫血、高原疾病，偶见于风湿热。

（2）杵状指（趾）（acropachy）：又称槌状指（趾）。特点为手指或足趾末端呈杵状膨大，末端指（趾）节明显增宽增厚，指（趾）甲从根部到末端呈拱形隆起（图4-39）。常见于呼吸系统疾病(如支气管扩张、肺脓肿、慢性脓胸、支气管肺癌)、某些先天性心脏病、亚急性感染性心内膜炎、肝硬化、溃疡性结肠炎及营养障碍性疾病等。

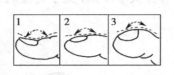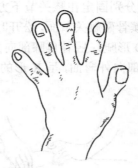

图4-39 杵状指
1. 正常人拇指　2. 早期杵状指　3. 晚期杵状指

(3)肢端肥大:由于生长激素分泌过多,造成骨末端及其韧带等软组织增生、肥大,致使肢体末端异常粗大,见于垂体瘤、巨人症。

(4)水肿:肢体对称性凹陷性水肿,见于右心衰竭、慢性肾功能不全、肝硬化及低蛋白血症等;双下肢非凹陷性水肿,见于甲状腺功能减退症;单侧肢体水肿常由于局部静脉或淋巴回流障碍所致,前者见于血栓性静脉炎等;后者见于丝虫病,其皮肤增厚,指压无凹陷,称为象皮肿。

(5)下肢静脉曲张:下肢静脉如蚯蚓状弯曲、怒张,多发生于小腿,久立时加重,卧位抬高下肢可减轻,伴有小腿肿胀感,病程较长者局部皮肤颜色紫暗并有色素沉着,甚至形成溃疡。

(6)肌肉萎缩:肌肉组织体积缩小,触诊时肌肉松弛无力,可为一侧肢体、双侧肢体或局限性萎缩,见于脊髓灰质炎、周围神经病、骨骼肌疾病等。

(7)骨折与关节脱位:骨折时可见肢体缩短或变形,骨折部位肿胀、压痛,有时可触到骨擦感,听及骨擦音。关节脱位时可见关节畸形,关节运动受限等。

2. 关节形态异常

(1)指关节:①梭状关节:指间关节增生、肿胀呈梭状畸形,指关节或掌关节活动受限,常为双侧性,活动期关节局部可有红肿和疼痛,常见于类风湿关节炎;②爪形手:手掌的骨间肌和小鱼际肌明显萎缩,致手指关节呈鸟爪样,见于尺神经损伤、进行性脊肌萎缩症、脊髓空洞症及麻风等。

(2)腕关节:①腱鞘囊肿:发生于腕部的背侧或桡侧,为圆形无压痛性囊状隆起,坚韧,可顺肌腱的垂直方向稍微移动。②腱鞘滑膜炎:发生于腕关节的背面或掌面,关节部呈结节状隆起,柔软,可有压痛,常影响关节活动,多见于类风湿关节炎、结核性病变。③腱鞘纤维脂肪瘤:发生于腕关节背面,圆形,无压痛性包块,柔软或柔韧,可随肌腱推动而移动。④其他:如关节及其附近的软组织炎症、扭伤、骨折等,均可使关节外形改变。

(3)膝关节:①膝关节红、肿、热、痛及功能障碍:多见于风湿热发作期。膝关节周围有肿块、隆起,见于髌前滑囊炎、半月板囊肿、骨软骨瘤等,应注意其大小、质地、活动度、有无压痛及波动感等。②关节腔积液:少量积液,当膝部屈曲90°时,可见髌骨两侧的凹陷消失;

大量积液时，关节周围明显肿胀，浮髌试验阳性。检查时患者取平卧位，患肢伸直放松，检查者左手拇指和其余手指分别固定在膝关节上方的两侧并加压，将液体挤入关节腔内，右手拇指和其余手指分别固定在膝关节下方两侧，然后用右手示指将髌骨连续向后方按压数次，下压时可感到髌骨碰触关节面，松开时即浮起，为浮髌试验阳性（图4-40）。③其他尚应观察有无膝内翻（O形腿）：胫骨自膝部向内弯曲呈O形的一种膝关节畸形，见于佝偻病；膝外翻：指胫骨自膝部向外弯曲，呈X形的一种膝关节畸形，见于佝偻病。以及有无肌肉萎缩等。

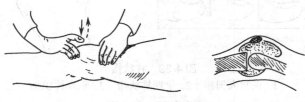

图4-40 浮髌试验

（4）踝关节及足：①肿胀与隆起：常见于踝关节扭伤、各种关节炎、骨质增生等。②畸形：常见足内翻畸形，其足掌部呈固定形内翻、内收畸形，站立或行走时，仅以足外侧负重；足外翻畸形者，足掌部呈固定形外翻、外展畸形，足内侧负重。见于先天性畸形和脊髓灰质炎后遗症。③其他尚应观察有无扁平足、弓形足等畸形。

（二）运动功能障碍

检查四肢的运动功能主要了解肢体的屈、伸、内收、外展、旋转及抵抗能力。

关节活动有主动活动和被动活动两种形式，主动活动指被检查者的自主活动，被动活动指用外力使关节活动。检查时嘱患者做自主运动，观察有无活动受限；检查者活动患者的关节观察其活动范围。

神经、肌肉组织损害时可表现不同程度的主动运动障碍。关节及其周围邻近组织病变，均可导致关节的主动和被动活动障碍，影响关节活动，见于创伤、炎症、肿瘤、退行性变、肌腱及软组织损伤等疾病。

（李正仪）

第十一节 神 经 系 统

神经系统检查包括意识状态（见第四章第二节）、脑神经、运动神经、感觉神经、神经反射及自主神经检查，是获取神经系统以及全身性疾病体征的重要途径，应熟练地掌握检查方法及其技巧。

一、脑神经检查

在12对脑神经中，嗅神经、视神经、前庭蜗神经为特殊感觉神经；动眼、滑车、展神经及副神经、舌下神经为单纯运动性神经；三叉神经、面神经、舌咽神经、迷走神经为兼有运动和感觉功能的混合神经。检查时应按顺序依次进行并注意双侧对比。

1．嗅神经　嗅神经司嗅觉。检查时嘱被检者闭目，用手指压闭其一侧鼻孔。用有气味、对黏膜无强烈刺激、被检者熟悉的溶液或物品（如香水、香皂、牙膏、香烟等）置于另一鼻孔下，要求其辨别。两侧分别测试。如鼻腔有炎症或阻塞时不能做此检查。

2．视神经　视神经司视觉。检查包括视力、视野和眼底（见本章第五节）。

3．动眼、滑车和展神经　这3对脑神经共同管理眼球运动，故同时检查。检查时嘱被检者头部不动，两眼注视检查者的示指，并随之向各个方向转动，观察被检者有无上眼睑下垂、眼球运动的幅度、运动受限的方向和程度、有无眼球震颤、复视等。还应检查瞳孔大小、形状及对光反射、调节集合反射（参见第四章第五节）。出现上眼睑下垂、眼球向内、向上、向下运动受限，瞳孔扩大，提示动眼神经麻痹；眼球向外下运动受限，提示滑车神经麻痹；眼球向外运动受限，提示展神经麻痹。

4．三叉神经　三叉神经主要支配面部感觉和咀嚼肌运动。①感觉功能检查：用圆头针、棉签测试三叉神经分布区皮肤的痛觉和触觉，两侧对比。②运动功能检查：双手触按被检者颞肌、咬肌，嘱受检者做咬合动作，比较两侧肌力；并嘱其张口，以上下门齿中缝为标志，判定下颌有无偏斜。③角膜反射：用捻成细束的棉絮轻触角膜外缘，正常反应为迅速闭眼。三叉神经损害时患者病变侧面部感觉减退、咀嚼肌肌力减弱、下颌偏向患侧、角膜反射消失。

5．面神经　面神经主要支配面部表情肌运动，尚支配舌前2/3味觉纤维。①运动功能检查：让受检者做皱额、皱眉、闭目、示齿、鼓腮或吹哨等动作，观察双侧额纹、眼裂、鼻唇沟和口角是否对称及有无瘫痪。出现上述运动障碍时，称为面瘫。周围性面瘫时，病变侧颜面部所有表情肌瘫痪，表现为额纹消失、眼裂增大、鼻唇沟变浅、口角下垂，不能做皱额、皱眉、闭目、示齿、鼓腮和吹哨等动作，常见于特发性面瘫、听神经瘤等。中枢性面瘫时，仅出现病变对侧眼裂以下的面部表情肌瘫痪，表现为鼻唇沟变浅、口角下垂，不能做示齿、鼓腮和吹哨等动作，但额纹存在，眼裂对称，常见于大脑半球病变如脑血管疾病、炎症、肿瘤等。②味觉检查：检查者以食糖、食盐、醋或奎宁溶液轻涂于受检者一侧舌前2/3处，嘱其用手指出写在纸上的甜、咸、酸、苦字样。每试一种溶液后用温水漱口。面神经损害时舌前2/3味觉丧失。

6．前庭蜗神经　又称位听神经，包括传导听觉的蜗神经和司平衡的前庭神经。①听力检查：发现听力减退时，进行音叉测验，测定声音的骨传导和气传导，鉴别传导性耳聋和神经性耳聋。如欲精确了解听力损害，进一步尚可行电测听检查。②前庭神经功能检查：观察有无眼球震颤、平衡障碍等。若有异常，可行旋转试验、冷热水试验等前庭功能检查。前庭功能受损时，患者睁眼站立时摇晃不稳，闭目后倾倒，并常伴有眩晕、眼球震颤。

7．舌咽神经、迷走神经　舌咽神经、迷走神经共同支配腭、咽、喉部的肌肉运动，其感觉纤维分布于咽喉部，舌咽神经传导舌后1/3的味觉。常同时检查。①运动功能检查：注意有无声音嘶哑或带鼻音，有无呛咳、吞咽困难，观察腭垂是否居中，双侧腭弓是否对称；受检者发"啊"音时，双侧软腭抬举是否一致，腭垂是否偏斜。舌咽神经、迷走神经麻痹时，病侧腭弓低垂，软腭上提差，腭垂偏向健侧。②感觉功能检查：舌后1/3味觉的检查法同面神经。③咽反射：用压舌板分别轻触两侧咽后壁，正常可出现作呕及软腭上抬动作。舌咽、迷走神经损害时，患侧咽反射减弱或消失。

8．副神经　副神经支配胸锁乳突肌和斜方肌的运动。检查时观察胸锁乳突肌和斜方肌有无萎缩,嘱受检者做转颈和耸肩运动,检查者用手给予阻力,比较两侧的肌力。一侧副神经损害时出现患侧耸肩以及向对侧转颈无力或不能,患侧胸锁乳突肌及斜方肌萎缩、垂肩和斜颈。

9. 舌下神经 舌下神经支配舌肌运动。观察舌在口腔内的位置及形态、有无舌肌萎缩和肌束颤动,嘱患者伸舌,观察舌是否居中,有无伸舌偏斜。周围性舌下神经麻痹时伸舌偏向病变侧,该侧舌肌萎缩,可见肌束颤动;中枢性舌下神经麻痹时仅见伸舌偏向病灶对侧。

二、运动功能检查

运动功能检查包括肌力、肌张力、肌营养、不自主运动、共济运动等。

(一)肌力

肌力(muscle force)是指随意运动时肌肉收缩的力量。肌力减退或消失称为瘫痪(paralysis)。嘱被检者随意活动各关节,检查者施予阻力与其对抗,测试肌力大小。

肌力分为 6 级,见表 4-7。

表 4-7 肌力分级

分级	临床表现
0 级	完全瘫痪
1 级	可见肌肉收缩,但不能产生动作
2 级	肢体可做水平移动,但不能抬起
3 级	肢体能抬起,但不能抵抗阻力
4 级	能抵抗阻力,但较正常差
5 级	正常肌力

如肌力减退较轻,用上述方法不易确定时,可嘱患者双上肢持续平伸或双下肢持续屈曲平抬(仰卧位,双膝、髋关节均屈曲成直角),若数十秒后一侧肢体逐渐下落,则表明该侧有轻瘫,此方法称为轻瘫试验。意识障碍者或婴幼儿,可给予疼痛刺激,观察肢体活动的幅度和范围进行肌力的判断。

临床意义:根据病变部位瘫痪分为:①单瘫:为单一肢体的瘫痪,常见于大脑皮质运动区及脊髓前角损害,如脊髓前角灰质炎等;②偏瘫:一侧上、下肢瘫痪,伴有同侧脑神经损害,常见于大脑半球病变如脑血管疾病、炎症、肿瘤等;③交叉瘫:一侧脑神经损害及对侧肢体偏瘫,见于一侧脑干病变如炎症、肿瘤、脑血管疾病等;④截瘫及四肢瘫:双侧下肢或四肢瘫痪,见于脊髓横贯性损害如脊髓炎、脊髓外伤等。

(二)肌张力

肌张力(muscular tension)是肌肉在静止松弛状态下的紧张度。嘱被检者肌肉放松,通过触捏肌肉感受其硬度,持被检者肢体做被动运动,感受其阻力进行判断,并两侧对比。

1. 肌张力增高 触诊肌肉较硬,伸屈其肢体时阻力增加。若被动运动起始时阻力大,终了时突然变小,称折刀样肌张力增高,见于脑血管病、脑炎等。若整个被动运动遇到的阻力是均匀一致的,称铅管样肌张力增高,见于帕金森病等。

2. 肌张力减低 触诊肌肉松软,伸屈其肢体时阻力减低,见于吉兰-巴雷综合征、脊髓前角灰质炎、肌肉疾病、小脑病变等。

（三）肌肉容积

观察和比较双侧对称部位肌肉容积（muscle bulk）及外形，有无肌萎缩及假性肥大。肌萎缩见于下运动神经元损害和肌肉疾病。假性肥大常见于进行性肌营养不良症，表现为肌肉外观肥大、触之坚硬，但肌力减弱。

（四）不自主运动

不自主运动（involuntary movement）是指在意识清楚的情况下，不能随意控制的无目的的异常动作，多为锥体外系病变所致。应观察其出现的部位、程度和规律等。

1. 震颤（tremor） 为两组拮抗肌交替收缩所引起的不自主抖动。常见有①静止性震颤：静止时震颤明显，运动时减弱，睡眠时消失，常伴肌张力增高，见于帕金森病；②动作性震颤：做动作时出现，愈接近目的物愈明显，静止时减弱或消失，见于小脑疾患。

2. 舞蹈样运动（chorea） 面部及肢体不规则、无目的、不对称的不自主动作，貌似舞蹈。如做鬼脸、转颈、耸肩、手指间断性屈伸、摆手、伸臂等，睡眠时减轻或消失，见于小舞蹈病、应用神经安定剂等。

3. 药物引起的运动异常 吩噻嗪类、丁酰苯类药物、左旋多巴、甲氧氯普胺（胃复安）、氟哌啶醇等药物可引起运动异常。用药早期出现时，称为急性肌张力障碍，表现为颈后仰、斜颈、张口伸舌、肢体姿势异常等不自主动作，停药后消失；长期用药后出现者，称迟发性运动障碍，表现为唇、面部动作异常，严重时出现痉挛性斜颈、静坐不能，停药后可消失，但也可持续存在。

4. 其他 尚有手足徐动症（手指、足趾的一种缓慢持续的伸展扭曲动作，可重复出现且较有规律）、抽动症（刻板、无意义的单个或多个肌肉的快速收缩动作）等。

（五）共济运动

共济运动是指机体在做某种动作时，相应肌群协调一致的运动。主要由小脑协调，前庭神经、视神经、深感觉、锥体外系均参与作用。上述结构发生病变，导致运动的笨拙与不协调，称为共济失调（ataxia）。以小脑病变最为常见。检查时让被检者先睁眼完成动作，然后再闭眼重复，观察动作是否准确、协调。

1. 指鼻试验 嘱被检者外展伸直一侧上肢，以示指指尖触自己的鼻尖，先慢后快，先睁眼后闭眼，多次进行，两侧比较。

2. 轮替动作 被检者双手反复做旋前、旋后动作，或用双手反复做手掌和手背的快速翻转动作。

3. 跟膝胫试验 被检者仰卧，抬举一侧下肢，用足跟碰触对侧膝盖，再沿胫骨前缘向下推移至踝部。

4. 闭目难立征（Romberg sign） 被检者双足并拢站立，双手向前平伸，正常时站立平稳，若出现身体摇晃或倾斜为异常。若睁眼站立平稳，闭眼时不稳，称感觉性共济失调，见于脊髓亚急性联合变性、脊髓空洞症等疾病。睁眼、闭眼时均站立不稳，闭眼时更明显，称为小脑性共济失调，见于小脑疾患及抗癫痫药、安定类药物的副作用和链霉素中毒等。

三、感觉功能检查

感觉是各种形式的刺激作用于感受器后在人脑中的反映。嘱受检者闭目以避免受主观和暗示的影响。一般从感觉缺失部位查向正常部位，或从四肢远端查向近端，注意左右、上下和远近端对比,明确感觉障碍的类型、程度与范围。对意识障碍者和小儿,可观察面部表情、肢体回缩动作、哭叫等反应,了解有无感觉障碍。

1. 浅感觉 ①痛觉检查:用圆头针轻刺被检者皮肤,询问是否疼痛及疼痛程度;②触觉检查:用棉絮或软毛刷轻触皮肤,询问有无感知;③温度觉检查:可用装热水(40～50℃)与冷水(5～10℃)的玻璃试管分别接触皮肤,嘱受检者辨别。

2. 深感觉 ①运动觉检查:用手指轻轻夹住受检者手指或足趾两侧,上下移动5°左右,嘱其说出移动的方向;②位置觉检查:将受检者肢体放于某一位置,嘱其说出所放位置,或用另一肢体模仿该位置;③振动觉检查:用振动着的音叉柄端置于骨突起处,如手指,桡、尺骨茎突,锁骨,内、外踝,胫骨,髂棘,肋骨等处,询问有无振动感觉及其持续时间、两侧对比。

3. 复合感觉 ①实体觉检查:嘱受检者用单手触摸常用的熟悉物件,如钢笔、钥匙、硬币等,说出物体的名称、形态、大小及质地等。②定位觉检查:用手指或棉签轻触受检者皮肤后,嘱其指出被触部位。③两点辨别觉检查:用分开一定距离的钝角双脚规接触受检者皮肤,如有两点感觉时,再逐渐缩小双脚规距离,直到感觉为一点为止。全身各部位对两点辨别觉灵敏度不同,以鼻尖、舌尖、手指最敏感,四肢近端和躯干最差。④体表图形觉检查:用竹签或钝针在受检者皮肤上画出简单图形,如三角形、圆形、方形等,让其辨别,两侧对比。

四、反 射 检 查

反射是通过反射弧完成的。反射弧的任何部分损害,都可影响反射活动,出现反射异常。检查时嘱患者放松肢体,检查者叩击或划擦的部位和力量应一致,两侧对比进行。根据反射改变分为反射减弱、消失、正常、增强、亢进及阵挛。两侧不对称或反射明显改变时临床意义较大。

(一)浅反射

刺激皮肤、黏膜、角膜等引起肌肉的快速收缩反应称为浅反射。包括角膜反射、咽反射(见本节一、脑神经检查)和以下反射:

1. 腹壁反射(abdominal reflex) 被检者仰卧,双下肢略屈曲使腹肌松弛,用钝针或竹签沿肋弓下缘、脐水平和腹股沟上方的平行方向,由外向内轻划两侧腹壁皮肤,反应为该侧腹肌收缩,脐孔向刺激部分偏移,分别为上、中、下腹壁反射。其反射中枢依次为胸髓7～8节、9～10节、10～12节。肥胖、老年和经产妇可引不出。

2. 提睾反射(cremasteric reflex) 用钝竹签自上向下轻划股内侧皮肤,反应为该侧提睾肌收缩使睾丸上提。年老体衰者可引不出。反射中枢为腰髓1～2节。

3. 跖反射(plantar reflex) 用钝竹签轻划足底外侧,自足跟向前至小趾跖趾关节处转向内侧,反应为足趾跖屈。反射中枢为骶髓1～2节。

4. 肛门反射(anal reflex) 用钝竹签轻划肛门周围皮肤,反应为肛门外括约肌收缩。反射中枢为骶髓4～5节。

(二)深反射

刺激骨膜与肌腱,经深部感受器完成的反射称为深反射,又称腱反射。

1. 肱二头肌反射(biceps reflex) 被检者取坐或卧位,肘关节半屈曲,检查者以左拇指置其肘部肱二头肌肌腱处,其余四指托住肘关节,用右手持叩诊锤叩击左拇指,反应为肱二头肌收缩，前臂屈曲。反射中枢为颈髓5～6节。

2. 肱三头肌反射（triceps reflex） 被检者取坐或卧位，上臂稍外展，肘关节半屈曲，检查者以左手托住被检者的肘部，用叩诊锤叩击尺骨鹰嘴上方的肱三头肌肌腱，反应为肱三头肌收缩，前臂伸展。反射中枢为颈髓6～7节。

3. 桡骨膜反射（radioperiosteal reflex） 被检者取坐或卧位，检查者以左手托住其腕部，使其腕关节自然下垂，以叩诊锤叩击桡骨下1/3处或桡骨茎突，反应为屈肘、前臂旋前。反射中枢为颈髓5～6节。

4. 膝反射（knee reflex） 被检者取坐位，小腿自然放松下垂；卧位时检查者用左手在其腘窝处托起下肢，使髋、膝关节均稍屈曲；用叩诊锤叩击髌骨下方股四头肌肌腱，反应为小腿伸展。反射中枢为腰髓2～4节。

5. 踝反射（ankle reflex） 又称跟腱反射。被检者仰卧，髋、膝关节稍屈曲，下肢取外旋外展位，检查者用左手使其足背屈呈直角，持叩诊锤叩击其跟腱，反应为足向跖面屈曲；或俯卧位，屈膝90°，用左手按其足跖，用叩诊锤叩击跟腱，反应同前。反射中枢为腰髓5、骶髓1～2节。

6. 阵挛 当深反射极度亢进时，牵伸某肌腱后产生一连串的肌肉节律性舒缩运动，称为阵挛。见于锥体束损害。①踝阵挛：被检者仰卧，检查者用左手托被检者腘窝，右手握足前部突然使足背屈并维持推力，阳性表现为跟腱发生节律性收缩，导致足部交替性屈伸动作。②髌阵挛：被检者仰卧，下肢伸直，检查者用拇、示指捏住髌骨上缘，突然并持续向下方推动，阳性表现为髌骨发生连续性节律性上下移动。

（三）病理反射

1. 巴宾斯基征（Babinski sign） 检查方法同跖反射，阳性反应为踇趾背屈，典型者伴有其余各趾扇形展开，是最经典的病理反射，提示锥体束受损，临床意义最大。

2. 巴宾斯基等位征 刺激不同部位引起的与巴宾斯基征相同的反应，称为巴宾斯基等位征，其临床意义与巴宾斯基征相同。常见的有：①奥本海姆征（Oppenheim sign）：以拇指、示指沿患者胫骨自上而下加压推移；②戈登征（Gordon sign）：用手挤压腓肠肌。

3. 霍夫曼征（Hoffmann sign） 此征实际上为牵张反射，可视为腱反射亢进的表现，也见于腱反射活跃的正常人；但阳性反应常提示锥体束病变，因此习惯上也归入病理反射。检查时左手持患者腕部，以右手示、中指夹住受检者中指并稍向上提，拇指向下快速地弹刮其中指指甲，阳性反应为除中指以外其余各指的屈曲动作。

（四）脑膜刺激征

脑膜刺激征为脑膜受激惹时出现的防御反应。见于脑膜炎、蛛网膜下腔出血等。包括：

1. 颈强直 被检者去枕仰卧，双下肢伸直，医师用右手置于被检者胸前，左手托被检者枕部作被动屈颈动作测试其颈肌抵抗力，若下颏不能贴近前胸且有阻力时，提示为颈强直。

2. 凯尔尼格征（Kernig sign） 被检者仰卧，一腿伸直，另一侧下肢髋、膝关节屈成直角，检查者用手抬高其小腿。正常人膝关节可伸达135°以上。若伸膝受阻且伴屈肌疼痛则为阳性表现。

3. 布鲁津斯基征（Brudzinski sign） 被检者仰卧，双下肢伸直，检查者用右手置于被检者胸前，左手托被检者枕部作被动前屈。当头部前屈时，双侧膝关节和髋关节屈曲为阳性表现。

五、自主神经功能检查

(一)一般检查

1. 皮肤及黏膜　注意色泽、质地、温度、有无水肿,溃疡,压疮等。

2. 毛发及指甲　注意有无多毛、少毛、局部性脱毛,指甲变形、变脆等。

3. 出汗　观察有无全身或局部出汗过多、出汗过少、无汗。

4. 内脏及括约肌功能　了解有无胃下垂、腹胀、便秘、大小便潴留及失禁等。

(二)自主神经反射

1. 眼心反射　受检者仰卧,双眼自然闭合,计数 1 分钟脉搏后,检查者用示指和中指置于其眼球两侧,逐渐施压(以不产生疼痛为限),压迫眼球 20～30 秒后再计 1 分钟脉搏。正常时脉搏可减慢 10～12 次 / 分,减慢超过 12 次 / 分,提示迷走神经功能增强;如压迫后脉率不减慢甚至加快,提示交感神经功能亢进。应注意,不可同时压迫两侧眼球,以防引起心搏骤停。

2. 卧立位试验　受检者平卧,计数 1 分钟脉搏后迅速转为直立位,再次计数脉搏 1 分钟。若变换体位后脉率增加超过 10～12 次 / 分,提示交感神经兴奋性增强;再由直立位到平卧位,若变换体位后脉率减慢超过 10～12 次 / 分,提示迷走神经兴奋性增高。

3. 皮肤划痕试验　用钝竹签在皮肤上适度加压划一条线,数秒后出现先白(血管收缩)后红条纹为正常反应。如白色条纹持续时间超过 5 分钟,提示交感神经兴奋性增高;如果红色条纹迅速出现,明显增宽甚至隆起,持续较久提示副交感神经兴奋性增高或交感神经麻痹。

（李正仪）

思考题

1. 名词解释:出血点、紫癜、瘀斑、血肿、蜘蛛痣、皮疹与药疹。

2. 简述生命征的内容及正常参考范围。

3. 简述肺部与心脏听诊的部位及特点。

4. 常见的病理反射和脑膜刺激征的表现是什么?

第五章　临床检验诊断

 学习要求

1. 掌握临床常用的检验项目、参考区间及临床意义。
2. 熟悉异常的检验结果及临床意义。
3. 了解药物因素对检验结果的影响。

　　临床检验诊断是临床实验室应用物理学、化学、免疫学、生物学等技术方法,对血液、体液、分泌物、排泄物及组织细胞等不同人体标本进行检测并获取客观的检测数据,用于临床对疾病的诊断、鉴别诊断、疗效观察、预后判定、健康体检、科学研究及临床药理试验的整个过程。

　　值得指出的是:某些药物由于与人体正常代谢物极为相似,会干扰检验,影响检测结果;某些药物由于其毒副作用、特异性反应或药物间相互作用等原因,会引起机体的不良反应,出现检测结果的改变。因此,掌握药物对检测结果的影响,研究药物引起检测结果变化的机制,有助于正确评价检验结果,预防并减少药物的不良反应。

第一节　临床血液检验

一、血液一般检验

(一)红细胞计数(RBC)与血红蛋白量(Hb)检测

【参考区间】

	RBC	Hb
男　性	$4.3 \times 10^{12}/L \sim 5.8 \times 10^{12}/L$	$130 \sim 175g/L$
女　性	$3.8 \times 10^{12}/L \sim 5.1 \times 10^{12}/L$	$115 \sim 150g/L$
新生儿	$6.0 \times 10^{12}/L \sim 7.0 \times 10^{12}/L$	$170 \sim 200g/L$

【临床意义】

1. 贫血(anemia)　即红细胞及血红蛋白减少,指单位容积循环血液中红细胞数或血红蛋白量或红细胞体积低于参考值的低限。

(1)生理性贫血(生理性减少):见于生长发育期儿童、老年人、妊娠中晚期。

(2)病理性贫血(病理性减少):由于各种原因导致的骨髓造血功能障碍或抑制、体内各种造血原料缺乏、红细胞内在原因或外在原因引起的红细胞寿命缩短或破坏加速、血管壁完整性受到损伤导致的红细胞丢失、继发于不同疾病的严重的感染时均可引起病理性贫血。

(3)药物性贫血:药物在使用过程中可引起骨髓造血障碍、营养吸收障碍、红细胞破坏过多或不同部位的出血而导致贫血(表5-1)。

表 5-1 可引起药物性贫血的部分药物

作用机制	药物
骨髓造血功能障碍或抑制	噻嗪类利尿剂（氢氯噻嗪、三氯甲噻嗪）、磺胺异噁唑、羟布宗、抗癫痫药（美芬妥英，乙琥胺）、巯嘌呤、镇静催眠抗惊厥药（甲喹酮、格鲁米特）
维生素 B_{12}、叶酸的合成障碍或吸收不良	齐多夫定、甲氨蝶呤、环磷酰胺、口服避孕药、抗癫痫药（苯妥英钠，苯巴比妥，扑米酮）、预防性抗疟药（乙胺嘧啶）、新霉素、秋水仙碱等
溶血（红细胞破坏）	非甾体抗炎药（阿司匹林、萘普生）、头孢菌素类（头孢他啶）、磺胺类抗菌药（磺胺嘧啶、磺胺甲噁唑、磺胺吡啶）、青霉素、链霉素、治疗疟疾药（伯氨喹）
失血（胃肠道出血或脑出血）	阿司匹林、吲哚美辛、皮质激素

2. 红细胞及血红蛋白增多 指单位容积循环血液中红细胞数或血红蛋白量高于参考值的上限。

（1）相对性红细胞增多：由各种原因导致的血浆量减少，血液浓缩使红细胞数相对性增多，常见于剧烈呕吐、严重腹泻、大面积烧伤、多汗、多尿等。

（2）绝对性红细胞增多（又称为红细胞增多症）：见于胎儿及新生儿、高原地区居民、慢性肺源性心脏病、睡眠呼吸暂停综合征等严重的慢性心、肺疾患及真性红细胞增多症。

（3）可引起红细胞和血红蛋白增高的药物：罗利普令、肾上腺素、糖皮质激素、雄激素。

3. 红细胞病理形态改变

（1）大小异常：正常红细胞直径 $6～8.5\mu m$（图 5-1A），小红细胞（microcyte）见于小细胞性贫血；大红细胞（macrocyte）和巨红细胞（megalocyte）见于溶血性贫血、巨幼细胞贫血等；红细胞大小不均（anisocytosis）指红细胞体积大小相差在一倍以上的红细胞，见于各种病因贫血的不同临床阶段（图 5-1B～E）。

（2）形态异常：正常红细胞双凹圆盘形，血涂片中球形红细胞（spherocyte）>10% 是遗传性球形红细胞增多症的实验室特征；椭圆形红细胞（elliptocyte）高于 25% 对遗传性椭圆形红细胞增多症有诊断价值；口形红细胞（stomatocyte）10% 以上时见于遗传性口形红细胞增多症；靶形红细胞（target cell）占 20% 以上见于珠蛋白生成障碍性贫血、缺铁性贫血；缗钱状形成（rouleaux formation）是多发性骨髓瘤血液学变化特征；泪滴形红细胞（dacryocyte，teardrop cell）多见于骨髓纤维化；棘红细胞（burr cell）可见于脾切除后、酒精中毒性肝病、尿毒症等；红细胞形态不整指红细胞出现多种明显的形态学改变，正常人涂片中约占 2%，增多见于弥散性血管内凝血、尿毒症、心血管创伤性溶血性贫血等（图 5-1F～L）。

（3）染色异常：瑞氏染色正常着色的红细胞为淡红色，称正色素性红细胞，见于正常人、急性失血、再生障碍性贫血、白血病等；低色素性又称浅染红细胞，严重的血红蛋白量减少可形成环形红细胞，常见于缺铁性贫血、珠蛋白生成障碍性贫血、铁粒幼细胞贫血；高色素性又称浓染红细胞，最常见于巨幼细胞贫血；嗜多色性红细胞（polychromatophilic erythrocyte）是一种未完全成熟的红细胞，其胞质中含有核糖体、核糖核酸等嗜碱性物质，经瑞氏染色后全部或部分呈灰蓝色改变。嗜多色性红细胞多见于各种增生性贫血（图 5-1M～P）。

（4）结构异常：出生一周后外周血液中正常红细胞胞质中无异常结构。碱性点彩红细胞（basophilic stippling cell）是一种未完全成熟红细胞，其胞质内含核糖体等嗜碱性物质变性聚集，经瑞氏染色后胞质内出现蓝黑色点状颗粒。染色质小体（Howell-Jolly body）是红细胞内圆形或块状紫红色小体。卡波环（Cabot ring）是红细胞内出现的紫红色细线圈状或8字形。以上三种结构异常可见于各种增生性贫血；出生一周内的婴儿外周血液中可见有核红细胞，成人血涂片中出现有核红细胞（nucleated erythrocyte）也是结构异常的表现，见于各种溶血性贫血、巨幼细胞贫血、白血病、各种髓外造血、骨髓转移癌。严重缺氧等情况下也可在外周血涂片中见到有核红细胞（图5-1Q～T）。

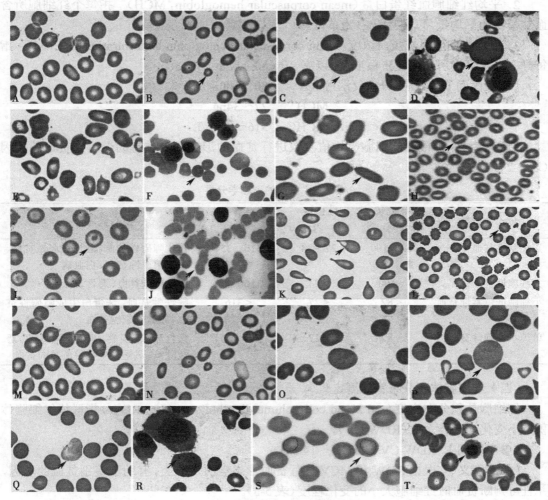

图5-1 红细胞的正常及异常形态

A. 正常红细胞；B. 小红细胞；C. 大红细胞；D. 巨红细胞；E. 红细胞大小不均；F. 球形红细胞；G. 椭圆形红细胞；H. 口形红细胞；I. 靶形红细胞；J. 缗钱状形成；K. 泪滴形红细胞；L. 棘红细胞；M. 正色素性红细胞；N. 低色素性；O. 高色素性；P. 嗜多色性红细胞；Q. 碱性点彩红细胞；R. 染色质小体；S. 卡波环；T. 有核红细胞

（二）血细胞比容测定

血细胞比容（hematocrit，HCT）又称红细胞压积，是指抗凝血经一定条件离心后红细胞在血中所占体积的百分比值。

【参考区间】　温氏法：男性　0.40～0.50L/L，平均0.45L/L

女性　0.35～0.45L/L，平均0.40L/L

【临床意义】　同红细胞增高与减低。

（三）红细胞相关参数

1. 平均红细胞体积（mean corpuscular volume，MCV）　指每个红细胞的平均体积，以飞升（fl）为单位。

2. 平均红细胞血红蛋白量（mean corpuscular hemoglobin，MCH）　指每个红细胞所含血红蛋白的平均量，以皮克（pg）为单位。

3. 平均红细胞血红蛋白浓度（mean corpuscular hemoglobin concentration，MCHC）　指每升血液中平均所含血红蛋白浓度，以克/升（g/L）表示。

【参考区间】　血细胞分析仪法：MCV　　80～100fl

MCH　　27～34pg

MCHC　　316～354g/L

【临床意义】　根据红细胞平均值参数进行贫血的形态学分类有助于鉴别贫血的病因（表5-2）。

表5-2　贫血的形态学分类

形态学分类	MCV (82～100fl)	MCH (27～34pg)	MCHC (316～354g/L)	病因
正细胞性贫血	82～100	27～34	316～354	再生障碍性贫血、急性失血性贫血、多数溶血性贫血、白血病
大细胞性贫血	>100	>34	316～354	巨幼细胞贫血、恶性贫血
小细胞低色素性贫血	<82	<27	<316	缺铁性贫血、珠蛋白生成障碍性贫血、铁粒幼细胞贫血
单纯小细胞性贫血	<82	<27	316～354	慢性感染、炎症、肝病、尿毒症、恶性肿瘤、风湿性疾病等所致的贫血

（四）红细胞体积分布宽度测定

红细胞体积分布宽度（red blood cell volume distribution width，RDW）指群体红细胞体积大小变化的变异系数（RDW-CV）。

【参考区间】　RDW-CV　11.5%～14.5%

【临床意义】　根据RDW和MCV进行贫血形态学的六分类，有助于鉴别贫血的病因，并且可判断贫血时红细胞大小的变化程度（表5-3）。

表5-3　依据MCV和RDW进行的贫血形态学六分类

MCV	RDW	形态学六分类	常见疾病
减低	正常	小细胞均一性	轻型β-珠蛋白生成障碍性贫血
	增高	小细胞非均一性	缺铁性贫血、铁粒幼细胞贫血
正常	正常	正细胞均一性	慢性病性贫血、再生障碍性贫血
	增高	正细胞非均一性	骨髓纤维化
增高	正常	大细胞均一性	骨髓增生异常综合征
	增高	大细胞非均一性	巨幼细胞贫血

（五）网织红细胞（reticulocyte）及相关参数

1．网织红细胞（Ret）计数　网织红细胞是晚幼红细胞脱核后到成熟红细胞之间过渡阶段的一种未完全成熟的红细胞，其胞中残留有核糖体等嗜碱性物质，经煌焦油蓝或新亚甲蓝染色后呈现蓝绿色点状或网状结构，称为网织红细胞。

【参考区间】　0.5%～1.5%

【临床意义】

（1）作为判断骨髓造血功能的指标：急性溶血时网织红细胞增多最明显，应用促肾上腺皮质激素时网织红细胞可明显增多，急性失血后网织红细胞增多明显，缺铁性贫血时网织红细胞轻度增多。网织红细胞减少表示骨髓红细胞生成减少，见于再生障碍性贫血、急性白血病等。

（2）作为监测治疗的指标：缺铁性贫血与巨幼细胞贫血病因治疗，相应地分别给予铁剂或叶酸，用药3～5天后网织红细胞即在原有的基础上开始上升，7～10天达高峰，2周左右网织红细胞逐渐下降恢复至正常，红细胞及血红蛋白的治疗反应较网织红细胞慢，用药后网织红细胞的升高先于红细胞恢复之前，这一现象称为网织红细胞反应。观察网织红细胞反应可作为贫血治疗时判断疗效的早期指标。也用于缺铁性贫血或巨幼细胞贫血鉴别诊断的试验治疗。

（3）药物不良反应停药后监测：①一些引起溶血副作用的药物，如非那西丁、阿司匹林、氨基比林、安替比林、左旋多巴、呋喃类药物、亚硝酸异戊酯、磺胺药，停药后在恢复期可检测到网织红细胞增多；②一些具有抑制造血副作用的药物，如磺胺类、氯霉素、硫唑嘌呤、甲氨蝶呤，可引起网织红细胞降低。

2．网织红细胞绝对值（reticulocyte#，RET#）　是指单位容积血液中网织红细胞的个数。

【参考区间】　24×10^9～84×10^9/L

【临床意义】　计算网织红细胞绝对值可排除红细胞数增多或减少对网织红细胞百分比的影响，因此严重贫血患者应计算网织红细胞绝对值。

3．网织红细胞生成指数（reticulocyte production index，RPI）　RPI代表网织红细胞的生成相当于正常的多少倍。网织红细胞百分数受红细胞、血细胞比容的影响，也与网织红细胞在外周血中变为成熟红细胞的时间长短相关。Finch提出贫血时用RPI来纠正上述影响，其计算方法为：

$$RPI =（患者网织红细胞\%/2）\times（患者血细胞比容/正常人血细胞比容）$$

公式中"2"代表网织红细胞成熟时间（天），正常人血细胞比容成人男性为45%，女性为40%。

【参考区间】　正常人RPI=2

【临床意义】　网织红细胞生成指数>3提示为增生性贫血，如溶血性贫血、急性失血性贫血；<2则提示为增生减低性贫血、红系成熟障碍所致的贫血。

4．网织红细胞成熟度（immature reticulocyte fraction，IRF）　指不成熟网织红细胞占所有网织红细胞的百分比。未成熟网织红细胞体积较大，含RNA的量较多。

【参考区间】　20%～40%

【临床意义】　用于监测骨髓移植后干细胞再生、化疗后骨髓再生情况，监测铁、维生素B_{12}和叶酸治疗，监测毒性药物对骨髓的影响，监测肾移植、新生儿输血、再障危象时对刺激骨髓造血治疗的反应。

5. 网织红细胞成熟指数（reticulocyte mature index，RMI） 网织红细胞根据荧光强度可分为高荧光强度网织红细胞（HFR）、中等荧光强度网织红细胞（MFR）和低荧光强度网织红细胞（LFR）三部分。RMI＝（MFR＋HFR）/LFR×100。

【参考区间】 男性 9.1%～32.2%；女性 12.8%～34.0%

【临床意义】 用于评价骨髓移植后造血功能恢复情况和 EPO 的疗效，监护放疗、化疗对骨髓的抑制作用。

（六）红细胞沉降率检测

红细胞沉降率（erythrocyte sedimentation rate，ESR）简称血沉，是指红细胞在一定条件下的沉降速度。

【参考区间】 男性 0～15mm/1h 末；女性 0～20mm/1h 末

【临床意义】

1. 血沉增快 生理性增快见于儿童、老年人、绝经期妇女、妊娠中晚期。病理性增快主要见于以下情况：各种急性炎症以及慢性、变态反应性结缔组织炎症的活动期血沉增快，病情好转时血沉开始下降，恢复期血沉正常，故血沉是动态观察病情变化的指标；各种原因所致的高球蛋白血症如多发性骨髓瘤血沉明显增快，风湿性疾病、类风湿关节炎、慢性肾炎、肝硬化等可使血沉增快；组织损伤及坏死常于发病 2～3 天后血沉增快并可持续 1～3 周；恶性肿瘤在伴有组织坏死、感染、贫血时常有血沉增快，良性肿瘤时血沉多正常，故血沉可用于鉴别良、恶性肿瘤；高胆固醇血症可使血沉增快；贫血可使血沉增快，但受红细胞形态影响。

2. 血沉减慢 红细胞增多、纤维蛋白原含量减低、血液黏度增高均可使血沉减慢。

3. 药物对血沉的影响 纤维蛋白原和球蛋白使血沉加快。

（七）白细胞计数（WBC）与白细胞分类计数（DLC）

【参考区间】 白细胞计数

成人 $3.5 \times 10^9 \sim 9.5 \times 10^9/L$

6个月～2岁 $11 \times 10^9 \sim 12 \times 10^9/L$

新生儿 $15 \times 10^9 \sim 20 \times 10^9/L$

白细胞分类计数见表5-4。

表 5-4 白细胞分类计数百分数及绝对值

白细胞分类	百分数（%）	绝对值（$\times 10^9$/L）
中性粒细胞（N）	40～75	1.8～6.3
杆状核（st）	0～5	0.04～0.5
分叶核（sg）	50～70	2～7
淋巴细胞（L）	20～50	1.1～3.2
单核细胞（M）	3～10	0.1～0.6
嗜酸性粒细胞（E）	0.4～8	0.02～0.52
嗜碱性粒细胞（B）	0～1	0～0.06

【临床意义】

1．中性粒细胞

（1）中性粒细胞增多：生理性增多见于饱餐、情绪激动、剧烈运动、高温或严寒、新生儿、月经期、妊娠晚期及分娩时。病理性增多见于：①急性感染，尤其是化脓性球菌引起的全身性感染最为明显，少数病毒性感染也可使中性粒细胞增多；②广泛的组织损伤或坏死，多在 12～36 小时内出现；③大量血细胞破坏；④急性失血白细胞总数常在 1～2 小时内迅速增高，白细胞增高可作为早期诊断内出血的参考指标；⑤化学、生物毒素、代谢性中毒；⑥髓系造血组织恶性肿瘤时白细胞增高可伴有幼稚粒细胞，非造血组织恶性肿瘤如各种癌症晚期也出现粒细胞增高。病理性白细胞增高的程度与致病菌种类、感染范围、机体免疫功能有关，并可伴有中性粒细胞核象变化，甚至出现原始、早幼、中幼、晚幼不同阶段的幼稚粒细胞。

（2）中性粒细胞减少：白细胞总数低于 $3.5 \times 10^9/L$ 称为白细胞减少症（leukopenia）；中性粒细胞绝对值低于 $1.5 \times 10^9/L$ 称为粒细胞减少症（neutropenia）；中性粒细胞绝对值低于 $0.5 \times 10^9/L$ 称为粒细胞缺乏症（agranulocytosis）。中性粒细胞减少多见于病毒性感染，也见于放射性损伤、脾功能亢进、自身免疫性疾病、系统性红斑狼疮、血液系统疾病等。

（3）中性粒细胞病理形态改变

1）中毒变化：①中毒性颗粒（toxic granulation）是指经瑞氏染色后中性粒细胞胞质内出现大小不等、分布不均的蓝黑色颗粒。②空泡：即中性粒细胞胞质中出现单个或多个大小不等的空泡，可能为细胞质发生脂肪变性所致。③杜勒小体是中性粒细胞胞质局部出现片状或云雾状蓝黑色区域，被认为是胞质局部发育不成熟。④核变性指中性粒细胞核出现固缩、溶解及碎裂的现象。⑤大小不均可能是骨髓幼稚中性粒细胞发育过程中，受内毒素等因素影响而发生不规则的分裂增生所致。中毒变化是感染所致的细胞变化（图 5-2B～E）。

2）Auer 小体：细胞质中出现一个或多个呈针状或柴束状的红色棒状小体，棒状小体是急性粒细胞白血病、急性单核细胞白血病的细胞变化（图 5-2F）。

（4）中性粒细胞核象变化：病理情况下，中性粒细胞核象可发生变化，出现核左移（nuclear left shift）和核右移（nuclear right shift），如图 5-3 所示。

1）核左移：周围血液中杆状核中性粒细胞超过 5% 或（并）出现杆状核以前阶段的幼稚粒细胞时称为核左移。常见于急性化脓性感染、急性中毒、急性失血及急性溶血反应等引起中性粒细胞增高的原因。

2）核右移：周围血液中分叶核中性粒细胞分叶在 5 叶以上的细胞超过 3% 时称为核右移。常见于感染恢复期、巨幼细胞贫血及用抗代谢药物。

（5）药物对中性粒细胞的影响

1）中性粒细胞减少：抗甲状腺药如丙硫氧嘧啶、甲巯咪唑等；抗肿瘤药如环磷酰胺、甲氨蝶呤、氟尿嘧啶、长春新碱、氮芥等；非甾体抗炎药如氨基比林、保泰松、对乙酰氨基酚、喷他佐辛、吲哚美辛、阿司匹林等；抗癫痫类如卡马西平、苯妥英钠等；抗生素类如青霉素、庆大霉素、异烟肼、利福平等；抗精神病药如氯氮平等；免疫增强药如左旋咪唑、干扰素等；抗疟药如乙胺嘧啶等；抗蠕虫药如甲苯咪唑等；抗血小板药如氯吡格雷、噻氯匹定等。

2）中性粒细胞增多：肾上腺糖皮质激素、肾上腺素、氯化钾、烟酸等。

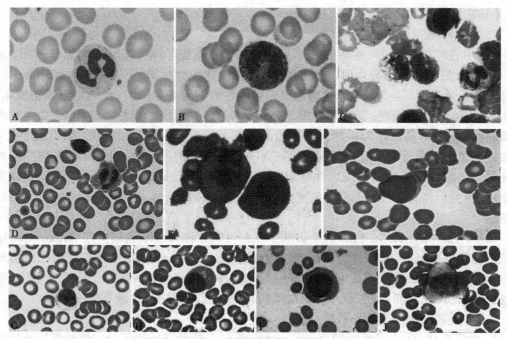

图 5-2 正常白细胞及病理形态改变
A. 正常分叶粒细胞；B. 中毒性颗粒；C. 空泡；D. 杜勒小体；E. 核变性；F. 棒状小体；G. 正常淋巴细胞；H. 异形淋巴细胞泡沫型；I. 异形淋巴细胞幼稚型；J. 异形淋巴细胞不规则型

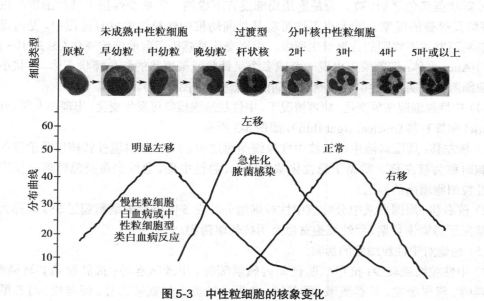

图 5-3 中性粒细胞的核象变化

2. 淋巴细胞

（1）淋巴细胞增多：淋巴细胞超过正常上限值称淋巴细胞增多。淋巴细胞生理性增多见于儿童。淋巴细胞病理性增多见于病毒感染、急性传染病恢复期、淋巴细胞恶性增生性疾病。原发性慢性肾上腺皮质功能减退症、再生障碍性贫血、粒细胞缺乏症时由于中性粒细胞显著减少，导致淋巴细胞百分率相对增高，可引起淋巴细胞相对增多。

（2）淋巴细胞减少：主要见于放射线损伤，应用肾上腺糖皮质激素、烷化剂、抗淋巴细胞球蛋白后，先天性免疫缺陷性疾病和获得性免疫缺陷性疾病。

（3）淋巴细胞病理形态改变：正常人周围血液中异形淋巴细胞（abnormal lymphocyte）不超过2%。病毒性感染常出现数量不等、类型不同的异形淋巴细胞（参见图5-2H～J），如传染性单核细胞增多症可出现10%以上的异形淋巴细胞，疾病恢复后异形淋巴细胞仍可在外周血中持续数周、数月后才逐渐消失。

3. 嗜酸性粒细胞 外周血嗜酸性粒细胞计数正常上限值>5%时称嗜酸性粒细胞增多。引起嗜酸性粒细胞增多的疾病常见于过敏性疾病、寄生虫病、皮肤病、某些血液病及传染病、上皮性肿瘤、原发性慢性肾上腺皮质功能减退症。某些药物可引起嗜酸性粒细胞增多，如头孢菌素类（头孢唑林，头孢他啶等）、大环内酯类、氟胞嘧啶、对氨基水杨酸、乙琥胺等。嗜酸性粒细胞减少见于急性传染病、大手术、烧伤、心肌梗死等应激状态及长期应用肾上腺皮质激素后。

4. 嗜碱性粒细胞 嗜碱性粒细胞计数超过0.1×10^9/L为嗜碱性粒细胞增多。慢性粒细胞白血病、嗜碱性粒细胞白血病、骨髓纤维化、某些恶性肿瘤、转移癌、过敏性疾病、某些内分泌疾病和传染病均可引起嗜碱性粒细胞增多。嗜碱性粒细胞减少无临床意义。

5. 单核细胞 生理性增多见于婴幼儿及儿童。病理性增多见于某些感染，如感染性心内膜炎及急性感染的恢复期、某些血液病。抗真菌药（灰黄霉素）可引起单核细胞增多。单核细胞减少无临床意义。

（八）血小板检测

1. 血小板计数（platelet count，PLT）

【参考区间】 $125 \times 10^9 \sim 350 \times 10^9$/L

【临床意义】

（1）血小板减少：血小板计数低于125×10^9/L称血小板减少。见于：①血小板生成障碍：如再生障碍性贫血、急性白血病、浆细胞病、恶性组织细胞病、放射性损伤、骨髓纤维化、巨幼细胞贫血。②血小板破坏过多：如原发性血小板减少性紫癜、脾功能亢进、药物（奎宁、磺胺药等）过敏、血小板同种抗体（新生儿血小板减少症、输血后血小板减少症）。③血小板消耗增多：如弥散性血管内凝血、血栓性血小板减少性紫癜等。④血小板分布异常：如脾大、肝硬化、脾功能亢进、Banti综合征等。⑤假性血小板减少：如不正确使用抗凝血药时，引起血细胞分析仪计数的血小板计数假性减少。

（2）血小板增多：血小板计数超过400×10^9/L称血小板增多。①原发性增多见于骨髓增生性疾病。②继发性增多见于脾切除后、急性大失血、溶血、某些炎症如类风湿关节炎、恶性肿瘤早期。

（3）药物对血小板的影响：氯丙嗪、洋地黄类、维生素K、链霉素、肼屈嗪、乙酰唑胺、氯喹、奎尼丁等可引起全血细胞减少而出现血小板减少；苯巴比妥、可待因、青霉素、红霉素、林可霉素、碘化钾、甲巯咪唑、甲基多巴、氢氯噻嗪、利血平、依他尼酸、肝素、己烯雌酚、马来酸氯苯那敏、呋喃妥因等可诱发血小板减少症；苯妥英钠、氯霉素、非那西丁、氨基比林、吲哚美辛、氯磺丙脲、甲苯磺丁脲、格鲁米特引起血小板减少，严重者可发生再生障碍性贫血；利福平、酚酞、硝酸甘油、螺内酯、硫氧嘧啶等可引发免疫性血小板减少。

2．血小板平均体积（mean platelet volume，MPV）

【参考区间】 7～11fl

【临床意义】

（1）MPV 增高：①骨髓移植或白血病化疗后骨髓造血功能恢复后，血小板上升伴 MPV 增高，是骨髓造血功能恢复的早期指标；②原发性血小板减少性紫癜时血小板破坏增多，如果骨髓代偿功能良好，新产生并释放入血的血小板体积大，故 MPV 增高是骨髓代偿功能良好的指标。

（2）MPV 减低：① MPV 随血小板数而持续下降，是骨髓造血功能衰竭的指标之一；②骨髓造血功能不良，血小板生成减少。

3．血小板分布宽度（platelet distribution width，PDW）

【参考区间】 15%～17%

【临床意义】 血小板分布宽度增高多见于急性非淋巴细胞白血病化疗后骨髓缓解期、巨幼细胞贫血、脾切除、巨血小板综合征等导致血小板明显大小不一的疾病。

4．血小板病理形态改变 大小异常见于原发性血小板减少性紫癜及某些骨髓增生旺盛的疾病；颗粒异常见于骨髓增生异常综合征。

二、贫血的实验室检查

在进行贫血的病因分析时，应在血液一般性检查的基础上，根据患者的症状、体征和病史进行贫血病因的初步诊断，有针对性地选择贫血的实验室检查，有助于进行贫血的病因诊断。

（一）缺铁性贫血的检验诊断

缺铁性贫血（iron deficiency anemia）是由于多种原因引起体内铁缺乏，使红细胞内血红蛋白合成不足所致的贫血。缺铁性贫血的临床检验诊断路径，应在全血细胞计数、网织红细胞计数的基础上，选择下列常用生化检验项目，必要时进行骨髓细胞学检查。

1．血清铁测定（serum iron，SI）

【参考区间】 亚铁嗪显色法：男性 11～30μmol/L；女性 9～27μmol/L；儿童 9～22μmol/L

【临床意义】

（1）血清铁减低：见于各种原因的缺铁及缺铁性贫血，如：①摄入不足，长期缺铁饮食以及机体需铁增加时，如生长发育期的婴幼儿、青少年、生育期、妊娠期及哺乳期的妇女等；②吸收障碍，胃次全切除术后、慢性胃炎铁缺乏、长期腹泻等；③丢失过多，月经过多、胃肠道出血（胃溃疡、痔等）、泌尿道出血、原发性血小板减少性紫癜等；④贮存减少，真性红细胞增多症时造血功能增强，血清铁减低。

（2）血清铁增高：①铁利用障碍，如铁粒幼细胞贫血（sideroblastic anemia）、再生障碍性贫血、铅中毒等；②释放增多，如溶血性贫血、急性肝炎、慢性活动性肝炎等；③铁蛋白吸收增加，如白血病、含铁血黄素沉着症、反复输血等；④摄入过多，如铁剂治疗过量时。

2．血清转铁蛋白（transferrin，Tf）测定 转铁蛋白是血浆中能与 Fe^{3+} 结合的糖蛋白，是体内运输铁的载体。

【参考区间】 免疫比浊法：28.6～51.9μmol/L（2.5～4.3g/L）

【临床意义】

（1）转铁蛋白增高：缺铁性贫血、妊娠期、应用口服避孕药。转铁蛋白也是一种急性时相反应蛋白,急性炎症时增高。

(2)转铁蛋白减低:见于遗传性转铁蛋白缺乏症、铁粒幼细胞贫血。转铁蛋白主要在肝合成,作为判断肝合成功能的指标,转铁蛋白减低表明肝合成功能障碍。

3. 血清可溶性转铁蛋白受体(soluble transferrin receptor,sTfR)测定 转铁蛋白受体是细胞表面上具有识别与结合血清转铁蛋白能力的一种跨膜蛋白。存在于细胞表面的转铁蛋白受体水平高低反映了铁供应量的多少,存在于血浆中的转铁蛋白受体是细胞表面受体的分离形式。

【参考区间】 3.0～8.5mg/L

【临床意义】 血清转铁蛋白受体增高见于缺铁早期,血清转铁蛋白受体也是提示缺铁性红细胞生成的首选指标,可用于判定红细胞生成素(EPO)治疗后红细胞生成增加的疗效反应。

4. 血清总铁结合力(total iron binding capacity,TIBC)测定 体内铁运输时有1/3的转铁蛋白能与铁结合,2/3的转铁蛋白未能与铁结合,每升血清中的转铁蛋白结合的最大铁量称为总铁结合力。

【参考区间】 男性50～77μmol/L;女性54～77μmol/L

【临床意义】

(1)总铁结合力增高:①转铁蛋白释放增加的疾病,如急性肝炎、急性重型肝炎等;②血清铁减少,如缺铁性贫血。

(2)总铁结合力减低:①转铁蛋白合成减少与丢失的疾病,如慢性肝炎、肝硬化、肾病综合征;②非缺铁性贫血、血色病等。

5. 血清转铁蛋白饱和度(transferrin saturation,TS)测定 血清转铁蛋白饱和度简称铁饱和度,是血清铁与总铁结合力的百分比。

【参考区间】 33%～55%

【临床意义】

(1)转铁蛋白饱和度减低:缺铁性贫血时转铁蛋白饱和度常小于15%。

(2)转铁蛋白饱和度增高:见于①铁利用障碍,如再生障碍性贫血、铁粒幼细胞贫血;②血色病时转铁蛋白饱和度常大于70%。

6. 血清铁蛋白(serum ferritin,SF)测定 铁蛋白是去铁蛋白与铁核心 Fe^{3+} 形成的复合物。

【参考区间】 ELISA法或RIA法:男性15～200μg/L;女性12～150μg/L

【临床意义】

(1)铁蛋白减低:铁蛋白减低常见于缺铁性贫血、大量失血、长期腹泻、营养不良等。SF<15μg/L可诊断铁缺乏,SF>100μg/L可排除缺铁。铁蛋白也可作为营养不良的检测指标。

(2)铁蛋白增高:①体内贮存铁增加,如原发性血色病、继发性铁负荷过大;②铁蛋白合成增加,如炎症、肿瘤、白血病、甲状腺功能亢进症等;③某些贫血,如溶血性贫血、再生障碍性贫血、恶性贫血;④释放增加,如急性肝炎、重型肝炎。

7. 游离红细胞原卟啉(free erythrocyte protoporphyrin,FEP)检测 在血红蛋白合成过程中,原卟啉与铁在铁络合酶的作用下形成血红素。当铁缺乏时,原卟啉与铁不能结合形成血红素,导致游离红细胞原卟啉增多。

【参考区间】　男性：0.56～1.00μmol/L；女性：0.68～1.32μmol/L

【临床意义】

（1）FEP 增高：常见于缺铁性贫血、铁粒幼细胞贫血、阵发性睡眠性血红蛋白尿（PNH）以及铅中毒等。对诊断缺铁，FEP/Hb 比值更灵敏。

（2）FEP 减低：常见于巨幼细胞贫血、恶性贫血和血红蛋白病等。

（二）巨幼细胞贫血的检验诊断

巨幼细胞贫血（megaloblastic anemia）是由于叶酸及（或）维生素 B_{12} 缺乏使细胞 DNA 合成障碍所致的贫血。巨幼细胞贫血临床检验诊断路径是：①依据红细胞检测确定存在贫血。②依据红细胞相关参数确定形态学分类为大细胞性贫血。③骨髓细胞学检查是巨幼细胞贫血的肯定性诊断。④叶酸及维生素 B_{12} 检测可确定引起巨幼细胞贫血的病因。

1. 叶酸测定

【参考区间】

放射免疫法：血清叶酸　　　男性 8.61～23.8nmol/L；女性 7.93～20.4nmol/L

　　　　　　　红细胞叶酸　　成人 340～1020nmol/L

【临床意义】　叶酸减低：血清叶酸＜6.81nmol/L、红细胞叶酸＜227nmol/L 应考虑为叶酸缺乏。叶酸摄入减少是引起儿童、老年人巨幼细胞贫血的常见原因。此外，长期应用抗代谢药物、口服避孕药、抗癫痫药（苯妥英钠，苯巴比妥，扑米酮）、预防性抗疟药（乙胺嘧啶）、齐多夫定会干扰叶酸的吸收、合成和代谢，导致叶酸减少，引起巨幼细胞贫血。

2. 维生素 B_{12} 测定

【参考区间】　放射免疫法：成人 150～666pmol/L

【临床意义】　维生素 B_{12} 减低：血清维生素 B_{12}＜74pmol/L 可考虑维生素 B_{12} 缺乏。营养不良、长期膳食不足引起维生素 B_{12} 摄入减少、胰腺功能低下、胃萎缩或胃切除术后、肠损伤、体内存在抗内因子的自身抗体时引起维生素 B_{12} 吸收不良，均可发生营养性巨幼细胞贫血。

（三）溶血性贫血的检验诊断

溶血性贫血是由于各种原因使红细胞生存时间缩短、破坏增多，超过骨髓的代偿功能时所发生的一类贫血。溶血性贫血的临床检验诊断路径：①选择血液一般检查，确定是否存在贫血和溶血；②选择相关试验，判定发生溶血的部位；③选择确证试验，鉴别引起溶血的病因。

1. 检测溶血发生部位的常用试验

（1）血浆游离血红蛋白（plasma free hemoglobin，FHb）测定

【参考区间】　＜50mg /L

【临床意义】　血浆游离血红蛋白增高是血管内溶血的指征。见于蚕豆病、阵发性睡眠性血红蛋白尿（PNH）、阵发性寒冷性血红蛋白尿（PCH）、冷凝集素综合征等。在自身免疫性溶血性贫血、镰状细胞贫血及海洋性贫血等患者，血浆游离血红蛋白可轻度或中度增加。

（2）血清触珠蛋白（haptoglobin，Hp）测定

【参考区间】　0.7～1.5g/L

【临床意义】　血清触珠蛋白减低：各种溶血时血清触珠蛋白均有减低，以血管内溶血减低为显著。肝疾病、传染性单核细胞增多症、先天性无触珠蛋白血症等也可见减低或消失。

增高见于感染、创伤、恶性肿瘤、红斑狼疮、糖皮质激素治疗、口服避孕药、肝外阻塞性黄疸等。

（3）尿含铁血黄素试验（Rous test）

【参考区间】 阴性

【临床意义】 用于诊断慢性血管内溶血，阳性主要见于阵发性睡眠性血红蛋白尿（PNH）。急性血管内溶血初期，血红蛋白尿检查阳性，而 Rous 试验阴性。

（4）血浆高铁血红素白蛋白测定：有生化法和电泳法两种检测方法。生化法的原理为高铁血红素白蛋白能与硫化铵形成铵血色原，光谱仪观察在 558nm 处有一吸收光带。电泳法为醋酸纤维膜电泳，出现一条高铁血红素白蛋白区带。

【参考区间】 阴性

【临床意义】 阳性见于血管内溶血。

（5）红细胞寿命测定：用 ^{51}Cr 标记红细胞检测红细胞半衰期。正常红细胞半衰期为 25～32 天。溶血性贫血时常小于 15 天。这是确定溶血性贫血的可靠方法。

2．检测红细胞膜缺陷的试验

（1）红细胞渗透脆性试验（erythrocyte osmotic fragility test）

【参考区间】 开始溶血：0.42%～0.46%（4.2～4.6g/L）NaCl 溶液

完全溶血：0.28%～0.34%（2.8～3.4g/L）NaCl 溶液

【临床意义】 脆性增高主要见于遗传性球形红细胞增多症，温抗体型自身免疫性溶血性贫血、遗传性椭圆形红细胞增多症也可增高。脆性减低常见于海洋性贫血、缺铁性贫血，是检测红细胞膜缺陷常用的初筛试验。

（2）酸化甘油溶血试验（acidified glycerol lysis test, AGLT）

【参考区间】 阴性 $AGLT_{50}$ 为 30 分钟

【临床意义】 遗传性球形红细胞增多症 $AGLT_{50}$（光密度降至 50% 的时间）明显缩短，多为 40～100 秒。自身免疫性溶血性贫血、肾衰竭、妊娠等 $AGLT_{50}$ 也可缩短，可作为检测红细胞膜缺陷常用的确证试验。

（3）酸溶血试验（Ham test）

【参考区间】 阴性

【临床意义】 阳性主要见于阵发性睡眠性血红蛋白尿，对补体不甚敏感或不敏感的 PNH 出现弱阳性或阴性。一般 PNH 患者的溶血度在 10% 以上，阳性率为 70%～80%，是阵发性睡眠性血红蛋白尿常用的确证试验。

3．检测红细胞酶缺陷的常用试验

（1）高铁血红蛋白还原试验（methemoglobin reducing test）

【参考区间】 ＞75%

【临床意义】 蚕豆病和伯氨喹型药物溶血性贫血患者，由于葡糖 -6- 磷酸脱氢酶（G6PD）缺陷，高铁血红蛋白还原率明显下降。是检测红细胞酶缺陷的初筛试验。可用于 G6PD 缺乏的群体普查。

（2）葡糖 -6- 磷酸脱氢酶活性测定和丙酮酸激酶（PK）活性测定

【参考区间】 G6PD 成人 5U（2.8～9.6）；新生儿 6.9U（3.4～11.6）

PK 成人 15.1IU/gHb±4.99IU/gHb

【临床意义】 G6PD 活性减低是 G6PD 缺陷性疾病的重要诊断依据,可作为 G6PD 缺乏的确证试验。PK 活性减低是 PK 缺乏的诊断依据。

（3）自身溶血试验（autohemolysis test）及纠正试验（correction test）

【参考区间】 正常人红细胞经孵育 48 小时后,仅轻微溶血,溶血度 <3.5%;加葡萄糖和 ATP 孵育,溶血明显纠正,溶血度均 <1%。

【临床意义】 可用作遗传性球形红细胞增多症和先天性非球形细胞溶血性贫血的鉴别诊断。①遗传性球形红细胞增多症:加入葡萄糖及加入 ATP 后孵育,溶血均得到明显纠正;②Ⅰ型先天性非球形细胞溶血性贫血（G6PD 缺乏）:加入葡萄糖和 ATP 均可使溶血部分纠正;③Ⅱ型先天性非球形细胞溶血性贫血（PK 缺乏）:加入葡萄糖孵育,溶血不能纠正,只有加入 ATP 才能纠正。

4. 检测血红蛋白异常的常用试验

（1）血红蛋白电泳

【参考区间】 正常人的电泳图谱显示 4 条区带,正极端开始分别为血红蛋白成分 HbA_1、HbA_2,非血红蛋白成分 NH_1 和 NH_2。

【临床意义】 血红蛋白电泳是发现并诊断异常血红蛋白的常用试验。

1）HbA_2 增高:是轻型 β 海洋性贫血的重要依据,恶性贫血、巨幼细胞贫血、某些不稳定血红蛋白病也会增高;重型 β 海洋性贫血患者在 HbA_2 后可显示 HbF 带;若出现新的区带,则可能为异常血红蛋白,应进一步检查。

2）HbA_2 减低:见于缺铁性贫血（IDA）。

（2）其他试验:胎儿血红蛋白（HbF）酸洗脱试验、胎儿血红蛋白（HbF）碱变性试验、血红蛋白 H 包涵体染色、异丙醇沉淀试验、红细胞镰变试验。

5. 检测自身免疫性溶血性贫血的常用试验

（1）抗人球蛋白试验（Coombs test）:自身免疫性溶血性贫血（AIHA）患者体内存在有不完全抗体（IgG）,不完全抗体在血清中可呈游离状态,也可与红细胞表面抗原结合形成致敏红细胞。但不完全抗体分子较小,不能连接邻近两个致敏红细胞发生凝集。用正常人血清（含抗人球蛋白）免疫家兔以获得抗人球蛋白抗体,抗人球蛋白抗体是完全抗体,可与多个不完全抗体的 Fc 段相结合,起联桥作用使红细胞相互聚集。因此,若在分离出的患者红细胞悬液中加入抗人球蛋白试剂出现凝集现象,说明患者血液中存在致敏红细胞,称抗人球蛋白直接反应;若在患者血清加入正常人红细胞,再加入抗人球蛋白试剂出现凝集现象,说明患者血清中存在不完全抗体,与加入的正常人红细胞在体外形成了致敏红细胞,称抗人球蛋白间接反应。抗人球蛋白试验是自身免疫性溶血性贫血常用的诊断试验。

【参考区间】 直接、间接抗人球蛋白试验均呈阴性

【临床意义】 直接 Coombs 阳性见于新生儿溶血病、自身免疫性溶血性贫血、系统性红斑狼疮（SLE）、类风湿关节炎、恶性淋巴瘤、甲基多巴及青霉素型等药物性溶血反应。间接 Coombs 试验主要用于 Rh 或 ABO 妊娠免疫性新生儿溶血病母体血清中不完全抗体的检测,很少用于 AIHA 诊断。

（2）冷凝集素试验:冷凝集素（cold agglutinin）是一种可逆性抗体,在低温时可与自身红细胞、"O"型红细胞或与患者同型红细胞发生凝集,当温度增高时,凝集块又复消失。

【参考区间】 效价 <1:40,反应最适温度为 4℃。

【临床意义】 AIHA 患者的冷凝集素效价增高。

（3）冷热双相溶血试验：阵发性寒冷性血红蛋白尿症（PCH）患者的血清中有双相溶血素（IgG 型冷反应型抗体，Donath-Landsteiner antibody）当温度 0～4℃时，溶血素与红细胞结合并吸附补体，当温度恢复至 30～37℃后补体成分被激活而导致血管内溶血。

【参考区间】 阴性

【临床意义】 阳性见于 PCH。某些病毒感染如麻疹、流行性腮腺炎等也可有阳性反应。

三、骨髓细胞学检查

骨髓细胞学检查主要用于诊断与鉴别：①髓系造血细胞肿瘤与淋巴造血细胞肿瘤；②不明原因的血细胞减少、发热、骨痛、肝、脾、淋巴结肿大；③恶性肿瘤骨髓转移；④类脂质代谢性疾病；⑤某些寄生虫感染性疾病。

（一）骨髓细胞学检查内容

1. 低倍镜检查

（1）确定骨髓标本的取材和涂片制作是否满意。

（2）判断骨髓增生程度：通常在低倍镜下根据成熟红细胞与有核细胞的比值将增生程度分为增生极度活跃、增生明显活跃、增生活跃、增生减低、增生极度减低。

（3）计数全片巨核细胞：正常时于 1.5cm×3cm 面积内可见到 7～35 个巨核细胞。

（4）检查有无特殊细胞：异常组织细胞、转移癌细胞、Gaucher 细胞、Niemann-Pick 细胞等。

2. 油镜检查

（1）有核细胞分类计数：计数 200 个有核细胞，观察各系列细胞有无病理形态改变。

（2）计算各系列细胞及各系列中不同发育阶段细胞占有核细胞的百分比。

（3）计算粒红比值（M：E）：粒红比值是指各阶段粒系细胞总数除以幼红细胞总数的商值，粒：红 = 各阶段粒系细胞总数 / 幼红细胞总数。正常人 M：E=（2～4）：1，平均为 3：1。

（4）巨核细胞分类计数并观察形态改变。

3. 正常骨髓象特点

（1）增生程度：有核细胞增生活跃。

（2）粒系：粒系细胞约占有核细胞 40%～60%，其中原粒细胞 <2%，早幼粒细胞 <5%，中幼粒细胞和晚幼粒细胞各 <15%，杆状核粒细胞 > 分叶核粒细胞，嗜酸性粒细胞 <5%，嗜碱性粒细胞 <1%。各阶段细胞形态正常。

（3）红系：幼红细胞约占有核细胞 20%，其中原红细胞 <1%，早幼红细胞 <5%，中幼红细胞和晚幼红细胞各约 10%，有核红细胞及成熟红细胞形态正常。

（4）粒：红比值为（2～4）：1。

（5）淋巴细胞：淋巴细胞约占有核细胞 20%～40%，以成熟淋巴细胞为主。

（6）单核细胞 <4%，浆细胞 <2%。

（7）巨核细胞：在 1.5cm×3cm 骨髓涂片膜上可见到 7～35 个，产血小板巨核细胞（有血小板形成的巨核细胞）> 颗粒型巨核细胞（无血小板形成的巨核细胞）。

（8）其他：可见少量非造血细胞如网状细胞、内皮细胞、组织嗜碱细胞等。细胞分裂象约为 1%。

（9）骨髓小粒：细胞面积约占50%，以造血细胞为主。

4．诊断建议

（1）肯定性诊断：骨髓象、血象特征和临床表现均典型可作出诊断的疾病，如急性白血病、慢性白血病、巨幼细胞贫血、多发性骨髓瘤、骨髓转移癌等。

（2）支持性诊断：骨髓象、血象改变缺乏一定的特异性，但可以解释患者的临床表现和其他的检验结果，可以作出支持或符合临床的诊断意见，如再生障碍性贫血、缺铁性贫血、粒细胞缺乏症等。

（3）排除性诊断：骨髓象、血象改变与临床表现不符合，可以排除某些疾病的诊断或提出否定性意见，如原发性血小板减少性紫癜与继发性血小板减少性紫癜。

（4）描述形态学：骨髓象、血象有某些改变，但不能提出诊断意见，可详细描述其形态学特点，并可提出进一步检查的意见供临床参考。

（二）常见血液病的骨髓细胞学诊断

1．贫血　贫血时骨髓增生活跃或增生活跃以上的贫血称为增生性贫血。

（1）增生性贫血

1）增生性贫血的骨髓象具有下列共同特点：①骨髓增生活跃或明显活跃。②粒系相对减少。③红系明显增多，以中、晚幼红增多为主，伴病理形态改变。④M∶E减低。⑤淋巴细胞、单核细胞无明显改变。⑥巨核细胞数量大致正常，可有形态改变。

2）不同病因增生性贫血的骨髓细胞学特点：不同的病因导致了红细胞的不同病理形态改变，因此，在增生性贫血共同特点的基础上，结合红细胞病理形态改变可分析增生性贫血的各自特点，常见的几种增生性贫血的骨髓象及血象特点见表5-5。

（2）增生减低性贫血：再生障碍性贫血是由于造血干细胞损伤、造血微环境破坏及自身免疫机制异常等多种因素导致红细胞、粒细胞和血小板生成减少的一组综合征。根据临床表现和骨髓象、血象特点分为急性再生障碍性贫血和慢性再生障碍性贫血。急性再生障碍性贫血骨髓象表现为典型的"三少一高"，即红系、粒系、巨核系（血小板）减少，淋巴细胞相对增高。慢性再生障碍性贫血病灶呈"向心性改变"，骨髓象变化多样，也可出现局灶性代偿性造血灶，应结合病史与增生性贫血相鉴别（表5-6）。

2．白血病　白血病（leukemia）是一类造血干细胞的恶性克隆性疾病。其克隆中的白血病细胞增生失控，分化障碍，凋亡受阻而停滞在细胞发育的不同阶段。在骨髓和其他造血组织中白血病细胞大量增生累积，并浸润其他器官和组织，而正常造血受抑。临床常表现为发热、贫血、肝脾淋巴结肿大、骨痛等症状。

（1）急性白血病

【骨髓象共同特点】　①骨髓增生极度活跃；②一系或二系原始细胞增多（FAB标准≥30%，WHO标准＞20%）；③具有白血病细胞的裂孔现象和断尾现象；④具有白血病细胞的形态特点：细胞大小不等，核畸形等。急性淋巴细胞白血病时易见"篮细胞"，在急性粒细胞白血病和急性单核细胞白血病时可见Auer小体，急性红白血病时可见幼红细胞呈巨幼样变；⑤其他各系统细胞受抑明显减少。

【血象共同特点】　①白细胞数以明显增多为常见；②原始细胞≥5%；③红细胞及血红蛋白减少，多为正细胞正色素性贫血；④成熟红细胞形态无明显异常，可见幼红细胞；⑤血小板减少。

表 5-5 不同病因增生性贫血的骨髓细胞学特点

	鉴别点	缺铁性贫血	溶血性贫血	巨幼细胞贫血
骨髓象	增生程度	明显活跃	明显活跃	明显活跃
	粒:红比值	减低	减低	减低
	粒系	相对减少	相对减少	相对减少
		形态大致正常	形态大致正常	可见巨晚幼、巨杆状核粒细胞
	红系	增多,常>30%	明显增多,常>30%~50%	增多,常>30%
		中、晚幼红细胞为主,体积小,边缘不规则,多淡染,中央淡染区扩大少见有结构异常胞质量少且深蓝核染色致密、核炭化"核老质幼"	早、中、晚幼红细胞为主,可见大红细胞,多正染,中央淡染,易见结构异常,胞质嗜多色双核、多核,核质发育平衡	巨早、中、晚幼红细胞为主,体积大多浓染,中央淡染区消失,可见结构异常,胞质量丰富,深灰蓝,核染色质纤细疏松"核幼质老"
	淋巴单核细胞	大致正常	大致正常	大致正常
	巨核细胞	大致正常	大致正常	体积大,核分叶过多
血象	红细胞、血红蛋白	血红蛋白明显减少(RBC↓<Hb↓↓)	两者平行减少(RBC↓≈Hb↓)	红细胞明显减少(RBC↓↓>Hb↓)
	形态学分类	小细胞低色素性贫血	正细胞正色素性贫血	大细胞性贫血
	白细胞	大致正常	常增高	大致正常或减少
	血小板	大致正常	可增高	可减少,可见巨血小板

表 5-6 急、慢性再生障碍性贫血及增生性贫血的骨髓象

鉴别点	急性再生障碍性贫血	慢性再生障碍性贫血	增生性贫血
增生程度	重度减低	减低	明显活跃
粒系	重度减少	减少	减少
红系	重度减少	减少	增多
M:E	正常	正常	减少
淋巴细胞	相对增多	相对增多	正常
巨核细胞	减少	减少	正常

【FAB 分型】

急性淋巴细胞白血病(acute lymphocytic leukemia,ALL):

L_1 型:原、幼淋巴细胞≥30%,以小细胞为主。

L_2 型:原、幼淋巴细胞≥30%,以大细胞为主,大小不均。

L_3 型:原、幼淋巴细胞≥30%,以大细胞为主,大小较一致,细胞内有空泡。

急性粒细胞白血病(acute myelocytic leukemia,AML):

急性粒细胞白血病未分化型(M_1):原粒细胞(Ⅰ型+Ⅱ型)≥90%,早幼粒细胞及以下阶段细胞<10%。

急性粒细胞白血病部分分化型（M_2）：原粒细胞≥30%，早幼粒细胞及以下阶段粒细胞＞10%，单核细胞＜20%。

急性早幼粒细胞白血病（M_3）：多颗粒的异常早幼粒细胞≥30%，胞质中有大量密集的粗大颗粒，常有成束的棒状小体（Auer 小体）。部分病例的细胞内颗粒细小或无，称为 M_3 变异型（M_3 variant）。

急性粒 - 单核细胞白血病（M_4）：原始细胞≥30%。各阶段粒细胞＞20%或各阶段单核细胞＞20%，含有异常嗜酸性颗粒的细胞占 5%，称为 M_4E 型。

急性单核细胞白血病（M_5）：单核系细胞≥80% 为 M_{5a}（未分化型），原、幼单核细胞≥30% 为 M_{5b}（部分分化型）。

急性红白血病（M_6）：幼红细胞＞50%，原始细胞（粒或淋或单）≥30%。

急性巨核细胞白血病（M_7）：原巨核细胞≥30%。

【MIC 分型】 在细胞形态学（morphology，M）分型的基础上，增加免疫学（immunology，I）和细胞遗传学（cytogenetics，C），即白血病的 MIC 分型。

【WHO 分型】（2008 年）

1. AML：

1）伴重现性遗传学异常的 AML

　　AML 伴 t（8；21）（q22；q22）；RUNXI-RUNXITI

　　AML 伴 inv（16）（p13.1q22）；或 t（16；16）（p13.1；q22）；CBFβ-MYH11

　　APL 伴 t（15；17）（q22；12q）；PML-RARa

　　AML 伴 t（9；11）（p22；q23）；MLL-MLLT3

　　AML 伴 t（6；9）（p23；q34）；DEK-NUP214

　　AML 伴 inv（3）（q21q26.2）或 t（3；3）（q21；q26.2）；RPNI-EVI1

　　AML（原始巨核细胞性）伴 t（1；22）（p13；q13）；RBM15-MKL1

　　AML 伴 NPM1 突变（暂命名）

　　AML 伴 CEBPA 突变（暂命名）

2）AML 伴骨髓增生异常相关改变

3）治疗相关的 AML

4）非特殊类型 AML（AML，NOS）

　　AML 微分化型

　　AML 未分化型

　　AML 部分分化型

　　急性粒单核细胞白血病

　　急性单核细胞白血病

　　急性红白血病

　　急性巨核细胞白血病

　　急性嗜碱性粒细胞白血病

　　急性全髓增生伴骨髓纤维化

5）髓系肉瘤

6）Down 综合征相关的髓系增殖

短暂性异常骨髓增殖（TAM）

Down 综合征相关的髓系白血病

7）母细胞性浆细胞样树突细胞肿瘤

2．ALL：

（1）前体 B 细胞 ALL（B-ALL）

非特殊类型的 B-ALL（B-ALL，NOS）

伴重现性遗传学异常的 B-ALL

B-ALL 伴 t（9；22）（q34；q11）；BCR/ABL

B-ALL 伴 t（v；11q23）；MLL 重排

B-ALL 伴 t（12；21）（p13；q22）；TEL-AML1（ETV6-RUNX1）

B-ALL 伴超二倍体

B-ALL 伴亚二倍体

B-ALL 伴 t（5；14）（q31；q32）；IL3-IGH

B-ALL 伴 t（1；19）（q23；p13）；E2A-PBX1（TCF3-PBX1）

（2）前体 T 细胞 ALL（T-ALL）

（3）Burkitt 型白血病

（2）慢性粒细胞白血病（chronic myelocytic leukemia，CML）：是一种发生在早期多能造血干细胞上的恶性骨髓增生性疾病（获得性造血干细胞恶性克隆性疾病）。病程发展缓慢，主要涉及髓系，外周血粒细胞显著增多并有不成熟性。在受累的细胞系中，可找到 Ph 染色小体和（或）BCR-ABL 融合基因。临床过程分慢性期、加速期和急性变期。

【骨髓象】　①骨髓增生极度活跃；②粒细胞系显著增生，原粒和早幼粒细胞<10%，以中性中幼粒、晚幼粒和杆状核粒细胞增多为主，嗜碱性和嗜酸性粒细胞易见；③幼红细胞增生受抑，成熟红细胞形态无明显异常；④粒红比值增高；⑤巨核细胞早期增多，晚期减少。慢性粒细胞白血病急性变时可发展成为任何类型的白血病，血液学改变与急性白血病相似。

【血象】　白细胞显著增高为特征性表现，粒细胞增多，可见各阶段粒细胞，伴有嗜碱性粒细胞、嗜酸性粒细胞增高，红细胞可大致正常或轻度贫血，血小板早期增多。急性变期白细胞再度显著增高，呈重度贫血，加速期及急性变期血小板呈进行性下降。

（3）慢性淋巴细胞白血病（chronic lymphocytic leukemia，CLL）：主要为 B 淋巴细胞恶性增生性疾病。起病缓慢，以全身淋巴结进行性肿大为主要表现，脾轻度至中度肿大，常合并皮肤病及免疫功能缺陷。

【骨髓象】　①骨髓增生明显活跃或极度活跃；②淋巴细胞系显著增多，可见原始及幼稚淋巴细胞，占 5%～10%，以成熟淋巴细胞为主，易见篮细胞；③粒细胞系和红细胞系均减少。并发溶血时，幼红细胞可明显增生；④粒红比值多为正常；⑤晚期巨核细胞减少。

【血象】　①白细胞明显增高，多在 15×10^9～100×10^9/L 之间，少数>100×10^9/L，淋巴细胞≥60%～75%，晚期可达 90% 以上，以成熟淋巴细胞为主；②红细胞及血红蛋白早期减少不明显，病情发展或并发自身免疫性溶血性贫血时逐渐明显，可见有核红细胞；③晚期血小板减少。

3．原发免疫性血小板减少症（primary immune thrombocytopenia）　是一因血小板免疫性破坏,导致外周血中血小板减少的出血性疾病。以广泛皮肤、黏膜或内脏出血,血小板减少,骨髓巨核细胞发育成熟障碍,血小板生存时间缩短及抗血小板自身抗体出现为特征。临床上可分急性型和慢性型。

【骨髓象】 ①骨髓增生活跃;②粒系各阶段细胞比值及形态大致正常;③红系各阶段细胞比值及形态大致正常;④M∶E 为(2~4)∶1;⑤巨核细胞数量增多或正常,有成熟障碍:可见原始型巨核细胞,以幼稚型、颗粒型巨核细胞为主,产板型巨核细胞明显减少。巨核细胞可有形态异常如颗粒减少、空泡。慢性型血小板减少性紫癜应与增生性贫血、慢性再生障碍性贫血相鉴别。

【血象】 ①至少 2 次血小板计数减少,血细胞形态无异常,白细胞计数正常;②粒细胞大致正常;③红细胞及血红蛋白正常或减低;④血小板明显减少,可见血小板大小不等、血小板颗粒减少等改变。

4. **骨髓增生异常综合征(myelodysplastic syndrome,MDS)** 是起源于造血干细胞、高风险向急性白血病转化为特征的一组疾病,血液学表现为难治性血细胞减少、血细胞病态造血。临床上最常见的症状是贫血,可有感染、出血。

【骨髓象】 ①骨髓增生程度多为明显活跃;②粒系统增生或相对减少,可有原始粒细胞增多,伴病态造血:如核分叶不良、过多,胞质颗粒过多或过少,核质发育不平衡等;③红系统明显增生,常 >50%,伴病态造血,如红细胞大小不等、大红细胞、类巨幼变红细胞、双核、多核红细胞、核畸形、核碎裂、核不规则、环形铁粒幼细胞、嗜多色性红细胞等;④粒∶红比值减低;⑤巨核细胞常减少,伴病态造血:如单原核、双原核、多原核小巨核细胞,胞质内颗粒减少,巨大血小板等改变。

【血象】 ①全血细胞减少或其中两系减少;②原始细胞比例与 MDS 类型相关;③网织红细胞可减少或增高;④出现一系或两系以上细胞病态造血。

5. **多发性骨髓瘤(multiple myeloma,MM)** 是浆细胞克隆性增生的恶性肿瘤,骨髓内有浆细胞(或称骨髓瘤细胞)的克隆性增生,血清中出现单克隆免疫球蛋白,正常的多克隆免疫球蛋白合成受抑,尿内出现本周蛋白,临床上有溶骨性骨骼破坏、贫血和肾功能损害等症状。

【骨髓象】 典型的骨髓瘤细胞是诊断的依据。骨髓瘤细胞的特征是:①细胞体积较大,明显的多形性;②胞核圆形或椭圆形、偏位,核染质细致疏松,有时凝集成块;③核仁 1~2 个,大而清楚;④胞质量丰富,呈不透明灰蓝色、蓝色或深蓝色,核周无淡染区,无颗粒或少量嗜天青颗粒,常见小空泡;⑤因瘤细胞分泌的免疫球蛋白不同,胞质中可出现 Russel 小体,即红色粗大包涵体,有时红色物质充满胞质,使胞质边缘呈火焰状,称为火焰状细胞,或胞质中充满大量淡蓝色小空泡,即 Mott 细胞,或形似葡萄状的大空泡,称为葡萄状细胞。

【血象】 ①白细胞计数正常或减少;②分类计数可见幼稚粒细胞及幼红细胞;③红细胞及血红蛋白不同程度减少,红细胞呈缗钱状形成,红细胞沉降率明显增快;④可在血中发现骨髓瘤细胞,如骨髓瘤细胞在外周血中 >5%,应考虑为浆细胞白血病;⑤血小板计数正常或减少。

(三)常用血细胞化学染色

1. 中性粒细胞碱性磷酸酶(neutrophilic alkaline phosphatase,NAP)染色

【参考区间】 阳性率 10%~40%;积分值 40~80 分

【临床意义】

（1）鉴别感染性疾病的类型：化脓菌感染时阳性率和积分值显著增高，急性感染比慢性感染增高明显。病毒感染时一般不增高。

（2）鉴别慢性粒细胞白血病和中性粒细胞类白血病反应：慢性粒细胞白血病 NAP 阳性率显著降低或为阴性，慢性粒细胞白血病急性变后 NAP 阳性率增高；中性粒细胞性类白血病反应时 NAP 阳性率和积分值明显增高。

（3）鉴别再生障碍性贫血和阵发性睡眠性血红蛋白尿症：再生障碍性贫血时 NAP 阳性率和积分值增高，病情缓解后可降至正常；阵发性睡眠性血红蛋白尿症时，NAP 常减低。

（4）鉴别真性红细胞增多症和继发性红细胞增多症：真性红细胞增多症 NAP 阳性率增高，而继发性红细胞增多症无明显变化。

2. 过氧化物酶（peroxidase，POX）染色

【参考区间】　粒细胞呈阳性反应，幼单核细胞和单核细胞呈弱阳性反应，淋巴细胞、红细胞、巨核细胞呈阴性反应。

【临床意义】　主要用于急性白血病类型的鉴别：急性粒细胞白血病时呈强阳性反应，急性单核细胞白血病时呈阴性反应或阳性率 <3%；急性淋巴细胞白血病则呈阴性反应。

3. α萘醋酸酯酶（alpha-naphthyl acetate esterase，α-NAE）染色

【参考区间】　粒系细胞和单核细胞呈阳性反应。淋巴细胞一般为阴性反应。有核红细胞阴性或弱阳性反应。巨核细胞和血小板呈阳性反应。

【临床意义】　主要用于急性单核细胞白血病与急性粒细胞白血病的鉴别。急性粒细胞白血病和急性单核细胞白血病细胞均呈阳性反应，故同时做氟化钠抑制试验，阳性的单核细胞中的酶活性可被氟化钠（NaF）抑制，故阳性率下降。急性粒细胞白血病时阳性反应不被氟化钠抑制。

4. 高碘酸希夫反应（periodic acid-Schiff reaction，PAS）

【参考区间】　粒系细胞随细胞的成熟阳性反应程度逐渐增强，呈弥漫性均匀分布。单核细胞呈弱阳性反应，可弥漫性均匀分布或细颗粒状。淋巴细胞可呈阳性反应，多为点状或团块状。幼红细胞和红细胞均呈阴性反应。巨核细胞和血小板随细胞的发育成熟而增强，成熟巨核细胞呈强阳性反应，可弥漫性、颗粒状或块状分布。

【临床意义】

（1）鉴别急性白血病类型：淋巴细胞恶性肿瘤如急、慢性淋巴细胞白血病、淋巴瘤细胞白血病可呈强阳性，急性原粒细胞白血病的 PAS 反应多为阴性；急性单核细胞白血病细胞PAS 反应弱阳性。

（2）鉴别淋巴细胞增多的良、恶性疾病：淋巴细胞良性增生性疾病如传染性单核细胞增多症、传染性淋巴细胞增多症及其他病毒感染时，淋巴细胞虽增多，但 PAS 反应为阴性或微弱阳性。慢性淋巴细胞白血病时，淋巴细胞显著增多，PAS 反应多呈阳性。

（3）鉴别良、恶性贫血：红系细胞恶性增生性疾病幼红细胞的 PAS 反应显著增强。MDS时幼红细胞 PAS 反应可增强。红系良性增生性疾病幼红细胞的 PAS 反应多为阴性。

（4）鉴别某些细胞类型：Gaucher 细胞与 Niemann-Pick 细胞鉴别时，前者 PAS 反应呈阳性，后者一般为阴性或弱阳性。不典型巨核细胞与霍奇金病 Reed-Sternberg 细胞的鉴别，前者 PAS 反应呈强阳性，后者则多为阴性或弱阳性。

5. 酸性磷酸酶（acid phosphatase，ACP）染色

【参考区间】 多种细胞可呈阳性反应

【临床意义】

（1）多毛细胞白血病、Gaucher 细胞 ACP 反应呈阳性，恶性组织细胞病时恶性组织细胞 ACP 呈阳性。

（2）鉴别 T、B 淋巴细胞白血病，前者 ACP 呈阳性，其阳性颗粒粗大、密集、局限性块状分布；后者多为阴性或稀疏、细颗粒的弱阳性反应。

6. 铁染色 储存于骨髓小粒中的铁称为细胞外铁，细胞外铁反映体内铁贮存情况。在幼红细胞中被利用的铁称为细胞内铁。含有铁颗粒的幼红细胞称为铁粒幼细胞，铁粒幼细胞（sideroblast）的多少反映体内铁利用的情况。铁粒围绕幼红细胞核周呈环状分布在半环以上或铁颗粒 >6 个时，则称环形铁粒幼细胞（ringed sideroblast）。

【参考区间】 细胞外铁：1+～2+

　　　　　　 铁粒幼细胞：20%～90%，平均值为 65%

【临床意义】

（1）鉴别缺铁性贫血与非缺铁性贫血：缺铁性贫血时细胞外铁减少或消失，铁粒幼细胞减少；非缺铁性贫血时细胞外铁和铁粒幼细胞正常或增高；感染性贫血时细胞外铁正常或增高，但铁粒幼细胞减少。

（2）诊断铁粒幼细胞贫血：铁粒幼细胞贫血时细胞外铁显著增高，环形铁粒幼细胞可达 15% 以上，是诊断铁粒幼细胞贫血的重要依据。

（3）骨髓增生异常综合征（MDS）：难治性贫血伴环形铁粒幼细胞增多（RAS）患者，铁粒幼细胞明显增多，并且环形铁粒幼细胞多达幼红细胞的 15% 以上。

四、血型鉴定与交叉配血试验

（一）ABO 血型系统

1. ABO 血型系统的抗原和抗体 根据红细胞表面是否具有 A 或 B 抗原、血清中是否存在抗 A 或抗 B 抗体将 ABO 血型系统分为四型（表 5-7）。

表 5-7 ABO 血型系统分型

血型	红细胞表面抗原	血清中的抗体
A	A	抗 B
B	B	抗 A
AB	AB	无
O	无	抗 A 及抗 B

2. ABO 血型的亚型

（1）A 亚型：A_1 亚型的红细胞上具有 A_1 和 A 抗原，其血清中含有抗 B 抗体。A_2 亚型的红细胞上只有 A 抗原，其血清中含抗 B 抗体及少量的抗 A_1 抗体。A_3、A_x、A_m 等亚型因抗原性均较弱意义较小，其中 A_x 红细胞与 B 型血清（抗 A 抗体）不发生凝集或凝集反应甚弱，但却能与 O 型血清发生凝集，因此在做 ABO 血型鉴定时应加 O 型血清，以防将 A_x 型误定为 O 型。

由于 A 抗原中有 A_1、A_2 两种主要亚型，故 AB 型中也有 A_1B 和 A_2B 两种主要亚型。A_1B 的红细胞上具有 A_1、A 和 B 抗原，血清中无任何抗体；A_2B 的红细胞上具有 A 和 B 抗原，血清中虽多无任何抗体，但在约 25% 的 A_2B 型人中含有抗 A_1 抗体。

（2）B 亚型：B 亚型不多见。

3．ABO 血型鉴定

（1）ABO 血型鉴定：应用 Beth-Vincent 试验（又称直接试验）和 Simonin 试验（又称反转试验）。采用标准的抗 A 及抗 B 血清以鉴定被检者红细胞上的抗原，同时用标准的 A 型及 B 型红细胞鉴定被检者血清中的抗体。如被检者血清与 O 型红细胞凝集，表明血清中可能存在非典型的冷凝集素或自身抗体，需进一步作有关鉴定试验（表 5-8）。

表 5-8　用标准血清及标准红细胞鉴定 ABO 血型结果

标准血清 + 被检者红细胞			标准红细胞 + 被检者血清			被鉴定血的血型
抗 A 血清	抗 B 血清	抗 AB 血清（O 型血清）	A 型红细胞	B 型红细胞	O 型红细胞	
+	－	+	－	+	－	A 型
－	+	+	+	－	－	B 型
+	+	+	－	－	－	AB 型
－	－	－	+	+	－	O 型

（2）交叉配血试验：交叉配血（cross matching）是指将受血者和供血者的血清与红细胞交叉混合，观察有无凝集或溶血等现象的试验。交叉配血主要用于输血前验证血型，查明有无不规则抗体、亚型、免疫性抗体及 ABO 血型系统以外的其他血型抗体。

4．ABO 血型检测的临床意义

（1）输血：输血前必须准确鉴定供血者与受血者的血型，以便选择同型血液输血。不正确的血型鉴定等原因输入不相合的血型时，可导致受血者严重的溶血反应。有些 ABO 亚型的抗原性虽然较弱，但如不规则抗体的效价较高，也可能发生不良的输血反应，此时需进一步鉴定亚型进行输血。O 型供血者需仔细检查确定为 O 型，其血清中的天然抗 A 及抗 B 抗体的效价低于 1∶200，并且无免疫性抗 A、抗 B，才可在紧急情况下考虑少量输给异型受血者。

（2）新生儿溶血病（hemolytic disease of newborn，HDN）：是指母亲与胎儿血型不合引起血型抗原免疫所致的一种新生儿溶血性疾病，最多见的是 ABO 血型系统所引起的溶血病。

（3）器官移植：ABO 抗原是一种强组织性抗原，供者与受者 ABO 血型不合可加速对移植物的排斥。

（4）亲缘关系鉴定，法医学检查等。

（二）Rh 血型系统

1．Rh 血型系统的抗原和抗体　Rh 抗原主要有 5 种，抗原性强弱依次为 D、E、C、c、e，以 D 抗原性最强。含 D 抗原的红细胞为 Rh 阳性，不含 D 抗原的为 Rh 阴性。Rh 天然抗体极少，主要是由 Rh 血型不合输血或通过妊娠所产生的免疫性抗体，已知有 5 种即抗 D、抗 E、抗 C、抗 c 及抗 e 抗体，抗 D 抗体是 Rh 系统中最常见的抗体。

2．Rh 血型系统的鉴定　用 5 种不完全 Rh 抗体标准血清（抗 D、抗 E、抗 C、抗 c、抗 e）进行鉴定时，可将 Rh 血型系统分为 18 个型别。因 Rh 抗原中，抗原性最强、出现频率高的是 D 抗原，故一般只作 D 抗原的鉴定，分为 Rh 阳性及阴性两类。

3. Rh 血型检测的临床意义

（1）输血：D 抗原抗体与输血的关系仅次于 ABO 血型。Rh 系统一般不存在天然抗体，故在第一次输血时，一般不会出现 Rh 血型不合。Rh（−）的受血者，一次输入 200～400ml Rh（+）的血液，约有 50% 以上人产生免疫性抗 D 若再次输入 Rh（+）的血液则会发生溶血性输血反应。对受血者血清中已有抗 D 时，不可输用弱 D 型红细胞。

（2）新生儿 Rh 溶血病：Rh 阳性（DD 或 Dd）的男性与 Rh 阴性（dd）的女性结婚，胎儿可能为 Rh 阳性（Dd），引起胎儿红细胞破坏而造成溶血。第一胎时产生的抗 Rh 抗体很少、极少发生溶血。二次妊娠母体再次受到 D 抗原的刺激，将产生较多的抗体，引起严重溶血，导致新生儿溶血病。若孕妇曾输入过 Rh 阳性血液或第一胎妊娠前曾有流产史，则第一胎也可发病。

（续　薇）

第二节　止凝血功能检查

血液在血管内循环流动，既不出血或出血后不止，也不凝血或凝血后继发纤维蛋白溶解，主要依赖于血管壁、血小板、凝血系统、抗凝系统、纤维蛋白溶解系统以及血液流变学等结构与功能的完整性。但是，病理状态下，凝血和纤溶系统的生理性调节和平衡失调，会引起出血或血栓。故止凝血功能检查非常重要。

一、血管壁检查

（一）血管壁筛选试验

1. 束臂试验（tourniquet test）　又称毛细血管脆性试验（capillary fragility test，CFT）。

应用血压计给手臂局部加压，因静脉血流受阻、毛细血管负荷加重，在一定范围内皮肤会出现新的出血点，依据新出血点的数目评估血管壁的通透性和脆性。

【参考区间】　在 5cm 直径圆圈内 8 分钟后出现新的出血点数目：男性小于 5 个；女性及儿童小于 10 个。

【临床意义】　阳性见于：①遗传性出血性毛细血管扩张症；②过敏性紫癜；③维生素 C 或 P 缺乏症；④原发性和继发性血小板减少症；⑤血管性血友病；⑥应用抗血小板药物等。

2. 出血时间（bleeding time，BT）测定

【参考区间】　出血时间测定器法：6.9min±2.1min，超过 9 分钟为异常

【临床意义】　BT 延长见于血小板明显减少、血小板功能异常、严重缺乏血浆某些凝血因子、血管异常、药物作用如阿司匹林、抗凝血药等。BT 缩短主要见于血栓前状态或血栓性疾病。

（二）血管壁诊断试验

1. 血管性血友病因子抗原（von Willebrand factor antigen，vWF：Ag）测定

【参考区间】　Laurell 免疫火箭电泳法：94.1%±32.5%

ELISA 法：70%～150%

【临床意义】　减低见于血管性血友病（von Willebrand disease，vWD）。增高见于血栓性疾病（如心肌梗死、心绞痛、脑血管病变）、妊娠高血压综合征、糖尿病、大手术后、肾疾病等。

2. 血浆 vWF 瑞斯托菌素辅因子（vWF ristocetin cofactor，vWF: Rcof）测定

【参考区间】　血小板凝聚法：50%～150%

【临床意义】　反映 vWF 活性的减低，多数 vWD 时减低。

3. 血浆 6- 酮 - 前列腺素 F 测定（6-keto-prostaglandin F，6- keto-PGF）

【参考区间】　ELISA 法：17.9ng/L±7.2ng/L

【临床意义】　减低见于糖尿病、急性心肌梗死、心绞痛、动脉粥样硬化、脑血管病变、肿瘤转移、肾小球病变、周围血管血栓形成及血栓性血小板减少性紫癜等。

4. 血浆内皮素 -1（endothelin-1，ET-1）测定

【参考区间】　ELISA 法：小于 5ng/L

【临床意义】　增高见于心肌梗死、心绞痛、肺动脉高压、原发性高血压、高脂血症、缺血性脑卒中、肾衰竭、原发性醛固酮增多症、支气管哮喘、休克等。

二、血小板检查

（一）血小板筛选试验

1. 血小板计数　见本章第一节。

2. 血块收缩试验（clot retraction test，CRT）

【参考区间】　血块收缩时间：2 小时开始收缩，18～24 小时完全收缩

【临床意义】　减低见于特发性血小板减少性紫癜、血小板增多症、血小板无力症、凝血酶原减少症、低（无）纤维蛋白原血症等。增高见于先天性和获得性因子XIII缺陷症等。

（二）血小板功能检测

1. 血小板黏附试验（platelet adhesion test，PAdT）

【参考区间】　玻珠柱法：62.5%±8.6%

【临床意义】　PAdT 增高见于血栓前状态和血栓性疾病，如心肌梗死、心绞痛、糖尿病、动脉粥样硬化、深静脉血栓形成（DVT）、肾小球病变、妊娠高血压综合征、口服避孕药、应用肾上腺素、脾切除后等。PAdT 减低见于血小板无力症、血管性血友病（von Willebrand disease，vWD）、巨大血小板综合征、低（无）纤维蛋白原血症、尿毒症、肝硬化、服用抗血小板药物等。

2. 血小板聚集试验（platelet aggregation test，PAgT）（图 5-4）

【参考区间】　血小板聚集率在不同诱导剂、不同浓度条件下的参考区间见表 5-9。

【临床意义】

（1）PAgT 增高：反映血小板聚集功能增强，见于血栓前状态和血栓性疾病，如心肌梗死、心绞痛、糖尿病、脑血管病变、妊娠高血压综合征、深静脉血栓形成、肺梗死、口服避孕药及某些雌激素类药、应用去甲肾上腺素、晚期妊娠、高脂血症、抗原 - 抗体复合物反应、人工心脏和瓣膜移植术等。

（2）PAgT 减低：反映血小板聚集功能减退，见于血小板无力症、贮存池病、尿毒症、肝硬化、骨髓增生性疾病、原发性血小板减少性紫癜（ITP）、急性白血病、服用抗血小板药物、

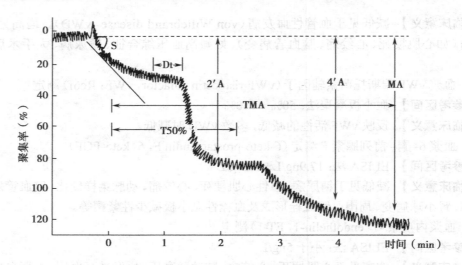

2′A：2分钟的幅度；4′A：4分钟的幅度；TMA：达到最大幅度的时间；MA：最大聚集度
T50%：达到1/2最大幅度的时间；Dt：延迟时间；S：斜率

图5-4 血小板聚集图

表5-9 血小板聚集率参考区间

	ADP (1.0mmol/L)	ADP (0.5mmol/L)	肾上腺素 (0.4mg/L)	胶原 (3mg/L)	瑞斯托菌素 (/L)
2′A（%）	52.5±14.5	31.6±11.5	37.0±12.9	43.5±19.4	73.8±17.0
4′A（%）	60.7±17.8	34.6±15.3	61.0±18.9	70.9±19.6	87.5±11.4
MA（%）	62.7±16.1	37.4±14.3	67.8±17.8	71.7±19.3	87.5±11.4
TMA（%）	211.3±72.5	146.2±87.5	296.4±70.5	250.2±34.5	239.4±30.9
T50%（s）	35.1±12.1	26.6±19.7	109.4±53.8	110.5±16.8	58.0±23.5
Dt（s）	57.0±21.5	76.8±24.2	76.9±48.6		
S（度）	60.6±8.8	49.7±13.1	43.8±9.7	56.0±13.9	63.4±10.7

低（无）纤维蛋白原血症等。药物干扰如 ω-3 鱼油脂肪乳、蕲蛇酶、赖氨匹林等抑制血小板聚集功能。

3. 血小板相关免疫球蛋白（platelet associated immunoglobulin，PAIg）测定

【参考区间】 ELISA 法：PAIgG　　0～78.8ng/10⁷血小板

　　　　　　　　　　　　PAIgA　　0～2.0ng/10⁷血小板

　　　　　　　　　　　　PAIgM　　0～7.0ng/10⁷血小板

【临床意义】 PAIg 增高：90% 以上 ITP 患者的 PAIgG 增高，若同时测定 PAIgA、PAIgM 及血小板补体3（PA-C₃），阳性率可达 100%，敏感性高，但特异性不高。此外，同种免疫性血小板减少性紫癜、输血后紫癜、药物免疫性血小板减少性紫癜、恶性淋巴瘤、慢性活动性肝炎、慢性淋巴细胞白血病、多发性骨髓瘤、Evans 综合征、良性单株丙球蛋白血症等疾病也有增高。系统性红斑狼疮（SLE）等自身免疫性疾病也呈阳性反应。PAIg 减低见于经肾上腺皮质激素治疗后的原发性血小板减少性紫癜，其 PAIgG 降低，复发患者的 PAIgG 增高。

4．血浆 β 血小板球蛋白（β-thromboglobulin，β-TG）和血小板第 4 因子（platelet factor 4，PF4）测定

【参考区间】 ELISA 法：β-TG 16.4μg/L±9.8μg/L

PF4 3.2μg/L±2.3μg/L

【临床意义】 β-TG 和 PF4 临床意义相同。增高反映血小板被激活及其释放反应亢进，见于血栓前状态和（或）血栓性疾病，如心肌梗死、脑血管病变、尿毒症、妊娠高血压综合征、糖尿病、肾病综合征、弥散性血管内凝血、深静脉血栓形成、应用肝素、体外循环、人工瓣膜等。减低见于先天性或获得性贮藏池病（α 颗粒缺陷症）及药物干扰，如双嘧达莫、吲哚美辛、磺吡酮、阿司匹林等抑制 PF4 释放的药物。

5．血小板 α 颗粒膜蛋白 -140（GMP-140）测定

【参考区间】 $(1.61±0.72)×10^{10}$ 分子数 / 升

【临床意义】 GMP-140 含量增高见于血栓性疾病，如急性心肌梗死、心绞痛、脑梗死形成、自身免疫性疾病（如 SLE、ITP 等）、代谢性疾病如糖尿病并发周围血管疾病等。

6．血浆血栓素 B_2（thromboxane B_2，TXB_2）

【参考区间】 酶标法：76.3ng/L±48.1ng/L

【临床意义】 增高见于血栓前状态和血栓性疾病，如心肌梗死、心绞痛、糖尿病、深静脉血栓形成、肺梗死、肾小球疾病、高脂血症、大手术后等。减低见于环氧酶或 TXA_2 合成酶缺乏症、服用抑制环氧酶或 TXA_2 合成酶的药物如阿司匹林。

7．血小板促凝活性测定

【参考区间】 流式细胞术（FCM）：阳性率 30%

【临床意义】

（1）减低：血小板第 3 因子缺陷症、血小板无力症、巨血小板综合征、肝硬化、尿毒症、骨髓增生异常综合征（MDS）、异常蛋白血症、弥散性血管内凝血、服用抗血小板药物、系统性红斑狼疮、急性白血病等。

（2）增高：见于血栓病和血栓前状态，胶原和凝血酶刺激后膜联蛋白（annexin）V 的阳性率可高达 89%。

三、凝血因子检查

（一）凝血因子筛选检测

1．血浆凝血酶原时间（prothrombin time，PT）测定

【参考区间】 11～13 秒，较正常对照值延长 3 秒以上为异常。

凝血酶原比值（prothrombin ratio，PTR）：1.0±0.05。

国际标准化比值（international normalized ratio，INR）：1.0±0.1。

$INR = PTR^{ISI}$，ISI 是国际敏感度指数。

【临床意义】

（1）PT 延长：见于先天性凝血因子 Ⅱ、Ⅴ、Ⅶ、Ⅹ 及纤维蛋白原缺乏，获得性凝血因子缺乏如维生素 K 缺乏、严重的肝疾病、纤溶亢进、DIC、使用抗凝血药及某些头孢菌素类药物等。

（2）PT 缩短：见于血液高凝状态如 DIC，血栓性疾病如心脏、脑、静脉血栓形成。也见于口服避孕药和妊娠。

（3）抗凝血药治疗的监测：PTR 维持在 1.5～2.0 为最佳，若 PTR＞2.0，其出血发生率增加。INR 作为监测口服抗凝血药首选指标，抗凝治疗的合适范围以 INR 维持在 2.0～3.0为宜。

2. 活化部分凝血活酶时间测定（activated partial thromboplastin time，APTT）

【参考区间】 手工法：32～43 秒，较正常对照值延长 10 秒以上为异常（不同方法、试剂和仪器其参考区间不同）。

【临床意义】

（1）APTT 延长：见于因子ⅩⅡ、ⅩⅠ、Ⅸ、Ⅷ、Ⅹ、Ⅴ、Ⅱ、激肽释放酶、相对高分子量激肽原和纤维蛋白原缺乏。也见于口服华法林、肝素及输入大量库血等。

（2）APTT 缩短：见于血栓性疾病和血栓前状态。

（3）抗凝血药监测：APTT 也是监测普通肝素治疗和诊断狼疮抗凝物质（lupus anticoagulants，LA）的首选实验。

3. 血浆纤维蛋白原（fibrinogen，Fg）测定

【参考区间】 凝血酶比浊法：2～4g/L

【临床意义】 增高多见于糖尿病、急性心肌梗死、急性传染病、风湿病、急性肾小球肾炎、肾病综合征、灼伤、多发性骨髓瘤、休克、大手术后、妊娠高血压综合征、急性感染、恶性肿瘤以及血栓前状态等。减低见于 DIC、原发性纤溶症、重症肝炎和肝硬化等。输入冻干血浆、放射治疗、部分老年人、月经期或妊娠期妇女也可引起血浆纤维蛋白原测定的增高。临床上某些药物的使用也可引起血浆纤维蛋白原的变化（表 5-10）。

表 5-10 Fg 异常的药物影响

Fg 变化	常见药物
增高	大量输注抗血友病成分制剂和 Fg 制剂、雌激素、口服避孕药、重组人白细胞介素 -11
减低	雄激素、鱼油、纤溶酶原激活物、同化类固醇、高浓度肝素、纤维蛋白聚合抑制药、蛇毒

（二）凝血因子诊断试验

1. 血浆 Ⅷ、Ⅸ、ⅩⅠ、ⅩⅡ 促凝活性测定

【参考区间】 一期法：FⅧ：C 103%±25.7%

FⅨ：C 98.1%±30.4%

FⅪ：C 100%±18.4%

FⅫ：C 92.4%±20.7%

【临床意义】 增高主要见于血栓前状态和血栓性疾病，如静脉血栓形成、肺栓塞、妊娠高血压综合征、晚期妊娠、口服避孕药、肾病综合征、恶性肿瘤等。减低见于：①FⅧ：C、FⅨ：C、FⅪ：C 减低：分别见于血友病 A、血友病 B 和因子 Ⅺ 缺乏症。②肝疾病、维生素 K 缺乏症、DIC、口服抗凝血药等。③药物干扰：如鞣酸加压素使 FⅫ：C 增多，氯烯雌醚使 FⅨ、FⅧ 增高，口服抗凝血药如香豆素类等使 FⅨ：C 降低等。

2. 血浆因子 Ⅱ、Ⅴ、Ⅶ、Ⅹ 促凝活性测定

【参考区间】 一期法：FⅡ：C 97.7%±16.7%

FⅤ：C 102.4%±30.9%

$$F\text{Ⅶ}：C\quad 103\%\pm17.3\%$$
$$F\text{Ⅹ}：C\quad 103\%\pm19.0\%$$

【临床意义】　增高见于血栓前状态和血栓性疾病。也见于某些药物干扰，如氯烯雌醚使 FⅡ、FⅤ、FⅩ增高。减低见于先天性Ⅱ、Ⅴ、Ⅶ和Ⅹ因子缺乏、肝疾病，维生素 K 缺乏、DIC、口服抗凝血药、辐射伤、某些抗甲状腺药物及长期使用广谱抗生素等。

3. 血浆因子Ⅷ定性试验（factor Ⅷ qualitative test）

【参考区间】　凝块溶解法：24 小时内纤维蛋白凝块不溶解。

【临床意义】　若纤维蛋白凝块在 24 小时内，尤其在 2 小时内完全溶解，表示因子Ⅷ缺乏。见于先天性因子Ⅷ缺乏症、肝疾病、系统性红斑狼疮、DIC、原发性纤溶症、恶性淋巴瘤、恶性贫血、溶血性贫血等。

4. 血浆凝血酶原片段 1＋2 测定（prothrombin fragment 1＋2, F_{1+2}）

【参考区间】　酶标法：0.67nmol/L±0.19nmol/L

【临床意义】　增高见于血栓前状态和血栓性疾病，如 DIC、深静脉血栓形成、急性白血病（尤其是急性早幼粒细胞白血病）、遗传性抗凝血酶缺陷症、蛋白 C 缺陷症、蛋白 S 缺陷症等。

5. 可溶性纤维蛋白单体复合物（soluble fibrin monomer complex, sFMC）测定

【参考区间】　放射免疫法：50.5mg/L±26.1mg/L

　　　　　　　ELISA 法：48.5mg/L±15.6mg/L

【临床意义】　sFMC 是反映凝血酶生成与活性的敏感和特异的分子标志物。增高见于血栓前状态和血栓性疾病，如心肌梗死、肺梗死、脑梗死、DVT、DIC 和糖尿病等。

四、纤维蛋白溶解活性检查

（一）纤维蛋白溶解（纤溶）活性筛选检测

1. 血浆凝血酶时间（thrombin time, TT）

【参考区间】　16～18 秒，较对照值延长 3 秒以上为异常。

【临床意义】　TT 延长见于低（无）纤维蛋白原血症，异常纤维蛋白原血症，血中纤维蛋白（原）降解产物（FDP）增高，血中有肝素或类肝素物质存在如肝素治疗中，SLE 和肝疾病，药物干扰如应用门冬氨酸制剂等。

2. 血浆纤维蛋白（原）降解产物（fibrin degradation products, FDP）测定

【参考区间】　<5mg/L

【临床意义】　增高见于原发性纤溶症和继发性纤溶症，如 DIC、恶性肿瘤、肝疾病、肾疾病、肺梗死、溶栓治疗、白血病、器官移植的排斥反应。

3. 血浆鱼精蛋白副凝试验（plasma protamine paracoagulation test, 3P test）

【参考区间】　阴性

【临床意义】　本试验是原发性纤溶和继发性纤溶的鉴别试验之一。阳性见于 DIC 的早、中期，但恶性肿瘤、上消化道出血、外科大手术、败血症、肾小球疾病、人工流产、分娩等也可出现假阳性。阴性见于正常人、晚期 DIC 和原发性纤溶症。

（二）纤溶活性诊断试验

1. 血浆纤溶酶原活性（plasminogen activity, PLG：A）测定

【参考区间】　发色底物法：75%～140%

【临床意义】　增高表示纤溶活性减低，见于血栓前状态和血栓性疾病，也见于药物干扰如长期使用蛋白同化激素、达那唑、苯乙双胍等。减低表示纤溶活性增高，见于原发性纤溶症、继发性纤溶症、先天性 PLG 缺乏症及治疗急性白血病时应用门冬酰胺酶等。

2. 血浆组织型纤溶酶原激活物活性（tissue type plasminogen activator，t-PA：A）测定

【参考区间】　发色底物法：0.3～0.6IU/ml

【临床意义】　增高表示纤溶活性亢进，见于原发性纤溶症和继发性纤溶症。减低表示纤溶活性减弱，见于动脉血栓形成、DVT、高脂血症、口服避孕药、缺血性脑卒中等。

3. 血浆尿激酶型纤溶酶原激活物活性（urokinase type plasminogen activator activity，u-PA：A）测定

【参考区间】　凝胶空斑法：正常人为 0

【临床意义】　使用尿激酶作溶血栓治疗时，血浆中尿激酶水平升高。测定 u-PA 可作为尿激酶的监测方法之一。在原发性和继发性纤溶亢进时，u-PA：A 也升高。

4. 血浆蛋白 C 活性（PC）测定

【参考区间】　100.24%±13.18%

【临床意义】　PC：A 是检测 PC 活性的方法之一。PC 是一种依赖维生素 K 的天然抗凝因子。在凝血酶（T）与凝血酶调节蛋白（TM）复合物（T-TM）的作用下，PC 转变为活化蛋白 C（APC），后者灭活因子Ⅷa、Ⅴa 和促进纤溶活性，起到抗凝作用。减低：遗传性者见于遗传性或先天性 PC 缺陷症，获得性者见于 DIC、肝病、手术后、口服抗凝血药、急性呼吸窘迫综合征等。

5. 血浆游离蛋白 S 抗原和总蛋白 S 抗原测定

【参考区间】　免疫火箭电泳法：游离蛋白 S（FPS）为 100.9%±29.1%

总蛋白 S（TPS）为 96.6%±9.8%

【临床意义】　FPS 减低：见于先天性和获得性 PS 缺陷症，后者见于肝病、口服抗凝血药和 DIC 等。

6. 血浆纤溶酶 - 抗纤溶酶复合物（plasmin-antiplasmin complex，PAP）测定

【参考区间】　酶标法：<0.8mg/L

【临床意义】　PAP 测定结果反映纤溶酶活性，增高见于血栓前状态和血栓性疾病。

7. 血浆纤溶酶原激活物抑制物 -1 活性（plasminogen activator inhibitor-1 activity，PAI-1：A）测定

【参考区间】　发色底物法：0.1～1.0 抑制单位 / 毫升

【临床意义】　增高见于血栓前状态和血栓性疾病。减低见于原发性和继发性纤溶症。

8. 血浆 D- 二聚体（D-dimer，DD）测定

【参考区间】　胶乳凝集法：阴性；ELISA 法：0～0.256mg/L

【临床意义】　继发性纤溶症为阳性或增高，原发性纤溶症为阴性或不升高，此是两者鉴别的重要指标之一。此外，本试验对 DVT 和肺栓塞的排除有重要价值，也是溶栓治疗的监测指标之一。

9. 优球蛋白溶解时间

【原理】　血浆优球蛋白组分中含有纤维蛋白原、纤溶酶原和组织型纤溶酶原激活物等，但不含有纤溶酶抑制物。受检血浆置于醋酸溶液中，使优球蛋白沉淀，经离心除去纤溶抑

制物,将沉淀的优球蛋白溶于缓冲液中,再加入适量钙溶液或凝血酶,使纤维蛋白原转变为纤维蛋白凝块,观察凝块完全溶解所需时间。

【参考区间】 加钙法:129.8 分钟 ±41.1 分钟;加酶法:157.0 分钟 ±59.1 分钟

【临床意义】

(1)纤维蛋白凝块一般认为<70 分钟为异常,在 70 分钟内完全溶解表明纤溶活性增强,见于原发性或继发性纤溶亢进,后者常见于手术、应激状态、创伤、休克、变态反应、前置胎盘、胎盘早剥、羊水栓塞、恶性肿瘤广泛转移、急性白血病、晚期肝硬化、DIC 和应用溶血栓药等。

(2)纤维蛋白凝块超过 120 分钟不溶解:表明纤溶活性减低,见于血栓前状态、血栓性疾病和应用抗纤溶药等。

(三)弥散性血管内溶血(disseminated intravascular coagulation,DIC)

DIC 临床常用的检验项目有:血小板计数、凝血酶原时间、纤维蛋白原、3P 试验、血浆 D-二聚体。

五、血栓弹力图

血栓弹力图(TEG)是应用理化的方法对抗凝血液样本进行体外凝血过程监测由仪器记录凝血过程的图形。血栓弹力图可以反映血小板、凝血因子、纤维蛋白原、纤维蛋白溶解各因素在止血与凝血过程中的正常与异常,通过血栓弹力图提供的相关参数包括 R、K、α 角、MA、Ly30、EPL、CI 对体内凝血机制进行综合的评估(图 5-5)。

【参考区间】 不同类型的血液标本,TEG 的参数名称相同,但参考区间不同(表 5-11)。

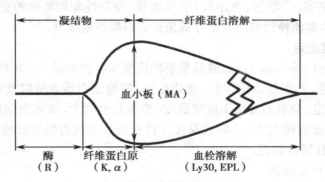

图 5-5 血栓弹力图

R 值:从加样开始到描记图幅度达 2mm 所需的时间(分钟);

K 值:从 R 时间中点至描记图幅度达 20mm 所需的时间(分钟);

Angle:从血块形成点至描记图最大曲线弧度做切线与水平线的夹角(α 角);

MA 值:最大振幅,即最大切应力系数(mm),反映正在形成的血凝块的最大强度及血凝块形成的稳定性;

Ly30 值:指 MA 值确定后 30 分钟内血凝块消融(或减少)的速率(%);

EPL 值:指预测在 MA 值确定后 30 分钟内血凝块将要溶解的百分比(%),作用同 Ly30

表 5-11 枸橼酸抗凝全血以高岭土为激活物的参考区间

R(min)	K(min)	Angle(deg)	MA(mm)	Ly30(%)	CI	EPL(%)
5~10	1~3	53~72	50~70	0~7.5	-3~+3	0~15

【临床意义】 血栓弹力图主要用于观察体外凝血全过程，判断凝血某种机制的异常，鉴别原发和继发纤溶亢进，并可指导成分输血及抗凝血药监测。

R值是血样注入仪器开始到描记图幅度达到 2mm 所需时间（min），主要反映凝血因子活性与功能；K值是从 R 时间终点至描记幅度达 20mm 所需时间，α 角是从血凝块形成点至描记图最大曲线弧度做切线与水平线的夹角，K 值和 α 角主要反映纤维蛋白原的质量与数量；MA 是最大振幅，曲线最高与最低点的垂直距离，MA 主要反映血小板数量与功能，血块形成的稳定性；Ly30 是 MA 确定后 30 分钟内血凝块消融或减少的速率（%），EPL 指预测在 MA 确定后 30 分钟内血凝块将要溶解的百分比（%），Ly30 和 EPL 主要反映纤维蛋白溶解功能；CI 值是凝血综合指数，CI 反映总体凝血状态。

以枸橼酸盐抗凝及高岭土激活样本类型为例，R<4 分钟提示高凝状态，R>11 分钟提示凝血因子活性减低或缺乏。α 角 <45° 提示低纤维蛋白原水平。MA≥71mm 提示血小板功能亢进，MA<49mm 提示血小板功能减退。Ly30≥7.5%、CI<1.0 提示原发性纤维蛋白溶解亢进，Ly30≥7.5%、CI>3.0 提示继发性纤维蛋白溶解亢进。Ly30<7.5%、CI>3.0 提示是否存在血栓前状态。

六、血液流变学检查

血液流变学（hemorheology）的研究内容是血液流动与变形性及其临床应用，是生物流变学的一个分支。血液流变学应用血液黏度分析仪对抗凝全血或血浆标本进行检查，可以测定出不同切变率条件下的全血黏度：高切黏度、中切黏度、低切黏度和血浆黏度，并据此计算出红细胞刚性指数和红细胞聚集指数等相关血液流变学参数。通过检查全血、血浆及血液有形成分（红细胞、白细胞、血小板）的流动性、变形性和聚集性的变化规律，判断血管内血液循环状况，为血流特性监测及治疗效果评估提供客观依据。

（一）全血黏度测定

全血黏度（blood viscosity）是血液最重要的流变学特性参数，由血细胞比容、红细胞聚集性、红细胞变形性、红细胞表面电荷、血浆黏度、纤维蛋白原含量以及白细胞和血小板流动性等多种因素决定，全血黏度高于血浆黏度，全血黏度越大，血液流动性越小。用于全血黏度测定的方法主要有两大类：旋转式黏度计检查法和毛细管黏度计检查法，通常采用锥板旋转式黏度分析仪进行测定。

1. 旋转式黏度计检查法

【参考区间】

切变率为 $200s^{-1}$　男性：3.84～5.30mPa•s；女性：3.39～4.41mPa•s

切变率为 $50s^{-1}$　男性：4.94～6.99mPa•s；女性：4.16～5.62mPa•s

切变率为 $5s^{-1}$　男性：8.80～16.05 mPa•s；女性：6.56～11.99mPa•s

【临床意义】

增高见于：

（1）心脑血管病：脑血栓、脑供血不足、心肌梗死和心绞痛的发病与血液黏度升高有关，增高的程度可反映心肌缺血的严重性。血液黏度测定对血栓性疾病的预防提供了一项前瞻性指标。

（2）高血压及肺心病：主要与红细胞变形性降低、血细胞比容增加、纤维蛋白原增加有关。

（3）恶性肿瘤：血液黏度升高还使得肿瘤易于转移。

（4）血液病：白血病细胞增多、原发性或继发性红细胞增多、原发性或继发性血小板增多症等，导致全血黏度和血浆黏度均增高。

（5）异常血红蛋白病：黏度增高，红细胞变形能力明显降低。

降低见于：各种原因的贫血。

2. 毛细管黏度计检查法

【参考区间】　男性　3.84～4.66mPa•s；女性　3.33～3.97mPa•s

【临床意义】　同旋转式黏度计检查法。

（二）血浆黏度测定

血浆黏度（plasma viscosity）是血液最基本的流变学特性参数，血浆黏度受血液蛋白质的大小、形状和浓度的影响，如血纤维蛋白原、巨球蛋白、免疫球蛋白等。血浆是牛顿流体，其黏度与切变率变化无关。血浆黏度通常用毛细管黏度计测定。

【参考区间】　男性4.25mPa•s±0.41mPa•s；女性3.65mPa•s±0.32mPa•s

【临床意义】　血浆黏度增高见于：①心脑血管病、高血压、血液病、恶性肿瘤等。②血浆黏度在很大程度上还取决于机体内水的含量，当脱水出现血液浓缩时，血浆黏度可有大幅度升高，而血液稀释时血浆黏度下降。③异常免疫球蛋白血症、高球蛋白血症、多发性骨髓瘤、巨球蛋白血症可导致血浆黏度显著升高。血浆黏度降低无明显临床意义。

（三）红细胞变形性（erythrocyte deformability）测定

用缓冲液将被检血配制成一定容积的10%红细胞悬液，测定其通过5μm直径微孔滤膜所需的时间，并与对比液通过的时间比较，计算出红细胞的滤过指数，即红细胞的变形性。红细胞的滤过指数越高，红细胞的变形性越差。正常人红细胞滤过指数为0.29±0.10。增高见于红细胞变形性减低的疾病，如遗传性球形红细胞增多症、珠蛋白生成障碍性贫血、心肌梗死、脑血栓形成、高脂血症、糖尿病、高血压等。

（四）红细胞电泳时间测定

红细胞表面带负电荷，在电场中向正极移动，此即红细胞电泳。红细胞自身电泳为16.5秒±0.85秒。红细胞电泳测定广泛用于红细胞表面结构、药物对红细胞作用的观察，以及红细胞的分离和细胞免疫的研究。减慢常见于缺铁性疾病、冠心病、心肌梗死、缺血性脑卒中以及深静脉血栓形成。

（续　薇）

第三节　体液检验

一、尿液检查

尿液检查可以直接反映泌尿系统的功能与病变，了解体内酸、碱和水、电解质的平衡与变化，协助其他系统疾病的诊断与鉴别诊断，并有助于临床用药的选择与检测。

（一）尿液一般性状检查

1. 尿量　正常成人尿量24小时为1000～2000ml。尿量增多见于溶质性利尿、抗利尿激素分泌不足或肾小管对抗利尿激素反应性降低、各种慢性肾疾病引起的多尿。尿量减少包括：①肾前性少尿，为有效循环血容量减少而导致，如休克；②肾性少尿，肾实质性改变所致，如急性肾炎；③肾后性少尿，尿路梗阻或排尿功能障碍所致，如肿瘤、结石等。

2.尿液外观　正常新鲜尿液清澈透明，淡黄色。病理情况下可出现血尿、血红蛋白尿及肌红蛋白尿、胆红素尿、脓尿及菌尿、乳糜尿和脂肪尿。

3.尿液气味　尿液长时间放置后，尿素分解可出现氨臭味。若新鲜尿液即有氨味，见于慢性膀胱炎及尿潴留等。有机磷中毒者，尿带蒜臭味。糖尿病酮症酸中毒时尿呈烂苹果味。苯丙酮尿症者尿有鼠臭味。

4.尿液酸碱度　新鲜尿 pH 约 6.5，波动在 4.5～8.0 之间。病理性酸性尿见于酸中毒、高热、痛风、糖尿病。低钾性代谢性碱中毒排酸性尿为其特征之一。病理性碱性尿见于碱中毒、尿潴留、膀胱炎、应用利尿剂、肾小管性酸中毒等。尿 pH 可作为药物干预的一个指标，用氯化铵酸化尿液可促使碱性药物中毒时从尿中排出，而用碳酸氢钠碱化尿液可促使酸性药物中毒时从尿中排出。

5.尿比重　成人在 1.015～1.025 之间，晨尿最高，一般大于 1.020；婴幼儿尿比重偏低。增高见于血容量不足的少尿、糖尿病、急性肾小球肾炎、肾病综合征等，降低见于大量饮水、慢性肾小球肾炎、慢性肾衰竭、肾小管间质性疾病、尿崩症等。

6.药物对尿液一般性状的影响见表 5-12。

表 5-12　对尿液一般性状有影响的常用药物

一般性状	影响	常见药物
尿量	多尿	氨基糖苷类抗生素（直接肾毒性）；青霉素、汞利尿剂、西咪替丁（肾免疫性损伤）；两性霉素 B、庆大霉素（改变肾血流量，损害肾小管的浓缩稀释功能）；糖皮质激素、噻嗪类利尿剂（渗透性利尿）。
	少尿	汞、四氯化碳、二乙二醇等（急性肾小管坏死）
尿液颜色	赤黄色或棕色	大黄、氯喹、呋喃妥因、磺胺类药物
	红色	氨基比林、酚酞、苯妥英钠、利福平、氯丙嗪
	绿色	吲哚美辛、亚甲蓝、阿米替林
	暗黑色	甲硝唑、甲基多巴、异烟肼、左旋多巴
尿液气味	特殊气味	服用二巯丙醇类药物
尿液酸碱度	pH 升高	碳酸氢钠、碳酸钾、碳酸镁、枸橼酸钠等药物
	pH 减低	氯化铵、氯化钙、氯化钾、维生素 C
尿比重	增加	左旋糖酐、放射造影剂、蔗糖

（二）尿液化学检查

1.尿蛋白

【参考区间】　定性试验：阴性；定量试验：0～80mg/24h 尿。

【临床意义】　尿蛋白定性试验阳性或定量试验 >150mg/24h 称蛋白尿（proteinuria）。

（1）生理性蛋白尿：指剧烈运动、发热、紧张等应激状态所致的一过性蛋白尿，又称功能性蛋白尿。

（2）病理性蛋白尿：因各种肾及肾外疾病所致的蛋白尿。根据尿蛋白的来源可分为：

1）肾小球性蛋白尿：因肾小球滤膜通透性及电荷屏障受损，血浆大量滤入原尿，超过肾小管重吸收能力而致的蛋白尿。尿蛋白以白蛋白等中、高分子蛋白为主（占 70%～80%），定量 >2g/24h。常见于肾小球肾炎、肾病综合征等原发性肾小球疾患以及糖尿病、高血压、系统性红斑狼疮、妊娠高血压综合征等可继发性损害肾小球的疾病。

2）肾小管性蛋白尿：因近端肾小管病变，对原尿中蛋白重吸收功能障碍引起的蛋白尿。尿蛋白以 α_1 微球蛋白、β_2 微球蛋白等小分子蛋白为主（占 50% 以上），白蛋白 <25%。常见于间质性肾炎、重金属及药物中毒、肾移植后排斥反应等。

3）混合性蛋白尿：因肾小球和肾小管均发生病变所致的蛋白尿，兼具有肾小球性蛋白尿和肾小管性蛋白尿两者的特征。见于肾小球性或肾小管性蛋白尿的疾病后期。

4）溢出性蛋白尿：因血浆中出现异常增多的小分子蛋白，超过肾小管重吸收阈值所致的蛋白尿，多为小分子蛋白尿。如多发性骨髓瘤时出现本周蛋白（Bence-Jones protein，BJP）尿。

5）组织性蛋白尿：因肾组织破坏或肾小管分泌的蛋白所致的蛋白尿。见于肾炎症或中毒。

（3）药物对尿蛋白检测的影响：一些药物在使用过程中，可由于直接肾毒性引起尿蛋白增加，也可因干扰检测方法而出现假阳性或假阴性（表 5-13）。

表 5-13　对尿蛋白检测有影响的常用药物

影响	常见药物	机制
尿蛋白增多	万古霉素、链霉素、庆大霉素、保泰松、阿司匹林、氨基水杨酸、烟肼、四氯化碳等	肾毒性、肾小管上皮损伤
假阳性	氯丙嗪、咪康唑	干扰比浊法
	氯霉素	干扰化学法
	氯己定、磷酸盐、嘧啶、奎宁等	干扰干化学方法
假阴性	苯唑西林	干扰化学法
	青霉素类	干扰干化学方法

2. 尿糖　生理情况下，尿液中含有微量的葡萄糖。

【参考区间】　定性试验：阴性；定量试验：0.56～5.0mmol/24h 尿

【临床意义】　尿糖定性试验阳性的尿称为糖尿。糖尿分为：

（1）血糖过高性糖尿：血糖升高，超出肾小管重吸收阈值为主要原因的糖尿，如糖尿病。

（2）血糖正常性糖尿：血糖正常，但肾小管病变导致葡萄糖重吸收阈值下降而致的糖尿，也称肾性糖尿，如慢性肾炎。

（3）应激性糖尿：由于应激刺激，血糖分泌暂时性增多引起的一过性糖尿，如颅脑外伤。

（4）非葡萄糖性糖尿：进食过多或体内代谢失调，使血中乳糖、半乳糖、果糖、甘露糖及一些戊糖浓度升高导致的糖尿。

（5）药物对尿糖检测的影响：一些药物在使用过程中，可由于升高血糖引起尿糖阳性，也可因干扰检测方法而出现假阳性或假阴性（表 5-14）。

3. 尿酮体　酮体（ketone body）为 β-羟丁酸、乙酰乙酸和丙酮的总称。

【参考区间】　定性试验阴性

表 5-14　对尿糖检测有影响的常用药物

影响	常见药物	机制
尿糖增多	糖皮质激素、生长激素、茶碱、咖啡因、阿司匹林	升高血糖
假阳性	维生素 C、水杨酸盐、氨苄西林、头孢他啶	干扰班氏试验
假阴性	维生素 C、左旋多巴	干扰干化学法

【临床意义】

（1）糖尿病性酮尿：多伴有高糖血症和糖尿，但正在接受降糖药治疗者，血糖、尿糖可正常。双胍类降糖药苯乙双胍可促进肌肉摄取葡萄糖并抑制其氧化代谢，更易发生此情况。糖尿病性酮尿多伴有酮症酸中毒，为糖尿病昏迷的早期指标。

（2）非糖尿病性酮尿：高热、严重呕吐、腹泻、长期饥饿、禁食均可因糖代谢相对或绝对不足，产生暂时性酮尿。酒精性肝炎、肝硬化者亦可因糖代谢障碍出现酮尿。服用降糖药时，由于药物有抑制细胞呼吸作用，也可出现尿酮体阳性的现象。三氯甲烷、乙醚麻醉后、磷中毒时亦可出现酮尿。L- 多巴代谢产物可致干化学检测尿酮体假阳性。

4．尿胆红素与尿胆原

【参考区间】　尿胆红素定性试验：阴性；定量试验：≤2mg/L

尿胆原定性试验：阴性或弱阳性；定量试验：≤10mg/L

【临床意义】　尿胆红素增加见于：①急性黄疸性肝炎、胆汁淤积性黄疸；②门静脉周围炎、纤维化及药物如吩噻嗪、丙米嗪所致的胆汁淤积；③先天性高胆红素血症 Dubin-Johnson 综合征和 Rotor 综合征。尿胆原增加见于肝细胞性黄疸和溶血性黄疸。尿胆原减少见于胆汁淤积性黄疸。尿液中含有某些药物或药物的代谢产物对尿胆红素和尿胆原的测定产生干扰，会出现假阳性或假阴性（表 5-15）。

表 5-15　对尿胆红素和尿胆原检测有影响的常用药物

项目	影响	常见药物
尿胆红素	假阴性	尿液中含有高浓度维生素 C 和亚硝酸盐以及患者接受大剂量氯丙嗪治疗或尿液中含有非那吡啶的代谢产物
	假阳性	尿液中含有吩噻嗪类药物
尿胆原	假阴性	尿液中存在亚硝酸盐、重氮药物、对氨基水杨酸等
	假阳性	吩噻嗪类、维生素 K、磺胺药

（三）显微镜检查

1．细胞

（1）红细胞

【参考区间】　玻片法：平均 0～3 个 / 高倍视野，定量检查 0～5 个 / 微升。

【临床意义】　尿沉渣镜检红细胞 >3 个 / 高倍视野，称为镜下血尿（microscopic hematuria）。多形性红细胞 >80% 时称非均一性血尿，又称肾小球源性血尿，如肾小球肾炎。多形性红细胞 <50%，称均一性血尿，又称非肾小球源性血尿，如尿路结石。

（2）白细胞

【参考区间】　玻片法平均 0～5 个 / 高倍视野，定量检查 0～10 个 / 微升。

【临床意义】 大量白细胞是泌尿系统感染的表现,常见于肾盂肾炎、肾结核、膀胱炎或尿道炎。

(3)上皮细胞

1)肾小管上皮细胞:在尿液中出现常提示肾小管病变。在某些慢性炎症时,肾小管上皮细胞发生脂肪变性,胞质中充满脂肪颗粒,称为脂肪颗粒细胞。尿中肾小管上皮细胞对肾移植术后有无排斥反应亦有一定意义。

2)移行上皮细胞:正常尿中可无或偶见移行上皮细胞,在输尿管、膀胱、尿道有炎症时可出现。

3)复层扁平上皮细胞:正常女性尿液中可见复层扁平上皮细胞。大量出现且伴有白细胞、脓细胞时见于尿道炎。

2. 管型(cast) 尿管型是蛋白质、细胞或碎片在肾远曲小管和集合小管腔中形成的圆柱形蛋白聚体。形成管型的必要条件是:①尿中少量白蛋白及肾小管上皮细胞分泌的 T-H 糖蛋白是构成管型的基质;②肾小管有浓缩及酸化尿液功能,前者可使形成管型的成分浓缩,后者则促进蛋白变性凝聚;③存在可交替使用的肾单位,处于休息状态的肾单位下段原尿滞留,有足够时间形成管型,当肾单位重新开通时,已形成的管型即随尿排出。

【管型的种类及临床意义】

(1)透明管型(hyaline cast):由 T-H 糖蛋白、白蛋白、氯化钠构成。正常人晨尿中可有透明管型出现,参考范围平均为 0～1 个/低倍视野。

(2)复合透明管型:透明管型中嵌有少量颗粒、细胞及脂肪体,称为复合透明管型。见于肾实质性病变。复合性透明红细胞管型和透明白细胞管型分别是肾出血和炎症的标志,复合性透明脂肪管型是肾病综合征的重要标志物。

(3)细胞管型(cellular cast):按细胞种类可进一步分为:①肾小管上皮细胞管型:见于各种原因所致的肾小管损害、药物中毒如乙烯乙二醇、水杨酸。②红细胞管型(red cell cast):出现表明肾单位出血,对诊断肾小球疾病有重要价值;酚中毒时可出现红细胞管型。③白细胞管型(leucocyte cast):提示肾实质有活动性感染。④混合管型(mixed cast):同时含有各种细胞及颗粒物的细胞管型。

(4)颗粒管型(granular cast):颗粒为肾实质病变崩解的细胞碎片或血浆蛋白及其他有形物凝聚于 T-H 蛋白上而形成。粗颗粒管型见于慢性肾小球肾炎、肾病综合征及铋盐、卡那霉素、两性霉素 B 等药物毒性所致肾小管损伤,细颗粒管型大量出现见于肾小球肾炎等肾病变。

(5)蜡样管型(waxy cast):是由肾小管中长期停留的颗粒管型、细胞管型变性衍化,或直接由淀粉样变性上皮细胞溶解后形成。提示局部肾单位有长期梗阻性少尿,说明肾小管变性坏死严重,预后不良。见于慢性肾小球肾炎的晚期、慢性肾衰竭及肾淀粉样变性。

(6)脂肪管型(fatty cast):管型内含有大小不一、折光性强的卵圆形脂肪小球。常见于肾病综合征、慢性肾小球肾炎急性发作及其他肾小管损伤性疾病。

(7)肾衰竭管型(cast of renal failure):由凝聚蛋白及坏死脱落的上皮细胞碎片而形成的管型。常出现于慢性肾衰竭少尿期,提示预后不良;急性肾衰竭多尿早期亦可出现。

(8)细菌管型(bacterial cast):含大量细菌、真菌及白细胞的管型。见于感染性肾疾病。

(9)结晶管型(crystal cast):含盐类、药物等化学物质结晶的管型。临床意义同相应的尿结晶。

3. 结晶体 原尿中溶解的各种物质在不同 pH、温度下溶解度不同。当某溶质浓度超出所处环境的溶解度时,将形成晶体析出。含晶体的尿称晶体尿。易在碱性尿中出现的尿晶体:磷酸盐晶体、碳酸钙晶体、尿酸盐晶体;易在酸性尿中出现的尿晶体:尿酸晶体、草酸钙晶体、胆红素晶体、酪氨酸及亮氨酸晶体、胱氨酸晶体、胆固醇晶体、磺胺及其他药物晶体。常见的药物有乙酰基磺胺嘧啶、磺胺甲噁唑;磺胺吡啶、磺胺米隆;解热镇痛药;碘泛影剂、尿路造影剂等放射造影剂。

二、粪便检查

(一)一般性状检查

1. 量 正常成人每日排便一次,随食物种类、进食量和消化器官的功能状态而异。胃、肠、胰腺功能紊乱、急性胃肠炎,服用泻药时排便量及次数增加。

2. 颜色与性状 正常成人粪便是黄褐色成形软便。

(1)稀糊状或水样便:水样便见于各种感染性和非感染性腹泻,尤其是急性肠炎、口服泻药及甲状腺功能亢进症等。小儿肠炎时粪便呈绿色稀糊状。假膜性肠炎可见大量黄色稀汁样便(3000ml 或更多)并含有膜状物。艾滋病患者并发肠道隐孢子虫感染时可排出大量稀水样便。副溶血性弧菌食物中毒排出洗肉水样便。出血性坏死性肠炎排出红豆汤样便。

(2)黏液便:正常粪便中有少量黏液。小肠炎症时增多的黏液均匀混于粪便中,大肠病变时黏液不易与粪便混合,来自直肠的黏液附着于粪便的表面。脓性黏液便见于各种肠炎、细菌性痢疾、阿米巴痢疾等。

(3)脓性及脓血便:常见于肠道下段病变,如痢疾、溃疡性结肠炎、局限性肠炎、结肠或直肠癌等。脓或血的多少取决于炎症类型及其程度,阿米巴痢疾脓血便以血为主,呈暗红色果酱样;细菌性痢疾脓血便则以黏液及脓为主,脓中带血。

(4)鲜血便:常见于肠道下段出血,如直肠息肉、直肠癌、肛裂及痔等。

(5)柏油样便:黏稠、黑、亮、形似柏油的粪便称柏油样便,见于消化道出血。服用药用炭、铋剂等之后也可排出黑便,但无光泽且隐血试验阴性;若食用较多动物血、动物肝、铁剂等也可使粪便呈黑色,应注意鉴别。

(6)白陶土样便:见于各种原因引起的胆管梗阻,因进入肠道的胆红素减少或缺如,以致粪胆素减少。钡餐胃肠造影后,可因排出硫酸钡使粪便呈白色或黄白色。

(7)米泔样便:见于重症霍乱、副霍乱患者。

(8)细条状便:提示直肠狭窄,见于直肠癌。

(9)乳凝块:常见于婴儿消化不良,婴儿腹泻。

3. 气味 正常粪便的气味主要来源于蛋白质分解。恶臭见于慢性肠炎、胰腺疾病、直肠或结肠癌溃烂或重症痢疾,鱼腥味见于阿米巴性肠炎。

4. 酸碱反应 正常人粪便的 pH 为 6.9~7.2,细菌性痢疾粪便常呈碱性,阿米巴痢疾粪便常呈酸性。

5. 寄生虫体 肠道寄生虫感染可从粪便排出蛔虫、蛲虫、钩虫、绦虫等虫体或节片。

6. 结石 粪便中排出的结石主要是胆结石,见于使用排石药物或碎石术后。

(二)显微镜检查

1. 细胞 正常粪便中无红细胞,偶见白细胞。肠道炎症时中性粒细胞增多。肠道下段炎症或出血时红细胞增多。细菌性痢疾红细胞少于白细胞，阿米巴痢疾时红细胞多于白细胞，假膜性肠炎可见成片存在的上皮细胞。乙状结肠癌和结肠癌直肠指检涂片染色可见恶性肿瘤细胞。

2．食物残渣 粪便中的食物残渣反映消化吸收功能。急、慢性胰腺炎及胰头癌或因肠蠕动亢进、腹泻、消化不良综合征等疾病可见淀粉颗粒及脂肪小滴增多，胃蛋白酶缺乏时可出现结缔组织，肠蠕动亢进、腹泻时可见肌肉纤维、植物细胞及植物纤维增多。

3．寄生虫卵及原虫 粪便中检查到寄生虫卵可诊断寄生虫感染。常见有蛔虫卵、钩虫卵、蛲虫卵、华支睾吸虫卵。急性阿米巴痢疾的脓血便中可见阿米巴原虫滋养体；艾滋病（AIDS）患者及儿童腹泻者可见隐孢子虫，儿童慢性腹泻者可见蓝氏贾第鞭毛虫。

（三）化学检查

1．隐血试验（occult blood test，OBT） 隐血指肉眼和显微镜均不能证实的少量消化道出血。检查隐血的化学或免疫学方法称隐血试验，对消化道出血有重要的诊断价值：①消化性溃疡呈间断阳性；②消化道恶性肿瘤如胃癌、结肠癌呈持续性阳性，因此隐血试验常作为消化道恶性肿瘤的诊断筛选指标；③急性胃黏膜病变、某些药物（如阿司匹林、糖皮质激素、吲哚美辛等）对胃黏膜的损伤、肠结核、溃疡性结肠炎、克罗恩病、钩虫病及流行性出血热等隐血试验常为阳性。

此外，进食动物血、肉类及进食大量蔬菜均可使化学法隐血试验呈假阳性，服用大量维生素C或其他具有还原作用的药物出现假阴性；因此试验前应素食3天，并且不要服用维生素C等还原性的药物。近年来建立了一些免疫学检查法，不受动物血红蛋白干扰，因而不需控制饮食。

2．粪胆色素检查 正常粪便中无粪胆红素而有粪胆原和粪胆素。胆汁淤积性黄疸粪便为白陶土色，粪胆原及粪胆素减少；溶血性黄疸粪便深黄色，粪胆原及粪胆素增加。成年人可因大量应用抗生素使胆红素阳性。

三、痰液检查

（一）一般性状检查

1．量 健康人一般无痰或少量泡沫状痰。如慢性支气管炎、支气管扩张、肺脓肿、空洞型肺结核和肺水肿患者痰量可显著增多。

2．颜色 正常痰液为无色或灰白色。黄色、黄绿色脓性痰提示呼吸道有化脓性感染。铜绿假单胞菌感染或患干酪样肺炎者可有黄绿色脓痰。红色或棕红色痰系痰液中含有红细胞或血红蛋白，可见于肺癌、肺结核、支气管扩张、肺水肿等疾病。痰中带鲜血见于肺结核早期或病灶播散。铁锈色痰多见于大叶性肺炎、肺梗死。粉红色泡沫痰常见于急性肺水肿。

3．性状 ①浆液性：稀薄的泡沫样痰液见于肺水肿等；②黏液性：无色透明或灰色黏稠痰，见于支气管炎、支气管哮喘、早期肺炎等；③脓性：将痰液静置，从上到下可分为泡沫黏液、浆液和脓性坏死组织三层，见于支气管扩张、肺脓肿、进行性肺结核等；④血性：呼吸道黏膜损伤、肺毛细血管破损等造成的出血，见于支气管扩张、肺癌、肺梗死、肺结核等。

4．气味 正常痰液无特殊气味，某些疾病时可出现异味。

（二）显微镜检查

正常痰涂片镜检时可见少量白细胞和来自口腔的上皮细胞。吞噬炭粒的肺泡巨噬细胞称为泡沫细胞，见于炭末沉着症及吸入大量烟尘者。吞噬含铁血黄素者称含铁血黄素细胞，又称心力衰竭细胞，见于心力衰竭引起的肺淤血、肺梗死及肺出血患者；硫磺样颗粒可见于放线菌患者痰中，为肉眼可见的黄色小颗粒；找到肺吸虫卵可诊断为肺吸虫病；找到溶组织内阿米巴滋养体，可诊断为阿米巴肺脓肿或阿米巴肝脓肿穿破入肺。

（三）微生物学检查

1. 涂片检查　革兰染色可用来检测细菌和真菌。抗酸染色用于检测结核菌感染。荧光染色用于检测真菌和支原体等。

2. 细菌培养　痰细菌培养检查细菌、真菌和支原体应在应用抗生素前进行。

（四）痰液脱落细胞检查

痰液标本经涂片、固定后可用巴氏染色法进行染色。在肺癌或肺转移癌时，可检查到鳞状细胞癌（简称鳞癌）、腺癌、未分化癌、混合性癌（肺鳞癌）及其他类型癌的癌细胞。

四、脑脊液检查

（一）一般性状检查

成人脑脊液量约为 120～180ml，平均为 150ml。

1. 压力

【参考区间】　成人　80～180mmH$_2$O；

　　　　　　　儿童　40～100mmH$_2$O；

　　　　　　　婴儿　30～80mmH$_2$O。

【临床意义】

（1）压力增高：可见于颅内各种炎症性病变，如各种原因引起的脑膜炎、颅内非炎症性病变如脑肿瘤、脑出血、脑积水等。此外，颅外因素如高血压、动脉硬化等也可引起压力增高。

（2）压力降低：主要见于脑脊液循环受阻、脑脊液流失过多、脑脊液分泌减少、不明原因的颅内压降低，如蛛网膜下腔粘连、低颅压综合征。此外，休克、昏迷、脱水、糖尿病昏迷和慢性退行性疾病等以及在注射高渗液时可有暂时的压力减低。

2. 颜色　正常脑脊液无色透明，病理状态下可有不同颜色改变：穿刺损伤、蛛网膜下腔或脑室出血时呈红色，黄色见于蛛网膜下腔出血、黄疸、椎管阻塞、多神经炎、脑膜炎，化脓菌引起的化脓性脑膜炎呈乳白色，铜绿假单胞菌引起的脑膜炎时呈微绿色，褐色或黑色见于脑膜黑色素瘤。

3. 透明度　正常脑脊液清晰透明。病毒性脑膜炎、流行性乙型脑炎、中枢神经系统梅毒等由于脑脊液中细胞数仅轻度增加仍清晰透明或微浊；结核性脑膜炎时细胞数中度增加，呈毛玻璃样混浊；化脓性脑膜炎时脑脊液中细胞数明显增加，呈乳白色混浊。

4. 凝固物　炎性渗出因纤维蛋白原及细胞数增加，可使脑脊液形成凝块或薄膜。急性化脓性脑膜炎时，脑脊液静置 1～2 小时即可出现凝块或沉淀物；结核性脑膜炎的脑脊液静置 12～24 小时后，可见液面有纤细的薄膜形成；蛛网膜下腔阻塞时，阻塞远端脑脊液蛋白质含量常高达 15g/L，使脑脊液呈黄色胶冻状。

（二）显微镜检查

正常脑脊液中无红细胞，可有少量白细胞。

【参考区间】　成人为 $0 \times 10^6/L \sim 8 \times 10^6/L$，儿童 $0 \times 10^6/L \sim 15 \times 10^6/L$，新生儿 $0 \times 10^6/L \sim 30 \times 10^6/L$，其中主要为单个核细胞，淋巴细胞与单核细胞比约为 $7:3$。

【临床意义】

1. 中枢神经系统感染性疾病　①化脓性脑膜炎细胞数显著增加，以中性粒细胞为主；②结核性脑膜炎细胞数中度增加，中性粒细胞、淋巴细胞和浆细胞共存是本病的特征；③病毒性脑炎细胞数仅轻度增加，以淋巴细胞为主；④新型隐球菌性脑膜炎细胞数中度增加，以淋巴细胞为主。

2. 中枢神经系统肿瘤性疾病　细胞数可正常或稍高，以淋巴细胞为主，脑脊液中找到白血病细胞可诊断为脑膜白血病。

3. 脑寄生虫病　脑脊液中细胞数可升高，以嗜酸性粒细胞为主，离心脑脊液沉渣镜检可发现原虫等。

4. 脑室和蛛网膜下腔出血　红细胞明显增加，可见各种白细胞，以中性粒细胞为主，出血时间超过 $2 \sim 3$ 天可发现含有红细胞或含铁血黄素的吞噬细胞。

（三）化学检查

1. 蛋白检查　正常情况下，脑脊液仅有微量蛋白质存在，主要为白蛋白。

【参考区间】　定性试验（Pandy 试验）：阴性或弱阳性

　　　　　　　定量试验：成人腰椎穿刺液　$0.20 \sim 0.45g/L$

　　　　　　　　　　　　脑池液　$0.1 \sim 0.25g/L$

　　　　　　　　　　　　脑室液　$0.05 \sim 0.15g/L$

【临床意义】

（1）蛋白增加：结核性脑膜炎增多最明显，其次为化脓性脑膜炎、病毒性脑膜炎。在颅内和蛛网膜下腔出血、蛛网膜下腔梗阻、脑及骨髓肿瘤时蛋白也有增加。

（2）球蛋白增高，白蛋白正常：见于颅脑损伤、急性淋巴细胞脉络丛脑膜炎。白蛋白显著增高而球蛋白正常，见于脑梗死、高血压脑病、椎管内肿瘤等。

（3）蛋白细胞分离：脑脊液蛋白增高而细胞数正常称为脑脊液蛋白分离，多见于吉兰-巴雷综合征、椎管内脊髓肿瘤、梗阻性脑积水。

2. 葡萄糖检查　正常情况下，脑脊液含有少量的葡萄糖。

【参考区间】　腰池 $2.5 \sim 4.5mmol/L$

【临床意义】　减低见于：①在神经系统感染性疾病时，病原菌或破坏的细胞释出葡萄糖分解酶使糖无氧酵解增加，如化脓性脑膜炎糖降低最明显，其次为结核性脑膜炎、病毒性脑膜炎；②颅内肿瘤时透过血-脑屏障的葡萄糖分解代谢加速使脑脊液葡萄糖降低，如脑膜瘤等；③各种原因引起的低血糖。

3. 氯化物检查　脑脊液氯化物含量受血氯浓度和 pH、血-脑屏障通透性及脑脊液中蛋白质含量的影响。

【参考区间】　腰池 $120 \sim 130mmol/L$

【临床意义】

（1）氯化物含量降低：结核性脑膜炎时氯化物降低最为明显，其次为化脓性脑膜炎。病毒性脑膜炎、脑脓肿、脊髓灰质炎等氯化物含量稍低或无显著变化。其他非神经系统疾病，如大量呕吐、腹泻、脱水等也可使脑脊液氯化物降低。

（2）氯化物含量增高：见于浆液性脑膜炎，也见于其他全身性疾病如慢性肾功能不全、肾炎、尿毒症、高氯血症、呼吸性碱中毒。

4. 酶学检查 正常脑脊液中含有多种酶，其活性远低于血清，且不受血清酶活性的影响，亦不能通过血-脑屏障。在炎症、肿瘤、脑血管障碍疾病时，脑细胞内酶释放，血-脑屏障通透性增加，使血清酶向脑脊液中移行或肿瘤细胞内酶释放，由于颅内压升高使脑脊液对酶的清除能力减低，均可使脑脊液中酶活性增高。脑脊液酶学检查如乳酸脱氢酶、天冬氨酸转氨酶、肌酸激酶同工酶 BB、溶菌酶和腺苷脱氨酶可用于神经系统炎症与肿瘤的诊断和鉴别。

（四）细菌学检查

正常脑脊液中不含任何细菌。疑为化脓性脑膜炎，可直接涂片或离心后制片，革兰染色后镜检；疑为结核性脑膜炎，将脑脊液静置 24 小时取形成的薄膜，涂片作抗酸染色镜检；疑为新型隐球菌脑膜炎，可涂片进行墨汁负染色，可见未染色的厚荚膜。细菌培养检出细菌即可诊断。

五、浆膜腔积液检查

（一）一般性状检查

1. 颜色 漏出液多为非炎症所致，淡黄色。渗出液多为炎症、肿瘤、化学或物理因素所致，其颜色随病因而变化：①血性积液见于恶性肿瘤、急性结核性胸腹膜炎等；②淡黄色脓性见于化脓菌感染；③绿色积液可能系铜绿假单胞菌感染；④积液乳白色见于淋巴管阻塞。

2. 透明度 漏出液多为清晰透明。渗出液因含有大量细胞、细菌而呈不同程度混浊。

3. 比重 漏出液比重多在 1.018 以下，渗出液因含有多量蛋白及细胞，比重多高于 1.018。

4. 凝固性 漏出液不易凝固。渗出液因含有纤维蛋白原等凝血因子、细菌和组织裂解产物，往往自凝或有凝块出现。

（二）显微镜检查

漏出液白细胞数常 $< 100 \times 10^6$/L，以淋巴细胞和间皮细胞为主。渗出液白细胞数常 $> 500 \times 10^6$/L，以中性粒细胞增加为主，常见于化脓性积液及结核性积液的早期；以淋巴细胞增加为主，常见于慢性炎症，如结核、梅毒、肿瘤等引起的积液；以嗜酸性粒细胞增加为主，常见于气胸、血胸、变态反应性疾病、过敏性疾病引起的积液；炎性积液出现大量中性粒细胞的同时，常伴组织细胞出现；浆膜刺激或受损时，间皮细胞增多。在浆膜腔积液中检出恶性肿瘤细胞是诊断原发性或继发性肿瘤的重要依据。

（三）化学检查

1. 黏蛋白定性试验（Rivalta test） 漏出液黏蛋白含量很少，多为阴性反应。渗出液中含有大量黏蛋白，多呈阳性反应。

2. 总蛋白定量试验 漏出液总蛋白定量试验常 <25g/L，渗出液的蛋白总量常在 30g/L 以上。

3. 葡萄糖测定 漏出液中葡萄糖含量与血糖相似或稍低；渗出液中葡萄糖常因细菌或炎性细胞的酵解作用而明显减少，甚至无糖。

4. 乳酸测定 乳酸含量测定有助于渗出液与漏出液的鉴别诊断。当乳酸含量增高时提示细菌感染，尤其在应用抗生素治疗后一般细菌检查为阴性时更有价值。风湿性及恶性肿瘤引起的积液中乳酸含量可轻度增高。

5. 脂类测定 胆固醇（CHO）、甘油三酯（TG）、脂蛋白电泳测定可鉴别真假乳糜液。

6. 酶类检查 酶学检查主要用于结核性积液、肿瘤性积液、化脓性积液等积液病因的鉴别诊断。乳酸脱氢酶（LDH）在化脓性积液时活性明显升高，且增高的幅度与炎症感染的程度呈正相关，肿瘤性积液时中度增高，结核性积液时轻度增高；腺苷脱氨酶（ADA）在结核性积液时增加明显，常 >40U/L，且可作为疗效观察的指标，癌性积液次之。血管紧张素转化酶（ACE）在结核时，积液与血清 ACE 比常 >1，癌性时常 <1。

（四）细菌学检查

如肯定或疑为渗出液，则应无菌操作离心沉淀，取沉淀物涂片作革兰染色或抗酸染色镜检，查找病原菌，必要时进行细菌培养。

六、胃液及十二指肠引流液检查

（一）胃液检查

正常胃液无色透明、略带酸味、有少量分布均匀的黏液，每日分泌胃液量约 1.5～2.5L，经 12 小时空腹后的正常胃液量约为 50ml。基础胃液量约为 10～100ml。胃液的一般性状、pH、胃酸分泌量、隐血试验、乳酸测定和显微镜检查可发现急性胃炎、消化性溃疡、胃癌等胃部疾患。

（二）十二指肠引流液检查

正常引流液的一般性状见表 5-16。十二指肠炎和胆道感染时可出现大量白细胞，出血性炎症、消化性溃疡、结石或癌肿时可见红细胞，十二指肠癌、胆囊癌、肝外胆管癌、Vater 壶腹癌及胰头癌时可经巴氏染色后查到癌细胞，胆结石易见结晶伴红细胞。细菌学检查可在胆道感染患者的胆汁中检测到致病菌。

表 5-16 正常十二指肠引流液的一般性状

检查项目	D 液 （十二指肠液）	引流液分段		
		A 胆汁	B 胆汁	C 胆汁
量（ml）	10～20	10～20	30～60	随引流管留置时间而异
颜色	无色或淡黄色	橙黄色	深褐色	金黄色
性状	透明或微浊	透明	透明	透明
	较黏稠	略黏稠	黏稠	黏稠
pH	7.6	7.0	6.8	7.4
比重		1.009～1.013	1.026～1.032	1.007～1.010
团絮状物	可有少量	无	无	无

七、生殖系统体液检查

（一）阴道分泌物检查

1. 一般性状检查 正常阴道分泌物为白色稀糊状。脓性分泌物常见于阴道毛滴虫和化脓性细菌感染；泡沫样脓性多见于滴虫阴道炎；血性分泌物及黄色水样多见于肿瘤；豆腐渣见于念珠菌阴道炎。青春期后，由于雌激素的作用阴道上皮细胞由单层变为复层，除内底层外，其他上皮细胞均含有糖原。受卵巢功能的影响，阴道上皮细胞周期性脱落、破坏并释放出糖原，阴道杆菌将糖原转化为乳酸，使阴道分泌物呈酸性，pH 为 4.0～4.5，阴道分泌物 pH 增高常见于阴道炎、幼女和绝经期女性。

2. 阴道清洁度检查　阴道清洁度根据阴道分泌物中白细胞、上皮细胞、阴道杆菌和杂菌的多少分为 4 度，正常为Ⅰ、Ⅱ度。Ⅲ、Ⅳ度见于非特异性感染和特异性感染。

3. 细胞学检查　经阴道（V）、宫颈（C）、宫内膜（E），细胞学涂片（VCE）、巴氏染色、显微镜检查可用于诊断女性生殖系统的感染。阴道毛滴虫见于滴虫阴道炎，白色念珠菌见于真菌性尿道炎，淋病奈瑟菌见于淋病，阴道加德纳菌见于细菌性阴道病，单纯疱疹病毒见于病毒性阴道炎，人类乳头状瘤病毒（HPV）见于 HPV 感染，同时对于普查并可诊断上皮细胞良性病变及肿瘤有重要应用价值。

（二）精液检查

1. 一般性状检查

（1）量：精液量一般为每次 1.5～6ml。<1.5ml 为精液减少；精液减少至 1～2 滴为无精症；>8ml 为精液过多。临床上一些药物，如盐酸美沙酮、酮康唑、司坦唑醇、甲睾酮等也可引起精液量的减少。

（2）颜色和透明度：正常为灰白色或乳白色，液化后为半透明样。血性精液常见于前列腺和精囊的非特异性炎症、生殖系统结核、肿瘤、结石及损伤；脓性精液常见于精囊炎、前列腺炎。

（3）黏稠度：生殖系统炎症时黏稠度减低似米汤。

（4）液化时间：在前列腺分泌物和溶解酶的作用下精液由胶冻状态转变为流动状态所需要的时间称为精液液化时间。一般 5～10 分钟开始液化，20～40 分钟完全液化。若新鲜精液标本在室温下超过 60 分钟仍不液化，称为精液延迟液化症，常见于前列腺炎。

（5）酸碱度：正常精液呈弱碱性（pH 7.2～8.0），可中和阴道的酸性分泌物，以维持精子的活动力。

2. 显微镜检查

（1）精子

1）精子数量：正常人精子数为 60×10^9～150×10^9/L，受孕的低限为 20×10^9/L，持续 $<15 \times 10^9$/L 称为少精子症。精子减少见于：①精索静脉曲张；②有害金属和放射线损害；③先天性和后天性睾丸疾病（如睾丸畸形、萎缩、结核、淋病、炎症等）；④输精管、精囊缺陷；⑤老年人在 50 岁以上者精子生成减少；⑥应用某些药物，如抗肿瘤药、男性避孕药（如棉酚）、司坦唑醇、甲睾酮等可引起精子数量的减少。

2）精子形态观察：正常精液中畸形精子应 <10%～15%，如超过 20% 为不正常。

3）精子活动力检查：正常精子活动力在排精后 60 分钟内，如有 40% 以上的精子活动力不良或无活动，常为男性不育症的原因之一。

4）精子活动率：正常人活动精子，在排精 30～60 分钟内，至少应 >60% 具有活动能力。若不活动精子数 >50%，应进行体外活体染色检查，以鉴定其死活。

（2）细胞：正常精液中可有少量白细胞、上皮细胞和极少量红细胞。白细胞增多 >5 个/高倍视野，见于前列腺炎、精囊炎、附睾炎等。红细胞增多见于睾丸肿瘤、前列腺癌等。肿瘤时细胞学检查可找到癌细胞。

3．微生物学检查 男性不育症的患者精液中细菌总检出率达33%。

4．特殊检查 包括化学、免疫学、酶学、精子功能等特殊检查。

（三）前列腺液检查

1．一般性状检查 正常前列腺液呈弱酸性（pH 6.3～6.5）、性状稀薄、淡乳白色。前列腺炎和精囊炎时可变黏稠、混浊，呈脓性，有时含絮状物或黏液丝。若有出血可呈不同程度的红色，见于精囊炎、前列腺炎、前列腺结核、结石和恶性肿瘤等。

2．显微镜检查 正常前列腺液可见多量或满布视野的卵磷脂小体、红细胞＜5个／高倍视野、白细胞＜10个／高倍视野、前列腺颗粒细胞＜1个／高倍视野。前列腺炎时卵磷脂小体常减少或消失、红细胞增多、白细胞增多且成堆出现、颗粒细胞增多。前列腺癌时细胞学检查可见肿瘤细胞。

3．微生物学检查 前列腺液直接涂片染色可做细菌学检查，细菌培养可提高阳性率，病原学检查有助于前列腺炎症与结核的鉴别，有助于提高药物治疗的敏感性。

（续 薇）

第四节 肝病常用实验室检查

案例

男性，45 岁，恶心、腹胀、乏力伴尿呈深黄色 1 周。体检：皮肤及巩膜黄染，肝肋下可触及 3cm，质软有压痛。外周血白细胞为 5.6×10^9/L，中性粒细胞为 0.42，淋巴细胞为 0.48，血小板 130×10^9/L，血清丙氨酸转氨酶 540U/L，总胆红素 74μmol/L，结合胆红素 40μmol/L。

问题：①实验室检查哪些是异常的？②应考虑哪个脏器病变？

通过多种实验室检测可以发现肝损伤、评估肝各种功能状态，这些检测方法广义上被称为肝功能检查。

一、蛋白质检测

（一）血清蛋白质测定

血清总蛋白（serum total protein，STP）包括白蛋白（albumin A）和球蛋白（globulin G）。白蛋白由肝合成，是反映肝合成功能的重要指标。总蛋白减去白蛋白即为血清球蛋白，是多种蛋白的混合物。

【参考区间】 正常成人 血清总蛋白 60～80g/L

白蛋白 40～55g/L

A/G （1.5～2.5）：1

【临床意义】

1．血清总蛋白及白蛋白增高 见于血清水分减少所致的血液浓缩，如严重脱水、休克、饮水量不足、肾上腺皮质功能减退等。

2. 血清总蛋白及白蛋白降低 血清总蛋白减低主要是白蛋白减低。见于：①蛋白质摄入不足，如营养不良等；②白蛋白合成不足，如各种肝疾病引起的肝细胞损害；③蛋白质消耗增多，如恶性肿瘤、甲状腺功能亢进、重症结核等；④蛋白质丢失增多，如肾病综合征、严重烧伤、蛋白丢失性肠病和急性大失血等；⑤各种原因所致的血清水分增加。

3. 血清总蛋白及血清球蛋白增高 血清总蛋白增高主要是因为球蛋白增高，并且以 γ 球蛋白增高为主。见于：①慢性肝疾病，如自身免疫性慢性肝炎、慢性活动性肝炎、肝硬化、慢性酒精性肝病等；② M 蛋白血症，如多发性骨髓瘤、淋巴瘤、巨球蛋白血症等；③自身免疫性疾病，如系统性红斑狼疮、风湿热、类风湿关节炎等；④慢性炎症和慢性感染，如结核病、麻风病、黑热病和疟疾等。

4. 血清球蛋白降低 主要是合成减少，见于：① 3 岁以下的婴幼儿，为生理性减少；②免疫功能抑制，如长期应用免疫抑制剂所致；③先天性低 γ 球蛋白血症。

5. A/G 降低或倒置 见于白蛋白减低和（或）球蛋白增加，见于严重肝功能损伤以及 M 蛋白血症，如肝硬化、原发性肝癌、多发性骨髓瘤等。

6. 药物对血清蛋白质检测的影响 某些药物可促进或抑制肝蛋白质的合成或者通过对血清蛋白检测试验产生干扰，从而影响测定结果。如胰岛素、孕酮、氯丙嗪等使白蛋白测定结果增高，异烟肼、甲氨蝶呤、口服避孕药以及阿司匹林等可使测定结果降低。

（二）血清蛋白电泳

在碱性条件下（pH 8.6），血清蛋白皆带负电荷，在电场中向正极泳动。因各蛋白质等电点和分子量不同，泳动速度不同。电泳后从正极开始依次排列为白蛋白、α_1 球蛋白、α_2 球蛋白、β 球蛋白和 γ 球蛋白五个区带。电泳结果常用分光光度计扫描图表示（图 5-6）。

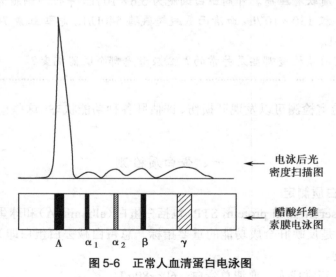

→ 电泳后光密度扫描图

→ 醋酸纤维素膜电泳图

A α_1 α_2 β γ

图 5-6 正常人血清蛋白电泳图

【参考区间】 醋酸纤维素膜法：

白蛋白 　　　　　0.62～0.71（62%～71%）

α_1 球蛋白 　　　0.03～0.04（3%～4%）

α_2 球蛋白 　　　0.06～0.10（6%～10%）

β球蛋白　　　　0.07～0.11（7%～11%）

γ球蛋白　　　　0.09～0.18（9%～18%）

【临床意义】 几种常见疾病血清蛋白电泳变化如下：

1. 肝疾病　轻症急性肝炎时，电泳结果多无显著变化，病情加重或转为慢性时表现为白蛋白以及 $α_1$、$α_2$ 和 β 球蛋白减少，γ 球蛋白增加。见于慢性肝炎、肝硬化、肝癌。

2. M蛋白血症　如多发性骨髓瘤、原发性巨球蛋白血症，白蛋白浓度降低，单克隆 γ 球蛋白明显增高。

3. 肾病综合征、糖尿病、肾病　表现为白蛋白及 γ 球蛋白减低，$α_2$ 和 β 球蛋白（为脂蛋白主要成分）增高。

4. 其他　结缔组织病常伴有多克隆 γ 球蛋白增高；先天性低 γ 球蛋白血症时 γ 球蛋白减低；蛋白丢失性肠病表现为白蛋白及 γ 球蛋白减低，$α_2$ 球蛋白增高。

（三）血清前白蛋白测定

前白蛋白（prealbumin，PAB）是肝细胞合成的一种载体蛋白。分子量比白蛋白小，电泳时向正极泳动速度较白蛋白快，在电泳图谱中位于白蛋白前方，为一染色很浅的区带。前白蛋白体内半衰期较其他血浆蛋白短（约2天），因此它比白蛋白更能早期反映肝细胞损害。

【参考区间】 成人　　　　280～360mg/L

　　　　　　　1～3岁　　　168～281mg/L

　　　　　　　1岁以内　　　100mg/L

【临床意义】

1. 降低　见于：①营养不良、慢性感染、恶性肿瘤晚期；②肝胆系统疾病（肝炎、肝硬化、肝癌及阻塞性黄疸），尤其是在早期肝炎和急性重症肝炎时有特殊诊断价值，其减低早于其他血清成分。

2. 增高　见于霍奇金病。

（四）血浆凝血因子测定

除组织因子外，人体的凝血因子几乎均在肝合成，当肝发生病变时，各种凝血因子含量及生理活性有不同程度的变化。凝血因子半衰期较短，在肝功能受损的早期，白蛋白检测完全正常，而凝血因子却有显著降低。因此，肝疾病早期可用凝血因子检测作为过筛试验，反映肝损害的程度。常用的过筛试验有血浆凝血酶原时间测定、活化部分凝血活酶时间测定、凝血酶时间测定以及抗凝血酶Ⅲ（AT-Ⅲ）测定。

（五）血氨测定

人体代谢产生的氨大部分可通过肝内鸟氨酸循环合成无毒的尿素，经肾排出体外。当肝功能严重受损时，尿素合成能力降低，可致血氨升高，氨对中枢神经系统有高度毒性，引起大脑功能障碍，出现肝性脑病。肝将氨合成尿素，是保证血氨正常的关键。

【参考区间】 谷氨酸脱氢酶法：11～35μmol/L

【临床意义】

1. 增高　①生理性增高，见于过多进食高蛋白饮食和运动后；②病理性增高，见于严重肝损害（肝性脑病、肝硬化、肝癌、重症肝炎等）、尿毒症、上消化道大出血、肝外门脉系统分流形成。

2. 减低　低蛋白饮食和严重贫血等。

二、胆红素代谢检测

血清总胆红素（serum total bilirubin，STB）为非结合胆红素和结合胆红素的总和。

【参考区间】　成人　STB　　3.4～17.1μmol/L

CB　　0～6.8μmol/L

UCB　1.7～10.2μmol/L

【临床意义】

1. 联合检测胆红素代谢指标　血清总胆红素、结合胆红素、尿胆红素以及尿胆原联合检测对黄疸的诊断和鉴别诊断具有重要价值（参见第三章第十三节表3-1）。

2. 药物对血清胆红素测定的影响　某些药物可引起溶血、肝细胞毒性、胆汁淤积性肝损害或对测定产生干扰，从而影响测定结果。如利福平、酮康唑、奎宁等使胆红素测定值升高，咖啡因亦可干扰检测结果，减低颜色反应使测定值降低。

三、血清酶检测

肝是人体含酶最丰富的器官，酶蛋白含量约是肝总蛋白含量的2/3。当肝有实质性损伤时，一些酶从受损肝细胞中大量逸出滞留在血液中，使血清中这些酶的活性增高；另外一些酶在肝细胞受损时生成减少或增加，也可引起活性的变化。因此，血清中这些酶浓度或活性的改变可以反映肝的病理状态。目前已知肝内含酶约数百种，但临床诊断常用的只有10余种。

（一）血清氨基转移酶测定

氨基转移酶（aminotransferases）即转氨酶，是一组催化氨基酸与α-酮酸之间的氨基转移反应的酶类。用于肝疾病检查的转氨酶主要是丙氨酸转氨酶（alanine aminotransferase，ALT）和天冬氨酸转氨酶（aspartate aminotransferase，AST）。

【参考区间】　速率法：ALT　男性9～50U/L；女性7～40U/L

AST　男性15～40U/L；女性13～35U/L

【临床意义】

1. 急性病毒性肝炎　ALT与AST均显著增高，可达参考值上限20～50倍以上，甚至高达100倍，但以ALT升高更明显，ALT/AST＞1。通常在肝炎病毒感染后1～2周转氨酶达高峰，3～5周逐渐下降，ALT/AST比值恢复正常。如急性病毒性肝炎恢复期ALT和AST仍不能恢复正常或再上升，提示急性肝炎转为慢性。急性重症肝炎，病程初期即表现出AST升高比ALT升高更明显，说明肝细胞损伤严重（有线粒体损伤）；急性重症肝炎病情恶化时，可出现黄疸加重，胆红素明显升高，但转氨酶却降低，即"胆酶分离"现象，提示肝细胞严重坏死，预后不良。

2. 慢性病毒性肝炎　血清转氨酶轻度升高或正常，ALT/AST＞1；如AST升高较ALT明显，则提示慢性肝炎可能转为活动期。

3. 非病毒性肝病　药物性肝炎、脂肪肝等非病毒性肝病时，转氨酶轻度升高或正常，并且ALT/AST＜1。酒精性肝病可致线粒体破坏及酒精能抑制吡哆醛的活性，使AST升高明显，ALT接近正常。

4. 肝硬化　转氨酶活性取决于肝细胞坏死和肝纤维化程度，其终末期血清转氨酶活性可能正常或降低。

5. 胆汁淤积　肝内、外胆汁淤积时，转氨酶轻度升高或正常，与肝损伤鉴别。

6. 其他情况　ALT 与 AST 为非特异性细胞内功能酶，其血清浓度增高还可以是肝病以外的其他疾病，如急性心肌梗死、皮肌炎、骨骼肌病、肺梗死、胰腺炎以及某些病毒感染等。

7. 药物对血清转氨酶测定的影响　长期使用某些具有肝毒性的药物，可能会引起肝损害、胆汁淤积性等，使转氨酶测定结果升高。如阿托伐他汀、吉非罗齐、苯巴比妥、氯丙嗪、氨基比林、利福平、异烟肼、甲氨蝶呤、甲基多巴、己烯雌酚等多种临床药物。

（二）血清碱性磷酸酶测定

碱性磷酸酶（alkaline phosphatase，ALP）是一组在碱性环境中水解单磷酸酯产生磷酸的酶类，主要分布于肝、骨、肾、小肠和胎盘中。肝内 ALP 位于肝细胞膜和毛细胆管微绒毛上，经胆汁排入小肠。当胆汁排泄不畅，毛细胆管内压升高时，使 ALP 显著升高。

【参考区间】　磷酸对硝基苯酚速率法：男性 45～125U/L；女性 20～49 岁 35～100U/L，50～79 岁 50～135U/L

【临床意义】

1. 肝胆系统疾病　各种肝内、外胆管阻塞性疾病，如胰头癌、胆道结石时 ALP 明显升高，且与胆红素升高相平行；累及肝实质细胞的肝胆疾病，如肝炎、肝硬化时 ALP 仅轻度升高。

2. 黄疸的鉴别诊断　ALP、ALT 及胆红素同时测定对于黄疸类型的鉴别具有一定意义（表 5-17）。

表 5-17　ALP、ALT 及胆红素测定对黄疸的鉴别

	ALP	ALT	胆红素
胆汁淤积	明显升高	轻度升高	明显升高
肝细胞性	正常或稍高	明显升高	中度升高
肝内局限性胆道梗阻	明显升高	无明显升高	正常

3. 骨骼疾病　纤维性骨炎、佝偻病、骨软化症、成骨细胞瘤、骨折愈合期等，血清 ALP 升高。

4. 药物影响　药物引起血清 ALP 升高，主要原因是药物的肝毒性引起胆汁淤积，如苯妥英钠、吩噻嗪、甲基多巴以及抗真菌类药物等；引起测定结果降低则是因为某些药物对 ALP 的活性具有一定的抑制作用，如达那唑、非诺贝特、枸橼酸盐、维生素 D_3 等。

5. 其他　营养不良、严重贫血、妊娠后期及儿童生长期，ALP 也增高。

（三）γ-谷氨酰转肽酶测定

γ-谷氨酰转肽酶（γ-glutamyl transferase，γ-GT）主要分布于肾、肝、胰腺。肝中的 γ-GT 主要分布在肝细胞的毛细胆管侧和整个胆管系统，参与谷胱甘肽代谢。血清中 γ-GT 主要来源于肝胆系统。

【参考区间】　硝基苯酚速率法：男性 10～60U/L；女性 7～45U/L

【临床意义】　肝内 γ-GT 合成增多或胆管系统病变胆汁排泄受阻时，均可引起血清 γ-GT 增高。

1. 胆道阻塞性疾病　胆汁淤积（原发性胆汁性肝硬化、硬化性胆管炎等）、肝癌（肝内阻

塞诱发肝细胞生成 γ-GT 增多,同时癌细胞也会合成 γ-GT) γ-GT 明显增高;其他如胰腺癌、胰腺炎、前列腺癌、脂肪肝等,亦可有 γ-GT 轻度增高。

2. 病毒性肝炎、肝硬化　急性肝炎 γ-GT 增高;慢性肝炎及肝硬化非活动期间可正常,活动期或病情恶化时 γ-GT 持续增高。

3. 酒精性肝炎和药物性肝炎　γ-GT 中等或明显增高,并且酗酒者当戒酒后 γ-GT 也可随之下降。

4. 药物影响　治疗药物主要是通过生物效应影响使 γ-GT 酶活性增高,如抗生素、抗真菌药、抗结核药、解热镇痛药及抗精神病药等;引起 γ-GT 酶活性降低的药物主要有氯贝丁酯、非诺贝特。

(四)乳酸脱氢酶及其同工酶测定

【参考区间】　详见本章第六节。

【临床意义】　LDH 广泛存在于人体各组织中,肝疾病时 LDH 可升高,虽有较高特异度,但特异性较差,LDH 同工酶测定可作为诊断参考指标。肝细胞损害 LDH 同工酶谱特点为 LDH_5 增高,且 $LDH_5 > LDH_4$。恶性肿瘤肝转移时,LDH_5 和 LDH_4 均升高。

(五)5′-核苷酸酶测定

5′-核苷酸酶(5′-nucleotidase,5′-NT)是一种碱性单磷酸酯酶,能专一水解核苷酸。此酶广泛分布于人体各组织,如肝、胆、肠、脑、心、胰等。在肝内,该酶主要存在于胆小管和肝窦胞质膜内。

【参考区间】　速率法:0～11U/L

【临床意义】　5′-NT 与 ALP 类似,主要用于肝胆疾病的诊断和鉴别诊断,但特异性较高。胆道梗阻、肝内占位性病变或浸润性病变、肝炎和肝硬化及胰腺病变时均增高。此外,能引起肝胆系统胆汁淤积或肝细胞损害的临床药物,多可引起该酶活性测定结果升高。

(六)单胺氧化酶(MAO)测定

单胺氧化酶(monoamine oxidase,MAO)为一种含铜的酶,分布在肝、肾、胰、心等器官,肝中 MAO 来源于线粒体,在有氧情况下,催化各种单胺的氧化脱氢反应。血清 MAO 活性与体内结缔组织增生呈正相关,因此临床上常用 MAO 活性测定来观察肝纤维化程度。

【参考区间】　连续监测法:0～3U/L

【临床意义】　MAO 测定能反映纤维化的生化过程,是肝纤维化的诊断指标之一。

1. 肝疾病　①重症肝硬化及肝硬化伴肝癌时 MAO 活性明显增高(肝硬化时阳性率>80%,其增高程度与肝纤维化程度成正比);②早期肝硬化 MAO 增高不明显;③暴发性肝炎、严重脂肪肝时 MAO 亦可增高。

2. 其他疾病　甲状腺功能亢进、糖尿病、肢端肥大症、结缔组织病、慢性充血性心力衰竭时亦可见 MAO 活性增高。

(七)脯氨酰羟化酶测定

脯氨酰羟化酶(prolyl hydroxylase,PH)是胶原纤维合成酶,能将胶原 α-肽链上的脯氨酸羟化为羟脯氨酸,与脏器和组织纤维化的发生及纤维增生活动度有关。肝纤维化时胶原纤维合成亢进,PH 在肝组织和血清中活性均增高,因此测定血中 PH 活性可作为肝纤维化的指标。

【参考区间】　39.5μg/L±11.87μg/L

【临床意义】

1. 诊断肝纤维化 肝硬化及血吸虫性肝纤维化，PH 活性明显增高。原发性肝癌因大多伴有肝硬化，PH 亦增高，而转移性肝癌、急性肝炎、轻型慢性肝炎，PH 大多正常，当肝细胞坏死加重伴胶原纤维合成亢进时，PH 活性增加，慢性中、重度肝炎因伴有明显肝细胞坏死及假小叶形成，PH 活性增高。

2. 肝疾病随访及预后判断 慢性肝炎、肝硬化患者，其 PH 活性进行性增高，提示肝细胞坏死及纤维化状态加重，若治疗后 PH 活性逐渐下降，提示治疗有效。

（侯毅鞠）

第五节 肾功能检验

肾具有生成尿液、维持体内水、电解质、蛋白质和酸碱等代谢的平衡功能，通过产生肾素、红细胞生成素、活性维生素 D 等物质调节血压、生成红细胞、钙磷代谢。肾功能检验包括对肾小球的滤过功能，近端肾小管的重吸收和排泄功能，远端肾小管的稀释 - 浓缩功能，水、电解质和酸碱平衡的检查。肾功能检验的主要目的是对泌尿系统疾病作出诊断与鉴别，但是由于肾有强大的储备能力，当肾损害未达到一定程度时，各种实验结果可表现为正常，因此，肾功能试验正常不能排除肾器质性病变，应结合临床全面地分析判定。

一、肾小球功能检测

（一）血清肌酐（creatinine，Cr）测定

【参考区间】 全血 Cr 88.4～176.8μmol/L

血清或血浆 Cr 男性 53～106μmol/L；女性 44～97μmol/L

【临床意义】

1. 了解肾小球滤过功能损害 肾有较大的贮备能力，部分肾小球受损时，剩余的肾单位仍可有效清除肌酐，血肌酐浓度无明显改变。血肌酐持续升高，提示已有严重肾小球损害。

2. 评估肾小球滤过功能受损的程度 肌酐的测定包括血清（浆）肌酐浓度和内生肌酐清除率。内生肌酐清除率是指肾单位时间内将多少毫升血液中的内生肌酐全部清除。内生肌酐清除率（endogenous creatinine clearance，Ccr）降低是发现较早期肾小球损伤的敏感指标。Ccr 在 70～51ml/min 为轻度损伤，50～31ml/min 为中度损伤，<30ml/min 为重度损伤。慢性肾衰竭者 Ccr 在 20～11ml/min 多为早期，10～6ml/min 多为晚期，<5ml/min 则为终末期肾衰竭。

3. 判断肾功能临床分期 根据 Ccr 一般可将肾功能损伤分为 4 期：①肾衰竭代偿期：Ccr 80～51ml/min；②肾衰竭失代偿期：Ccr 50～20ml/min；③肾衰竭期：Ccr 19～10ml/min；④尿毒症期或终末期肾衰竭：Ccr<10ml/min。

4. 指导治疗 Ccr 低于 40ml/min 时，应限制蛋白摄入。低于 30ml/min 时，噻嗪类等中效利尿药治疗往往无效。低于 10ml/min 是进行人工肾透析治疗的指征。

（二）血清尿素（BU）测定及尿素氮（BUN）测定

【参考区间】 BU：1.60～3.55mmol/L；BUN：3.20～7.10mmol/L

【临床意义】

1. 肾小球滤过功能损害 BU 升高可见于各种因肾及肾外疾患所致的较严重肾小球滤过功能损害。

2. 协助鉴别肾性与非肾性肾衰竭 肾病变所致肾衰竭者 BU 及血 Cr 均升高。心力衰竭、休克、失水及长期用利尿剂等发生肾灌流不足所致的肾前性肾衰竭者，除尿素滤过减少外，还因 ADH 分泌增多，尿素重吸收增加；尿路梗阻时集合小管扩张变薄，通透性升高，对尿素重吸收增加，均可出现 BU 明显升高而血 Cr 正常或仅轻度升高。

3. 判断肾功能不全分期 肾衰竭代偿期 GFR 下降至 50ml/min，血 BUN<9mmol/L；肾衰竭失代偿期，血 BUN>9mmol/L；肾衰竭期，血 BUN>20mmol/L。

4. 指导治疗 血 BUN 作为肾衰竭透析充分性指标，多以 KT/V 表示，K=透析器 BUN 清除率(L/min)，T=透析时间(min)，V=BUN 分布容积(L)，$KT/V>1.0$ 表示透析充分。

5. 其他 蛋白质分解代谢旺盛或蛋白摄入过多，如上消化道出血、甲状腺功能亢进症、大面积烧伤、高热、大剂量糖皮质激素治疗及食入大量蛋白质食物，均可致尿素生成增多，出现非肾性高尿素血症。

（三）血尿酸(uric acid，UA)测定

【参考区间】 酶法 血清(浆)UA 浓度：男性 150～416μmol/L；女性 89～357μmol/L

【临床意义】

1. UA 升高 ①肾小球滤过功能损伤，血 UA 升高、尿 UA 降低；②痛风：遗传性酶缺陷所致的原发性痛风，以及多种血液病、组织缺氧、恶性肿瘤、慢性铅中毒及长期禁食者等继发性痛风，血、尿 UA 均升高。

2. UA 降低 UA 生成减少，如急性重型肝炎、肝豆状核变性等肝功能严重损害，参与 UA 生成的黄嘌呤氧化酶、嘌呤核苷磷酸化酶先天性缺陷，使用抑制嘌呤合成的抗癌药巯嘌呤、大剂量糖皮质激素等。

（四）胱抑素 C(cystatin C)测定

【参考区间】 免疫比浊法：血浆浓度 0.6～2.5mg/L

【临床意义】 同血尿素、Cr、Ccr。但由于胱抑素 C 分泌恒定，不受含蛋白质和肌酸饮食、身高、体重等影响，且敏感，轻度损伤时即可出现升高。表明在判断肾小球滤过功能上，胱抑素 C 的诊断性能显著优于血尿素、Cr 及 Ccr，可作为判断肾小球滤过功能的首选可靠指标。

一些临床药物的使用会对肾小球造成不同程度的损伤，引起肾小球功能的改变，相应的一些肾小球功能试验也会受到一定的影响。对肾小球功能试验有影响的常见药物见表 5-18。

表 5-18 对肾小球功能试验有影响的常见药物

测定项目	影响	常见药物
肌酐	升高	头孢菌素类抗生素：头孢地秦钠、头孢泊肟酯、头孢克洛、头孢丙烯、头孢匹罗等
		ACEI：卡托普利、贝那普利、依那普利
		氨基糖苷类：链霉素、庆大霉素、卡那霉素、妥布霉素、阿米卡星
		阿立哌唑、青霉素、氟罗沙星、万古霉素、多黏菌素类、奈达铂、阿昔洛韦、环孢素、他克莫司、顺铂、美罗培南、美洛昔康、膦甲酸钠
	降低	厄贝沙坦

测定项目	影响	常见药物
尿酸	升高	阿立哌唑、盐酸齐拉西酮、依地酸钙钠、盐酸伐昔洛韦、萘普生、西洛他唑、利福平、奈达铂、卡铂
尿素氮	升高	氨基糖苷类：链霉素、庆大霉素、卡那霉素、妥布霉素、阿米卡星；氟胞嘧啶、环孢素、四环素、土霉素、依诺沙星、利福平、巴曲酶、阿克他利、依托泊苷、长春西汀、氨硫脲、去氧氟尿苷、氟罗沙星、福多司坦、异环磷酰胺、雷米普利

二、近端肾小管功能检测

（一）α₁- 微球蛋白（α₁-microglobulin，α₁-MG）测定

【参考区间】 血清 10～30mg/L；尿液 <15mg/24h；

【临床意义】 尿 α₁-MG 升高，见于各种原因包括肾移植排斥反应所致早期肾小管损伤；血清 α₁-MG 升高，提示肾小球滤过率降低所致的血潴留；血清和尿中 α₁-MG 均升高，多为肾小球滤过功能和肾小管重吸收功能均受损；此外，严重肝实质病变时 α₁-MG 生成减少，血清 α₁-MG 浓度降低，甚至肾小球滤过功能损伤时亦不明显升高。

（二）β₂- 微球蛋白（β₂-microglobulin，β₂-MG）测定

【参考区间】 血清 β₂-MG 1～2mg/L；尿 β₂-MG <0.3mg/L

【临床意义】

1. 较敏感地反映近端肾小管重吸收功能受损 如肾小管 - 间质性疾病、药物或毒物所致早期肾小管损伤以及肾移植后急性排斥反应早期时尿 β₂-MG 升高。

2. 评估肾小球滤过功能 血清 β₂-MG 升高比血肌酐更灵敏，在 Ccr<80ml/min 时即可出现，而此时血肌酐浓度多无改变。若同时出现血和尿 β₂-MG 升高，但血 β₂-MG<5mg/L，则可能肾小球和肾小管功能均受损。

3. 判断肾移植排斥反应情况 因肾移植后均使用可抑制 β₂-MG 生成的免疫抑制剂，若出现尿 β₂-MG 增多，表明排斥反应未能有效控制。

4. 其他 IgG 肾病、恶性肿瘤以及多种炎症性疾病如肝炎、类风湿关节炎等可致 β₂-MG 生成增多，若超过肾小管重吸收阈值，亦可同时出现尿 β₂-MG 明显增多。一些药物也可导致 β₂-MG 的升高（表 5-19）。

表 5-19 对近端肾小管有影响的药物

影响	药物
α₁-MG 升高	美罗培南、帕米膦酸二钠、利福平、磺胺嘧啶、吗替麦考酚酯、阿德福韦酯、赖诺普利、他克莫司、阿克他利、硫酸妥布霉素
β₂-MG 升高	卡托普利、奈达铂、雷米普利、依那普利、顺铂、异环磷酰胺、坎地沙坦酯

三、远端肾小管功能检测

（一）昼夜尿比重试验（莫氏浓缩和稀释试验，Mosenthal's test）

【参考区间】 正常人 24 小时尿量为 1000～2000ml；昼尿量与夜尿量之比为（3～4）∶1；12 小时夜尿量不应超过 750ml；尿液最高比重应在 1.020 以上；最高比重与最低比重之差，

不应小于 0.009。

【临床意义】 用以判断肾浓缩与稀释功能。

1. 少尿伴比重增高 见于血容量不足引起的肾前性少尿。

2. 多尿、低比重尿 夜尿增多或比重固定在 1.010 均表明肾小管浓缩功能减退，见于慢性肾炎、慢性肾衰竭、慢性肾盂肾炎、慢性间质性肾炎、痛风肾损害、急性肾衰竭多尿期或其他继发性肾小管间质疾病。

3. 尿崩症患者 尿量明显增多，常大于 4L/24h，比重 < 1.006。

（二）尿渗量（urine osmol, Uosm）测定

【参考区间】 正常人禁饮后尿渗量为 600～1000mOsm/（kg·H$_2$O），平均 800mOsm/（kg·H$_2$O）；血浆渗量为 275～305mOsm/（kg·H$_2$O），平均 300mOsm/（kg·H$_2$O）。尿渗量/血浆渗量比值为（3～4.5）:1。

【临床意义】 尿渗量能真正反映肾浓缩和稀释功能。

1. 判断肾浓缩功能 禁饮尿渗量在 300mOsm/（kg·H$_2$O）左右时，即与正常血浆渗量相等，称为等渗尿；若 < 300mOsm/（kg·H$_2$O），称低渗尿；正常人禁水 8 小时后尿渗量 < 600mOsm/（kg·H$_2$O），尿/血浆渗量比值等于或小于 1，表明肾浓缩功能障碍，见于慢性肾盂肾炎、多囊肾、尿酸性肾病等慢性间质性病变，也可见于慢性肾炎后期，以及急、慢性肾衰竭累及肾小管和肾间质。

2. 一次性尿渗量检测 用于鉴别肾前性、肾性少尿。肾前性少尿时，肾小管浓缩功能完好，故尿渗量较高，常 > 450mOsm/（kg·H$_2$O）；肾小管坏死致肾性少尿时，尿渗量降低，常 < 350mOsm/（kg·H$_2$O）。

四、肾小管性酸中毒检测

近曲小管可重吸收原尿中 90% 的 HCO$_3^-$，剩余的 HCO$_3^-$ 几乎全部在远曲小管重吸收，从而维持血液中碱贮备。而远曲小管可排泌 H$^+$ 及 NH$_3$，H$^+$ 与 NH$_3$ 和 HPO$_4^{2-}$ 结合，分别生成 NH$_4^+$ 和 HPO$^-$，以 NH$_4$Cl、磷酸盐形式从尿中排泄。通过上述过程，肾小管在体内酸碱平衡，特别是机体产生的大量酸性代谢产物调节中发挥重要作用，亦同时产生尿液酸化作用。肾小管功能障碍可导致慢性代谢性酸中毒，称肾小管性酸中毒（renal tubular acidosis, RTA），按发生机制分作两型（表 5-20）。

表 5-20 各型肾小管性酸中毒的实验室检查

类型	血浆 pH	血浆 CO$_2$CP	尿 pH	尿糖及尿氨基酸定性	NH$_4$Cl 负荷试验（尿 pH）	尿 HCO$_3^-$ 部分排泄率	其他
I	↓	↓	> 6.0*	阴性	> 5.5	< 5%	尿 Ca^{2+}、Na$^+$↑，NH$_4^+$↓，血 Ca^{2+}、Na$^+$
II	↓	↓	< 6.0**	阳性	< 6.0	> 15%	同 I 型但缓和，尿 HCO$_3^-$、葡萄糖和蛋白↑

注：* 晨尿可 > 7.0；** 晨尿可 < 5.5

（一）碱负荷试验（碳酸氢根部分排泄率测定）

服用碳酸氢盐后，II型肾小管性酸中毒者因近端肾小管重吸收 HCO$_3^-$ 障碍，致 HCO$_3^-$

重吸收阈值降低，可有较多 HCO_3^- 从尿排出，此即碱负荷试验。

【参考区间】 成人尿 HCO_3^- 部分排泄率≤1%

【临床意义】 Ⅰ型 RTA 者，碱负荷试验可正常或轻度增多，一般 <5%，尿 HCO_3^- 部分排泄率 >15% 是Ⅱ型 RTA 的确诊标准。

（二）酸负荷试验（氯化铵负荷试验）

氯化铵负荷试验使机体产生酸血症，Ⅰ型 RTA，因远曲小管排泌 H^+ 和 NH_3 障碍，在机体接受外源性酸性药物负荷后，仍不能酸化尿液，得以确诊并与其他型 RTA 相鉴别，此即酸负荷试验，亦称氯化铵负荷试验。试验方法有短程法和长程法。

【参考区间】 成人短或长程法：用药后尿样中至少 1 次 pH<5.5。

【临床意义】 若每次尿样 pH 均 >5.5，提示远曲小管排泄 H^+ 和 NH_3 功能严重损害，可诊断为Ⅰ型 RTA。但其他两型仍可出现尿 pH<5.5 的正常人样反应。

（三）血浆二氧化碳结合力测定

二氧化碳结合力（carbon dioxide combining power，CO_2CP）是血中碳酸氢钠的浓度以每 100ml 血浆中碳酸氢钠所含二氧化碳的毫升数。CO_2CP 测定可了解机体碳酸氢钠的含量，判断代谢性酸碱失调的依据。由于 CO_2CP 不能确切反映复合型酸碱失衡，故常用于血气分析。

【参考区间】 22～31mmol/L

【临床意义】 CO_2CP 降低常见于糖尿病酮症酸中毒、急慢性肾功能衰竭、剧烈腹泻和大面积烧伤引起碱离子丢失所导致的代谢性酸中毒，以及脑出血、脑炎、支气管哮喘因换气过度，排出二氧化碳过多、血中二氧化碳降低所导致的呼吸性碱中毒；CO_2CP 增高常见于因阻塞性肺气肿、慢性肺源性心脏病所致通气和换气障碍的呼吸性酸中毒，以及因幽门梗阻、剧烈呕吐等胃酸大量丢失所致的代谢性碱中毒。

（续 薇）

第六节 其他临床常用生物化学检查

一、血糖及其代谢产物检测

血糖即血液中的葡萄糖。正常情况下，体内糖的分解代谢与合成代谢处于动态平衡，血糖的浓度相对稳定。借助血糖及其代谢产物的检测，可以判断糖代谢的情况，并为糖代谢紊乱相关疾病的诊断、疗效判断提供依据。

（一）空腹血糖测定

空腹血糖（fasting blood glucose，FBG）是指 8～10 小时内无任何热量摄入时测定的静脉血浆葡萄糖浓度。

【参考区间】 葡萄糖氧化酶法：3.9～6.1mmol/L

邻甲苯胺法：3.9～6.4mmol/L

【临床意义】 血糖是诊断糖代谢紊乱的最常用和最重要的指标，是诊断糖尿病的主要依据，也是判断糖尿病病情和治疗监控的主要指标。

1. FBG 增高

(1) 生理性增高：见于餐后 1～2 小时、高糖饮食、剧烈运动和情绪激动。

(2) 病理性增高：见于各型糖尿病、甲状腺功能亢进症等内分泌疾病、颅内压增高和急性心肌梗死等应激性因素、严重肝和胰腺疾病及高热、呕吐、腹泻等。此外，噻嗪类利尿剂、口服避孕药、泼尼松等也可导致测定结果增高。

2. FBG 减低

(1) 生理性减低：饥饿、长期剧烈运动、妊娠期。

(2) 病理性减低：胰岛素过多；对抗胰岛素的激素（肾上腺皮质激素、生长激素）分泌不足；肝糖原储存缺乏（急性重型肝炎、急性肝炎、肝癌、肝淤血）；急性乙醇中毒；先天性糖原代谢酶缺乏；消耗性疾病，如严重营养不良、恶病质；应用非降糖药物，如磺胺类、水杨酸、吲哚美辛等。

（二）口服葡萄糖耐量试验

口服葡萄糖耐量试验（oral glucose tolerance test，OGTT）用于诊断症状不明显或血糖升高不明显的可疑糖尿病和判断糖耐量异常（impaired glucose tolerance，IGT）。

【参考区间】

口服葡萄糖后 0.5～1 小时，血糖达高峰（7.8～9.0mmol/L），但应 <11.1mmol/L。

服糖后 2 小时血糖 ≤7.8mmol/L。

服糖后 3 小时血糖应恢复到空腹血糖水平。

各时间点检测尿糖均为阴性。

【临床意义】 凡峰值过高或恢复正常水平迟缓均为糖耐量降低，即糖耐量异常。

1. 诊断糖尿病 服糖后峰值 ≥11.1mmol/L，2 小时仍高于正常水平，即可诊断为糖尿病。

2. 糖耐量异常 服糖后 2 小时，血糖为 7.8～11.1mmol/L，表现为糖耐量降低。长期随诊，约有 1/3 患者能恢复正常，1/3 患者仍为糖耐量异常，1/3 患者转为糖尿病。常见于 2 型糖尿病、甲状腺功能亢进症、肢端肥大症、肥胖症等。

3. 其他 空腹血糖降低，服糖后血糖上升不明显，2 小时后血糖测定仍处于低水平状态，常见于胰岛 B 细胞瘤、垂体功能减退症等。

（三）血清胰岛素检测及胰岛素释放试验

胰岛素是由胰岛 B 细胞分泌的多肽类激素，胰岛素检测和胰岛素释放试验是检查胰腺内分泌功能的试验，可作为糖尿病分型及低血糖原因分析的诊断指标。

【参考区间】

1. 空腹胰岛素 10～20mU/L。

2. 胰岛素释放试验 口服葡萄糖后 0.5～1 小时，峰值为空腹值的 5～10 倍；2 小时胰岛素 <30mU/L，3 小时后达空腹水平。

【临床意义】

1. 糖尿病 胰岛素分泌减低，释放延迟，有助于糖尿病早期诊断。① 1 型糖尿病空腹胰岛素明显减低，口服葡萄糖后释放曲线低平；② 2 型糖尿病空腹胰岛素正常、稍高或稍低，口服葡萄糖后胰岛素呈延迟释放反应。

2. 胰岛 B 细胞瘤 常表现为高胰岛素血症，胰岛素呈高水平曲线，但血糖降低。

3. 其他 肥胖、肝肾功能不全、肢端肥大症、巨人症等，血清胰岛素水平升高；垂体功能低下、肾上腺皮质功能不全或饥饿时,血清胰岛素水平减低。

(四)血清 C- 肽测定

血清 C- 肽是无活性的胰岛素原在蛋白水解酶作用下分裂而形成的肽类物质。C- 肽与胰岛素等以等分子数从胰岛 B 细胞释放,其半衰期比胰岛素长,不被肝细胞破坏,而且两者无免疫性交叉。所以 C- 肽水平更能较完整地反映 B 细胞的分泌和释放功能。血清 C- 肽检测用于糖尿病的分型诊断,指导胰岛素用量的调整。

【参考区间】

1. 空腹 C- 肽　0.3～1.3nmol/L。

2. C- 肽释放试验　服糖后 30～60 分钟出现峰值,为空腹值的 5～6 倍。

【临床意义】

1. C- 肽水平增高　①胰岛 B 细胞瘤,空腹血清 C- 肽水平增高,C- 肽释放试验呈高水平曲线;②肝硬化,C- 肽水平增高,C- 肽 / 胰岛素比值降低。

2. C- 肽水平降低　①空腹降低,见于糖尿病;② C- 肽释放曲线低平,见于 1 型糖尿病;释放延迟或呈低水平见于 2 型糖尿病。

3. C- 肽水平不升高,而胰岛素升高　见于胰岛素用量过多。

(五)糖化血红蛋白测定

血液糖化血红蛋白(glycosylated hemoglobin,GHb)是红细胞内 HbA 与己糖(主要与葡萄糖)缓慢、连续的非酶促反应的产物。目前所知糖化血红蛋白种类有多种,其中糖基化的 HbA1c 有特殊诊断价值。

【参考区间】　HbA1c 4%～6%; HbA1 5%～8%

【临床意义】　HbA1c 的代谢周期与红细胞的寿命基本一致,故 HbA1c 水平可反映近 2～3 个月的平均血糖水平。

1. 糖尿病监控　HbA1c 增高,提示近 2～3 个月糖尿病的控制不满意或病情加重,应注意调整用药剂量和调整治疗方案。用胰岛素治疗的糖尿病患者,应将糖化 Hb 作为常规检测指标,应每 2 个月左右检测一次。

2. 筛检糖尿病　HbA1 < 8% 可排除糖尿病; HbA1 > 10% 预测糖尿病,准确性 89%,特异性 99%,特异度 48%。

3. 预测血管并发症　GHb 长期增高易发生血管并发症,HbA1 > 10% 提示并发症严重,预后较差。

4. 鉴别高血糖　糖尿病性高血糖 HbA1c 水平多增高,应激性高血糖则正常。

二、血清脂质和脂蛋白检测

血清脂质包括胆固醇、甘油三酯、磷脂和游离脂肪酸。脂质在血液中与载脂蛋白结合,形成可溶性脂蛋白颗粒,随血液循环运送到各组织,完成生理功能。

(一)总胆固醇测定

总胆固醇(total cholesterol,TC)是游离胆固醇和酯化型胆固醇的总称。胆固醇 70% 为胆固醇酯,30% 为游离胆固醇。

【参考区间】　TC < 5.20mmol/L 为正常; 5.23～5.69mmol/L 为边缘性升高; TC > 5.72mmol/L 为升高。

【临床意义】　TC 作为动脉粥样硬化的预防、发病预测、疗效观察的重要参考指标。

1. TC 增高　①动脉粥样硬化所致的心、脑血管疾病；②高脂血症、甲状腺功能减退、糖尿病、肾病综合征、类脂性肾病；③长期吸烟、饮酒、精神紧张、血液浓缩；④应用某些药物，如环孢素、糖皮质激素、阿司匹林等。

2. TC 降低　①甲状腺功能亢进症；②严重肝疾病；③严重贫血、营养不良、恶性肿瘤；④应用某些药物，如调脂药物、雌激素、甲状腺激素、钙拮抗剂等。

（二）甘油三酯测定

甘油三酯（triglyceride, TG）主要存在于 β- 脂蛋白、乳糜微粒中，参与胆固醇和胆固醇酯的合成，高水平的 TG 可能也是动脉粥样硬化的危险因素。

【参考区间】　0.56～1.70mmol/L

【临床意义】

1. 增高　①冠心病和动脉粥样硬化症；②原发性高脂血症、肥胖症、糖尿病、痛风、甲状腺功能减退、肾病综合征、高脂饮食和阻塞性黄疸。

2. 减低　①低 β- 脂蛋白血症和无 β- 脂蛋白血症；②严重肝疾病、吸收不良、甲状腺功能亢进症、肾上腺皮质功能减退。

（三）脂蛋白测定

超高速离心法根据密度不同，将脂蛋白分为乳糜微粒、极低密度脂蛋白、低密度脂蛋白、高密度脂蛋白以及中间密度脂蛋白。

1. 低密度脂蛋白测定　低密度脂蛋白（low density lipoprotein, LDL）是血浆中携带胆固醇的主要微粒，LDL 与胆固醇结合后称低密度脂蛋白胆固醇（LDL-C），临床上常以血清 LDL-C 含量反映 LDL 水平。

【参考区间】　酶法：2.1～3.1mmol/L

【临床意义】　LDL-C 为导致动脉粥样硬化的高危因素，在总胆固醇中 LDL-C 水平越高，发生动脉粥样硬化的危险性就越高。

2. 高密度脂蛋白测定　高密度脂蛋白（high density lipoprotein, HDL）可将沉积在血管壁的胆固醇逆向转运至肝，有抗动脉粥样硬化的作用，是一种保护因子。临床上常以血清高密度脂蛋白胆固醇（HDL-C）含量反映 HDL 水平。

【参考区间】　酶法：男性 1.16～1.42mmol/L；女性 1.29～1.55mmol/L

【临床意义】　HDL-C 水平与动脉粥样硬化性心、脑血管疾病发病率呈负相关。HDL-C 低者患冠心病危险性大。

（四）载脂蛋白测定

脂蛋白颗粒中的蛋白称载脂蛋白（apolipoprotein, apo），其中载脂蛋白 A I（apoA I）、载脂蛋白 B_{100}（$apoB_{100}$）分别是 HDL、LDL 的主要结构蛋白。因此，血清中 apoA I、apoB 的水平，可代表 HDL 和 LDL 的含量。

【参考区间】

免疫透射比浊：apoA I：男性 0.96～1.76g/L；女性 1.03～2.03g/L

$apoB_{100}$：男性 0.43～1.28g/L；女性 0.42～1.12g/L

【临床意义】　载脂蛋白测定主要配合 TG、TC 测定，用于诊断和预测动脉粥样硬化。

三、血清电解质检测

（一）血钾测定

【参考区间】　3.5～5.5mmol/L

【临床意义】　血清钾＞5.5mmol/L 时，称为高钾血症；＜3.5mmol/L 时，称为低钾血症。高钾血症及低钾血症的发生机制见表 5-21。

表 5-21　高钾血症及低钾血症的发生机制

血钾	机制	常见病因
高钾	摄入过多	高钾饮食、静脉输入大量钾盐或库存血等
	排泄减少	急性肾衰竭少尿期、肾上腺皮质功能减退、远端肾小管上皮细胞泌钾障碍
	细胞内钾释出	组织损伤、缺氧和酸中毒、家族性高钾性麻痹、血浆晶体渗透压增高
	药物影响	长期使用螺内酯、氨苯蝶啶等潴钾利尿剂、洋地黄类药物、血管紧张素转化酶抑制剂、血管紧张素受体拮抗剂
低钾	摄取不足	长期低钾饮食、饥饿及营养不良
	丢失过多	呕吐、腹泻、急性肾衰竭多尿期、肾上腺皮质功能亢进、醛固酮增多症
	分布异常	钾细胞内转移、细胞外液稀释，如胰岛素治疗、心力衰竭、肾性水肿等
	药物影响	长期应用呋塞米、依他尼酸、噻嗪类利尿剂

（二）血钠测定

【参考区间】　135～145mmol/L

【临床意义】　血清钠＞150mmol/L 称高钠血症，＜130mmol/L 称低钠血症。高钠血症及低钠血症的发生机制见表 5-22。

表 5-22　高钠血症及低钠血症的发生机制

血钠	机制	常见病因
高钠	摄入过多	进食、输注过多碳酸氢钠
	水分摄入不足	水源断绝、进食困难、昏迷等
	水分丢失过多	出汗、烧伤、腹泻、呕吐
	内分泌病变	垂体肿瘤、肾上腺皮质功能亢进，醛固酮增多症
低钠	丢失过多	经肾、皮肤、医源性（穿刺）、胃肠道丢失
	细胞外液稀释	水钠潴留，但水多于钠潴留，如慢性肾功能不全、尿崩症等
	消耗性低钠	结核、肿瘤等慢性疾病，细胞内蛋白消耗，水分外移，使细胞外液稀释
	摄入不足	饥饿或长期低钠饮食，不当输液等

（三）血氯测定

【参考区间】　96～105mmol/L

【临床意义】　血清氯含量＞105mmol/L 为高氯血症，含量＜96mmol/L 为低氯血症，高氯血症及低氯血症的发生机制见表 5-23。

表 5-23 高氯血症及低氯血症的发生机制

血氯	机制	常见病因
高氯	摄入过多	食入或输入了过多的 NaCl、$CaCl_2$、NH_4Cl 等
	排出减少	急、慢性肾功能不全少尿期、尿路梗阻等
	血液浓缩	呕吐、出汗、腹泻等
	吸收增加	肾上腺皮质功能亢进、库欣综合征、长期应用糖皮质激素
	代偿性增高	呼吸过度,使 CO_2 排出增多,血 HCO_3^- 减少,血氯增加
	低蛋白血症	肾疾病时血浆蛋白减少,使血氯增加,以补充血浆阴离子
低氯	摄入不足	饥饿、低盐治疗等
	丢失过多	呕吐、腹泻、慢性肾功能不全、慢性肾上腺皮质功能不全、呼吸性酸中毒

（四）血钙测定

【参考区间】 2.25～2.58 mmol/L

【临床意义】 见表 5-24。

表 5-24 血钙测定的临床意义

血钙	临床意义
增高	摄入钙过多,如饮用大量牛奶、静脉用钙过多等
	维生素 A 或 D 摄入过多导致钙吸收增加
	溶骨作用增强,如甲状旁腺功能亢进、甲状腺功能亢进等
	肾功能损害,如急性肾功能不全少尿期,钙排出减少
减低	摄入不足和吸收不良,如肾性佝偻病等
	吸收减少,如佝偻病
	成骨作用增强,如甲状旁腺功能减退
	其他,如坏死性胰腺炎、妊娠、大量输血等

（五）血磷测定

【参考区间】 0.97～1.61mmol/L

【临床意义】 见表 5-25。

表 5-25 血磷测定的临床意义

血磷	临床意义
增高	内分泌疾病,如甲状旁腺功能减退、甲状腺功能减退
	肾功能不全、尿毒症所导致的肾排泄受阻
	维生素 D 摄入过多,导致肠道吸收钙、磷增加
	其他,如多发性骨髓瘤、肢端肥大症等
减低	摄入不足和吸收减少,如脂肪泻、饥饿或恶病质、维生素 D 缺乏症等
	大量呕吐、腹泻、血液透析等磷丢失过多
	磷转移入细胞内,见于静脉注射胰岛素或葡萄糖、急性心肌梗死等

四、心脏损伤检测

心肌缺血损伤时，一些物质释放入血致血中浓度异常增高，这一类物质可以作为心肌损伤的生物化学检测指标。

（一）心肌损伤检测

1. 肌红蛋白测定　肌红蛋白（myoglobulin，Mb）存在于心肌和骨骼肌中，分子量小，易从坏死或损伤的肌细胞中快速释放出来。正常血清 Mb 含量极少，对诊断急性心肌梗死（AMI）和骨骼肌损伤有一定价值。

【参考区间】　定性：阴性；定量：50～85μg/L

【临床意义】　Mb 用于早期诊断 AMI 和再梗死发生，但特异性较差。升高见于：

（1）AMI：发病后 2 小时内 Mb 开始升高，早于其他标志物升高，6～12 小时达峰值，18～30 小时恢复到正常水平。

（2）其他：急性骨骼肌损伤、肾功能衰竭、心力衰竭和某些肌病。

2. 心肌肌钙蛋白测定　心肌肌钙蛋白（cardiac troponin，cTn）是与心肌收缩有关的心肌特异性蛋白，由肌钙蛋白 T（cTnT）、肌钙蛋白 I（cTnI）和肌钙蛋白 C（cTnC）三种亚单位组成。cTnT 和 cTnI 是心肌特有的抗原，是心肌损伤的特异性标志。

【参考区间】　cTnT 0.02～0.13μg/L，> 0.2μg/L 为临界值，> 0.5μg/L 诊断 AMI；cTnI < 0.2μg/L，> 1.5μg/L 为临界值。

【临床意义】

（1）诊断 AMI，发病后 3～6 小时即升高，10～24 小时达峰值，达参考值的 30～40 倍，10～15 天恢复正常，特异性明显优于 CK-MB。

（2）判断微小心肌损伤。

（3）预测血液透析患者心血管事件。

3. 肌酸激酶及同工酶测定　肌酸激酶（creatine kinase，CK）主要存在于骨骼肌和心肌，在脑组织中也有少量存在。CK 是由 M 和 B 两种亚单位组成的二聚体，有 3 种同工酶，MM（肌型）、BB（脑型）、MB（心肌型），其中 CK-MB 占 CK 总量的 5% 以下，主要与心肌损伤有关。

【参考区间】

连续检测法：CK 总活性：男性 37～174U/L；女性 26～140U/L

CK-MB < 5μg/L

【临床意义】

（1）CK 增高：见于急性心肌梗死（AMI）、进行性肌萎缩、皮肌炎以及其他肌肉损伤的患者。

（2）CK-MB 增高：① AMI 发病后 3～8 小时增高，达正常上限 10～12 倍，其活性升高比 CK 总活性增高较早且更明显；②心肌其他损伤（心绞痛、心肌炎等）。

4. 乳酸脱氢酶测定　乳酸脱氢酶（lactate dehydrogenase，LDH）广泛存在于人体各组织中，诊断心肌损伤的特异性不高。

【参考区间】　连续监测法：总活力 104～245U/L

【临床意义】　AMI 发病后 8～10 小时增高，肝疾病、恶性肿瘤（淋巴瘤、肺癌、结肠癌）等也可增高。目前已不推荐 LDH 用于心肌损伤的检测。

（二）心脏功能损伤

正常时 B 型钠尿肽（BNP）在心肌细胞内以其前体 pro-BNP 的形式存在。当心室压力增高时，pro-BNP 被水解成活性形式的 BNP 和非活性形式的 NT-pro-BNP 从心肌细胞释放入血。血 BNP 和 NT-pro-BNP 浓度测定目前被用作心功能损害的血清标志物。

【参考区间】 BNP 为（1.5～9）pmol/L；判断值为 >22pmol/L（>100ng/L）；NT-pro-BNP 为 <125ng/L。

【临床意义】 测定 BNP 和 NT-pro-BNP 升高有助于心力衰竭的诊断和疗效监测，以及预后判断，但特异性略差。以下因素也可以引起其升高：左心室肥厚和左心室负荷升高、脏器缺血缺氧、心动过速、心肌缺血及梗死、肺栓塞、慢性阻塞性肺疾病、感染、严重肾疾病、肾功能不全、肝硬化。若 BNP 正常可基本排除心力衰竭的诊断。

五、淀粉酶检测

淀粉酶（amylase，AMY）是能水解淀粉、糖原和糊精，在食物多糖类化合物的消化中起重要作用的水解酶。

【参考区间】 亚乙基 -4-NP- 麦芽庚糖苷法：血液≤220U/L；尿液≤1200U/L

【临床意义】 AMY 主要来自胰腺和腮腺。急性胰腺炎时，胰腺水肿压迫胰腺导管致胰液渗漏，血和尿中 AMY 显著升高。通常是发病6～12小时血液中 AMY 升高，持续3～5天恢复至正常；发病12～24小时尿液中 AMY 升高，持续3～10天恢复至正常。

六、胆碱酯酶检测

胆碱酯酶（cholinesterase，ChE）在肝合成后分泌到血液中，血清 ChE 检测用于评估肝的储备功能和肝病的预后。

【参考区间】 比色法：30 000～80 000U/L

【临床意义】 胆碱酯酶活性增高见于肾疾病、肥胖、脂肪肝、甲状腺功能亢进等，此外服用甲状腺素、氮芥类药物可使酶活性增高；活性减低见于有机磷中毒、肝疾病、恶性肿瘤等。

七、内分泌激素检测

（一）甲状腺激素相关测定

甲状腺激素（thyroid hormone）是甲状腺素（thyroxine，又称四碘甲腺原氨酸，T_4）和三碘甲腺原氨酸（T_3）的统称。在垂体促甲状腺激素（TSH）刺激下，T_3、T_4 释放至血液中，绝大部分与甲状腺素结合球蛋白可逆结合，小部分以游离的形式存在（FT_3、FT_4）。结合型 T_3 和游离型 T_3（FT_3）之和为总 T_3（TT_3）；结合型 T_4 与 FT_4 之和为总 T_4（TT_4）。

【参考区间】 TT_4：65～155nmol/L；FT_4：10.3～25.7pmol/L

TT_3：1.6～3.0nmol/L；FT_3：6.0～11.4pmol/L

TSH：2～10mU/L

【临床意义】 血清 T_4、T_3 及 TSH 对甲状腺功能亢进和甲状腺功能减退的诊断、病情严重程度评估、疗效监测等均有重要价值。

1. FT_4 与 FT_3 不受甲状腺素结合球蛋白的影响，比 TT_4、TT_3 测定更敏感，更有应用价值。甲状腺功能亢进症时，两者均升高，且 FT_3 升高早于 FT_4；甲状腺功能减退时两者均降低。

2. TSH 是诊断原发性甲状腺功能减退最灵敏的指标。增高见于原发性甲状腺功能减退症、单纯性甲状腺肿、垂体功能亢进症；降低见于垂体功能减退及继发性甲状腺功能减退症。

（二）甲状旁腺素和降钙素测定

1. 甲状旁腺素 甲状旁腺素（parathyroid hormone，PTH）是甲状旁腺主细胞分泌的一种肽类激素，主要生理作用是拮抗降钙素、动员骨钙释放、加快磷酸盐的排泄和维生素 D 的活化。

【参考区间】 免疫化学发光法：1～10pmol/L

【临床意义】 PTH 升高主要见于原发性、继发性甲状旁腺功能亢进。PTH 降低见于甲状旁腺功能减退、高钙血症、甲状腺功能减退等。

2. 降钙素 降钙素（calcitonin，CT）是甲状腺滤泡旁 C 细胞分泌的多肽激素，主要生理作用是降低血钙和血磷。

【参考区间】 ＜100ng/L

【临床意义】 降钙素升高主要见于甲状腺髓样癌和甲状腺 C 细胞良性肿瘤，严重骨骼疾病和肾疾病也可升高；甲状腺切除术后或重度甲状腺功能亢进时可见降钙素分泌减少。

（三）性激素测定

1. 血浆睾酮测定 睾酮是男性重要的雄激素，血浆睾酮浓度可以反映睾丸的分泌功能。

【参考区间】

男性：青春期（后期）100～200ng/L；成人 300～1000μg/L

女性：青春期（后期）100～200ng/L；成人 200～800ng/L

　　　绝经后 80～350ng/L

【临床意义】 睾酮增高主要见于睾丸间质细胞瘤、男性性早熟、先天性肾上腺皮质增生症、肾上腺皮质功能亢进等，也可见于女性肥胖症、中晚期妊娠及应用雄激素等。睾酮减低主要见于原发性小睾丸症、睾丸不发育症、嗅神经 - 性发育不全综合征等，也可见于肿瘤、外伤、放射性损伤等。

2. 血浆雌二醇测定 雌二醇是雌激素的主要成分，生理作用是促进女性生殖器官的发育并维持女性第二性征，是卵泡发育、成熟和排卵的重要调节因素。

【参考区间】

男性：青春期前 7.3～36.7pmol/L；成人 50～200pmol/L

女性：青春期前 7.3～28.7pmol/L；卵泡期 94～433pmol/L

　　　黄体期 499～1580pmol/L；排卵期 704～2200pmol/L

　　　绝经期 40～100pmol/L

【临床意义】 雌二醇增高主要见于女性早熟、男性女性化、卵巢肿瘤、性腺母细胞瘤等；减低主要见于各种原因所致的原发性性腺功能减退，也可见于卵巢切除、青春期延迟、口服避孕药等。

3. 血浆雌三醇测定 非孕期雌三醇是雌二醇的代谢产物，妊娠期则主要由胎盘分泌，其含量变化能监测胎盘功能和胎儿的健康状况。

【参考区间】 孕期　15～20 周 2.5～7.6mmol/L

　　　　　　　　21～25 周 3.4～37.8mmol/L

　　　　　　　　26～30 周 17.2～51.5mmol/L

　　　　　　　　31～35 周 19.7～78.2mmol/L

　　　　　　　　36～40 周 20.1～85.2mmol/L

【临床意义】 降低主要见于胎儿发育不全、宫内发育迟缓、死胎、妊娠高血压综合征、胎儿窘迫等。

4.血浆孕酮测定　孕酮是由黄体和卵巢所分泌,主要生理作用是使已经处于增生期的子宫内膜继续发育增生,为受精卵着床做准备,对维持正常月经周期以及正常妊娠具有重要作用。

【参考区间】 卵泡期(早)　0.7μg/L±0.1μg/L

　　　　　　　　卵泡期(晚)　0.4μg/L±0.1μg/L

　　　　　　　　排卵期　　　 1.6μg/L±0.2μg/L

　　　　　　　　黄体期(早)　11.6μg/L±1.5μg/L

　　　　　　　　黄体期(晚)　5.7μg/L±1.1μg/L

【临床意义】 孕酮增高常见于葡萄胎、妊娠高血压综合征、卵巢肿瘤、多胎妊娠;降低见于黄体功能不全、多囊卵巢综合征、宫内发育迟缓、死胎及无排卵性功能失调性子宫出血等。

（侯毅鞠）

第七节　临床常用免疫学检查

案例

患者,女性,53 岁,急性乙型肝炎。入院治疗 3 个月后检查:血清丙氨酸转氨酶 37U/L,总胆红素 17.4μmol/L。免疫检查:HBsAg 阴性,HBsAb 阳性,HBeAg 阴性,HBeAb 阳性,HBcAb 阳性。

问题:如何解释说明该实验室检查结果?

临床免疫学检查被广泛应用于感染性疾病,免疫系统疾病,变态反应性疾病,肿瘤的诊断、鉴别诊断和预后,以及移植后免疫监测等方面。

一、体液免疫检测

体液免疫主要包括抗体和补体系统。抗体属于免疫球蛋白,在不同疾病及感染阶段,免疫球蛋白的含量和类型各有不同。

（一）免疫球蛋白测定

免疫球蛋白(immunoglobulin,Ig)是由浆细胞合成、分泌的具有抗体活性的球蛋白,存在于机体的血液、体液、外分泌液和某些细胞的膜上。分为 5 类：IgG、IgA、IgM、IgE 和 IgD，这里主要介绍前 4 类。

1. IgG 是人体含量最多和最主要的 Ig，占免疫球蛋白的 70%~80%。它对病毒、细菌、寄生虫等都有抗体活性，是唯一能够通过胎盘的 Ig。

【参考区间】 免疫比浊法：成人 7.6~16.6g/L

【临床意义】 增高见于各种慢性感染、慢性肝病、淋巴瘤、自身免疫性疾病及免疫增生性疾病。降低见于各种先天性和获得性体液免疫缺陷病、联合免疫缺陷病、肾病综合征以及服用免疫抑制剂的患者。

2. IgA 分为血清型与分泌型（SIgA）两种，前者占血清总 Ig 的 10%~15%。SIgA 主要存在于分泌液中，如唾液、泪液、母乳、鼻腔分泌液、胃肠道分泌液以及支气管分泌液，在机体的局部免疫中起着重要作用，如抗呼吸道、消化道和泌尿生殖道感染等。

【参考区间】 免疫比浊法：成人 0.7~3.5g/L

【临床意义】 增高见于 IgA 型多发性骨髓瘤（MM）、SLE、类风湿关节炎、肝硬化等。降低见于反复性呼吸道感染、非 IgA 型 MM、原发性和继发性免疫缺陷病和自身免疫性疾病等。

3. IgM 是相对分子质量最大的免疫球蛋白，在各种感染后最早出现的抗体类型，具有较强的凝集抗原的能力。

【参考区间】 免疫比浊法：成人 0.5~2.6g/L

【临床意义】 增高见于初期病毒性肝炎、肝硬化、类风湿关节炎、SLE 等。降低见于 IgG 型重链病、IgA 型 MM 及先天性免疫缺陷症等。

4. IgE 为血清中最少的一种 Ig，约占血清总 Ig 的 0.002%，与变态反应、寄生虫感染及皮肤过敏等有关。

【参考区间】 ELISA 法：成人 0.1~0.9mg/L

【临床意义】 增高见于 IgE 型 MM、重链病、各种过敏性疾病、寄生虫感染等。降低主要见于先天性或获得性丙种球蛋白缺乏症、恶性肿瘤及长期用免疫抑制剂者。

（二）补体检测

补体（complement，C）是存在于人和脊椎动物血清及组织液中的一组具有酶活性的糖蛋白，加上其调节因子和相关膜蛋白共同构成补体系统。补体系统功能下降及补体成分的减少对某些疾病的诊断和疗效观察有极其重要的意义。

1. 总补体溶血活性测定 检测的是补体经典途径的溶血活性，主要反映经典途径补体的综合水平。补体最主要的活性是溶细胞作用，其溶血的程度在一定的范围内与补体的活性呈正相关，一般以 50% 溶血作为检测终点（CH_{50}）。

【参考区间】 试管法：50~100kU/L

【临床意义】 CH_{50} 增高见于急性炎症、组织损伤和某些恶性肿瘤。CH_{50} 降低更具临床意义，见于急性肾小球肾炎、SLE、感染性心内膜炎、病毒性肝炎和慢性肝病等。

2. 补体 C1q 测定 补体 C1q 是构成补体 C1 的重要组成部分。

【参考区间】 免疫比浊法：0.025~0.05g/L

【临床意义】 C1q 增高见于骨髓炎、类风湿关节炎、痛风、过敏性紫癜等，降低主要见于 SLE、混合型结缔组织病、重度营养不良、肾病综合征、重症联合免疫缺陷等。

3. 补体 C3 测定　补体 C3 是一种由肝合成的 β_2 球蛋白,在补体系统各成分中含量最多,是经典途径和旁路途径被激活的关键物质。

【参考区间】　免疫比浊法:0.8~1.5g/L

【临床意义】　增高见于急性炎症、传染病早期、肿瘤及排斥反应等,降低见于补体合成能力降低(如慢性肝病、肝硬化、重型肝炎)、补体合成原料不足(如营养不良)、补体消耗或丢失太多(如 SLE 活动期、急性链球菌感染后肾小球肾炎、狼疮性肾炎及慢性活动性肝炎等)、先天性补体缺乏(如遗传性 C3 缺乏症)。

4. 补体 C4 测定　补体 C4 是一种 β_1 球蛋白,存在于血浆中,在补体活化、促进吞噬、防止免疫复合物沉着以及中和病毒等方面发挥作用。

【参考区间】　免疫比浊法:0.20~0.40g/L

【临床意义】　增高见于急性风湿热、结节性多动脉炎、皮肌炎、关节炎等。降低见于自身免疫性肝炎、狼疮性肾炎、SLE 等。

二、细胞免疫检测

人体淋巴细胞分为 T、B 和 NK 等细胞群,各有其特异的表面标志和功能。各种免疫疾病均可出现不同群淋巴细胞数量和功能的变化,对它们进行检测可判断细胞免疫功能。

(一)T 细胞分化抗原测定

T 细胞膜表面具有白细胞分化抗原(CD),不同发育阶段,其表面标志的种类和数量亦不同。$CD3^+$ 细胞代表总 T 细胞,$CD4^+$ 细胞代表 T 辅助细胞(Th),$CD8^+$ 细胞代表 T 抑制细胞(Ts)。

【参考区间】　见表 5-26。

表 5-26　T 细胞分化抗原测定结果

指标	免疫荧光法	流式细胞术
$CD3^+$	63.1%±10.8%	61%~85%
$CD4^+$(Th)	42.8%±9.5%	28%~58%
$CD8^+$(Ts)	19.6%±5.9%	19%~48%
$CD4^+/CD8^+$(Th/Ts)	(2.2±0.7)/1	(0.9~2.0)/1

【临床意义】　$CD3^+$ 降低见于自身免疫性疾病,如 SLE、类风湿关节炎等。$CD4^+$ 降低见于恶性肿瘤、免疫缺陷病、艾滋病、应用免疫抑制剂者。$CD8^+$ 降低见于先天性自身免疫性疾病或变态反应性疾病。$CD4^+/CD8^+$ 比值增高见于恶性肿瘤、自身免疫性疾病、病毒性感染、变态反应等。$CD4^+/CD8^+$ 比值减低见于艾滋病(常小于 0.5)等。

(二)B 细胞分化抗原检测

B 细胞表面存在多种 CD 抗原,CD19 是最重要的 B 细胞表面分子。

【参考区间】　流式细胞术:$CD19^+$ 细胞 11.74%±3.37%

【临床意义】　$CD19^+$ 细胞增高见于 B 细胞恶性增生性疾病,如急性淋巴细胞白血病(B 细胞型)、Burkitt 淋巴瘤等。$CD19^+$ 细胞降低见于体液免疫缺陷病,如无丙种球蛋白血症、使用免疫抑制剂后。

三、自身免疫检测

当机体免疫调节紊乱，对自身成分产生免疫应答并生成自身抗体时，就会造成自身组织器官的损害，导致自身免疫性疾病（autoimmune disease，AID）。对自身抗体的检查，是协助诊断 AID 的依据。

（一）抗核抗体测定

抗核抗体（antinuclear antibody，ANA）是以真核细胞核作为靶抗原的自身抗体的总称，有可溶性和不溶性两类，无器官和组织特异性。ANA 的性质主要是 IgG，也可有 IgM、IgA。

【参考区间】 免疫荧光法：阴性

【临床意义】 ANA 阳性多见于 SLE，混合性结缔组织病、全身性硬皮病、多发性肌炎、重症肌无力、原发性胆汁性肝硬化、干燥综合征、类风湿关节炎、桥本甲状腺炎等。服用抗心律失常药物，如普鲁卡因胺，或服用降压药，如肼屈嗪等可出现阳性。

（二）可提取核抗原抗体谱测定

可提取核抗原（extractable nuclear antigens，ENA）由多种相对分子质量不同的多肽构成，包括双链 DNA（dsDNA）、Sm、核糖体、Scl-70、Jo-1、干燥综合征 B/A 抗体和抗核糖核蛋白抗体等。对这些抗原的自身抗体（抗 ENA）进行检测，用来反映某些自身免疫病的状况。

【参考区间】 免疫印迹法：阴性

【临床意义】

1. 抗双链 DNA 抗体 抗 ds-DNA 抗体阳性见于活动期 SLE，阳性率 70%～90%。

2. 抗 Sm 抗体 为诊断 SLE 的特异性指标，但灵敏度较低。该抗体与中枢神经系统受累、肾病、肺纤维化及心内膜炎有一定关系。

3. 抗组蛋白抗体 50%～70% 的 SLE 及 95% 以上的药物诱导性狼疮可出现抗组蛋白抗体。

4. 抗 Scl-70 抗体 特异性地见于进行性系统性硬化症患者，并提示着预后不良。

5. 抗 Jo-1 抗体 对肌炎和肺纤维化的诊断有一定的意义，抗体的效价与疾病的活动性相关。

6. 抗 SSB 和抗 SSA 抗体 是干燥综合征的特异性抗体。

7. 抗 RNP 抗体 见于 SLE、各种风湿病、类风湿关节炎、进行性系统性硬化病。

（三）抗线粒体抗体测定

抗线粒体抗体（anti-mitochondrial antibody，AMA）是一种针对细胞质中线粒体内膜和外膜蛋白成分的自身抗体，无器官和种属特异性，主要是 IgG。

【参考区间】 间接免疫荧光法：阴性

【临床意义】 许多肝疾病时可以检出 AMA，如原发性胆汁性肝硬化、慢性活动性肝炎，但胆总管阻塞性肝硬化、肝外胆管阻塞和继发性胆汁性肝硬化 AMA 为阴性。

（四）抗甲状腺球蛋白抗体测定

甲状腺球蛋白（thyroglobulin，TG）是由甲状腺滤泡细胞合成的一种糖蛋白，抗甲状腺球蛋白抗体主要是 IgG，是诊断甲状腺自身免疫病的特异指标。

【参考区间】 间接免疫荧光法：阴性

【临床意义】 阳性见于桥本甲状腺炎、部分甲状腺功能亢进、甲状腺癌。

（五）抗心磷脂抗体测定

抗心磷脂抗体（anti-cardiolipin antibody，ACA）是以心磷脂为靶抗原的一种自身抗体，能干扰磷脂依赖的凝血过程，与凝血系统改变等密切相关。

【参考区间】　ELISA 法：阴性

【临床意义】　ACA 阳性见于 SLE、类风湿关节炎，还可见于自发性流产和死胎等。

（六）类风湿因子测定

类风湿因子（rheumatoid factor，RF）是变性 IgG 刺激机体产生的一种自身抗体，主要存在于类风湿关节炎患者的血清和关节液内，主要为 IgM。

【参考区间】　ELISA 法：阴性

【临床意义】　RF 阳性见于：类风湿关节炎，90% 的患者呈阳性；自身免疫病，如冷球蛋白血症、进行性系统性硬化病、干燥综合征、SLE 等患者；急性感染，如急性单核细胞增多症、急性病毒性肝炎及寄生虫感染等。

四、感染免疫检测

人体感染病原体后经过一段时间产生的特异性抗体可持续数月或更长时间，因此对这些抗体的检测，可以用于疾病的诊断以及追溯性调查。

（一）细菌感染免疫检测

1. 血清抗链球菌溶血素"O"试验　链球菌溶血素"O"是 A 群溶血性链球菌产生的具有溶血活性的代谢产物，具有抗原性，产生的相应抗体称为抗链球菌溶血素"O"（antistreptolysin "O"，ASO）。

【参考区间】　免疫比浊法：0～200U/L

【临床意义】　升高提示患者近期内有 A 群溶血性链球菌感染，常见于活动性风湿热、风湿性心脏病、急性肾小球肾炎等。

2. 伤寒和副伤寒沙门菌免疫测定　机体感染伤寒或副伤寒沙门菌后，能逐渐产生针对菌体"O"抗原和鞭毛"H"抗原的抗体，肥达（Widal）反应是利用伤寒和副伤寒沙门菌菌液为抗原，检测患者血清中有无相应抗体的凝集试验。

【参考区间】　直接凝集法：伤寒"O"<1∶80，"H"<1∶160

副伤寒 A、B、C 均<1∶80

【临床意义】　单份血清抗体效价"O">1∶80 及"H">1∶160 具有诊断意义；动态观察时，超过参考值或较原效价升高 4 倍以上更有价值。接种伤寒疫苗或以往患过伤寒者，血清也可出现阳性反应。

3. 结核分枝杆菌抗体和 DNA 测定

【参考区间】　ELISA 法：抗体阴性

PCR 法：DNA 阴性

【临床意义】　抗体阳性表示有结核分枝杆菌感染；DNA 检测特异性更强，灵敏度更高。

4. 幽门螺杆菌抗体测定

【参考区间】　金标免疫斑点法：阴性

【临床意义】　阳性见于胃、十二指肠幽门螺杆菌感染，如胃炎、胃溃疡、十二指肠溃疡等。

（二）病毒感染免疫检测

1. 肝炎病毒检测　目前已发现的病毒性肝炎主要有甲型、乙型、丙型、丁型、戊型和庚型以及输血传播性病毒肝炎。它们分别由相应的肝炎病毒感染所引起，因此实验室可以通过检查相关病毒的血清标志物获取肝炎病毒的感染和转归情况。

（1）甲型肝炎病毒抗体测定：机体感染甲型肝炎病毒（hepatitis A virus，HAV）后可产生 IgM、IgG 和 IgA 类抗体。

【参考区间】　ELISA 法：阴性

【临床意义】　抗 HAV-IgM 阳性率在发病后 2 周最高，达 100%，约 6 个月后转为阴性，阳性表明机体正在感染 HAV，是早期诊断甲型肝炎的特异性指标；抗 HAV-IgG 阳性，表示过去曾受过 HAV 感染，可作为流行病学调查的指标。

（2）乙型肝炎病毒血清标志物测定：传统乙型肝炎病毒（hepatitis B virus，HBV）标志物测定常为五项联合检测，俗称"乙肝两对半检测"，包括 HBsAg、HBeAg、抗 -HBs、抗 -HBe 以及抗 -HBc。

【参考区间】　ELISA 法：阴性

【临床意义】　见表 5-27。

表 5-27　乙型肝炎病毒标志物检测与分析

HBsAg	HBeAg	抗 -HBc		抗 -HBe	抗 -HBs	检测结果分析
		IgG	IgM			
+	+	−	−	−	−	急性 HBV 感染早期，HBV 复制活跃
+	+	+	+	−	−	急性或慢性 HB，HBV 复制活跃
+	−	+	+	−	−	急性或慢性 HB，HBV 复制减弱
+	−	+	+	+	−	急性或慢性 HB，HBV 复制减弱
+	−	+	−	+	−	HBV 复制停止
−	−	+	+	−	−	可能 HBV 处于平静携带中
−	−	+	+	−	−	既往 HBV 感染，未产生抗 -HBs
−	−	+	+	+	−	抗 -HBs 出现前阶段，HBV 低度复制
−	−	+	−	+	+	HBV 感染恢复阶段
−	−	+	−	+	+	HBV 感染恢复阶段
−	−	−	−	−	+	接种 HBV 疫苗后获得性免疫

（3）丙型肝炎病毒抗体测定：丙型肝炎病毒（hepatitis C virus，HCV）是一种 RNA 病毒，主要通过输血途径传播，测定 HCV 抗体是诊断 HCV 感染的依据之一。

【参考区间】　ELISA 法：阴性

【临床意义】　抗 HCV-IgM 阳性是诊断 HCV 感染的早期敏感指标，持续阳性可作为转为慢性肝炎的指标，或是提示病毒持续存在并有复制。抗 HCV-IgG 阳性表明已有 HCV 感染，但不能作为感染的早期指标。

（4）丁型肝炎病毒抗体测定：丁型肝炎病毒（hepatitis D virus，HDV）是一种缺陷病毒，需要 HBV 的存在才能复制和传播。感染 HDV 后机体产生 IgM 和 IgG 两种抗体。

【参考区间】 ELISA法：阴性

【临床意义】 抗HDV-IgM阳性见于急性HDV，可用于丁型肝炎的早期诊断。抗HDV-IgG阳性是诊断慢性丁型肝炎的可靠血清学指标。

（5）戊型肝炎病毒抗体测定：戊型肝炎病毒（hepatitis E virus，HEV）是一种RNA病毒，感染HEV后机体可产生抗HEV-IgM和抗HEV-IgG抗体。

【参考区间】 ELISA法：阴性

【临床意义】 急性期患者血清抗HEV-IgM阳性，恢复期血清抗HEV-IgG阳性，如若效价超过急性期，提示新近感染。抗HEV-IgM一般可持续2～3个月，而抗HEV-IgG持续约1年。

2. 汉坦病毒抗体测定

【参考区间】 ELISA法：阴性

【临床意义】 病毒特异性IgM阳性可对流行性出血热进行早期诊断。

3. 流行性乙型脑炎病毒抗体测定

【参考区间】 ELISA法：阴性

【临床意义】 检测病毒特异性IgM可早期诊断急性乙型脑炎。

4. 人类免疫缺陷病毒（HIV）抗体测定 HIV是艾滋病的病原体，机体感染HIV 6～12周后可检出抗HIV抗体。诊断HIV感染需进行HIV筛选试验和确诊试验。

（1）筛选试验：ELISA法和快速蛋白印迹法。

（2）确诊试验：免疫印迹试验、RT-PCR检测。

【参考区间】 ELISA法：阴性

【临床意义】 HIV抗体筛选试验阳性时，应用确诊试验证实。确诊试验阳性，特别是RT-PCR检测HIV-RNA阳性对肯定诊断和早期诊断具有重要价值。

5. TORCH试验 TORCH试验为妇科产前的常规检查项目。TORCH包括弓形虫、风疹病毒、巨细胞病毒、单纯疱疹病毒的抗原抗体检测。

【参考区间】 ELISA法：阴性

【临床意义】 该组病原体常可通过胎盘传播给胎儿，引起围生期感染，导致流产、死胎、早产、先天畸形和智力障碍等。

（三）寄生虫感染免疫检测

1. 日本血吸虫抗体测定

【参考区间】 ELISA法：阴性

【临床意义】 血清中特异性IgM抗体阳性可作为临床早期诊断指标，特异性IgG抗体阳性提示疾病已经是恢复期，曾有过血吸虫感染，可持续数年，是流行病学调查指标。

2. 猪囊尾蚴病抗体测定

【参考区间】 ELISA法：血清<1:64，脑脊液<1:8

【临床意义】 囊虫特异性IgG抗体阳性见于猪囊尾蚴病（俗称囊虫病），阳性率高达96%。

（四）其他病原体感染免疫检测

1. 衣原体抗体测定 衣原体（chlamydia）包括沙眼衣原体、鹦鹉热衣原体和肺炎衣原体，其中沙眼衣原体是引起性传播疾病的常见病原体之一。

【参考区间】 ELISA法：阴性

【临床意义】　IgM 抗体阳性提示有近期感染，有利于临床早期诊断。特异性 IgG 抗体多在发病后数周内出现，阳性持续时间较长，提示曾有过衣原体感染。

2. 支原体抗体测定　对人类致病的支原体主要有肺炎支原体、解脲支原体、人型支原体和生殖道支原体。

【参考区间】　间接血凝试验：阴性

【临床意义】　通常于感染发病后 7 天左右出现阳性，提示支原体感染。

3. 梅毒螺旋体抗体测定　梅毒螺旋体侵入人体后，在血清中可以出现特异性抗体和非特异性抗体（反应素）。

【参考区间】　非特异性抗体定性试验：阴性；特异性抗体确诊试验：阴性

【临床意义】　非特异性抗体定性试验敏感性高，如若阳性必须进行确诊试验。

五、肿瘤标志物检测

肿瘤标志物（tumor marker）是由肿瘤细胞本身合成、释放，或是机体对肿瘤细胞反应而产生或者是升高的一类物质，本质是蛋白质、激素、酶类或核酸等，与肿瘤的存在和发生发展密切相关。肿瘤标志物检测对肿瘤的诊断、鉴别诊断、疗效观察以及预后评价具有一定的价值。

（一）甲胎蛋白测定

甲胎蛋白（alpha fetoprotein，AFP）是胎儿发育早期，由肝和卵黄囊合成的一种血清糖蛋白，正常人出生后 AFP 合成受抑制，AFP 呈阴性。当肝细胞或生殖腺组织发生恶性病变时，相关基因被激活重新合成，导致血中 AFP 含量明显升高。

【参考区间】　定性：阴性；定量：$<25\mu g/L$

【临床意义】　AFP 增高主要见于原发性肝癌，诊断阈值 AFP$>300\mu g/L$，但 10%～30% 的原发性肝癌患者 AFP 阴性。病毒性肝炎、肝硬化、生殖腺胚胎肿瘤等 AFP 亦可增高，但增高不如肝癌明显。孕妇 AFP 增高，一般分娩后 3 周恢复正常，妊娠期 AFP 异常增高，应考虑胎儿神经管缺陷的可能性。

（二）癌胚抗原测定

癌胚抗原（carcinoembryonic antigen，CEA）是一种广谱性肿瘤标志物，可在多种肿瘤中表达，特异性低。CEA 在临床上主要用于辅助恶性肿瘤的诊断、预后判断以及监测疗效和肿瘤复发等。

【参考区间】　定性：阴性；定量：$<5\mu g/L$

【临床意义】　CEA 明显升高常见于胰腺癌、结肠癌、肺癌、乳腺癌、胃癌，病情好转时 CEA 浓度下降，病情恶化时升高。此外，胰腺炎、结肠炎、肝硬化、肝炎和肺部疾病等良性病变也可有轻度升高。

（三）前列腺特异抗原测定

前列腺特异抗原（prostate specific antigen，PSA）是由前列腺上皮细胞分泌的单链糖蛋白，前列腺癌时正常腺管结构遭到破坏，血清中 PSA 升高。血清总 PSA（t-PSA）中 80% 以结合形式（c-PSA）存在，20% 以游离形式（f-PSA）存在。

【参考区间】　定性：阴性

定量：t-PSA$<4.0\mu g/L$，f-PSA$<0.8\mu g/L$，f-PSA/t-PSA>0.25

【临床意义】　PSA 增高见于前列腺癌，并可作为监测病情变化和疗效的重要指标；良性前列腺增生、前列腺炎、肾和泌尿生殖系统的疾病，PSA 轻度升高。

（四）鳞状细胞癌抗原测定

鳞状细胞癌抗原（squamous cell carcinoma antigen，SCCA）存在于鳞状细胞癌（简称鳞癌）的胞质中，是鳞癌肿瘤标志物，用于检测肿瘤的疗效、复发和转移。

【参考区间】　定性：阴性；定量：<1.5μg/L

【临床意义】　SCCA 增高见于宫颈癌、食管癌、肺鳞状细胞癌，血清浓度与鳞癌分期、肿瘤体积、治疗后肿瘤残余、肿瘤复发和病情进展、肿瘤患者生存率有关。部分良性疾病如肝炎、肝硬化、胰腺炎等也可有一定程度的 SCCA 升高。血液标本被汗液、唾液污染会引起假性升高。

（五）癌抗原 15-3 测定

癌抗原 15-3（CA15-3）是一种乳腺癌相关抗原，对乳腺癌的诊断和术后随访监测有一定的价值。

【参考区间】　ELISA 法：<2.5 万 U/L

【临床意义】　CA15-3 增高主要见于乳腺癌，因初期敏感性较低而不能用于筛查和早期诊断，临床上用于乳腺癌治疗监测和预后判断。血清 CA15-3 增高还可见于肺癌、肾癌、结肠癌、胰腺癌、卵巢癌等恶性肿瘤，此外乳腺、肝、肺等良性疾病时也有不同程度增高。

（六）糖链抗原 19-9 测定

糖链抗原 19-9（CA19-9）是一种糖蛋白，正常人唾液腺、前列腺、胰腺等组织细胞中微量存在。

【参考区间】　ELISA 法：<3.7 万 U/L

【临床意义】　目前认为 CA19-9 是胰腺癌首选肿瘤标志物，此外胆囊癌、胆管壶腹癌、结肠癌和胃癌阳性率也比较高，但是无早期诊断价值。急性胰腺炎、胆囊炎、胆汁淤积性胆管炎、肝硬化、肝炎等，CA19-9 也有不同程度升高。

（七）癌抗原 125 测定

癌抗原 125（CA125）存在于上皮性卵巢癌组织及患者血清中，胎儿体腔上皮分泌物、羊水、成人输卵管、子宫、宫颈内膜少量存在。

【参考区间】　ELISA 法：<3.5 万 U/L

【临床意义】　CA125 是卵巢癌首选肿瘤标志物，应用于早期诊断、疗效观察及复发诊断，但黏液型卵巢癌不表达 CA125。其他恶性肿瘤，如乳腺癌、胰腺癌、胃癌等，以及良性子宫肌瘤、卵巢肿瘤等均有不同程度升高。

（侯毅鞠）

第八节　临床微生物学检测

由细菌、真菌、病毒及寄生虫等病原体感染机体后引起的疾病，称为感染性疾病（infectious diseases）。临床微生物学检测的目的在于确定感染的发生和性质，测试病原体的药物敏感性，选择恰当的治疗方案。

一、临床常见病原体检测

病原体检测是临床确诊感染性疾病的主要手段,检测方法有多种,包括涂片检查、分离培养、血清学鉴定和分子生物学诊断等,可根据标本类型和临床需要进行不同选择。

(一)细菌感染检查

1. 涂片检查　显微镜观察标本有无病原体、病原体数量、病原体形态以及染色特征等,可迅速做出初步诊断,并为进一步生化反应、血清学鉴定提供依据。如痰中查找到抗酸杆菌即可初步诊断结核分枝杆菌感染;脑脊液中发现脑膜炎奈瑟菌即可诊断奈瑟菌感染。

(1) 不染色标本检查:用于观察细菌动力及运动情况。常用的方法有压滴法、悬滴法。例如,在高倍暗视野显微镜下悬滴霍乱患者米泔样粪便,可观察到来回穿梭似流星样运动的霍乱弧菌。

(2) 染色标本检查:用于观察细菌形态和结构。常用的有革兰染色法(Gram stain)和抗酸染色法(acid-fast stain)。革兰染色可将细菌分为革兰阳性(G^+)和革兰阴性(G^-)两大类,有助于缩小范围,初步鉴定细菌。

2. 分离培养与鉴定　采集临床标本,用选择性或非选择性培养基分离培养,观察菌落形态、生化反应等,并用特异性抗体鉴定未知细菌,确定致病菌的属、种和血清型。

(1) 分离培养:对于混有多种细菌的临床标本,首先进行增菌培养,使其迅速生长繁殖,菌量增多,然后进一步作纯培养。划线接种到合适的选择性或非选择性培养基,培养后形成菌落,挑选单个菌落做纯培养并予以鉴定。

(2) 鉴定:根据纯培养细菌的染色形态、生长特性、生化反应和血清学试验结果,对分离培养的细菌作出鉴定。目前临床细菌实验室借助自动化细菌鉴定与药敏试验系统,可简便、快速、准确地鉴定各种分离培养的细菌,并同时完成药敏试验。

3. 分子生物学诊断　应用 PCR 技术直接扩增病原体基因的保守序列,配合 DNA 探针杂交、DNA 序列分析、基因芯片(gene chip)技术等,检测临床标本中或分离培养物中细菌的核酸,对感染的细菌做出明确诊断、分类、基因分型和耐药基因检测。

(1) 细菌的快速鉴定:致病菌的基因几乎都可从标本中进行扩增后检测,尤其是对分离培养困难的细菌(如结核分枝杆菌)更具意义。

(2) 细菌的分类鉴定:通过 DNA 杂交,判断不同菌株同源性。若杂交百分率 >70% 为高度同源,<25% 则不具同源性。

(3) 细菌毒素的检测:通过 PCR 扩增细菌的毒素基因片段或直接用其特异性毒素基因探针检测致病菌的毒素基因。

(4) 细菌耐药基因检测:通过 PCR 扩增细菌的耐药基因,也可直接用耐药基因探针检测标本中细菌有无耐药基因。

(5) 流行病学调查:流行菌株基因同源性的分析,可作为流行病学或医院内感染流行菌株调查的依据。

(二)病毒感染检查

1. 病毒形态观察　光学显微镜观察病毒感染细胞后出现的包涵体,可以根据包涵体的特点做出诊断。如巨细胞病毒感染上皮细胞后,可形成"猫头鹰眼"样的嗜酸性包涵体。

2. 病毒培养　病毒是专性细胞内寄生,需要在活细胞或动物体内才能分离培养,因此一般实验室较少开展。

3. 病毒抗原检测　用免疫荧光等技术检测标本中的特异性病毒抗原。

4. 分子生物学诊断

（1）病毒感染的诊断及疗效观察：检测病毒核酸的序列或特异基因可确定存在病毒核酸，对病毒感染诊断和治疗观察有重要意义。例如，患者血清中检测到乙型肝炎病毒 DNA（HBV-DNA）是诊断 HBV 感染最重要的依据；通过定量 PCR 测定血清中 HBV 的载量，可以观察抗病毒疗效。

（2）病毒的基因分型：根据不同病毒的基因同源性分析，可对病毒进行基因分型。

（3）流行病学调查：检测感染病毒的基因型在不同国家或地区的分布特点，有助于分析流行毒株的变化特征。例如不同地区的 HEV 基因变异较大，但同一地区的 HEV 基因序列则相对保守，这对 HEV 诊断、疫苗研制、感染预防、临床治疗有重要价值。

（三）其他病原体感染检查

1. 真菌感染的检查　直接涂片显微镜检查菌丝及孢子，由此做出初步诊断，也可根据真菌培养的菌落形态、菌丝和孢子、染色特点、生化反应进行鉴定。此外还可借助免疫学方法检测标本中的真菌抗原，分子生物学诊断在真菌感染的检查中应用较少。

2. 寄生虫感染的检查　查出寄生虫病原体是确诊寄生虫感染的最直接依据。根据不同种类寄生虫感染人体后的特点，采集标本涂片检查虫卵、虫体、包囊等，是最可靠的确诊方法。例如，血涂片检查疟原虫，粪便涂片检查虫卵，阴道分泌物涂片检查毛滴虫滋养体。

3. 螺旋体感染的检查　螺旋体是一类细长、柔软、弯曲呈螺旋状、运动活泼的原核细胞型微生物。暗视野显微镜观察标本涂片，可见螺旋体的特殊形态和运动状态，如梅毒患者生殖器分泌物涂片中查找到螺旋体。此外，分子生物学方法对诊断螺旋体感染有一定意义。

4. 支原体感染的检查　支原体是缺乏细胞壁、高度多形性的原核细胞型微生物。革兰染色不易着色，一般分离培养进行鉴定，但生长较慢，不适合快速诊断。PCR 扩增、核酸杂交试验与序列分析，可敏感、快速诊断各类支原体感染。

5. 衣原体感染的检查　衣原体是一类专性细胞内寄生的原核细胞型微生物。涂片检查可在被感染细胞内查到包涵体，具有一定的诊断价值。免疫荧光染色可对衣原体感染进行快速诊断和分型。

6. 立克次体感染的检查　立克次体是一类微小的杆状或球杆状微生物，免疫荧光可检查感染组织标本的立克次体抗原，PCR 扩增可用于立克次体感染早期诊断。

（四）感染鉴别

1. 降钙素原检测　降钙素原（procalcitonin，PCT）为降钙素的前肽物质，是用于细菌感染早期诊断、鉴别诊断的新指标。正常成人 PCT < 0.05ng/ml，当发生严重细菌感染和脓毒症时，血浆 PCT 升高，3～6 小时即可测得，6～12 小时达高峰，2～3 天恢复正常。PCT 对细菌性感染的诊断敏感性为 87.5%，特异性为 92.1%，优于传统的外周血白细胞计数和分类。PCT 浓度升高与炎症严重程度呈正相关，并随着炎症的控制和病情的缓解而降低至正常水平，因而 PCT 又可作为判断病情与预后以及疗效观察的可靠指标。

2. 1,3-β-D- 葡聚糖检测　1,3-β-D- 葡聚糖广泛存在于真菌的细胞壁中，当真菌进入人体血液或深部组织后，经吞噬细胞地吞噬、消化等处理后，1,3-β-D- 葡聚糖可从胞壁中释放出来，从而使血液及其他体液（如尿、脑脊液、腹水、胸腔积液等）中 1,3-β-D- 葡聚糖含量增高。当真菌在体内含量减少时，机体可迅速清除 1，3-β-D- 葡聚糖。因此 1，3-β-D- 葡聚糖用于深部真菌感染的早期诊断、治疗监测，并且方法简便、快速、灵敏，效果明显优于传统的培养法和血清学诊断试验。

二、药物敏感试验

药物敏感试验是测定抗生素或其他抗微生物制剂在体外抑制细菌生长能力的试验，对临床医师为患者选择最佳抗菌药物具有重要指导意义。由于抗生素的广泛应用和不恰当使用，病原体对抗生素的敏感性不断发生变化，使经验的抗感染治疗难以奏效。因此，临床抗感染治疗需要通过药敏试验准确检测细菌的耐药性，选择合适的敏感的药物。

（一）抗菌药物

抗菌药物是指具有杀菌或抑菌活性的抗生素和化学合成药物。抗菌药物种类较多，包括青霉素类、头孢菌素类、单环 β- 内酰胺类、碳青霉烯类、头霉素类、β- 内酰胺酶抑制剂类、氨基糖苷类、喹诺酮类、大环内酯类、四环素类、氯霉素类、林可霉素类、糖肽类、磺胺类及其他合成抗菌药物等。

（二）抗菌药物敏感性试验

常用的抗菌药物敏感性试验（antimicrobial susceptibility test，AST）有定性测定的纸片扩散法、定量测定的稀释法和 E 试验方法。

1. 药敏试验方法

（1）K-B 纸片琼脂扩散法：将含有定量抗菌药物的纸片贴在接种有测试菌的 M-H 琼脂平板上，纸片中的药物向周围扩散形成递减的浓度梯度，在纸片周围形成无菌生长的透明圈即为抑菌圈，判读结果用游标卡尺量取抑菌环直径。K-B 法是目前临床微生物实验室广泛采用的方法。

（2）稀释法：测定抗菌药物抑制检测菌肉眼可见生长的最低浓度，称为最低抑菌浓度（minimal inhibitory concentration，MIC），有肉汤稀释法和琼脂稀释法。肉汤稀释法结果判读是以在试管内或小孔内完全抑制细菌生长的最低药物浓度为 MIC；甲氧苄啶或磺胺药物的肉汤稀释法敏感试验的终点判断，以细菌数为阳性对照的 80% 即可作为判断细菌生长指标。琼脂稀释法结果判读时将平板置于暗色、无反光表面上判断试验终点，以抑制细菌生长的药物稀释度为终点浓度（含甲氧苄啶平板上磺胺可见少许散在细菌生长）。

（3）浓度梯度纸条扩散法：又称 E 试验，是结合稀释法和琼脂扩散法原理和特点而设计的一种操作简便、精确测定 MIC 的一种方法。该法结果的准确性和稳定性均很好。结果判读时读取椭圆环与 E 试验试条的交界点的浓度即为 MIC。

2. 药敏试验结果分析　上述药敏试验均参照临床和实验室标准化学会（Clinical and Laboratory Standards Institute，CLSI）标准判读结果，按照敏感（susceptible，S）、中介（intermediate，I）和耐药（resistant，R）报告。敏感表示测试菌可被测定药物常规剂量给药后在体内达到的血药浓度所抑制或杀灭；中介是指测试菌能被测试药物大剂量给药后在体内达到的血药浓度所抑制，或在测定药物浓度浓集部位的体液中被抑制；耐药是指测试菌不能被在体内感染部位可能达到的抗菌药物浓度所抑制。

3. 抗菌药物敏感性试验的临床意义

（1）AST 可预测抗菌治疗的效果：试验结果为"敏感"时，治疗可能有效；试验结果为"耐药"时，使用该药物治疗通常失败。

（2）指导临床医生选择使用抗菌药物：在 AST 结果未出来之前，通常给予患者经验性抗感染治疗，若 AST 结果为敏感时，说明该治疗有效，若 AST 结果为耐药时，说明该治疗可能无效，应更换敏感的抗菌药物。

（3）提供经验治疗中选择抗菌药物的依据：定期对 AST 结果进行分析，掌握本地区的抗菌谱情况，并总结不同细菌对每种抗菌药物的敏感率，为临床抗感染治疗提供经验用药依据。

（4）监测耐药性：分析耐药菌的变迁，掌握耐药菌感染的流行病学，控制和预防耐药菌感染的发生和流行。

（三）细菌的耐药性检测

1. 细菌的耐药性　对某种抗菌药物敏感的细菌变成对该药物耐受称耐药性变异。细菌的耐药性变异已成为当今医学的重要问题。细菌耐药性产生机制主要有：①细菌耐药基因整合子的传播；②细菌产生灭活抗生素的水解酶和钝化酶；③细菌抗生素作用靶位的改变；④细菌膜和外排泵出系统的改变；⑤细菌生物被膜的形成。这些机制可以协同作用，导致多重耐药菌株的出现。

2. 耐药菌监测试验　绝大多数细菌可使用稀释法、K-B 纸片琼脂扩散法和 E 试验准确检出，但对于某些细菌的特殊耐药表型需选择特殊试验监测。

（1）耐甲氧西林葡萄球菌：包括耐甲氧西林金黄色葡萄球菌和耐甲氧西林凝固酶阴性葡萄球菌，是目前导致医院内感染的重要病原菌。耐甲氧西林葡萄球菌具有多重耐药性，对全部 β- 内酰胺类抗菌药物均耐药，包括青霉素族和头孢菌素族。因此，该类葡萄球菌的早期检出和确定具有重要临床意义。检出方法可用添加有 4% NaCl 和 6μg/ml 苯唑西林的 M-H 琼脂进行筛选测定。

（2）氨基糖苷类抗生素高耐药肠球菌：该类肠球菌对多种抗菌药物包括氨基糖苷类呈固有耐药，当氨基糖苷类与一种作用于细胞壁的抗菌药物如青霉素类合用时，则可发生协同作用而增加杀菌效力。如果肠球菌对氨基糖苷类产生了高耐药性，这种联合用药无效，所以及时筛选出高耐药肠球菌株，有助于临床调整和重新确定治疗方案。其检测可采用纸片扩散法和肉汤稀释法。

（3）耐青霉素肺炎链球菌：为早期及时筛选出此类肺炎链球菌可采用 1μg 苯唑西林纸片筛选法，测试方法同纸片琼脂扩散法，培养基用 5% 羊血的 M-H 琼脂。如抑菌环直径 >20mm，则测试菌对青霉素 G 敏感，如抑菌环直径 <19mm，则需用稀释法或 E 试验进一步做青霉素 G 的 MIC 测定。

（4）产 β- 内酰胺酶的细菌：β- 内酰胺酶能裂解青霉素族和头孢菌素族抗生素的基本结构 β- 内酰胺环，从而使其丧失抗菌活性。应用快速的 β- 内酰胺酶检测法可比常规药敏试验提前 24～48 小时获得结果，以帮助临床合理用药。常用的检测方法有产色头孢菌素法和碘 - 淀粉测定法。

（5）产超广谱 β- 内酰胺酶的细菌：β- 内酰胺酶的水解底物除一、二代头孢菌素外，对三代头孢菌素（如头孢噻肟、头孢他啶和头孢曲松等）以及氨曲南均有作用，它的检测可用微生物学、生物化学和分子生物学方法进行，临床上常应用双纸片扩散法、三相试验和 E 试验等。

3. 细菌耐药基因的检测　细菌的耐药性通常是由其耐药基因所决定。大部分耐药基因是表达的，因此某些细菌携带某种抗菌药物的耐药基因可推测该菌对该药物耐药，由此可以通过检测耐药基因推测被检细菌是否耐药。细菌耐药基因的检测方法有 PCR 法、生物芯片技术和自动测序技术。目前已有检测葡萄球菌的苯唑西林耐药基因，肠球菌的链霉素耐药基因、万古霉素耐药基因、庆大霉素高耐药基因等多种商品化耐药基因检测试剂盒。细菌耐药基因检测的意义在于可以比培养法更早检测出病原菌的耐药性，并且对病原菌的耐药性具有确证意义，所测定的耐药谱比传统培养法更准确，可以作为考核其他耐药性检测方法的金标准。

三、医院内感染

医院内感染（nosocomial infection）又称医院感染（hospital infection）、院内感染或医院获得性感染（hospital acquired infection），是指住院患者在医院内获得的感染，包括在住院期间发生的感染和在医院内获得出院后发生的感染，不包括入院前已经开始或者入院时已经处于潜伏期的感染。

下列情况属于医院内感染：①无明确潜伏期的感染，入院 48 小时后发生的感染为医院内感染。有明确潜伏期的感染，自入院时起，超过其常见潜伏期而发生的感染；②本次感染是在上次住院期间获得的感染；③在原有感染基础上出现其他部位新的感染；④在已知病原体感染部位分离出新的病原体（排除污染菌）；⑤新生儿经产道时获得的感染；⑥由于诊疗措施激活的潜伏性感染，如疱疹病毒、结核分枝杆菌等的感染；⑦医务人员在医院工作期间获得的感染。

（一）医院内感染的分类

按病原体来源可分为外源性感染和内源性感染。

（1）内源性感染：也称自身感染，指寄居在患者体内的正常菌群或条件致病菌，在患者机体免疫功能低下时引发的感染。

（2）外源性感染：也称交叉感染，指患者与患者、患者与工作人员之间的直接感染或通过水、空气、医疗器械等的间接感染。

（二）流行病学特点

1. 病原学特点　医院内感染常见的病原体有细菌、真菌、病毒、肺孢子虫、弓形虫、衣原体和疟原虫等，以细菌最为常见，其次是真菌。

2. 感染源　病原体主要来源于住院患者、带菌者或自身感染者、感染的医务人员、污染的医院疗器械、污染的血液及血液制品等。

3. 传播途径　主要有接触感染、经飞沫感染、空气传播感染、医源性感染。

4. 易感人群　病原体传播到宿主后，是否引起感染取决于病原体的毒力和宿主的易感性。医院内感染的易感人群有免疫功能严重受损者、长期使用广谱抗菌药物或免疫抑制剂者、接受各种侵袭性操作的患者、住院时间较长的患者、营养不良者、婴幼儿及老年人。

（三）医院内感染的临床类型

1. 下呼吸道感染　为我国最常见的医院内感染类型。吞咽、咳嗽反射减弱、老年人意识障碍、气管插管或切开，吸入肺部的定植菌成为主要的致病因素。

2. 尿路感染　住院期间有尿路机械操作史的患者，常由于导尿系统造成上行感染，以大肠埃希菌、变形杆菌为多见。

3．手术切口感染　医务人员手指、皮肤的接触是造成清洁伤口感染的常见原因，属于外源性感染。

4．胃肠道感染　主要见于使用抗生素所致肠炎。

5．血液感染　可由静脉内输液、血液透析、外科手术、下呼吸道感染或皮肤感染等引起。

6．皮肤和软组织感染　由金黄色葡萄球菌、溶血性链球菌等引起的蜂窝织炎、压疮和烧伤感染等。

（四）医院内感染常见病原体及监测

1．常见病原体　医院内感染的病原体主要为条件致病菌或机会致病菌，其中革兰阴性杆菌比例不断上升，革兰阳性球菌比例不断下降。革兰阴性杆菌常见有肠杆菌科细菌（大肠埃希菌、肺炎克雷伯菌、沙雷菌属）、非发酵菌（铜绿假单胞菌、鲍曼不动杆菌）和其他细菌（结核分枝杆菌）；革兰阳性球菌主要有金黄色葡萄球菌、凝固酶阴性葡萄球菌和肠球菌。厌氧菌中较常见的是类杆菌、梭状芽胞杆菌、破伤风杆菌等。

2．感染监测　污染的环境是引起医院内感染的危险因素，应对手术室、ICU、新生儿病房、血液透析室和临床实验室等科室进行空气细菌含量监测、物体表面细菌污染监测以及医务人员手部细菌监测。此外，还应对高压蒸汽、紫外线和化学消毒剂的消毒灭菌效果进行必要监测。

（五）预防与控制措施

1．对潜在感染的标本实施严格管理　患者的血液、体液、分泌物、排泄物及被这些物质污染的物品应放置于明显标识的医用垃圾袋里，由专人收集并在指定的地点焚烧，以便阻断传染源播散，避免发生医院内感染。尤其针对临床实验室的病原体培养物应高压消毒后再处理，避免传染性强的病原体播散。

2．医疗器具统一消毒、灭菌处理　用于注射、穿刺、采血等操作的一次性医疗器具不得重复使用，使用后由专人收集并统一处理。

3．常规双向防护　双向防护是指既要防止患者感染医务人员，又要防止医务人员将病原体传染给患者。医务人员一定要注意洗手，必要时需戴手套、面罩、护目镜，穿防护衣甚至采取相应的隔离措施，包括接触隔离、空气隔离和微粒隔离。

4．加强实验室生物安全管理　临床实验室需划分清洁区、半污染区、污染区，各工作区域必须有生物安全标识，配置生物安全柜、洗眼器、感应式洗手装置、紫外线灯、消毒剂等，以避免自身感染和切断感染源播散。尤其是临床微生物实验室为高危区域，对传染性强的标本应设置单独房间处理和检测。

5．成立医院内感染管理机构　医院内感染管理委员会和药事管理委员会应制订抗菌药物合理使用原则，避免不合理用药导致患者二重感染和耐药菌的产生。

（侯毅鞠）

第九节　治疗药物监测

治疗药物监测（therapeutic drug monitoring，TDM）是通过测定血液中药物的浓度，并利用药代动力学的理论，指导临床合理用药，建立科学合理的个体用药方案，以达到提高药物治疗效果、避免或减少毒性反应的目的。

一、治疗药物监测的目的

影响药物疗效的主要因素是血药浓度,并非给药剂量,血药浓度与药物疗效的关系较药物剂量更为密切。因此,监测药物的血液浓度变化具有重要意义,其主要目的有:

1. 验证药物是否达到有效的治疗浓度,这对要求即刻产生疗效的药物尤为重要。
2. 寻找应用标准药物剂量而未达到预期治疗效果的原因。
3. 调整因生理、病理因素影响的药物剂量及给药方案,以增强疗效和避免中毒。
4. 诊断药物过量中毒和观察处理效果。

知识链接

抗肿瘤药物职业暴露监测

抗肿瘤药大多是细胞毒性制剂,具有致畸、致癌、致突变作用,在杀伤或抑制肿瘤细胞的同时,对机体正常组织器官也有损害。长期频繁接触抗肿瘤药物可因蓄积作用产生远期影响,对医务人员造成潜在的职业危害,已引起各界关注。抗肿瘤药物职业暴露监测已成为医护人员职业安全防护的重要手段。

二、需要进行治疗药物检测的药物

从理论上讲,任何治疗药物都应当测定血药浓度并应用药代动力学理论调整剂量。但实际上,并非所有治疗药物都要进行药物浓度监测。一般认为,对存在以下因素的药物,需考虑进行血药浓度监测:①治疗指数低、毒性大的药物:药物的治疗浓度范围狭窄,其治疗浓度与中毒浓度甚为接近者;②需数月或数年长期使用的药物:将血药浓度控制在有效浓度范围内,以保证有效性和安全性;③不同的血药浓度具有不同治疗目的药物:将血药浓度控制在治疗目的所需的浓度范围;④疾病症状与过量中毒相似的药物:须依赖血药浓度检测帮助确诊;⑤个体差异大,不易估计血药浓度的药物:考虑采用 TDM 监控;⑥代谢过程受个体病理变化影响的药物:胃肠道、肝、肾疾病影响药物吸收、排泄;⑦联合用药:因药物相互作用可能发生药物互相干扰时;⑧药物治疗无效原因查找。

有必要进行 TDM 的药物见表 5-28,其中地高辛、苯妥英钠、碳酸锂、甲氨蝶呤是临床上常见的需 TDM 的药物。

表 5-28 需要 TDM 的药物

类别	药物
强心苷类	地高辛、洋地黄毒苷
抗癫痫药	苯妥英钠、苯巴比妥、卡马西平、乙琥胺、丙戊酸钠
抗抑郁药	丙米嗪、阿米替林、去甲替林等
抗躁狂药	碳酸锂
平喘药	茶碱

续表

类别	药物
抗心律失常药	利多卡因、普鲁卡因胺、奎尼丁、磷酸丙吡胺
解热镇痛药	阿司匹林、对乙酰氨基酚
抗生素	庆大霉素、链霉素、卡那霉素、阿米卡星、氯霉素
抗恶性肿瘤药	甲氨蝶呤等
免疫抑制剂	环孢素
利尿药	呋塞米
β受体拮抗剂	普萘洛尔、美托洛尔、阿替洛尔

三、治疗药物监测的方法

（一）血液药物浓度检测标本采集

测定样本主要为血清、血浆、全血、唾液、脑脊液和尿液。唾液中药物浓度较低，因此唾液中药物浓度测定应选用灵敏度较高的检测方法。采集标本量及时间应根据监测目的、要求和具体药物及数据处理方法而定，尤其需要掌握所监测药物的药代动力学。

1．要准确记录给药时间和标本采集的时间。

2．长期服用的药物必须在血药浓度达到稳定状态时采血。

3．疗效范围小，半衰期短的药物，应在峰值和谷值时采集标本。血药浓度的峰值和谷值时间随不同的药物而异，峰时间一般为静脉给药后 15～30 分钟，肌内注射后 1～2 小时，口服用药后 1.5 小时。谷值的标本采集时间一般在下次给药前即刻为宜。

4．出现药物中毒症状时，应在出现症状之后或即刻采集标本。

（二）血液药物浓度检测方法

药物本质都是化学物质，目前可供 TMD 选择的方法很多，现有的分析技术均可用于 TMD。但药物测定有其特殊性：①体液中药物大多以 μg/ml 或 ng/ml 水平存在。②检测不仅受同时存在的多种结构相似的内源性物质干扰，还受与原形药仅有微小差别的代谢物干扰。③某些药物的 TDM 除原形药外，还需同时检测具药理活性的代谢物。④由于药物的有效浓度范围和中毒水平是从大量临床病例观察中确定的，因此要求任何实验室建立的测定方法应具有高度可比性。

1．光谱法　目前主要采用改良光谱法检测血药浓度水平较高的药物，如阿司匹林、对乙酰氨基酚、氨茶碱、苯妥英钠、苯巴比妥钠等。火焰发射光谱法和原子吸收光谱法的特异性及灵敏度均较高，目前用于体内微量存在的含金属离子药物检测，如锂盐、铂盐。

2．色谱法（层析法）　目前临床实际应用的有气相色谱法和高效液相色谱法，可一次同时完成同一样本中多种药物及其代谢物检测，特异性、灵敏度和重复性均较好，可对绝大多数有机化合物药进行分离测定。

3．免疫化学法　有放射免疫法、酶免疫分析法、荧光免疫分析法等。通过定量加入特异性抗体，标本中的抗原性药物及定量加入的标记药物与特异性抗体产生竞争性结合，根据标记药物与抗体结合的抑制程度测出标本药物浓度。免疫化学法灵敏度极高，可达每毫升 ng 甚至 pg 检测水平，可满足所有药物 TDM 的要求，是 TDM 检测技术发展的主要方向。

4. 其他检测方法 一些药物,如钾、钠、钙以及激素药物等,在临床检验中已有成熟的检测方法。

(三)血液药物浓度检测的结果分析

TDM 的应用价值很大程度上取决于对结果分析水平的高低,正确地分析 TDM 结果,对临床正确用药、提高疗效、避免和减少药物中毒具有重要意义。而对结果的正确分析主要依赖于对患者临床资料的掌握以及对 TDM 影响因素的全面分析。

1. 掌握必要的临床资料 要正确分析 TDM 结果,必须掌握相关的临床资料,这对正确评价血药浓度监测结果是有价值的。TDM 结果分析需要掌握的资料见表 5-29。

表 5-29 TDM 分析所需临床资料

项目	内容
患者一般资料	种族、性别、年龄、体重、身高、烟酒嗜好、所患疾病、合并疾病、治疗情况
实验室检查	肝功能、肾功能、心功能
用药情况	药名、剂量、剂型、用药途径、用药频次
标本采集时间	以药物性质和用药情况及测定要求而定,采集后立即处理
联合用药	干扰监测的药物、相互作用的药物
群体药代动力学参数	生物利用度、吸收速率常数、血浆蛋白结合率、总清除率、分布容积、肾廓清率
药物活性代谢产物	有些药物的代谢产物活性高、作用强,需要监测
TDM 方法	特异性、灵敏度、准确性、精密性

2. 影响 TDM 结果的因素 主要包括以下几方面:①用药因素及药物代谢因素,如用药途径、用药剂量及次数、同时使用不同药物间的相互干扰,这些因素都将影响药物摄取、利用、代谢和清除等。②生理因素,如年龄、体重和体表面积对血药浓度影响较大,按年龄、体重和体表面积计算用药剂量较为合理和科学。另外,不同年龄和性别对药物的敏感程度不同,儿童和老人对药物比较敏感,女性对某些药物的敏感性高于男性。分析血药浓度与药效关系时应予以重视。③遗传因素,个体间的药代动力学的差异主要由遗传因素所致。影响药物转化的遗传多型性有乙酰化多型性和氧化能力多型性。④检测方法因素,结合药物的结构、理化性质及其有效血药浓度,选择灵敏度高、精密度好、误差小、特异性强和准确性高的方法。⑤标本采集等因素。

四、药物体内代谢途径

药物从体内消除主要有代谢和排泄两种方式。药物的代谢反应可以分为氧化、还原、水解和结合四种类型,氧化、还原和水解为Ⅰ相代谢,结合反应为Ⅱ相代谢。有些药物可以同时通过几种反应类型进行代谢,代谢是大部分药物从体内消除的主要方式。

(一)肝代谢

肝是药物的主要清除器官,富含药物Ⅰ相和Ⅱ相代谢过程所需的各种酶,其中以 P450 酶最为重要。多态性是 P450 酶的一个重要特征,是导致药物反应个体差异的重要因素,其中以 CYP2D6 和 CYP2C19 的多态性最为典型。所谓的多态性,是指同一种属的不同个体之间,P450 酶的量存在较大的差异。酶量高的个体代谢速度较快,为快代谢型;酶量低的个体代谢速度较慢，为慢代谢型。此外，P450 酶具有可诱导性和可抑制性，即 P450 酶的量和活性会受到药物或其他外源物质的影响，对药物代谢产生影响，并可能会引起代谢药物间相互作用。

（二）肠壁代谢

许多药物经小肠吸收后通过肠壁代谢，从而导致药物的生物利用度降低，这是药物的肠道首过效应。目前已在肠壁中发现许多种类的代谢酶，如 CYP26、CYP2C9、CYP2C19、CYP3A4、CYP3A5 等，其中以 CYP3A4 的含量最高，许多临床常用药物为 CYP3A 的底物，可以在肠壁内代谢。肠壁代谢是造成许多药物口服生物利用度偏低的重要原因。

（三）肾代谢

药物在肾中的代谢酶系主要存在于肾皮质和肾髓质，其中Ⅰ相代谢酶有 P450 酶系及各种单加氧酶等，但其含量或活性均较肝内低，所以药物的Ⅰ相代谢在肾代谢中处于次要地位。而Ⅱ相酶，如尿苷二磷酸葡糖醛酸转移酶（UGT）、酪氨酸硫化转移酶（ST）、谷胱甘肽 S-转移酶（GST）和氨基酸结合酶等在肾中含量较高，因此在药物的肾代谢中Ⅱ相代谢占据主导地位。其中，起重要作用的 UGT 主要分布于肾近曲小管和血管内皮网状质。如肾中高浓度的 β 裂合酶可促使 S-6- 嘌呤 -L- 半胱氨酸转化成 6-MP，使其能在肾中蓄积而发挥抗肿瘤和免疫抑制作用。在肾近曲小管广泛分布的高浓度的 γ- 谷氨酰转肽酶则将前体 γ- 谷氨酰多巴转化为肾的特异性产物多巴胺。

（四）非线性代谢

药物的消除速率是恒定的，但有时药物的消除速率呈现剂量依赖性或浓度依赖性。多种因素可导致药物的非线性代谢，如机制性抑制、酶的诱导、酶的饱和性等。在机制性抑制和酶的诱导下，药物的消除速率还可呈时间依赖性。酶促反应速率可以用米氏方程来描述：$V = V_{max}C_u/(K_m + C_u)$，其中 V_{max} 代表酶促反应最大速率，K_m 代表相应的米氏常数，C_u 代表酶部位游离药物浓度。当 $C_u < K_m$ 时，代谢速率接近恒定；当 C_u 与 K_m 相接近或 $C_u > K_m$ 时，代谢速率受药物浓度影响而下降，发生由酶的饱和性所引起的非线性代谢。

五、治疗药物监测常用参考数据

治疗药物监测常用参数有药物的半衰期、峰时间、稳态时间、有效浓度范围和最小中毒浓度等。临床治疗药物监测常用的参考数据见表 5-30。

表 5-30　TDM 常用参考数据

	半衰期 （h）	峰时间 （h）	稳态时间 （h）	有效浓度范围 （μg/ml）	最小中毒浓度 （μg/ml）
阿米替林	17～40	4～8	4～8d	120～250ng/ml	500ng/ml
地昔帕明	12～54	2～8	2.5～11d	150～250ng/ml	500ng/ml
对乙酰氨基酚	2～4	0.5～1	10～20	根据使用情况	250
氨茶碱	3～8	2～3	15～20	10～20	20
甲氨蝶呤	1.5～15	1～2	不定	0.01μmol/ml	10μmol/24h
苯巴比妥	50～120	6～18	11～25d	15～40	50
苯妥英钠	18～30	4～8	4～6d	10～20	20

续表

	半衰期 （h）	峰时间 （h）	稳态时间 （h）	有效浓度范围 （μg/ml）	最小中毒浓度 （μg/ml）
地高辛	36～51	1.5～5	7～10d	0.5～2.0ng/ml	2.4ng/ml
利多卡因	1～2	15～30min	5～10	1.5～5	7
庆大霉素	2～3	1（IM）	10～15	5～10	2

（侯毅鞠）

 思考题

1. 血液一般检查都包括哪些项目？有何临床意义？

2. 不同机制的止血与凝血障碍检验项目有哪些？有何临床意义？

3. 临床常用生物化学检查常用项目有哪些？主要临床意义是什么？

4. 肝病常用实验室检查包括哪几方面的内容？

5. 常用病原微生物学检测方法有哪些？

第六章 肺功能检查

　　肺功能检查可对受检者呼吸生理功能的基本状况作出质和量的评价，能明确肺功能损害的程度和类型。并且对研究疾病的发生机制、病理生理、临床诊断与治疗、判断疗效与疾病康复、劳动力鉴定、评估胸腹部较大手术耐受性等都有重要意义。

第一节 通气功能检查

　　肺通气功能检查是呼吸功能检查中最基本的检查项目。

一、肺 容 积

　　肺容积（lung volume）是指在安静情况下，测定一次呼吸所出现的容积变化，不受时间限制，具有静态解剖学意义，它包括潮气量、补吸气量、补呼气量和残气量。肺容量是由两个或两个以上的基础肺容积组成（图6-1），包括深吸气量、功能残气量、肺活量、肺总量。

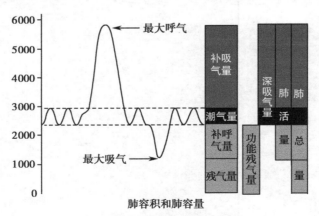

图6-1　肺容量示意图

　　测定方法是受检者取坐位，上鼻夹，口含器与肺量计相连，平静呼吸5次后测定肺活量。肺量计在应用前要校正。

1. 潮气量（tidal volume，VT）　又称潮气容积，是指平静呼吸时，一次吸入和呼出的气量。正常成人参考值约为 500ml。VT 受吸气肌功能的影响，尤其是膈肌的运动，呼吸肌功能不全时 VT 降低。

2. 补呼气量（expiratory reserve volume，ERV） 又称补呼气容积，是指平静呼气末再尽最大力量呼气所呼出的气量。正常成人参考值：男性 1609ml±492ml，女性 1126ml±338ml。ERV 可随呼气肌功能的改变而发生变化。

3. 补吸气量（inspiratory reserve volume，IRV） 又称补吸气容积，是指平静吸气末再尽最大力量吸气所吸入的气量。正常成人参考值：男性约 2160ml，女性约 1400ml。IRV 受吸气肌功能的影响。

4. 深吸气量（inspiratory capacity，IC） 是指平静呼气末尽最大力量吸气所吸入的最大气量，即潮气量加补吸气量（VT+IRV）。正常成人参考值：男性为 2617ml±548ml，女性为 1970ml±381ml。当呼吸功能不全时，尤其是吸气肌力障碍以及胸廓、肺活动度减弱和气道阻塞时 IC 均降低。

5. 肺活量（vital capacity，VC） 是指尽力吸气后缓慢而又完全呼出的最大气量，即深吸气量加补呼气量（IC+ERV）或潮气量加补吸气量加补呼气量（VT+IRV+ERV）。正常成人参考值：男性 4217ml±690ml，女性 3105ml±452ml；实测值占预计值的百分比 <80% 为减低，其中 60%～79% 为轻度，40%～59% 为中度，<40% 为重度。肺活量是肺功能检测中简单易行而最有价值的参数之一。肺活量减低提示有限制性通气功能障碍以及严重的阻塞性通气功能障碍。

6. 残气量（residual capacity，RV） 是指平静呼气末肺内所含气量，这些气量足够继续进行气体交换（弥散呼吸）。正常成人参考值：男性约 1615ml±397ml，女性约 1245ml±336ml。其临床意义同功能残气量（FRC）。临床上常以残气量占肺总量（total lung capacity，TLC）百分比（即 RV/TLC%）作为判断指标，超过 40% 提示肺气肿。

7. 功能残气量（functional residual capacity，FRC） 是指平静呼气末肺内所含气量，即补呼气量加上残气量。FRC、RV 均不能由肺量计直接测得，需应用气体（氦气或氮气）分析方法间接测定。

（1）测定方法：方法较多，目前多采用密闭式重复呼吸氮稀释法。首先在冲洗后的肺量筒内充入纯氧 5000ml。嘱受检者取坐位，重复呼吸 7 分钟使肺量计内的氧与肺内氮充分混合达到平衡，再取肺量计中气样测定氮浓度，计算 FRC。

（2）正常成人参考值：男性 3112ml±611ml，女性 2348ml±479ml。

（3）临床意义：肺弹性回缩力下降如阻塞性肺气肿、气道部分阻塞，可使 FRC 增高；肺间质纤维化、急性呼吸窘迫综合征时 FRC 下降。

8. 肺总量 是指最大限度吸气后肺内所含气量，即肺活量加残气量。正常成人参考值：男性约 5766ml±782ml，女性约 4353ml±644ml。肺总量减少见于肺水肿、肺不张、肺间质性疾病、胸腔积液、气胸等。

二、通 气 功 能

通气功能又称为动态肺容积，是指单位时间内随呼吸运动进出肺的气量和流速。

（一）肺通气量

1. 每分通气量（minute ventilation volume，V_E） 是指静息状态下每分钟呼出气的量，等于潮气量(V_T)×每分钟呼吸频率（RR/min）。

（1）测定方法：嘱受检者安静卧床休息 15 分钟，记录平静呼吸 2 分钟的呼吸曲线与自动氧耗量。选择呼吸曲线平稳、基线呈水平状态、氧摄取曲线均匀的 1 分钟，计算 V_E。

（2）正常成人参考值：男性约 6663ml±200ml，女性约 4217ml±160ml。

（3）临床意义：V_E > 10L/min 提示通气过度；V_E < 3L/min 提示通气不足。

2. 最大通气量（maximal voluntary ventilation，MVV） 是指在 1 分钟内以最大的呼吸幅度和最快的呼吸频率呼吸所得的通气量，常以实测值占预计值 % 进行判定。可用来评估肺组织弹性、气道阻力、胸廓弹性和呼吸肌的力量，是临床上常用作通气功能障碍、通气功能储备能力考核的指标。占预计值的 < 80% 为异常。

（二）用力肺活量

用力肺活量（forced vital capacity，FVC）是指深吸气至肺总量后以最大力量、最快的速度所呼出的全部气量。正常人 3 秒内可将肺活量全部呼出，第 1、2、3 秒所呼出气量各占 FVC 的百分率正常分别为 83%、96%，99%。第 1 秒用力呼气容积第一秒用力呼气量（forced expiratory volume in first second，FEV1）是指最大吸气至肺总量位后，开始呼气第 1 秒钟内的呼出气量。临床应用非常广泛，并常以 FEV1 和 FEV1/FVC% 表示（简称 1 秒率），是测定呼吸道有无阻塞的重要指标。

正常参考值：成人男性约 3179ml±117ml，女性约 2314ml±48ml。FEV1 和 FEV1/FVC 均大于 80%。

（三）最大呼气中期流量

最大呼气中期流量（maximal mid-expiratory flow，MMEF、MMF）是根据用力肺活量曲线而计算得出用力呼出 25%～75% 的平均流量，可作为评价早期小气道阻塞的指标。测定方法是将用力肺活量起、止两点间平均分为四等份，取中间 50% 的肺容量与其所用呼气时间相比所得值。正常成人男性约为 3452ml/s±1160ml/s，女性为 2836ml/s±946ml/s。

（四）肺泡通气量

肺泡通气量（alveolar ventilation，V_A）是指安静状态下每分钟进入呼吸性细支气管及肺泡与气体交换的有效通气量。肺泡通气量受无效腔与潮气量比率（V_D/V_T）影响，正常 V_D/V_T 为 0.3～0.4，比值小则有效肺泡通气量增加，反之则减少。

$$V_A = V_T × (1 - V_D/V_T) × RR（V_D 为生理无效腔）\qquad（式 6-1）$$

（五）临床应用

1. 通气功能判断 临床上通气功能测定是肺功能测定的基本内容，是一系列肺能检查中的初筛项目。

（1）肺功能不全分级：见表 6-1。

表 6-1 肺功能不全程度分级

肺功能	VC 或 MVV 实 / 预（%）	FEV1/FVC（%）
基本正常	> 80	> 70
轻度减退	80～71	70～61
显著减退	70～51	60～41
严重减退	50～21	≤ 40
呼吸衰竭	≤ 20	

（2）通气功能障碍分型：见表6-2。

表6-2　通气功能障碍分型

分型	FEV1/FVC%	MVV	VC	气速指数	RV	TLC
阻塞性	明显下降	明显下降	正常或下降	<1.0	增加	正常或增加
限制性	正常或增加	下降或正常	明显下降	>1.0	正常或下降	下降
混合性	下降	下降	下降	=1.0	不定	不定

气速指数的计算公式为：

$$气速指数 = \frac{MVV\ 实测值/预计值\%}{VC\ 实测值/预计值\%}$$ （式6-2）

2. 支气管舒张试验的判断　通过支气管舒张试验判断气道病变有无可逆性。

（1）测定方法：测定前患者24小时停用支气管舒张药，再行常规肺功能测定。当结果提示FEV1或FEV1/FVC%降低时，给患者吸入沙丁胺醇0.2mg后15～20分钟再测定，计算用药前后通气改善率。

（2）结果判断：改善率>12%，且FEV1绝对值增加≥200ml，判定为阳性。

3. 呼气流量峰值（peak expiratory flow，PEF）　是指用力肺活量测定过程中，呼气流速最快时的瞬间流速，主要反映呼吸肌的力量及气道有无阻塞。正常人一日内不同时间点的PEF可有差异，称为日变异率或昼夜波动率。这种变异率的测定，可用微型峰流速仪于每日清晨及下午（或傍晚）测PEF，连续测一周后计算。PEF≥20%对支气管哮喘诊断有意义。

4. 支气管激发试验　是协助支气管哮喘诊断的一种方法，尤其是不典型哮喘及变异性哮喘。测定方法：先测基础FEV1值，然后雾化吸入生理盐水2分钟，如果FEV1无明显降低，则从最低浓度开始，依次吸入组胺或醋甲胆碱，每一剂量吸完后测FEV1，至FEV1较吸入盐水后FEV1降低≥20%时终止。气道反应性的判断主要以使FEV1降低20%时所需药物累积量（$PD_{20}FEV1$），其值为组胺$PD_{20}FEV1 < 7.8\mu mol$、醋甲胆碱$PD_{20}FEV1 < 12.8\mu mol$，为气道反应性增高。

第二节　换气功能检查

外呼吸进入肺泡的氧通过肺泡毛细血管进入血液循环，而血中的二氧化碳通过弥散排到肺泡，这个过程称为"换气"也称为"内呼吸"。此过程与肺泡通气量、血流量、肺内气体的分布以及气体的弥散有密切关系。

（一）气体分布

肺泡是气体交换的基本单位，只有吸入的气体能均匀地分布于每个肺泡，才能发挥最大的气体交换效率。但由于气道阻力、顺应性和胸内压的不一致的关系，肺内气体的分布存在区域性差异，呈现气体分布的不均一性。上肺区扩张程度大于下肺区。有阻塞性气道病变时，由于气道阻力不一致，吸入气体容易进入气道阻力低的肺内。

1. 测定方法　以测定氮浓度作为判定指标。通过吸入纯氧后测定呼出气中的氮浓度来间接测定，常采用一口气氮稀释法测定。测定时令受检者于深呼气至残气量（RV）位后吸入纯氧至肺总量位，然后缓慢均匀地呼气至残气位。操作者将呼出气持续引入快速氮分析仪，连续测出呼出气中氮浓度，并描记肺泡氮浓度曲线。判定指标以呼气至 750～1250ml 的瞬时氮浓度差为准，正常 <1.5%。健康人吸入纯氧在肺内均匀分布，不同肺区的肺泡氮被吸入纯氧稀释后，浓度接近。

2. **临床意义**　吸入气体分布不均匀主要是由于不均匀的气流阻力和顺应性。临床上支气管痉挛、支气管受压可出现不均匀的气流阻力；肺纤维化、慢性阻塞性肺气肿、肺淤血、肺水肿等可降低肺顺应性。

（二）通气与血流灌注比值

血液流经肺泡时，能否保证得到充足的氧气和充分地排出二氧化碳，使血液动脉化，不仅要求有足够的通气量和血流量，而且要求通气与血流灌注比值（ventilation/perfusion ratio, V/Q）之间的正常比例。在静息状态下，健康成人每分钟肺泡通气量约 4L，血流量约 5L，V/Q 为 0.8。但是受重力、体位和肺容积的影响，肺内不同肺区的 V/Q 也存在差异，从肺底向肺尖进行性增高；但通过生理上的调节，使整个肺的 V/Q 取得适当的比值，以保证最有效的气体交换。病理情况下有两种形式：一是部分肺泡通气不足，导致血流无效灌注，而导致静 - 动脉分流效应或功能性分流。二是部分肺泡血流不足，肺泡通气不能被充分利用，又称为无效腔样通气。这两种情况都可造成换气功能障碍，导致缺氧。其测定方法是通过计算一些生理指标来间接判定 V/Q。V/Q 失调是肺部疾病产生呼吸衰竭的主要原因。

（三）肺泡弥散功能

肺泡弥散是肺泡内气体中和肺泡壁毛细血管中的氧和二氧化碳，通过呼吸膜进行气体交换的过程。以弥散量（diffusing capacity, D_L）作为判定指标。肺泡弥散量是指肺泡膜两侧气体分压差为 1mmHg 条件下，气体在单位时间（1 分钟）所能通过的气体量（ml）。弥散量取决于两侧气体分压差、弥散系数、呼吸膜的弥散面积、厚度和通透性，还受心输出量、血红蛋白浓度等的影响。由于 CO_2 的弥散速率为 O_2 的 21 倍，故临床上弥散障碍的后果主要是缺氧。由于一氧化碳（CO）有与氧分子相类似特性，临床上测定时则通常采用 CO 气体。多采用单次呼吸法测定。正常值为：男性 18.23～38.41ml/（mmHg·min），女性 20.85～23.9ml/（mmHg·min）。弥散量降低常见于肺间质性疾病、肺感染性疾病、慢性阻塞性肺疾病、贫血以及某些心脏病；弥散量增加可见于红细胞增多症、肺出血等。

第三节　小气道功能检查

小气道是指吸气状态下内径 <2mm 的细支气管，包括全部细支气管和终末细支气管，是许多慢性阻塞性肺疾病早期容易受累的部位。小气道功能的检查对早期发现、诊断小气道疾病有十分重要的意义。

（一）闭合容积

闭合容积（closing volume, CV）又称闭合气量，是指平静呼气至残气位时，肺下垂部小气道开始闭合时所能继续呼出的气体量。而小气道开始闭合时肺内留存的气体量则称为闭合容量（closing capacity, CC），闭合容量（CC）＝CV＋RV。

1. **测定方法**　包括一口气氮测定法和氦气法，两种方法都是利用肺上部和肺下部标记气体浓度的差异，根据不同浓度的标记气体非同步排空来计算闭合容积。

2. 结果判定　两种方法所测结果无明显差异。测定结果判定指标有两种，分别为 CV（闭合容积）/VC（肺活量）% 和 CC（闭合容量）/TLC（肺总量）%。正常值随年龄增加而增加，如 CV/VC%，30 岁为 13%，50 岁为 20%。CC/TLC＜45%。

3. 临床意义　小气道有阻塞性病变时，在呼气中小气道容易闭合，使闭合容积量增加，可用作早期诊断；肺纤维性病变、小儿肺囊肿、肺水肿等疾病时 CV 亦可增加。

（二）最大呼气流量 - 容积曲线

最大呼气流量 - 容积曲线（maximal expiratory flow-volume curve，MEFV）为受试者在作最大用力呼气过程中，将呼出的气体容积与相应的呼气流量所记录的曲线，又称流量 - 容积曲线（V-V 曲线）

1. 测定方法　嘱受试者立位平静呼吸数次训练后深吸气至肺总量（TLC）位后，以最快速度用力呼气至残气量位，总呼气时间应达 4 秒以上，用 X-Y 函数记录仪描绘出呼气量与相应气流速度的相关曲线。

2. 判定指标及临床意义　临床上常用 VC50% 和 VC25% 时的呼气瞬时流量（Vmax50 和 Vmax25）作为检测小气道阻塞的指标，凡两指标的实测值 / 预计值小于 70%，且 V_{50}/V_{25}＜2.5 即认为有小气道功能障碍。通过观察 MEFV 曲线的下降支斜率的形状可判断气道阻塞的部位，特别是上气道阻塞，其曲线形态具有特征性。

第四节　血气分析与酸碱平衡

一、血液气体的组成

1. 酸碱度（pH）　pH 指溶液中氢离子浓度的负对数。血液 pH 是指未分离血细胞的血浆 pH。正常值 7.35～7.45，平均 7.40。静脉血较动脉血低 0.03～0.05。

温度对 pH 有一定影响，一般测定在 37℃ 条件下进行，故实际应用时应校正。其校正公式为 pH＝测得 pH＋0.147×（37－患者体温），亦可查表。随着医学科学进展，目前很多仪器可经计算机自动校正。

正常情况下，pH 由体内调节机制保持在狭小的正常范围内。病理情况下，因体内调节和代偿失调，便发生了酸碱失衡。pH＜7.35 为失代偿性酸中毒；pH＞7.45 为失代偿性碱中毒；pH 在 7.35～7.45 之间，则存在三种可能：①无酸碱失衡；②代偿性酸碱失衡；③复合性酸碱失衡，pH 变化方向相反而相互抵消。

2. 动脉血二氧化碳分压（$PaCO_2$）　$PaCO_2$ 指血液中物理溶解的 CO_2 所产生的分压。正常值为 35～45mmHg。$PaCO_2$ 反映肺泡通气水平，如大于 45mmHg，提示通气不足，CO_2 潴留。降低提示通气过度，CO_2 排出过多。$PaCO_2$ 是酸碱平衡中反映呼吸因素的唯一指标，但也受呼吸、代谢因素双重影响。此外，静脉血较动脉血高 5～7mmHg。

$PaCO_2$ 测定的意义：①判断肺泡通气量是否正常。由于 $PaCO_2＝K×（CO_2$ 产量 / 肺泡通气量），故 CO_2 产量不变，$PaCO_2$ 与肺泡通气量成反比。②判断是否有呼吸性酸碱失衡。③判断代谢性酸碱失衡是否代偿。④判断是否存在 II 型呼吸衰竭，肺性脑病时，$PaCO_2$ 一般大于 70mmHg。

3. 实际碳酸氢盐（AB）　隔绝空气的全血标本在实际的 $PaCO_2$ 和实际 SaO_2 条件下，血

浆中所含 HCO_3^- 之数值称为实际碳酸氢盐。正常值为 22～27mmol/L。它受呼吸及代谢两方面的影响。AB 增高，既可能是代谢性碱中毒（简称代碱），也可能是呼吸性酸中毒代偿；AB 降低既可能是代谢性酸中毒（简称代酸），也可能是呼吸性碱中毒代偿。

4. 标准碳酸氢盐（SB）　在标准条件下，即体温 37℃，血氧饱和度 100%，二氧化碳分压 40mmHg 下测得的动脉血浆 HCO_3^- 含量即为标准碳酸氢盐。正常值为 22～27mmol/L。它排除了呼吸因素对 HCO_3^- 含量的影响，其增减单纯反映体内代谢性酸碱的变化。正常人 AB＝SB，两者之差反映了呼吸因素对酸碱平衡影响程度。如 AB＞SB 示呼吸性酸中毒（简称呼酸），AB＜SB 示呼吸性碱中毒（简称呼碱）。

5. 缓冲碱（BB）　BB 系人体血浆中具有缓冲作用的阴离子的总和。其中以 HCO_3^-、Pr^- 最为重要，正常值为 45～55mmol/L。

呼酸时 HCO_3^- 增加，蛋白质离子减少，两者比例有所变动，但两者之和不变。缓冲碱是基于上述两种缓冲系统的综合作用，故其不受呼吸因素的影响，但受电解质与 pH 等因素的影响。

6. 碱过剩（BE）　BE 是指在标准条件下将 1L 全血的 pH 滴定到 7.4 时所需酸或碱的量。用酸的量用正值表示，用碱的量用负值表示。正常值为 0mmol/L±2.3mmol/L。BE 不受呼吸影响，只反映代谢性改变，是判断代谢性酸碱失衡的重要指标。它与 SB 的意义相同。

7. 动脉血氧含量（CaO_2）　CaO_2 系指 100ml 血内所含氧的毫升数。其降低表示肺通气或换气功能降低。但因 CaO_2 尚受心脏和血液成分的影响，故对 CaO_2 的估价应经过全面分析。例如肺心病患者，虽有明显的肺功能损害，但由于继发性红细胞增多，可使 CaO_2 含量正常；而贫血患者，肺功能虽正常，但 CaO_2 却降低。正常值为 19～21ml/dl。

8. 血氧饱和度（SaO_2）　单位血红蛋白含氧的百分数为血氧饱和度。氧在血中运送，除物理溶解于血浆外，绝大部分约 98.5% 系与 Hb 结合，每克 Hb 能结合 1.34ml 的氧。如 100ml 血中含 15g Hb，就能结合 20ml 氧，但事实上 Hb 与氧结合量不都是 100%，Hb 实际结合的氧量与 Hb 能结合的氧量之比就是 SaO_2。正常值为 95%～99%。临床上常用 CaO_2 及 SaO_2 两者衡量血氧的真实情况。

9. 动脉血氧分压（PaO_2）　血液中物理溶解的氧分子所产生的压力称为动脉血氧分压。正常值为 80～100mmHg。PaO_2 随年龄的增长而降低。其年龄预计公式为 PaO_2＝103.5mmHg－（年龄×0.42）±4mmHg。

10. 混合静脉血氧分压（PvO_2）　物理溶解于肺动脉血的 O_2 产生的压力，称为混合静脉血氧分压。正常值为 35～45mmHg。PvO_2 可直接判断组织细胞缺氧，其意义比 PaO_2 大。PvO_2＜35mmHg，提示组织轻度缺氧，乳酸产生量增加；PvO_2＜30mmHg，提示组织中度缺氧，乳酸产生量增加 2 倍；PvO_2＜27mmHg，提示组织重度缺氧，乳酸产生量增加 3 倍。另一方面，在正常 PaO_2 情况下，若 PvO_2＞45mmHg，提示组织细胞摄取氧的能力下降了，多为氰化物、酒精等中毒及细胞水肿引起，也说明组织缺氧。

11. 阴离子间隙（AG）　阴离子间隙是指血清中所测定的阳离子数与阴离子总数之差。正常值 8～16mmol/L。公式为 $Na^+-([HCO_3^-]+Cl^-)$＝AG。AG 不仅在高 AG 代酸的诊断中可作为一个重要指标，而且在诊断复合性酸碱失衡中有其独特的意义。其升高可见于代谢性酸中毒、脱水、含有未测定阴离子的钠盐治疗、某些抗生素（如氨苄西林）治疗等；AG 降低可见于细胞外液稀释、低蛋白血症、高钾、高钙、高镁、锂中毒及多发性骨髓瘤等。

二、酸碱失衡的判定方法

1. 分清原发性和继发性　一般说来，单纯性酸碱失衡的 pH 是由原发失衡所决定的。也就是说，pH 与 $PaCO_2$ 或 HCO_3^- 相一致者为原发改变。如果 pH 的变化与两者都一致，则为复合型酸碱失衡；如 pH 的改变与一项相一致，另一项已超过了最大代偿范围，也为复合型酸碱失衡。

2. 分清单纯性和复合性　① $PaCO_2$ 升高同时伴有 HCO_3^- 下降，肯定为呼酸 + 代酸；② $PaCO_2$ 下降伴 HCO_3^- 升高，肯定为呼碱 + 代碱；③ $PaCO_2$ 和 HCO_3^- 明显异常而 pH 正常，为复合性酸碱失衡，可进一步用代偿公式进行分析（表 6-3）。

表 6-3　单纯性酸碱失衡的预计代偿公式

原发失衡		预计代偿公式
代谢性酸中毒		$PaCO_2 = 1.5 \times [HCO_3^-] + 8 \pm 2$
代谢性碱中毒		$\Delta PaCO_2 = 0.9 \times \Delta[HCO_3^-] \pm 5$
呼吸性酸中毒	急性	$\Delta[HCO_3^-] = 0.07 \times \Delta PaCO_2 \pm 1.5$
	慢性	$\Delta[HCO_3^-] = 0.35 \times \Delta PaCO_2 \pm 5.58$
呼吸性碱中毒	急性	$\Delta[HCO_3^-] = 0.2 \times \Delta PaCO_2 \pm 2.5$
	慢性	$\Delta[HCO_3^-] = 0.5 \times \Delta PaCO_2 \pm 2.5$

注：有 Δ 者为变化值，无 Δ 者为实测值。

3. 参考血电解质变化　有利于判断酸碱失衡类型。

4. 结合病史、临床表现综合判断。

三、各型酸碱失衡的判断

1. 呼吸性酸中毒　原发性的 $PaCO_2$ 升高称为呼吸性酸中毒。机体通过缓冲系统、肾调节及细胞内外离子交换，使 HCO_3^- 代偿增加，从而使 HCO_3^-/H_2CO_3 比值趋向正常。

急性呼酸时，肾不参与代偿，主要由缓冲系统（其中血液、Hb 系统占 1/3，组织缓冲系统占 2/3）进行，即使 $PaCO_2$ 升高至 80～90mmHg 时，此种代偿作用也仅能使 HCO_3^- 增加 3～4mmol/L。

慢性呼酸时，由于肾参与代偿，血浆 HCO_3^- 进一步增加，其公式为：$\Delta[HCO_3^-] = 0.35 \times \Delta PaCO_2 \pm 5.58$。

血气变化为：① $PaCO_2$ 原发升高；② HCO_3^- 代偿升高；③ $\Delta HCO_3^- < PaCO_2$；④ pH 下降或正常；⑤ PaO_2 下降；⑥ K^+ 正常或升高，Na^+ 正常或下降，Cl^- 下降。

2. 呼吸性碱中毒　原发性 $PaCO_2$ 减少，称为呼吸性碱中毒。机体通过血液缓冲体系、细胞内外离子交换，肾调节机制进行代偿，使 HCO_3^- 降低，HCO_3^-/H_2CO_3 趋向正常。

急性呼碱代偿公式：$\Delta[HCO_3^-] = 0.2 \times \Delta PaCO_2 \pm 2.5$

慢性呼碱代偿公式：$\Delta[HCO_3^-] = 0.5 \times \Delta PaCO_2 \pm 2.5$

血气变化为：① $PaCO_2$ 原发下降；② HCO_3^- 代偿下降；③ $\Delta HCO_3^- < PaCO_2$；④ pH 升高或正常；⑤低钾，低钙，氯可升高或正常，钠可正常、轻度升高或下降。

3. 代谢性酸中毒　原发性血浆 $[HCO_3^-]$ 减少称为代谢性酸中毒。按 AG 值不同分为两种，即高 AG 型代酸和正常 AG 型代酸。

其 $PaCO_2$ 代偿公式为：$PaCO_2 = 1.5 \times [HCO_3^-] + 8 \pm 2$

高 AG 型代酸以产生过多的酸为特征，常见于乳酸性酸中毒、尿毒症、酮症酸中毒。

血气特点：① HCO_3^- 下降；② $PaCO_2$ 下降；③ $PaCO_2 < \Delta HCO_3^-$；④ PaO_2 下降；⑤ K^+ 升高或正常，Na^+ 下降或正常，Cl^- 正常。⑥ pH 下降或正常；⑦ AG 升高。

正常 AG 型代酸或称高氯性代酸可由 HCO_3^- 排出增多（如腹泻）、酸排泄障碍（如肾小管性酸中毒）或过多使用含 Cl^- 的酸等引起。

血气特点：HCO_3^-、$PaCO_2$、pH、PaO_2 变化与高 AG 型代酸相同，所不同的是离子改变；K^+ 可正常或降低，Cl^- 升高，Na^+ 可正常或轻度升高、下降。

4. 代谢性碱中毒　原发的血浆 HCO_3^- 升高称为代谢性碱中毒。其 $PaCO_2$ 代偿公式为：$\Delta PaCO_2 = 0.9 \times \Delta[HCO_3^-] \pm 5$

血气特点：① HCO_3^- 升高；② $PaCO_2$ 代偿升高；③ $\Delta PaCO_2 < \Delta HCO_3^-$；④ pH 升高或正常；⑤ PaO_2 可下降或正常；⑥ K^+ 减少，Cl^- 减少，Ca^{2+} 减少，Na^+ 可正常、升高或下降。

5. 呼吸性酸中毒 + 代谢性酸中毒　常发生于心肺复苏、肺水肿、慢性阻塞性肺气肿严重缺氧及药物中毒等情况下。由于两种酸中毒并存，使代酸失去了降低 $PaCO_2$ 的有效代偿；由于代酸的 HCO_3^- 消耗，使呼酸失去了有效的 HCO_3^- 重吸收的代偿，两种酸化效应使 pH 显著下降，可发生致命的后果。

血气特点：① $PaCO_2$ 升高、正常及轻度下降；② HCO_3^- 下降、正常或轻度升高；③ pH 明显下降，常低于 7.10；④实测 $[HCO_3^-] < 24 + 0.35 \times \Delta PaCO_2 - 5.58$，或 $PaCO_2 > 1.5 \times [HCO_3^-] + 8 \pm 2$；⑤ AG 升高；⑥ K^+ 升高，Cl^- 正常或稍低，而 Na^+ 正常或下降。

6. 呼吸性酸中毒 + 代谢性碱中毒　常发生于肺心病呼酸时由于治疗过程中摄入减少、呕吐、皮质激素、低盐饮食及利尿剂的应用又合并了低钾、低氯性碱中毒。

血气特点：① $PaCO_2$ 升高；② HCO_3^- 升高；③ $[HCO_3^-] > 24 + 0.35 \times \Delta PaCO_2 + 5.58$，或 $PaCO_2 > 40 + 0.9 \times [HCO_3^-] + 5$；④ pH 可升高、正常或下降（这取决于呼酸及代碱的严重程度）；⑤ PaO_2 下降；⑥ K^+ 下降，Cl^- 下降，Na^+ 正常或下降。

7. 呼吸性碱中毒 + 代谢性碱中毒　双重的碱化作用使 pH 明显升高，预后差。因碱中毒时氧离曲线左移，即氧与血红蛋白亲和力增加，组织间不易释放 O_2；碱中毒时 pH 上升，呼吸中枢抑制，引起或加重 CO_2 潴留。另外，碱中毒可引起脑血管收缩。pH 在 7.60～7.64 时，病死率 65%，pH > 7.64 时，病死率为 90%。

血气特点：① $PaCO_2$ 可下降、正常或轻度升高；② HCO_3^- 可升高、正常或下降；③ $PaCO_2 < 40 + 0.9 \times \Delta[HCO_3^-] - 5$，或 $[HCO_3^-] > 24 + 0.5 \times \Delta PaCO_2 + 2.5$；④ pH 明显升高；⑤ K^+ 下降，Ca^{2+} 下降，Cl^- 可正常、下降或升高，Na^+ 可正常、升高或下降。

8. 呼吸性碱中毒 + 代谢性酸中毒　可见于脓毒败血症、肺栓塞合并肾衰竭或肺心病时应用呼吸机不当，排出了大量 CO_2，同时缺乏氧致酸性物质产生过多。

血气特点：① $PaCO_2$ 下降；② HCO_3^- 下降；③ $PaCO_2 < 1.5 \times [HCO_3^-] + 8 - 2$，或 $[HCO_3^-] < 24 + 0.5 \times \Delta PaCO_2 - 2.5$；④ pH 可正常、升高或下降；⑤ AG 升高；⑥ K^+、Cl^-、Na^+ 可正常、升高或下降。

9. 代谢性酸中毒 + 代谢性碱中毒　此型分为高 AG 型和正常 AG 型。正常 AG 型代酸 + 代碱很难识别，须依靠详尽的病史。如急性胃肠炎患者同时伴腹泻和呕吐。腹泻可引起高氯性酸中毒，而呕吐可引起低钾、低氯性碱中毒，此时患者可表现为大致正常的血气值。

高 AG 型代酸＋代碱的血气特点为：AG 升高，且 AG 升高数大于 HCO_3^- 下降数，而 pH、HCO_3^- 和 $PaCO_2$ 变化不大或正常。

 思考题

1. 简述肺功能不全的分级。
2. 简述通气功能障碍的分型。
3. 常用动脉血气分析指标的正常范围是什么？

（鲍文华）

第七章 临床心电图检查

 学习要求

　　1. 掌握正常心电图及临床意义,常见心律失常的心电图表现,心肌缺血和梗死的心电图特点。
　　2. 熟悉药物对心电图的影响。
　　3. 了解其他常见心电学检查方法。

第一节　心电图基础知识

一、心电图导联体系

　　心脏首先产生电激动,继而引起心脏机械收缩,心脏的电激动可经人体组织传到体表。心电图(electrocardiogram,ECG)是利用心电图机从体表记录心脏每一心动周期所产生的电活动变化的曲线图形。在人体不同部位放置电极,通过导联线引导心脏电流至心电图机电流计的连接路程称为心电图导联(leads)。

　　目前临床上最常用的是心电图常规 12 导联体系(lead system),包括六个肢体导联和六个胸前导联。

(一)肢体导联

　　标准导联与加压肢体导联共同组成了肢体导联(limb leads)体系。

　　标准肢体导联包括Ⅰ、Ⅱ、Ⅲ三个导联(图 7-1)。Ⅰ导联为左上肢连接心电图机导联的正极,右上肢接负极,所测得电位是两上肢电位之差;Ⅱ导联为左下肢连接心电图机导联的正极,右上肢接负极;Ⅲ导联为左下肢连接心电图机导联的正极,左上肢接负极。

　　加压肢体导联包括 aVR、aVL、aVF 导联,将双上肢和左下肢三点连接到中心电端作为无关电极连接至心电图机的负极,正极连接探查的肢体。探查电极置于右上肢为 aVR 导联,置于左上肢为 aVL 导联,置于左下肢为 aVF 导联(参见图 7-1)。

　　将三个标准导联和三个加压肢体导联的轴线保持方向和角度不变,统一绘制在同一中心点上,便可得到一个向四周均匀辐射的图形,此即额面六轴系统(six axis of frontal plane)(图 7-2)。该图上箭头方向代表轴线的正侧,相反方向代表负侧。此坐标系统采用 ±180° 的角度标志,以左侧为 0°,顺钟向的角度为正,逆钟向为负,每个相邻导联轴线间的夹角为 30°。此六轴系统对测定心脏额面电轴很有帮助。

(二)胸前导联

　　胸前导联为单极导联,包括 $V_1 \sim V_6$ 六个导联。连接方法为无关电极与肢体导联组成的中心电端相连接,探查电极置于胸壁的特定部位(图 7-3,图 7-4)。胸前导联探查电极具体安放位置为：V_1 位于胸骨右缘第 4 肋间，V_2 位于胸骨左缘第 4 肋间，V_3 位于 V_2 和 V_4 连线之中点，V_4 位于左锁骨中线与第 5 肋间相交处，V_5 位于左腋前线 V_4 水平处，V_6 位于左腋中线 V_4 水平处。

（三）附加导联

由于临床需要又增加一些胸前导联，包括常用于诊断后壁心肌梗死的 $V_7 \sim V_9$ 导联：V_7、V_8、V_9 分别位于左腋后线、左肩胛线、左脊椎旁线的 V_4 水平处。以及用于诊断右心病

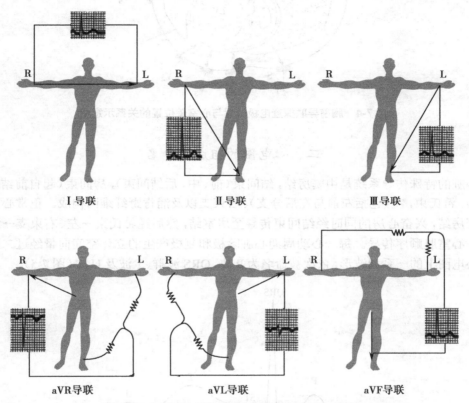

图 7-1　肢体导联的电极位置及连接方式示意图

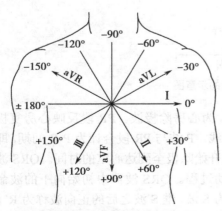

图 7-2　肢体导联额面六轴系统示意图

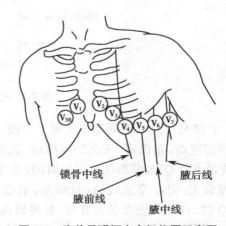

图 7-3　胸前导联探查电极位置示意图

变（如右心室梗死、右束支传导阻滞）的 $V_{3R}\sim V_{5R}$ 导联，电极放置于与 $V_3\sim V_5$ 相对应的右侧胸壁处。附加导联与 12 导联共同构成 18 导联心电图。

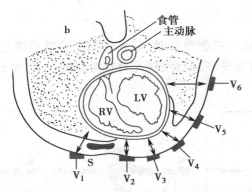

图 7-4　胸前导联探查电极位置与心室壁位置的关系示意图

二、心电图的组成与命名

心脏的特殊传导系统是由窦房结，结间束（前、中、后结间束），房间束（起自前结间束），房室结，希氏束，左（包括左前与左后分支）、右束支以及浦肯野纤维网构成。正常心电活动始于窦房结，兴奋心房的同时经结间束传导至房室结，然后经希氏束→左、右束支→浦肯野纤维→心室肌顺序传导。每一心动周期心脏除极和复极产生的立体空间向量经过二次投影形成心电图上的一系列波形，依次被命名为 P 波、QRS 波群、T 波及 U 波（图 7-5）。

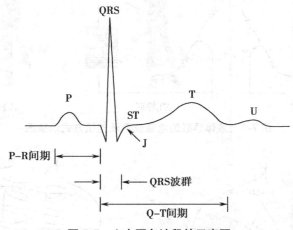

图 7-5　心电图各波段的示意图

P 波是每个心动周期中的第一个波，振幅较小，为心房除极波。PR 段反映心房复极过程及房室结、希氏束、束支的电活动，正常为等电位线。P 波与 PR 段合计为 P-R 间期，即从 P 波起点至 QRS 波群起点间的时间，为激动从心房开始除极至到达心室的时间。QRS 波群幅度最大，是心室除极波，反映左、右心室的电激动过程。QRS 波群中初始向下的波命名为 Q 波，向上的波命名为 R 波，R 波后向下的波称为 S 波，继 S 波之后的正向波称为 R′ 波，R′ 波后再出现的负向波为 S′ 波，全部呈负向的 QRS 波群称为 QS 波。采用 Q 或 q、R 或 r、

S 或 s 表示时，应根据其幅度大小而定（图 7-6）。ST 段是指 QRS 波群结束后至 T 波起点间的线段，反映心室肌早期缓慢复极的电位变化。T 波为 ST 段后一个振幅较低而持续时间较长的波，反映心室肌晚期快速复极过程。U 波是指 T 波后面有时可以见到的一个很小的波。Q-T 间期为从 QRS 波群的起点至 T 波终点的时间，反映心室肌除极与复极的总时间。

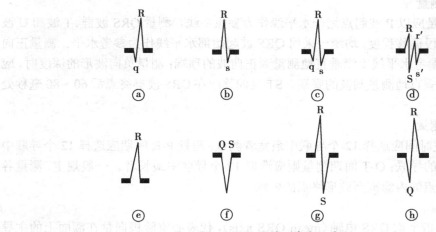

图 7-6　QRS 波群命名示意图

三、心电图的测量

心电图记录纸由相间各为 1mm 的纵线和横线划分成众多 1mm² 大小的小方格（图 7-7）。纵线用以测定时间，横线用以测定振幅。一般常用走纸速度为 25mm/s，此时每两条纵线间隔（1mm）表示 0.04 秒（40 毫秒）；当标准电压 1mV＝10mm 时，两条横线间隔（1mm）表示 0.1mV。

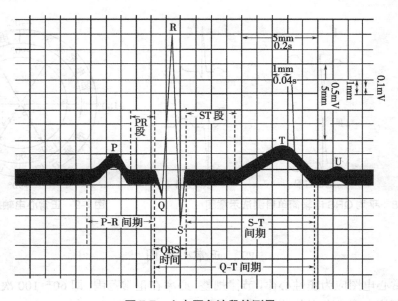

图 7-7　心电图各波段的测量

（一）心率的测量

如果心律基本规整，心率（次/分）＝60（秒）/R-R（或P-P）间期（秒）。例如R-R间期为0.8秒，则心率等于75次/分（60/0.8）。若心律不规则，一般采取数个心动周期的平均值来计算。

（二）振幅的测量

P波振幅的测量应以P波起点划一水平线作为参照基线。测量QRS波群、T波和U波振幅以及J点、ST段偏移程度，均统一采用QRS波起始部水平线作为参考水平。测量正向波的高度时，应以参考水平线上缘垂直地测量到正向波的顶端；测量负向波形的深度时，应以参考水平线下缘垂直地测量到波的底端。ST段偏移应在QRS波群终点后60～80毫秒处测量。

（三）时间的测量

P波及QRS波时间应选择12个导联中最宽者测量，测量P-R间期应选择12个导联中P波宽大且有q波的导联；Q-T间期测量则应选取12个导联中最长者。一般规定，测量各波时间应从波形起点的内缘测至波形终点的内缘。

（四）心电轴

心电轴一般是指平均QRS电轴（mean QRS axis），代表心室除极向量在额面上的主导方向。目前测定QRS电轴常用的有两种方法。最简单的方法是目测法（图7-8），根据Ⅰ和Ⅲ导联QRS波群的主波方向，来估测电轴是否发生偏移。若Ⅰ和Ⅲ导联的QRS主波均为正向，可推断电轴不偏；若Ⅰ导联主波为正向，Ⅲ导联出现较深的负向波，则属电轴左偏；若Ⅰ导联出现较深的负向波，Ⅲ导联主波为正向，则属电轴右偏。临床上通常应用测定Ⅰ和Ⅲ导联QRS波群振幅的代数和，然后将这两个数值分别在Ⅰ导联及Ⅲ导联上画出垂直线，得到两垂直线的交叉点，电偶中心与该交叉点相连即为心电轴，该轴与Ⅰ导联轴正向侧间的夹角即为心电轴的角度（图7-9）。

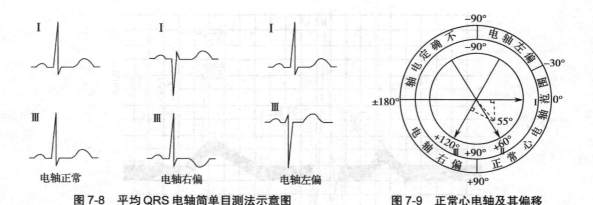

图7-8　平均QRS电轴简单目测法示意图　　　　图7-9　正常心电轴及其偏移

四、正常心电图

一份正常心电图应为窦性心律，节律规整，心率在正常范围，即60～100次/分，各波段的形态与间期均在正常参考值范围（图7-10）。

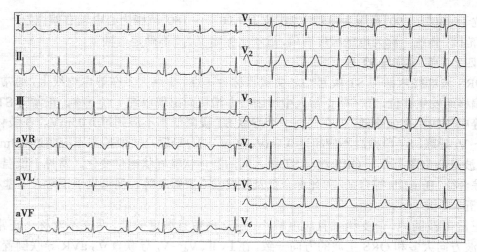

图 7-10　正常心电图

（一）P 波

P 波的形态一般呈钝圆形,可有轻微切迹。P 波方向在 I、II、V₄～V₆ 导联直立,aVR 导联倒置,其余导联方向不定,可呈双向、低平或倒置。一般正常 P 波时间小于 0.12 秒,振幅在肢体导联小于 0.25mV,胸导联 <0.15mV。

（二）P-R 间期

P-R 间期的正常范围为 0.12～0.20 秒,老年人及心动过缓的情况下,P-R 间期正常高值可略延长,但不应超过 0.22 秒,婴幼儿 P-R 间期可正常缩短。

（三）QRS 波群

1. 时间　正常成年人 QRS 波时间 <0.12 秒,多数在 0.06～0.10 秒。

2. 形态　正常人 V₁、V₂ 导联 r 波很小,多呈 rS 型,偶尔呈 QS 型;V₅、V₆ 导联 R 波较高,可呈 qR、qRs、Rs 或 R 型;V₃、V₄ 导联 R 波和 S 波的振幅大致相等。自 V₁ 至 V₆ 导联 R 波逐渐增高,S 波逐渐减小,R/S 比例自右向左逐渐增大,V₁ 的 R/S<1,V₅ 的 R/S>1。在肢体导联,I、II、III 导联的 QRS 波群在没有电轴偏移的情况下主波一般向上。aVR 导联的 QRS 波群基本向下,可呈 QS、rS、rSr′ 或 Qr 型。aVL 及 aVF 导联的 QRS 波群形态,视心电轴不同而异,可呈 qR、Rs、rS 型,但是不应有异常 Q 波。

3. 振幅　V₁ 导联的 R 波不超过 1.0mV,V₅、V₆ 的 R 波不超过 2.5mV,R$_{V_5}$+S$_{V_1}$<4.0mV（男）或 <3.5mV（女）。I 导联 R 波不超过 1.5mV,aVL 的 R 波不超过 1.2mV,aVF 的 R 波不超过 2.0mV,aVR 不超过 0.5mV。各肢体导联的 QRS 波群振幅绝对值均不应小于 0.5mV,各胸前导联 QRS 波群振幅绝对值不应小于 0.8mV,否则称为低电压。

4. R 峰时间　又称室壁激动时间,是指 QRS 起点至 R 波顶端垂直线的间距,如有 R′波,则测量至 R′峰,如 R 峰呈切迹,应测量至切迹第二峰,如呈 QS 型,则无 R 峰时间。正常 R 峰时间在 V₁、V₂ 导联一般不超过 0.04 秒,在 V₅、V₆ 导联一般不超过 0.05 秒。

5. Q 波　除 aVR 导联外,正常人的 Q 波时间应小于 0.04 秒,振幅小于同导联中 R 波高度的 1/4。正常人 V₁、V₂ 导联不应出现 Q 波,但偶尔可呈 QS 波。

6. 电轴　QRS 波群额面电轴的正常范围为 −30°～+90°,大多数在 +30°～+75° 之间。

电轴位于 −30°～−90° 范围为电轴左偏；位于 ＋90°～＋180° 范围为心电轴右偏；位于 −90°～−180° 范围，传统上称为电轴极度右偏，近年主张定义为"不确定电轴"。

（四）J点、J波与ST段

QRS 波群终末部与 ST 段起始之交接点称为 J 点。J 点大多在等电位线上，通常随 ST 段的偏移而发生移位，在某些正常人中可因心率增快而出现单纯 J 点下移。正常时 ST 段可能较等电位线稍高或略低，但在任何一个导联 ST 段降低都不应超过 0.05mV。在肢体导联与 V_4～V_6 导联，ST 段抬高不应超过 0.1mV；在 V_1～V_3 导联，ST 段抬高不应超过 0.3mV。

J 波是心电图上介于 QRS 波与 ST 段之间的圆顶状驼峰状电位变化。常见于低温、早期复极综合征、Brugada 综合征、猝死综合征及阵发性心室颤动等。偶可见于正常人下壁导联。

（五）T波

正常 T 波圆钝，前支稍长且坡度较小，后支稍短且坡度较陡，两支不对称。正常情况下，T 波方向大多和 QRS 主波的方向一致，在 I、Ⅱ、V_4～V_6 导联直立，aVR 导联倒置，其余导联可以直立、双向或倒置。若 V_1 导联的 T 波直立，则 V_2～V_6 导联 T 波就不应该倒置。在 R 波为主的导联 T 波振幅不应低于同导联 R 波高度的 1/10。T 波在胸前导联有时可高达 1.2～1.5mV 也属正常。

（六）Q-T间期

Q-T 间期的长短与心率快慢有密切关系，心率越快，Q-T 间期越短，心率越慢，QT 越长。心率在 60～100 次／分时，Q-T 间期的正常范围在 0.32～0.44 秒之间。由于 Q-T 间期受心率影响很大，临床上常用 QTc（即校正的 Q-T 间期）来判断 Q-T 间期是否延长。通常采用 Bazett 公式计算，即 $QTc=QT/\sqrt{R\text{-}R}$，就是校正成 R-R 间期为 1 秒（心率 60 次／分）时的 Q-T 间期。QTc 的正常上限值为 0.44 秒，超过此时限即认为延长。

知识链接

早期复极综合征

大多属正常心电图变异，可受自主神经功能影响，多见于健康人群或运动员，J 波抬高，V_4～V_6 导联 ST 段呈弓背向下抬高，伴直立宽大的 T 波。目前有文献报道早期复极综合征亦可引起恶性心律失常。

第二节 异常心电图

一、房室肥大

当心房、心室长期负荷过重，可导致心房、心室出现扩大和（或）肥厚。

（一）心房肥大

1. 右心房肥大　正常情况下右心房先除极，左心房后除极（图 7-11a）。右心房肥大时，除极时间延长，往往与稍后的左房除极时间重叠，心电图表现为心房波振幅增高，而总的心房除极时间不变（图 7-11b）。

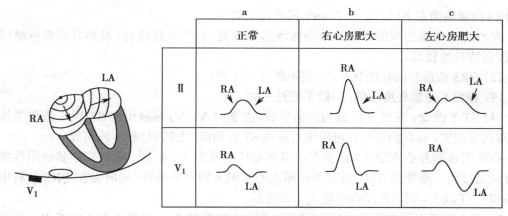

图 7-11 心房除极顺序及心房肥大的心电图表现示意图

（1）下壁导联（Ⅱ、Ⅲ、aVF）的 P 波形态高而尖，电压显著增高≥0.25mV。此类 P 波常见于慢性肺源性心脏病，肺动脉高压等，因而又称为"肺型 P 波"。

（2）V_1、V_2 导联 P 波直立，振幅≥0.15mV，如 P 波呈双向时，其振幅的算术和≥0.20mV（图 7-12）。

（3）P 波时间正常。

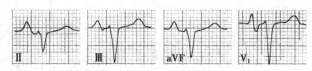

图 7-12 右心房肥大心电图

2．左心房肥大　由于左心房后除极，左心房肥大时主要表现为心房除极时间延长，心电图表现为 P 波增宽（参见图 7-11c）。

（1）Ⅰ、Ⅱ、aVL、V_4～V_6 导联 P 波增宽＞0.11 秒，P 波呈双峰，峰间距＞0.04 秒。此类 P 波改变较多见于二尖瓣狭窄的患者，故又称为"二尖瓣型 P 波"。

（2）V_1、V_2 导联出现以负向波为主的正、负双向型 P 波，P 波终末电势（Ptf_{V_1}，即 V_1 导联 P 波后半部分负向成分的振幅和时间的乘积）绝对值≥0.04mm·s。

3．双心房肥大　P 波增宽≥0.12 秒，振幅≥0.25mV，V_1 导联 P 波双向，上下振幅超过正常范围。

（二）心室肥大

心室肥大后，由于心室肌壁增厚，肌纤维增粗增多，电偶数目明显增加，导致肥大一侧的心室心电向量增大，心室除极的综合向量方向改变偏向肥大侧心室，该侧激动的除极时间也有所延长，反映在心电图上则为 QRS 波群及 ST-T 的异常表现。

1．左心室肥大　左心室位于心脏的左后方，左室肥大使心室综合向量明显指向左后方，从而出现电轴左偏，左胸前导联 R 波电压显著增高，QRS 时间也可能轻度延长（图 7-13）。左心室肥大的心电图改变为：

（1）左心室高电压：①胸导联：R_{V_5}（或 R_{V_6}）＞2.5mV，或 $R_{V_5}+S_{V_1}$＞4.0mV（男）或＞3.5mV（女）。②肢体导联：当 QRS 向量偏向左上，R_I＞1.5mV，或 R_{aVL}＞1.2mV，或 R_I+S_{III}＞2.5mV；

当 QRS 向量偏向左下时，$R_{aVF}>2.0mV$ 提示左室肥大。

左心室高电压的胸前导联诊断指标敏感性较高，但特异性较差；肢体导联指标敏感性较低，但特异性较高。

（2）QRS 波群时间轻度延长，一般不超过 0.11 秒。

（3）额面心电轴轻度左偏，一般不超过 −30°。

（4）ST-T 改变：表现为 R 波为主的导联，尤其是 V_5、V_6 导联出现 ST 段压低和 T 波低平、双向或倒置，而右胸导联常可出现对应性 ST 段抬高（上斜型）和 T 波高耸。

心电图诊断左心室肥大，应在左心室高电压的基础上，加上一项或几项其他阳性指标才可做出诊断。继发性 ST-T 改变为诊断左心室肥大的重要条件，同时存在 QRS 波群电压增高和 ST-T 改变，则诊断左心室肥大十分可靠。

2. 右心室肥大　由于右心室壁厚度仅为左心室壁的 1/3，故仅当右心室肥大达到相当严重程度时，才会出现右心室肥大的心电图改变（图 7-14）。

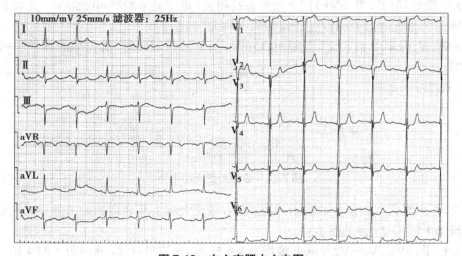

图 7-13　左心室肥大心电图

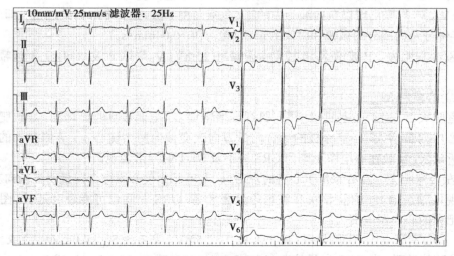

图 7-14　右心室肥大心电图

（1）QRS 波群电压增高：胸导联：① V_1 导联 QRS 波群呈 R、Rs 或 qR 型；② $R_{V_1} > 1.0mV$，或 $R_{V_1} + S_{V_5} > 1.2mV$；③ V_5、V_6 导联 R/S<1。肢体导联：$R_{aVR} > 0.5mV$ 或 R/Q>1。

（2）额面 QRS 电轴右偏>+90°，严重者可>+110°。

（3）ST-T 改变：右胸导联出现 ST 段下移，T 波双向、倒置。

慢性肺心病患者常出现 rS 型右心室肥大，即 $V_1 \sim V_6$ 均呈 rS 型，额面电轴右偏，并可出现"肺型 P 波"与肢体导联 QRS 低电压。

二、心肌缺血与心肌梗死

（一）心肌缺血

冠状动脉粥样硬化是心肌缺血常见的病因，心肌缺血将影响心室复极的正常进行，心电图表现为 ST 段、T 波及 U 波的改变。

1. ST 段改变　严重的心肌缺血可以引起心肌损伤，发生 ST 段的改变，可表现为 ST 段压低及 ST 段抬高两种类型。由于缺血部位与探查电极方位的关系不同，导致不同类型的 ST 段偏移。心肌缺血时 ST 向量从正常心肌指向缺血心肌。心内膜下心肌缺血时，面向心外膜的导联即描记到 ST 段下移；心外膜下心肌缺血时，面向心外膜的导联便记录到 ST 段抬高。

（1）ST 段下移：临床常见的冠状动脉供血不足表现为 ST 段下移（心内膜下心肌缺血）。典型的缺血性 ST 段下移呈水平型或下斜型（图 7-15）。一般认为，水平型、下斜型 ST 段下移≥（0.05～0.1）mV 有诊断价值，以水平型诊断意义最大。

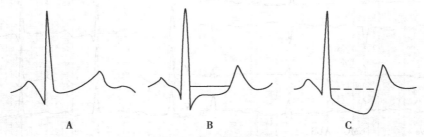

A　　　　　　　　B　　　　　　　　C

图 7-15　缺血性 ST 段下移示意图

（2）ST 段抬高：ST 段抬高（心外膜下心肌缺血或透壁性心肌缺血）的诊断标准为：肢体导联两个或两个以上导联 ST 段抬高≥0.1mV，胸前导联两个或两个以上导联 ST 段抬高≥0.2mV。缺血性 ST 段抬高常呈弓背向上，伴有对应导联 ST 段下移。

2. T 波改变　正常情况下，心内膜完成复极早于心外膜，发生缺血时，复极过程发生改变导致 T 波变化。典型的缺血型 T 波称之为"冠状 T 波"，其表现为 T 波可直立或倒置，双肢对称，其顶端或底端尖锐呈箭头样，无论绝对性心肌缺血（冠状动脉狭窄）或相对性心肌缺血（心肌肥厚）均可表现为"冠状 T 波"。心内膜下心肌缺血时出现高大的 T 波，若心外膜缺血时，出现 T 波倒置。

通常典型心肌缺血发作时，心电图常可见到 ST 段水平型或下斜型下移（图 7-16，图 7-17），其后的 T 波可直立、倒置、低平或双向，常伴 Q-T 间期延长。有时亦可发生 T 波伪性改善，即冠心病患者发作心绞痛时，原来倒置、低平的 T 波变为直立，可能系急性缺血发作的对应性改变或抵消作用。

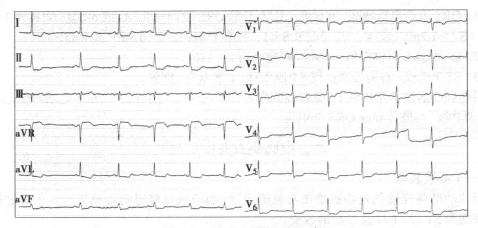

图 7-16　心肌缺血（水平型）心电图

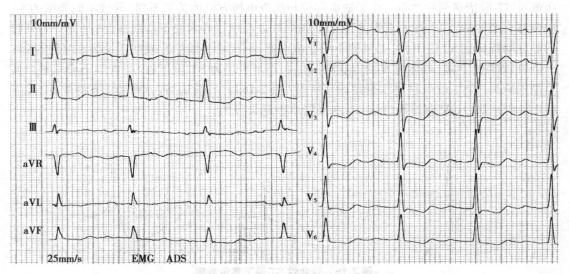

图 7-17　心肌缺血（下斜型）心电图

3. U 波改变　U 波的方向应与 T 波一致，U 波的倒置被认为是左冠状动脉或冠状动脉中前降支狭窄的可靠佐证，但它还受很多药物、内分泌因素以及脑出血的影响，所以应考虑的因素很多。

临床上慢性冠心病患者在无心绞痛症状时，其心电图可能大致正常，也可能出现非特异性的 ST-T 改变，仅有少数患者表现典型的心肌缺血心电图改变。诊断时必须结合临床资料，有时需要对一系列的心电图记录进行对比，因为慢性冠心病患者的 ST-T 改变常有动态变化。

（二）心肌梗死

冠状动脉突然阻塞使血流阻断，或持续性严重的心肌缺血，可导致其供应的心肌发生坏死称为心肌梗死。动态观察心电图的变化在心肌梗死的诊断中占有不可忽视的重要地位。心肌梗死心电图的改变包含三方面的内容：缺血和梗死的部位、心肌的损伤程度及缺血坏死的时期。

1. 急性心肌梗死心电图变化　发生急性心肌梗死时，梗死相关冠状动脉供血的心肌迅速经历缺血、损伤乃至坏死的变化，心电图也呈现相应改变。

（1）急性缺血型心电图改变：心肌缺血后首先表现为复极时间延长，心电图上表现为T波形态及振幅方向的改变。缺血型T波特点为：①T波顶端尖耸，升支与降支对称；②T波由直立变为倒置。缺血型T波呈动态变化，发病几小时内T波高耸，而后当抬高的ST段开始下降时，T波逐渐转为倒置。

（2）急性损伤型心电图改变：如果缺血比较严重或持续时间较长，使心肌进一步受损则发生损伤型心电图改变，表现为ST段的偏移及形态改变。ST段偏移分为两种形式，即抬高与压低。外膜下心肌损伤反映为朝向外膜面的心电图导联ST段抬高，内膜下心肌损伤则反映为朝向外膜面的导联呈ST段压低。心肌梗死的ST段抬高呈凸面向上的弓背状，且呈动态变化。

（3）急性坏死型心电图改变：更进一步的严重心肌缺血可造成心肌坏死而不能完全恢复。坏死型心电图的特点是异常宽大且增深的病理性Q波（时间≥0.04秒，振幅≥1/4R）形成。其产生是由于某部分心肌坏死后，其产生的心电向量消失，综合向量将背离梗死区，因此在面对梗死区的导联上记录到负向的Q波或QS波，而对应导联则出现R波增高。

2. 心肌梗死的图形演变及分期　急性心肌梗死发生后，心电图的变化随着心肌缺血、损伤、坏死的发展和恢复而呈现一定的演变规律（图7-18），依据心电图的演变过程大致可分为以下几个阶段：

（1）超急期：发病数小时内出现，经历时间很短。面向梗死部位的导联出现以下心电图改变：①T波高耸，可能是超急期最早的心电图改变。②ST段抬高，ST段失去正常凹面向上的形态而呈斜直形抬高，抬高程度逐渐增加，与增高的T波升支融合。此期心电图变化常因持续时间太短而在临床上不易记录到。

（2）急性期：心肌梗死发生数小时后，QRS波群、ST段和T波均出现变化：①ST段抬高逐渐加重，呈现典型的弓背样抬高，抬高显著者可形成单向曲线，继而逐渐下降。②出现坏死型Q波，通常见于一组相关的导联，且逐渐加深加宽。以S波为主的导联如V_1、V_2表现为QS型；以R波为主的导联如V_5、V_6表现为QR、Qr型，同时R波振幅降低。③T波转为倒置，抬高的ST段开始下降时，T波可由直立逐渐转为对称性倒置，呈典型的"冠状T"样改变。

（3）亚急性期：出现于心肌梗死后数周至数月，以坏死及缺血图形为主要特征。ST段逐渐下降回至基线；T波倒置缓慢恢复，变为浅倒置或直立；坏死型Q波遗留。

（4）陈旧期：在急性心肌梗死3～6个月之后或更久，ST段和T波恢复正常或T波维持倒置、低平，残留坏死型Q波，图形趋于稳定不变。部分病例随着瘢痕组织的缩小及周围心肌的代偿，Q波可于数年后缩小，个别小范围梗死异常Q波甚至可消失。

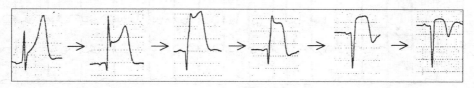

图7-18　急性心肌梗死演变过程心电图（V_3导联）

需要指出的是,以上为急性 ST 段抬高型心肌梗死的典型表现。当急性非 ST 段抬高型心肌梗死时,心电图不再呈现上述典型的演变过程,可以仅有 ST 段下移,T 波低平、双向、倒置或无变化。

3. 急性心肌梗死的定位诊断 心肌梗死的图形出现于面向梗死部位的导联,故依据异常 Q 波出现的导联可作出坏死区域的定位诊断。$V_1 \sim V_3$ 导联出现异常 Q 波或 QS 波为前间壁梗死;$V_3 \sim V_5$ 导联出现异常 Q 波为前壁梗死;如所有胸前导联均出现异常 Q 波则为广泛前壁心肌梗死;侧壁心肌梗死时在Ⅰ、aVL、V_5、V_6 导联可见异常 Q 波;如仅有Ⅰ、aVL 出现异常 Q 波则为高侧壁心肌梗死;下壁心肌梗死时在Ⅱ、Ⅲ、aVF 导联出现异常 Q 波(图 7-19);后壁心肌梗死时在 $V_7 \sim V_9$ 记录到异常 Q 波,而相对应的 V_1、V_2 导联呈现 R 波增高(镜像改变)。如果大部分胸导联($V_1 \sim V_5$)都出现 Q 波或 QS 型,则称之广泛前壁心肌梗死(图 7-20)。

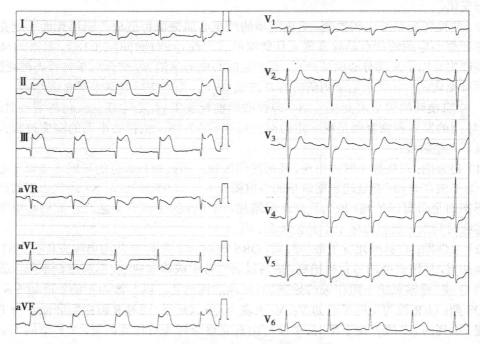

图 7-19 急性下壁心肌梗死心电图

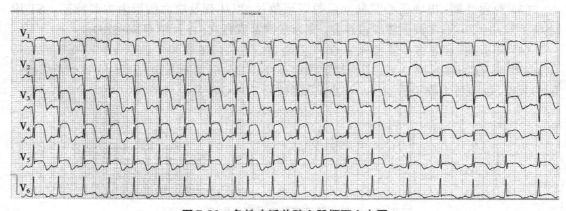

图 7-20 急性广泛前壁心肌梗死心电图

非典型的急性心肌梗死可根据 ST 抬高或压低，以及 T 波增高或深倒置出现的导联大致判断心肌梗死的部位（参见图 7-20）。右心室梗死常与下壁心肌梗死并存，若 $V_{3R} \sim V_{5R}$ 导联出现 ST 抬高≥0.1mV，提示右室心肌梗死。

三、心 律 失 常

（一）概述

心脏的正常起搏点位于窦房结，并按正常传导系统顺序激动心房和心室（图 7-21）。如果心脏激动的起源异常和（或）传导异常，称为心律失常（arrhythmia）。心律失常的产生可由于：①激动起源异常：分为两类，一类为窦房结起搏点本身激动的发生与规律异常；另一类为心脏激动全部或部分起源于窦房结以外的部位，称为异位节律，异位节律又分为主动性和被动性。②激动传导异常：常见的一类为传导阻滞，包括传导延缓或传导中断；另一类为传导途径异常，即激动传导通过房室之间的异常附加旁路，使部分心肌提前激动，或通过潜在的折返通路使心肌提前激动。③激动起源异常和激动传导异常同时存在，相互作用，引起复杂的心律失常表现。心律失常目前多依据形成原因进行分类（表 7-1）：

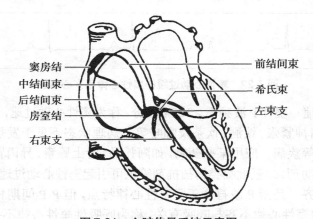

图 7-21　心脏传导系统示意图

表 7-1　心律失常的心电图分类

1. 激动起源异常引起的心律失常
  （1）窦性心律失常：过速、过缓、不齐、停搏
  （2）异位心律
　　1）被动性：逸搏与逸搏心律（房性、房室交界性、室性）
　　2）主动性：期前收缩（房性、房室交界性、室性）
　　　　　　　　心动过速（房性、房室交界性、室性）
　　　　　　　　扑动、颤动（心房、心室）
2. 激动传导异常引起的心律失常
  （1）生理性传导障碍：干扰及干扰性房室脱节
  （2）病理性传导阻滞：窦房传导阻滞
　　　　　　　　　　　　房内传导阻滞
　　　　　　　　　　　　房室传导阻滞（一、二、三度）
　　　　　　　　　　　　室内传导阻滞（左、右束支传导阻滞，左束支分支阻滞）
  （3）传导途径异常：预激综合征

（二）窦性心律及窦性心律失常

1. **窦性心律** 凡起源于窦房结的心律称为窦性心律（sinus rhythm），为正常节律（参见图 7-10）。窦房结发放的激动在体表心电图无法描记，通常以其激动心房产生 P 波来推测窦房结的电活动。正常窦性心律的心电图特点为：①窦性 P 波（Ⅰ、Ⅱ、aVF、V₄～V₆ 导联直立，aVR 导联倒置）有规律地发生；②P 波频率为 60～100 次 / 分；③P-P 间期基本匀齐，相差 <0.12 秒。

不符合上述条件的窦性心律则为窦性心律失常，包括窦性心动过缓、窦性心动过速、窦性心律不齐、窦性停搏及窦房传导阻滞。

2. **窦性心动过缓** 当窦性 P 波频率 <60 次 / 分时称为窦性心动过缓，<50 次 / 分时称为严重的窦性心动过缓。常伴有窦性心律不齐（图 7-22），有时可出现交界性逸搏、干扰性房室脱节。常见于窦房结功能障碍、甲状腺功能减退、低温、急性下壁心肌梗死。某些药物，如 β 受体拮抗剂、非二氢吡啶类钙离子拮抗剂也可引起窦性心动过缓。大样本人群调查发现，约 15% 健康人的静息心率可低于 60 次 / 分，尤其是在男性、老年人、运动员中或睡眠状态下。

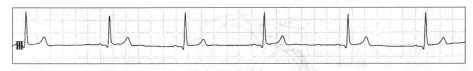

图 7-22　窦性心动过缓伴窦性心律不齐心电图

3. **窦性心动过速** 窦性 P 波频率 >100 次 / 分，称为窦性心动过速，一般不超过 150 次 / 分。可见于运动、精神紧张、饮酒、饮茶及咖啡等。病理状态下见于发热、甲状腺功能亢进症、贫血、心力衰竭等疾病。应用某些药物，如阿托品、肾上腺素、异丙肾上腺素、磷酸二酯酶抑制剂、β 受体激动剂、二氢吡啶类钙拮抗剂等也可引起窦性心动过速。

4. **窦性心律不齐** 是指 P 波符合正常窦性心律特点，但 P-P 间期相差 >0.12 秒（参见图 7-22）。较常见的窦性心律不齐与呼吸有关，称为呼吸性窦性心律不齐，P-P 间期随呼吸运动呈周期性缩短与延长，与呼吸时迷走神经张力变化有关，常见于青少年。还有一种窦性心律不齐称为室相性窦性心律不齐，通常与心室的收缩活动相关。窦性心律不齐一般无临床意义。

5. **窦性停搏** 亦称窦性静止。在规律的窦性节律中，窦房结突然停止发放激动，心电图表现为规则的 P-P 间距中突然出现 P 波脱落，形成长 P-P 间距，且与正常 P-P 间距不呈倍数关系（图 7-23）。窦性停搏后可出现逸搏。多见于窦房结功能障碍、急性下壁心肌梗死、洋地黄中毒以及高钾血症等，小部分见于正常人迷走神经张力增高。

6. **病态窦房结综合征（sick sinus syndrome，SSS）** 为窦房结的冲动形成障碍和（或）传出障碍，引起缓慢性心律失常，导致头晕、黑矇、晕厥等一系列临床症状，称为病态窦房结综合征。心电图表现：①持续性窦性心动过缓，心率 <50 次 / 分，注射阿托品后窦性心率增加不明显。②常伴有窦房传导阻滞、窦性停搏，有时可见交界性逸搏心律。③可出现慢快综合征，表现为窦性心动过缓、窦性停搏与快速性室上性心律失常（房速、房扑、房颤）交替出现。④若伴有房室传导阻滞，提示病变同时累及房室结，称为双结病变（参见图 7-23）。常见于传导系统退行性病变以及冠心病、心肌炎、心肌病等累及窦房结及其邻近组织。

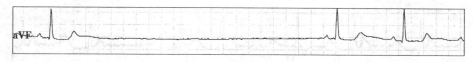

图7-23　窦性停搏心电图

（三）期前收缩

期前收缩在临床上简称"早搏"，是指起源于窦房结以外的异位起搏点提前发出的激动，引起心脏发生除极。其基本心电图特征为提前出现的 P′-QRS-T 波或 QRS′-T 波，其后有一较正常延长的代偿间歇。间位性期前收缩为插在两个相邻正常窦性搏动之间的期前收缩，无代偿间歇。

根据期前收缩的起源部位，可分为室上性期前收缩（房性期前收缩、交界性期前收缩）和室性期前收缩。其中以室性者最常见，房性次之，交界性少见。依据期前收缩出现的频度可分为偶发性（≤30 次／小时）和频发性（>30 次／小时）期前收缩。常见的二联律（bigeminy）和三联律（trigeminy），即属于有规律的频发性期前收缩，前者指期前收缩与窦性心搏交替出现，后者为每两个窦性心搏后出现一个期前收缩。

房性期前收缩常逆传侵入窦房结，引起窦房结节律重整，使房早前面窦性 P 波与其后面窦性 P 波之间的间距短于两个窦性周期之和，为不完全性代偿间歇。而交界性和室性期前收缩因距窦房结较远不易侵入窦房结，表现为完全代偿间歇，即期前收缩前后的窦性 P 波间距等于 2 倍窦性周期之和。期前收缩的另外一个重要特征为联律间期，亦称"配对间期"，指期前收缩与其前窦性搏动之间的时距。

1. 房性期前收缩（premature atrial contraction）　心电图表现：①提前出现的 P′ 波，形状与窦性 P 波不同，可以直立或倒置，有时 P′ 波隐藏于前一心搏的 T 波之内，使 T 波变形，需注意辨认。② P′-R 间期可以正常，也可能延长（房室结干扰现象）。③多伴有不完全性代偿间歇。④提前的 P′ 波后若无 QRS 波群，则为未下传的房性期前收缩；若 P′ 波后的 QRS 波群与一般不同，形状增宽变形，多呈右束支传导阻滞图形，可能是房性期前收缩伴室内差异性传导（图 7-24）。

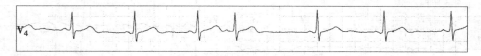

图7-24　房性期前收缩心电图

2. 交界性期前收缩（premature junctional contraction）　期前的异位激动起源于房室交界区内称为交界性期前收缩，心电图特点为：①提前出现的 QRS 波群，时间、形态基本正常，其前没有窦性 P 波。②逆传型 P′ 波可能位于 QRS 波群之前，则 P′-R 间期 <0.12 秒；也可位于 QRS 波群之后，则 R-P′ 间期 <0.20 秒；也可能埋没于 QRS 波群中而不得见，主要取决于期前收缩向心房和心室的传导速度。③多伴有完全性代偿间歇（图 7-25）。

3. 室性期前收缩（premature ventricular contraction）　心电图特征为：①提前出现的宽大畸形 QRS 波群，时间≥0.12 秒，其前无相关 P 波。② ST-T 呈继发性改变，即室早的 T 波与 QRS 波群主波方向相反。③绝大多数呈完全性代偿间歇（图 7-26）。

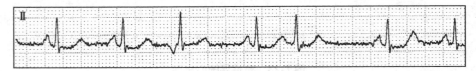

图 7-25　交界性期前收缩心电图

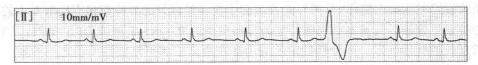

图 7-26　室性期前收缩心电图

（四）异位性心动过速

异位性心动过速是指由于折返激动或异位节律点兴奋性增高所引起的快速异位心律（期前收缩连续出现 3 次或 3 次以上）。根据异位节律发生的部位可分为房性、交界性心动过速及室性心动过速，临床上常把房性心动过速及房室交界区相关的心动过速统称为室上性心动过速（supraventricular tachycardia，SVT），简称室上速。

1. 房性心动过速（atrial tachycardia，AT）　简称房速，系局限于心房的节律规律的快速性心律失常，包括自律性房速和折返性房速（图 7-27）。房速患者常有器质性心脏病，仅持续数个搏动或数秒的短暂性房速可见于无器质性心脏病患者。房速的心电图表现：①心房率通常在 150～250 次 / 分之间；②大多数异位 P′ 波可以辨认，与窦性 P 波不同，其形态多一致，节律较规则；③房室传导可正常，或伴有房室传导阻滞，如呈 2∶1 或文氏型房室传导。④P 波之间等电线存在。

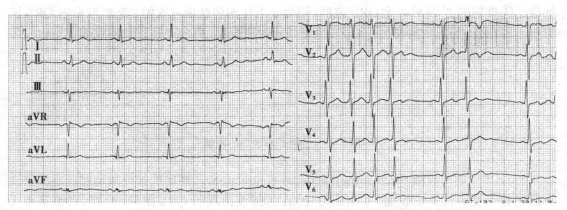

图 7-27　房性心动过速及房性期前收缩伴差异性传导心电图

2. 房室结折返性心动过速（atrioventricular nodal reentrant tachycardia，AVNRT）　由发生于房室交界区的折返激动引起（图 7-28）。其心电图表现为：①心动过速呈突发突止的特点，心率一般在 160～220 次 / 分，节律规则；② QRS 形态一般正常，伴有束支传导阻滞或室内差异性传导时可呈宽 QRS 波；③ P′ 波为逆行性，多数 P′ 波埋没于 QRS 波群之中。

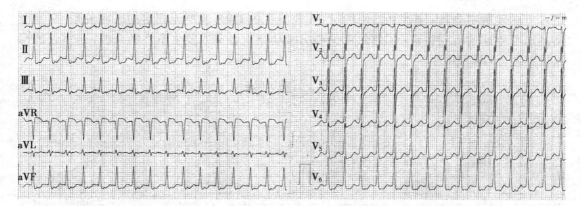

图 7-28 房室结折返性心动过速心电图

3. 房室折返性心动过速（atrioventricular reentrant tachycardia，AVRT） 发作特点：呈突发突停，发作时心率约 150～250 次 / 分，节律规则。临床上可见到两种类性的房室折返性心动过速，多数为顺向型折返，即激动由正常房室传导途径下传，旁路逆传，心电图表现为时限正常的 QRS 波群，多数 QRS 波群后可见到逆传型 P′ 波（图 7-29）；另一种少见类型为逆向型折返，即激动经旁路前传，房室结逆传，心电图表现为 QRS 波宽大畸形。

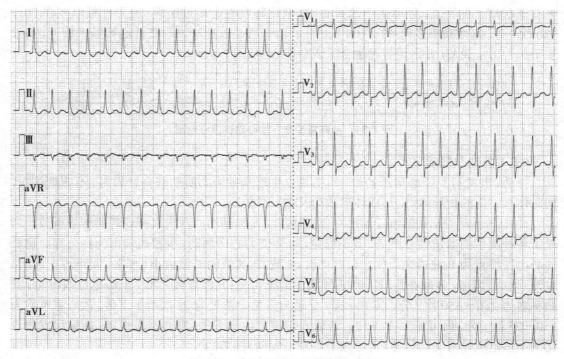

图 7-29 房室折返性心动过速心电图

4. 室性心动过速（ventricular tachycardia，VT） 简称室速，系指起源于希氏束分支以下部位的室性快速心律，多见于器质性心脏病。心电图表现为：①发作呈骤发骤停的特点，频率多在 140～200 次 / 分，节律可稍不规则；② QRS 波群宽大畸形，时限通常 >0.12 秒；③ 20% 的患者可出现房室分离,窦性 P 波隐约可见,与异位的 QRS 波群无固定的时间关系,房室分离是诊断室速的有利佐证;④偶尔可见心房激动夺获心室或发生室性融合波,是室速的诊断依据之一(图 7-30)。

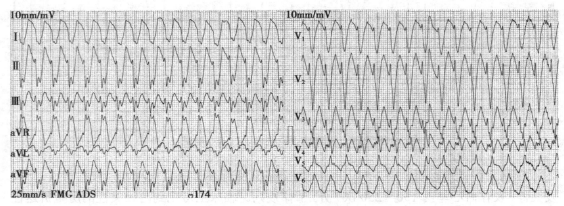

图 7-30　室性心动过速心电图

5. 非阵发性心动过速(nonparoxysmal tachycardia)　可发生在房室交界区或心室,又称加速的交界性或室性自主心律,其发生机制为异位节律点自律性增高。此类心动过速发作多有渐起渐止的特点,频率快于逸搏心律,但比阵发性心动过速慢,交界性频率多在 70～130 次 / 分,室性频率多为 60～100 次 / 分。由于心动过速频率与窦性心律频率相近,易发生干扰性房室脱节,并出现各种融合波或夺获心搏(图 7-31)。

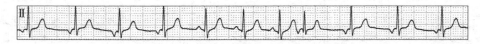

图 7-31　非阵发性交界性心动过速心电图

(五)扑动与颤动

扑动、颤动可见于心房或心室,其主要电生理基础为心肌的兴奋性增高,不应期缩短,同时伴有一定的传导障碍,形成环形激动及多发微折返。

1. 心房扑动(atrial flutter,AFL)　简称房扑,是激动沿心房内大折返环路传导所致。常见于各种类型的器质性心脏病,多不稳定,可转变为心房颤动,少数病例可为持久性。房扑的心电图特点为 P 波消失而代之以扑动波(F 波)。典型的 F 波大小、形态、间距均一致,呈波浪形或锯齿形,多数在Ⅱ、Ⅲ、aVF 导联中清晰可见;F 波连续不断,无等电位线可见,其频率多为 250～350 次 / 分,以 300 次 / 分最为多见。常见为 2∶1、4∶1 下传,故心室率常为 150～75 次 / 分,偶可见 1∶1 下传。若以固定房室比例下传,则心室率规则;如果房室传导比例不恒定或伴有文氏传导,可导致心室率不规则(图 7-32)。

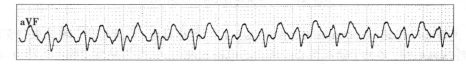

图 7-32　心房扑动(2∶1 房室传导)心电图

2．**心房颤动**　简称房颤，是临床上常见的心律失常。许多心脏疾病发展到一定程度都有出现房颤的可能，多与心房压力增加、心房扩大和心房肌受损有关，但特发性房颤可见于无器质性心脏病患者。房颤的发生机制是复杂的，目前多子波折返学说占据主导地位。房颤时整个心房失去协调一致的收缩与舒张，易形成附壁血栓，增加栓塞的危险性，同时伴有心输出量减少。房颤时心电图表现为：P 波消失代之以心房颤动波（f 波）。f 波的频率在350～600 次 / 分，f 波大小不同、形态各异，通常在下壁导联和 V_1 导联比较清楚；心室律绝对不规则（R-R 节律不齐）；QRS 波群一般为正常形态，但形态不一，当伴有室内差异性传导时，QRS 波可增宽（图 7-33）。

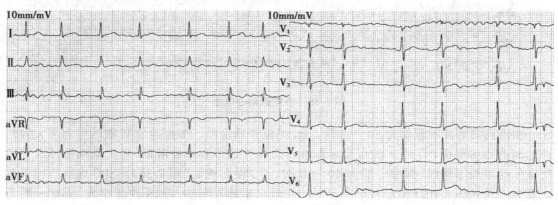

图 7-33　心房颤动心电图

3．**心室扑动与心室颤动**　是致死性快速性心律失常，往往是心脏停搏前的短暂征象。心室扑动（ventricular flutter）是一种介于室性心动过速与心室颤动之间的心律，心电图上表现为连续快速相对匀齐的粗大波动，类似正弦波，频率约 200～250 次 / 分，其特点为 QRS 及 ST-T 无从分辨（图 7-34）。心室扑动常不能持久，或很快恢复，或恶化为心室颤动。心室颤动（ventricular fibrillation）时心室肌只有杂乱的电活动，心电图上 QRS-T 波完全消失，形成振幅极不规则的混乱低小波动，频率约 200～500 次 / 分（图 7-35）。心室扑动与心室颤动时心脏没有协调、匀齐的收缩，完全丧失排血功能。

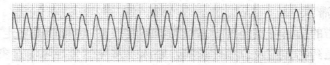

图 7-34　心室扑动心电图

（六）逸搏与逸搏心律

异位起搏点以其固有频率发放的 1～2 个心搏称为逸搏，连续发生 3 个或 3 个以上的逸搏称为逸搏心律（escape rhythm）。逸搏与逸搏心律是被动性异位心搏及节律，都是继发于窦房结或高位起搏点的停搏、传导阻滞（如窦房传导阻滞、房室传导阻滞）、心动过缓或其他原因造成的长间歇之后，实际上是一种自身性保护措施。按异位起搏点起源的不同可分为房性、交界性、室性逸搏。逸搏的 QRS 波群形态特点与各自的期前收缩相似，两者的差别在于期前收缩提前发生,属主动节律,而逸搏在长间歇后出现,属被动节律。临床上以交界性逸搏最为多见,室性逸搏次之,房性逸搏较少见。

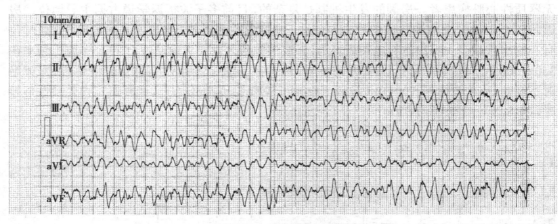

图 7-35　心室颤动心电图

房性逸搏心律的频率为 50～60 次 / 分,略低于窦房结。根据异位 P′ 波的形态可大致估计起源的心房部位,有时 P′ 波可呈多源性。交界性逸搏心律最常见,见于窦性停搏及三度房室传导阻滞等情况,频率一般为 40～60 次 / 分,慢而规则(图 7-36)。室性逸搏心律多见于发生于希氏束(HIS)和左右束支水平的三度房室传导阻滞,QRS 波群宽大,频率一般为 20～40 次 / 分,可以不十分规则。

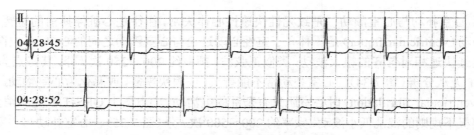

图 7-36　窦性停搏伴交界性逸搏心律心电图

(七) 传导阻滞

心脏传导阻滞的病因可能是传导系统的器质性损害,也可能是迷走神经张力增高引起的功能性抑制或是药物作用及位相性影响。临床上常见的传导阻滞有窦房传导阻滞、房室传导阻滞和室内传导阻滞。按阻滞程度可分为一度(传导延缓)、二度(部分激动传导发生中断)和三度(传导完全中断)传导阻滞。

1. 窦房传导阻滞(sinoatrial block,SAB)　病态窦房结综合征患者约 1/5 表现有窦房传导阻滞。窦房传导阻滞可分为一、二、三度,常规心电图不能直接描记窦房结电位,故一度窦房传导阻滞观察不到,三度窦房传导阻滞与窦性停搏难以鉴别。只有二度窦房传导阻滞可以从体表心电图诊断,其又分为两型。二度 I 型为窦房传导逐渐延长,直至一次窦性激动不能传入心房,心电图表现为 P-P 间期逐渐缩短,直至最后一个 P 波脱落出现一个长间歇,较长的 P-P 间期短于最短的 P-P 间期的 2 倍。二度 II 型则表现为窦性激动突然不能下传,在规律的窦性 P-P 间期中突然出现一个长间歇,而此长间歇恰是窦性周期的倍数(图 7-37)。其中以后者为多见。

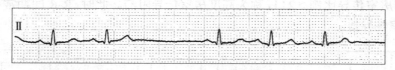

图 7-37 二度Ⅱ型窦房传导阻滞心电图

2. **房室传导阻滞(atrioventricular block,AVB)** 是指由于房室传导系统某个部位的不应期异常延长,激动自心房向心室传导过程中出现传导速度减慢,或部分甚至全部激动不能下传的现象,可分为一度、二度和三度。房室传导阻滞可以发生在房室结、希氏束及左、右束支等全部传导系统的各个水平。

(1)一度房室传导阻滞:其特点是所有的房性激动都能下传到心室,但 P-R 间期延长(图 7-38),成人 P-R 间期 >0.20 秒,老年人 P-R 间期 >0.22 秒,儿童 P-R 间期 >0.18 秒;P-R 间期恒定。一度房室传导阻滞主要发生在房室结水平(约占 90%)。

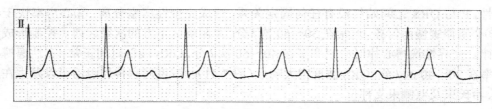

图 7-38 一度房室传导阻滞心电图

(2)二度房室传导阻滞:是指一个或多个心房激动未能下传到心室,而发生心室漏搏,表现为 P 波后 QRS 波群脱落,可分为Ⅰ型和Ⅱ型两种形式。

1)二度Ⅰ型房室传导阻滞:又称为文氏型房室传导阻滞、莫氏Ⅰ型房室传导阻滞,心电图特征是一系列 P 波下传心室时,P-R 间期依次逐渐延长,直至一个 P 波下传被阻滞,即 P 波后无 QRS 波群;漏搏后第一个搏动的 P-R 间期缩短,而后 P-R 间期又进行性延长,如此反复称为文氏现象(Wenckebach phenomenon)(图 7-39)。其他心电图表现有:①P-R 间期进行性延长,但延长的增量逐次递减,导致 R-R 间期逐渐缩短。②心搏脱落的长间歇(R-R 间期)短于任何两个最短 R-R 间期之和。③通常以 P 波数与下传 P 波数的比例来表示房室传导阻滞的程度,房室传导比例为 3:2 时,则表示有 3 个 P 波下传心室,而有 1 个 P 波不能下传。

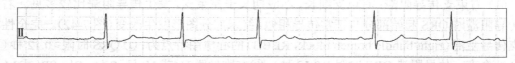

图 7-39 二度Ⅰ型房室传导阻滞心电图

2)二度Ⅱ型房室传导阻滞:又称为莫氏Ⅱ型房室传导阻滞,指 P 波突然受阻不能下传,无文氏现象存在(图 7-40)。心电图表现为 P 波周期性的突然不能下传而发生间断性的 P 波后 QRS 波群脱落,下传 P 波的 P-R 间期是恒定的,可正常或延长,含心室漏搏的长 R-R 间期恰好是短 R-R 间期的倍数。也可出现大多数 P 波下传受阻,即连续两次或两次以上 QRS 波群脱落,如房室传导比例 >2:1,称为高度房室传导阻滞。此时,R-R 间期常不规则,常发生交界性或室性异搏。

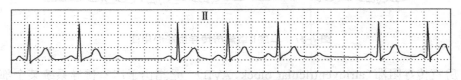

图 7-40 二度 II 型房室传导阻滞心电图

二度 I 型房室传导阻滞主要发生在房室结,常是良性的。而二度 II 型房室传导阻滞常为结下阻滞,大多发生于希氏束远端或束支部位,预后较差。

(3)三度房室传导阻滞:指所有心房激动均不能下传至心室,心房由窦房结或心房异位起搏点控制,心室激动则为交界性或心室的逸搏心律,从而形成完全性房室脱节,又称完全性房室传导阻滞。三度房室传导阻滞的心电图表现是:① P-P 间期和 R-R 间期各有自己的节律性,P 与 QRS 之间始终没有任何固定关系,形成完全性房室分离;②心房率快于心室率;③心室律缓慢而匀齐,通常在 30～50 次 / 分,系阻滞区下方的次级起搏点控制形成的逸搏心律。交界性逸搏心律时心室率多在 40～60 次 / 分,QRS 波群时间正常;室性逸搏心律时频率在 20～40 次 / 分,QRS 波群宽大畸形(图 7-41)。三度房室传导阻滞可以发生在房室结内、希氏束及双侧束支部位。

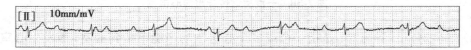

图 7-41 三度房室传导阻滞伴交界性逸搏心律心电图

3. 室内传导阻滞 是指室上性激动在希氏束以下的室内传导系统或心室肌发生传导障碍,亦即在左、右束支,左束支分支,浦肯野纤维及心室肌发生的前向传导延缓或中断。QRS 波群时限延长及形态改变。一侧束支发生阻滞时,左、右心室由同步除极变为先后除极,导致心室除极时间延长,QRS 波形发生变化。当双侧束支传导时间相差大于 0.04～0.06 秒时,延迟侧心肌则由对侧激动通过室间隔心肌来兴奋,产生宽大的 QRS 波群,心电图诊断为该侧的完全性束支传导阻滞。应该注意,心电图出现完全性束支传导阻滞图形时,并不意味着该侧束支完全不能传导,可能是两侧束支激动的传导时间差别超过 0.04 秒以上。

(1)右束支传导阻滞:右束支细长,不应期长于左束支,发生传导阻滞比较多见。右束支传导阻滞时 QRS 起始部分与正常传导相似,终末部分图形发生改变(图 7-42)。完全性右束支传导阻滞(right bundle branch block, RBBB)的心电图特点为:① QRS 时限≥0.12 秒(不完全性右束支传导阻滞 QRS 时限 <0.12 秒);②右胸导联 V_1 或 V_2 呈 rSr′, rsR′, rSR′ 或 M 型 QRS,其 R′ 波通常高于 R 波,此为最具特征性的改变;③ I、V_5、V_6 导联 S 波增宽≥0.04 秒;④ QRS 电轴位于正常范围或轻度右偏;⑤可继发 ST-T 改变,V_1、V_2 导联 ST 段压低,T 波倒置,I、V_5、V_6 导联 T 波直立。

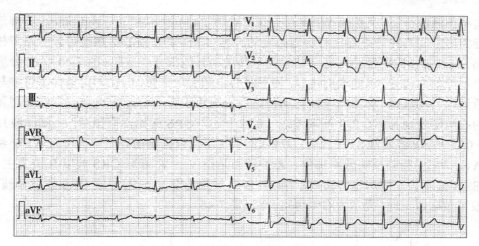

图 7-42　完全性右束支传导阻滞心电图

（2）左束支传导阻滞：大多由于器质性心脏病导致。左束支发生阻滞时，使初始室间隔除极变为由右向左方向，引起心室除极顺序从开始就发生一系列改变（图 7-43）。完全性左束支传导阻滞（left bundle branch block, LBBB）的心电图表现为：① QRS 时限延长≥0.12 秒（不完全性左束支传导阻滞 QRS 时限 <0.12 秒）；② V_5、V_6、I 导联 q 波可消失，出现宽而顶峰粗钝或有切迹的 R 波；③右胸导联呈非常小的 r 波后继以深而宽的 S 波（V_1、V_2 导联偶呈 QS 型），胸前导联呈顺时针方向转位；④ QRS 电轴在正常范围或轻度左偏；⑤出现继发性 ST-T 改变，V_5、V_6 导联 ST 段压低，T 波倒置，V_1、V_2 导联 ST 段抬高，T 波高耸。

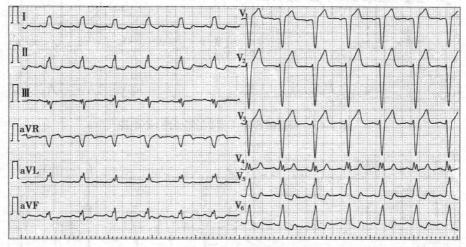

图 7-43　完全性左束支传导阻滞心电图

（八）预激综合征

预激综合征（preexcitation syndrome）简称预激，是指在正常的房室结传导途径之外，沿房室环周围还存在附加的房室传导束（旁路），心房激动绕过房室结生理性传导延迟区，由旁路提前激动心室，使心电图上产生心室提前激动的表现，常伴有阵发性房室折返性心动过速。

典型预激综合征，又称为 WPW 综合征（Wolff-Parkinson-White syndrome），其解剖生理学基础为房室间存在一束连接心房与心室的纤维（Kent 束），使心房激动可经旁路下传预先激动部分心室肌，同时经正常房室结途径下传激动其他部分心室肌（图 7-44）。部分房室旁路完全不能前向传导，只能逆向传导，使平时心电图表现正常，但在一定条件下可参与发生房室折返性心动过速，称为隐匿性附加径路（concealed accessory pathway）。经典型预激综合征的心电图表现为：① P-R 间期缩短＜0.12 秒；② QRS 起始部有预激波（delta 波），时间增宽＞0.11 秒；③继发性 ST-T 改变；④ P-J 间期正常。依据胸前导联特征可将 WPW 综合征分为 A、B 两型，粗略反映旁路部位。A 型预激是指 $V_1 \sim V_6$ 导联 QRS 波以 R 波为主，delta波均向上，提示为左侧房室旁路（图 7-45）；B 型预激是指 $V_1 \sim V_3$ 导联 QRS 波以 S 波为主，delta 波可负向或正向，提示为右侧房室旁路（图 7-46）。

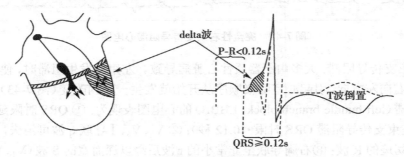

图 7-44 房室旁路传导示意图

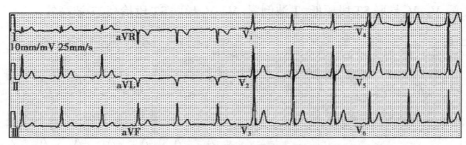

图 7-45 预激综合征 A 型（左侧旁路）心电图

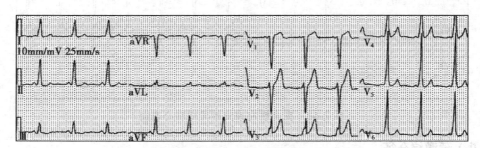

图 7-46 预激综合征 B 型（右侧旁路）心电图

预激综合征本身并不引起症状，但可引发房室折返性心动过速（详见房室折返性心动过速）。

部分预激综合征患者可发生心房颤动，此时心电图除了 R-R 间期绝对不齐的表现外，另外一个重要特点为 QRS 波群时限与形态的多样性,其产生原因是由于快速且不规则的心房激动同时经房室结和旁路下传激动心室的程度不同所致。预激伴发房颤时的重要问题是可以引起快速心室率,影响血流动力学或转变为心室颤动而危及生命。

四、电解质紊乱与药物对心电图的影响

(一)电解质紊乱

血清中电解质浓度的异常对心肌细胞的动作电位有明显影响,对应激性、传导性也可产生影响,导致心电图上出现一系列变化,主要表现为 ST-T 改变。需要指出的是,临床情况比较复杂,往往是几种电解质都失去平衡,同时掺杂患者本身疾病及接受治疗药物等影响,故应密切结合病史和临床表现进行判断。在各种电解质中,钾对心肌细胞影响最为明显,其他如钙、镁、钠也有一定影响。

1. 高钾血症 当血清钾浓度 > 5.5mmol/L 即为血钾过高,心电图上即可出现异常。高血钾的心电图改变有较大的特异性,与血钾水平密切相关(图 7-47)。血钾增高时,首先表现为 T 波高耸,基底部变窄,呈帐篷状,Q-T 间期缩短。当血钾继续增高,超过 6.5mmol/L 时出现心室内传导阻滞,表现为 QRS 波均匀增宽,P-R 及 Q-T 间期也相应延长。血钾增高超过 7.0mmol/L 时,心房肌的传导亦受抑制,P 波逐渐低平,房室传导减慢,P-R 间期延长,QRS 波群继续增宽,ST 段下移。血钾达 8.5mmol/L 以上时,心房肌受抑制,P 波可消失,窦房结激动沿 3 个结间束经房室交界区传入心室,呈现所谓"窦室传导"。血钾浓度如进一步升高达 10mmol/L 以上时,出现 QRS 波群与 T 波融合成正弦波,最后导致心脏停搏。

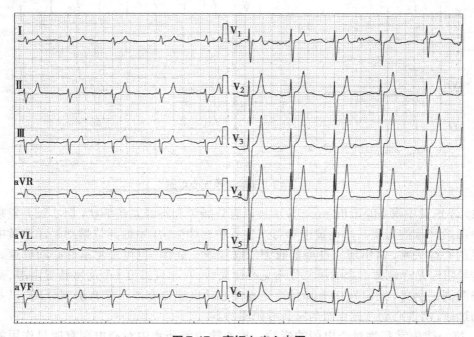

图 7-47 高钾血症心电图

2. 低钾血症 血清钾浓度低于 3.5mmol/L 时即为低血钾,典型心电图表现为 U 波增高,有时超过同一导联 T 波振幅;T 波低平甚或倒置,T-U 波融合成驼峰状;Q-T 间期常不易

测量，表现为 Q-T-U 间期延长（图 7-48）。低血钾可使自律性增加，出现各种异位心律，如各部位的期前收缩及心动过速，室性异位心律较室上性多见，有时也可见到房室传导阻滞、室内传导阻滞等。

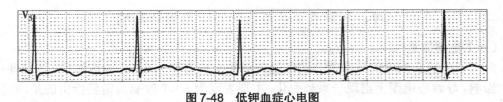

图 7-48　低钾血症心电图

（二）药物影响

1. 洋地黄对心电图的影响

（1）洋地黄效应（digitalis effect）：洋地黄可使心肌动作电位时程缩短，引起心电图特征性改变（图 7-49）：① R 波为主的导联出现 ST 段下垂，呈鱼钩状；② T 波振幅降低，可呈双向或倒置；③ Q-T 间期缩短；④ P-R 间期可轻度延长；⑤ U 波振幅增加。洋地黄效应只反映患者服用过洋地黄，而不意味着洋地黄中毒。

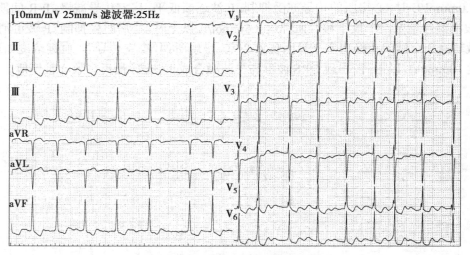

图 7-49　洋地黄效应心电图

（2）洋地黄中毒（digitalis toxicity）：可以有胃肠道和神经系统症状，但心脏并发症是洋地黄中毒最严重的表现。洋地黄中毒可产生各种心律失常，室性异位搏动是洋地黄中毒时最常见的心律失常，常出现室性期前收缩二联律或三联律，也可发生室性心动过速。各种房室传导阻滞是洋地黄引起的第二位常见心律失常，可出现二度 I 型房室传导阻滞、高度房室传导阻滞。另外，还可发生非阵发性交界性心动过速伴有或不伴有房室分离，以及双向性心动过速、房性心动过速伴有房室传导阻滞等。

2. 抗心律失常药物对心电图的影响　抗心律失常药物中对心电图有明显作用的仅限于 I_A 类的奎尼丁及 III 类药物中的索他洛尔和胺碘酮。

（1）奎尼丁：药物作用的心电图表现：①复极发生改变，可有 T 波低平、ST 段压低、Q-T 间期延长、U 波明显、P 波增宽有切迹。②剂量增加后，可出现 QRS 时间延长。毒性反应的心电图特点：①与剂量大小有关的表现：有 QRS 波显著增宽，房室传导阻滞及明显的窦性心动过缓、窦房传导阻滞。②与剂量大小无关的表现：为室性期前收缩、尖端扭转型室性心动过速，甚至心室颤动而死亡。

（2）胺碘酮及索他洛尔导致 Q-T 间期延长。

（3）普鲁卡因胺：中毒的主要心电图表现：QRS 间期增宽，为早期常见的表现形式，Q-T 间期延长，T 波低平、倒置，可出现房室传导阻滞、各种室性心律失常。

（4）β 受体拮抗剂：可引起 P-R 间期延长，可缩短 Q-T 间期。

（5）普罗帕酮：可导致窦性心律过缓，P-R 间期延长，QRS 波群增宽和 Q-T 间期延长。

3. 其他药物

（1）抗精神药物及抗抑郁药物：可引起一度房室传导阻滞，QRS 波群增宽，ST 段下降，Q-T 间期延长，T 波改变，可出现各种心律失常。

（2）抗肿瘤药物：可引起损伤型 ST-T 段改变，也可发生窦性心动过速。

（3）抗生素：氟康唑、大环内酯类等药物可导致心电图复极异常，极少数患者使用时有 Q-T 间期延长和尖端扭转型室速，此类患者多具有器质性心脏病、电解质紊乱等。

（4）抗组胺药物：雷尼替丁、西咪替丁也可引起恶性心律失常。

第三节 动态心电图

动态心电图（ambulatory electrocardiogram，AECG）是指患者配戴心电图记录仪，在平时活动情况下连续记录 24 小时或更长时间的心电图，又称为 Holter，是临床上广泛使用的无创性心血管病诊断手段之一。

（一）动态心电图系统

动态心电图仪主要由记录系统和回放分析系统组成。

1. 记录系统 核心部分是心电图记录仪，通过导联系统与受检者身上的电极相连接。记录器按存储介质的不同分为磁介质与电子介质两种类型，后者是目前常用的 12 导联动态心电图仪使用的数据存储器。

2. 回放分析系统 主要由计算机系统和心电图分析软件组成。回放分析系统能自动地将记录仪中存储的心电图数据信息传送到计算机中，并进行回放和分析。分析人员可以通过人机对话对计算机分析的心电图资料进行检查、判定、修改和编辑，打印出异常心电图图例以及有关的数据和图表，最终作出诊断报告。

（二）临床应用

动态心电图可以获得受检者日常生活状态下连续 24 小时甚至更长时间的心电图资料，因此常可检测到常规心电图检查不易发现的一过性异常心电图变化。其临床应用范围如下：

1. 心律失常的定性和定量诊断。

2. 心肌缺血的诊断与评价，尤其是检测无痛性心肌缺血的重要手段。

3. 心悸、气促、头昏、晕厥、胸痛等症状性质的判断。

4. 筛选和评估抗心律失常药物的"金标准"。

5. 选择起搏器的适应证，评定起搏器的功能，检测与起搏有关的心律失常。

6. 评价导管射频消融术治疗快速性心律失常的疗效。

7.心脏病患者预后的评价，通过观察复杂心律失常、心率变异性等指标，判断心肌梗死后患者及其他心脏病患者的预后。

8.医学科学研究和流行病学调查，如正常人心率的生理变动范围，宇航员、潜水员、驾驶员心脏功能的研究等。

第四节 心电图运动负荷试验

运动负荷试验（exercise stress testing）简称运动试验，是目前对已知或可疑冠心病进行临床评估的一项重要而很有价值的无创性诊断方法。

（一）运动试验的原理

正常情况下，为满足运动时人体需氧量的增加，心输出量相应增加，这必然伴随心肌耗氧量的增加，冠状动脉血流量增加。冠心病患者在静息状态下不发生心肌缺血，当心肌耗氧量增加时，冠状动脉血流量不能相应增加，即引起心肌缺血缺氧，心电图上出现异常改变。

（二）运动试验方法

临床上常用心率与收缩压反映心肌氧耗，达到最大心率时亦即反映了最大的心肌耗氧量。运动负荷量分为极量与亚极量。极量运动是指心率达到个体生理极限的负荷量，其最大心率的粗略计算方法为220－年龄数；亚极量运动是指心率达到85%～90%最大心率的负荷量，临床上多采用亚极量运动试验。目前心电图运动试验主要有以下两种方法：

1.平板运动试验 是目前应用最广泛的运动负荷试验方法。受检者在活动的平板上按选择的运动方案行走，平板仪自动依次递增活动平板的速度及坡度以增加负荷量，直至受检者心率达到亚极量运动水平，分析运动前、中、后的心电图变化并判断结果。目前临床上最常用的为 Bruce 方案，为变速变斜率运动。

2.踏车运动试验 让受检者在装有功率计的脚踏车上作踏车运动，以速度和阻力调节负荷大小。其优点为对心电图的干扰较小，可以在进行卧位踏车运动的同时进行心脏超声和核素扫描检查。

运动试验前应描记受检者卧位和立位 12 导联心电图并测量血压作为对照。运动中应对心率、心律及 ST-T 改变进行监测，并按预定方案每 3 分钟记录心电图和测量血压一次。达到亚极量负荷而终止运动后，每 2 分钟记录一次心电图，一般至少观察 8 分钟。如果 8 分钟后 ST 段缺血性改变仍未恢复到运动前图形，应继续观察至恢复。

运动试验终止指标：如果运动尚未达到预期心率或做功量的试验终点，但出现下列情况之一时应终止试验：①运动负荷进行性增加而心率反而减慢或血压反而下降者；②出现明显的症状和体征：剧烈胸痛、极度疲劳、眩晕、视物模糊、面色苍白或发绀等；③出现严重的心律失常：室性心动过速或传导阻滞；④心电图出现缺血型 ST 段下降≥0.2mV，或 ST 段抬高≥0.1mV。

（三）运动试验的适应证与禁忌证

1.适应证 ①不典型胸痛或可疑冠心病的诊断与鉴别诊断；②评估冠心病患者的心脏负荷能力，并对日常体力活动的负荷量作出个体化的定量指导；③评价冠心病的药物、介入与外科手术疗效；④诱发运动相关心律失常；⑤评价窦房结功能。

2.禁忌证 ①急性心肌梗死或心肌梗死合并室壁瘤；②不稳定型心绞痛与严重左主干

病变；③心力衰竭；④严重的未控制的高血压；⑤中、重度瓣膜病或先天性心脏病；⑥严重主动脉瓣狭窄；⑦急性心包炎或心肌炎；⑧肺栓塞；⑨急性或严重慢性全身性疾病。

（四）运动试验的结果判断

目前认为 ST 段改变是运动试验诊断心肌缺血的唯一心电图指标。其阳性标准为运动中或运动后出现 ST 段水平型或下斜型下移≥0.1mV，持续 1 分钟以上（图 7-50）。少数患者可于运动中出现 ST 段抬高，提示存在严重的心肌缺血。

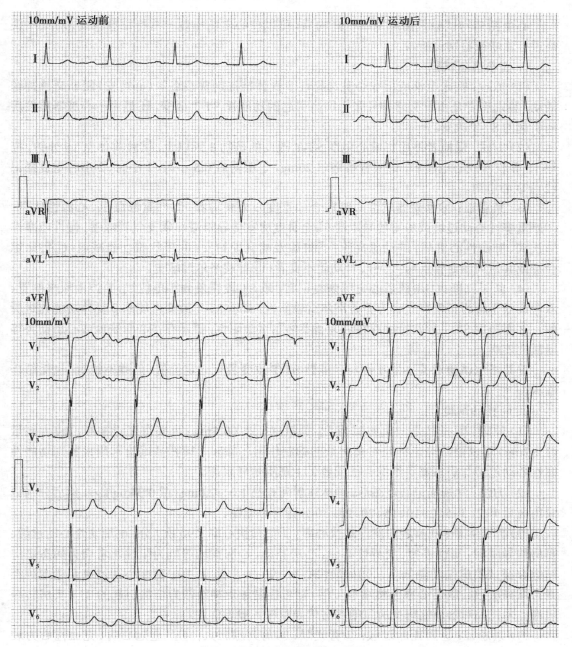

图 7-50　运动试验阳性心电图

评价运动试验结果时，应注意不能将心电图运动试验阳性与冠心病的诊断混为一谈。其阳性结果的预测可靠性不仅取决于该试验本身的敏感性和特异性，而且与受试对象的冠心病危险因素有关。另一方面运动试验阴性者也不能肯定排除冠心病，应结合临床其他资料进行综合判断。

第五节　心电图药物试验

心电图药物试验是指应用某些药物后，可以使心电图出现一些特征性改变，对某些疾病进行诊断或鉴别诊断。

1. 普萘洛尔试验

（1）原理：临床上常应用非心脏选择性β受体拮抗剂普萘洛尔（心得安）阻断交感神经活动，鉴别患者是由于交感神经张力增高引起的功能性 ST-T 改变，还是由于心脏器质性疾病引起的 ST-T 改变。

（2）方法：受检者停用影响心电图 ST-T 改变的药物 3 天以上，试验前休息 15 分钟，描记 12 导联常规心电图后，口服普萘洛尔 20mg，于服药后 0.5 小时、1 小时、2 小时重复描记 12 导联心电图。

（3）禁忌证：①重症器质性心脏病合并重度心力衰竭者；②严重低血压、心源性休克；③严重窦性心动过缓或房室传导阻滞（Ⅱ至Ⅲ度房室传导阻滞）；④支气管哮喘、慢性阻塞性肺疾病、肺源性心脏病、肺动脉高压；⑤妊娠及哺乳期妇女；⑥甲状腺功能减退；⑦雷诺综合征或其他周围血管疾病；⑧肝、肾功能不良者；⑨普萘洛尔过敏史。

（4）结果判断：①用药后心电图恢复正常，即 ST 段恢复到等电位线，T 波由原来倒置、双向或低平转为正常直立者为普萘洛尔试验阳性，提示 ST-T 改变可能系β受体功能亢进所致。②用药后 ST-T 异常持续存在者为普萘洛尔试验阴性，提示存在心肌缺血或心肌损害等器质性疾病。

普萘洛尔试验对鉴别器质性与功能性 ST-T 改变具有一定价值，但并不绝对，也需结合临床。

2. 阿托品试验

（1）原理：阿托品是一抗胆碱药，小剂量阿托品（0.5mg）可兴奋迷走神经。较大剂量（1～2mg）可以消除迷走神经对窦房结的抑制作用。临床上阿托品试验常用来鉴别功能性窦性心动过缓与病态窦房结综合征或者 2:1 窦房传导阻滞。

（2）方法：常规描记心电图后，静脉注射阿托品 1.0～2.0mg（或 0.04mg/kg），然后分别记录用药后 1、2、3、5、7、10、15、20、25、30 分钟时心电图。

（3）结果判断：观察各时间段最快心率：①如最快心率 <90 次 / 分，出现窦性心动过缓、窦房传导阻滞、窦性停搏、交界性心律、心房扑动、心房颤动等则为阳性。考虑为病态窦房结综合征或窦房结功能低下。②如最快心率 ≥90 次 / 分，则考虑窦性心动过速系迷走神经张力增高所致。③若心率突然增加一倍，则可能是迷走神经张力增加引起的 2:1 窦房传导阻滞。阿托品对器质性病变所致的窦房传导阻滞一般无作用。

（4）禁忌证：①阿托品过敏；②青光眼；③前列腺肥大；④严重冠心病、充血性心力衰竭；⑤溃疡性结肠炎。

思考题

1. 简述房颤的心电图表现。
2. 简述急性心肌梗死的心电图特点。
3. 洋地黄药物对心电图的影响有哪些？

（杨庆辉）

第八章 超声检查

学习要求

1. 掌握常见器官和疾病的超声声像图表现。
2. 熟悉各器官超声参数的参考范围。
3. 了解超声成像原理。

第一节 超声成像

一、超声波及超声检查的定义

超声检查是利用超声波的物理特征和人体器官组织的声学特性相互作用后产生的信息,并将其接收、放大和信息处理后形成图形、曲线或其他数据进行疾病诊断的一种影像学检查方法。

声波分 3 类:次声波,声波,超声波。低于人耳听阈的声波是次声波,其频率 <20Hz;声波频率为 0.2~20kHz,即人耳可以听到;20kHz 以上为超声波(ultrasonic wave),是超过人耳听阈的声波。超声波是超声治疗和诊断采用的频率范围,医疗超声常用的频率是 2.5~20MHz。

知识链接

探头类型及检查部位

常用探头分为:凸阵探头,线阵探头,腔内探头(直肠探头,经阴道探头,经食管探头等),相控阵探头,容积探头,术中探头。

检查部位:凸阵探头用于腹部、妇产检查,线阵探头用于小器官、小儿检查,腔内探头用于妇产、肠道、心脏检查,相控阵探头主要用于心脏检查,容积探头用于三、四维超声成像,术中探头直接用于手术中脏器表面检查。

二、超声的物理特性

1. 机械波 超声波属于机械波。产生波动要有波源(D),超声探头就是激发波动的振动系统,其次要有能够传播波动的介质(人体组织细胞)。介质中的一个质点受波源作用振动起来后引起邻近质点的振动,邻近质点的振动又引起较远质点的振动,从而形成波动。波动是质点振动的相位和能量在介质中的传播。

2. 波长、频率、周期　波动的同一传播方向上两个相邻的相位相差 **2π** 的质点，振动的步调恰好是一致的，它们之间的距离称为波长（wave length），单位时间内质点振动的次数称为频率（frequency），振动频率的倒数称为周期（cycle）。周长、频率与波长的关系见式 8-1。

$$C=f\lambda=\lambda/T \qquad\qquad 式（8-1）$$

式中，f 为频率，T 为周长，λ 为波长，C 为声速。

3. 声阻抗（acoustic impedance）　声阻抗（Z）定义为介质的密度（ρ）与介质中声速（C）的乘积（式 8-2）。声阻抗反映了介质中的密度与弹性，各种不同物质的声阻抗不同，遂产生了声阻抗差。声阻抗差的产生用以分辨不同组织、器官及病变。声阻抗差越大，分辨力越好。

$$Z=\rho C \qquad\qquad 式（8-2）$$

式中，Z 为声阻抗，ρ 为介质密度，C 为介质中声速。

4. 束射性（directivity）　超声波由于频率极高，且波长很短，在介质中呈直线传播，具有良好的束射性，是超声对人体器官进行定向探测的基础。但超声声束在传播一定距离后有一定的扩散，扩散声场的两侧边缘所形成的角度称为扩散角（θ）。将距声源近的超声波传播的区域称为近场（near field）或中场；产生扩散角以后的传播区域称为远场（far filed）。因此，在超声图像中多使用减小扩散角的聚焦式声束，以提高图像质量。

5. 反射、折射、散射　超声在介质中传播与介质的声阻抗密切相关。两种不同声阻抗物体的接触面积称界面（boundary），分大界面（脏器的被膜）和小界面（细胞的细胞膜）。

超声束在具有同一声阻抗、均匀的介质中呈直线传播。超声束传播途中遇到大于波长且具有不同声阻抗的大界面时，部分声束反射回原介质（介质 1）中称为反射（reflection），部分声束改变传播方向进入到第二个介质（介质 2）中称为折射（refraction）（图 8-1）。

超声束遇到波长远远小于声波波长且声阻抗不同的小界面时则会发生散射，其能量也向各个方向辐射，接收探头能在任何角度接收到散射波。

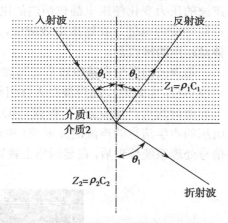

6. 吸收与衰减　波的传播过程也是能量的输出过程，声波在介质中传播时，质子振动的振幅将随传播距离的增加而减小，这种现象称为声波的衰减（attenuation），也是能量的衰减。其主要原因有：介质对声波的吸收、散射衰减、声束扩散等。不同生物组织对超声的吸收衰减程度不同，主要与组织中蛋白质和水的含量有关。

图 8-1　超声波的入射、反射和折射示意图

7. 多普勒效应　超声束在传播过程中遇到了运动的介质（血管中的流动血液）的反射界面时，其反射波的频率将发生改变，这种现象称为多普勒效应（Doppler effect）。它是临床彩色血流显像装置发明及应用的基础，其基本原理及使用运动目标显示器测算血流中红细胞的动态信息。这一物理特性已广泛应用于心脏、血管及各脏器的血流检查中，包括：①多普勒超声听诊法：用于胎心监测等。②多普勒超声频谱诊断法：用于血流速度、方向及各种血流参数的测量。常用的参数有：流速（velocity，V）、阻力指数（resistance index，RI）、弹力指数（pulsatility index，PI）。③彩色多普勒血流成像诊断法，多用红-蓝色代表血流的方向。

红色代表血流朝向探头的方向，蓝色代表血流背向探头的方向；颜色的深浅代表血流的快慢，颜色浅代表血流速度快，颜色深代表血流速度慢（图8-2）。

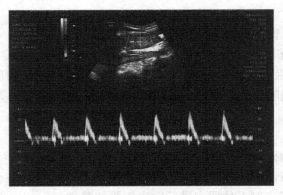

图8-2 正常腹主动脉彩色多普勒血流成像

三、超声成像原理

超声波的发生和接收都是通过压电效应（piezoelectric effect）现象产生的。目前医学上产生和接收超声波的器件是其内装有压电晶体的换能器，又称为超声探头。

压电晶体具有2种可逆的能量转变效应：①逆压电效应：在交变电场的作用下导致压电晶体的厚度的交替改变从而产生声振动（声波），即由电能转变为声能；②正压电效应：由声波的压力变化使压电晶体两端的电极随声波的压缩与弛张发生正负电位交替变化，即由声能转变为电能。在逆压电效应中，压电晶体是超声的发生器。在正压电效应中，压电晶体是超声的接收器。

超声波的发生和接收过程是通过超声仪器上含有压电晶体的换能器发射一定频率的超声波（逆压电效应），超声波在人体组织中传播时，常可穿透不同组织的多层界面，在穿透每一界面时均可产生反射、折射或（和）散射现象，这些带有超声波传播途径中所经过的不同组织的声学信息的声波的反射或（和）散射信号被换能器接收（正压电效应），并经过仪器的信号处理系统处理后，在显示器上就以不同形式的波形或图像显示出来（图8-3）。

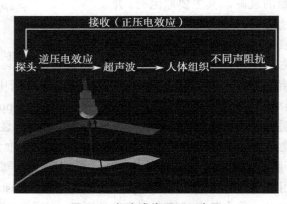

图8-3 超声成像原理示意图

第二节 超声诊断方法

一、超声图像特点

常规超声检查的图像是二维断层图像,称之为切面图,改变探头的方向和位置所获得任意切面的图像称之为声像图(ultrasonogram)。

超声图像的基础是解剖形态学,各种组织结构之间的声阻抗差的大小是以灰阶的程度来区分的,称之为灰度(greyscale)。通过图像上的黑、白层次的不同来分辨组织解剖结构的层次,从而显示脏器及病变的形态、轮廓(边界回声)及其内部结构(内部回声)的物理性质。

根据人体组织内部的声阻抗及声阻抗差的不同,可大致将人体组织的回声水平分为4种类型(表8-1)。

表8-1 人体不同组织的回声类型

类型	组织
无回声型	血液、尿液、胆汁、胸、腹水等
低回声型	心肌、肝、脾、肾实质、胰腺、子宫等
增强回声型	脂肪组织、肾系统、脏器的被膜等
强回声型	肺气、肠气、结石、钙化等

总之,一般的规律是组织密度越大,声阻抗越大,组织回声水平越高;反之,组织密度越小,声阻抗越小,组织回声水平越低。

二、超声报告分析

1. 脏器或病变的大小 报告单正文中描述测量值及位置,可对照每个脏器的正常参考值判定病变的程度。

2. 脏器或结节的形态 圆形、不规则形或花瓣形等改变,多为占位性病变的描述。

3. 边界回声(boundary echo,BE) 是否连续、光滑、增强、整齐等,用以判断组织及病变被膜及其周边的情况。

4. 内部回声(internal echo,IE) 与正常组织对照是否发生细小、致密、均匀、增强、减低等改变,其改变的程度代表病变的损害程度,弥漫性改变多为炎性改变。

5. 彩色多普勒血流成像(color Doppler flow image,CDFI) 观察血管走行是否正常,血管的分布情况,血流速度及方向是否正常等,以判断脏器病变发展程度及其良恶性。

6. 伴随征象 增强效应(enhancement effect)、声影(acoustic shadow,AS)、晕圈(acoustic halo)、血管压迫征、脏器移位、血管内栓子形成、膈肌高位、周围粘连、转移及腹水等现象的发生,用以诊断或鉴别诊断之用,并为临床上制定治疗方案提供准确的依据,如发现伴随征象的出现必定会有病变的发生。

三、超声新技术

1. 弹性成像(elasticity imaging,EI) 利用超声对组织进行激励,提取与组织弹性有关的参数并通过图像反映出来的成像方法,称为超声弹性成像。弹性成像是一种对组织力学特征成像的新技术。其基本原理是给组织施加一定的静态或半静态压力,对加压前后的回波信号利用一定的方法进行分析,计算组织的弹性模量剖面,将这些信息重建后显示为弹性图,以从这些组织的弹性特征中了解组织质地的变化。目前可用于检测肝、甲状腺、乳腺、前列腺等脏器的组织损害,也可用于动脉内粥样斑块性质的判定。其表示方法:弹性系数小、受压位移大、显示为红色,多为良性病变或组织弹性好;弹性系数大、受压位移小、显示为蓝色,多为恶性病变或组织弹性较差(图 8-4)。

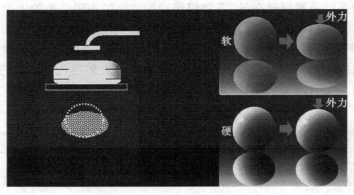

图 8-4 弹性成像示意图

2. 对比增强超声(contrast-enhanced ultrasound,CEUS) 又称超声造影。由于人体组织界面的复杂性,常规超声的局限性,在实际临床应用中,无法检出和鉴别一些差别微小的组织及病灶,因此,对比增强超声技术问世了。对比增强超声的原理是利用外界物质注入体腔、管道或血管内,与组织间产生较大的声阻抗差并且通过对正常组织及异常组织的血流灌注差异以增强对脏器或病灶的显示。通常是将具有靶向性的微泡造影剂经静脉注入人体内,微泡通过血液循环进入并停留于靶组织中,从而产生特异性声像图,以提高超声诊断疾病的敏感性和特异性(图 8-5)。

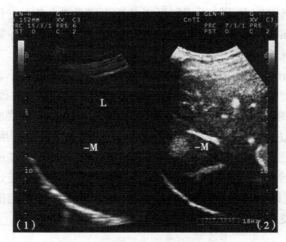

图 8-5 肝癌的二维及造影声像图
(1)二维声像图 (2)造影声像图
L:肝;M:病灶

3. 三维成像（three-dimensional imaging） 将人体组织的三维空间信息进行采集后进行数据处理，再将图像叠加进行图像重建，从而形成三维图像。鉴于三维图像比二维图像显示更为直观，信息更加丰富、病灶的空间定位和容积测量更准确，并且随着计算机技术和图像处理技术的快速发展，三维超声成像更加成熟，并且已开始进入临床的应用及研究中。三维成像有两个重要步骤：①三维数据采集；②三维数据储存；③三维图像重建。其成像方式有：①表面成像：常用于胎儿畸形的检出；②透明成像：常用于组织及病灶的血管研究。

4. 介入超声（interventional ultrasound） 介入超声是在实时超声显像基础上，为进一步满足临床诊断和治疗的需要而发展起来的一门新技术。介入超声主要特点是在实时超声显像的引导或监视下，完成各种抽吸、穿刺、注药等操作，可以避免某些外科手术，达到与外科手术相似的效果。由于介入性超声具有实时显示、引导准确、无辐射、操作简便、费用低廉等优点，因而发展迅速，已广泛应用于全身脏器的某些疾病的诊断及治疗中。

第三节 头 颈 部

一、眼部疾病的超声诊断

药物可以引起角膜、玻璃体（vitreous body）、晶状体及视网膜血管等多种眼部损害，常见的致病药物有氯喹、乙胺丁醇、胺碘酮、吩噻嗪类、口服避孕药等，主要表现为玻璃体混浊，玻璃体积血，晶状体混浊，视网膜脱离等。

【正常参考值】 轴长 　　　　　2.30～2.40cm
　　　　　　　　前房深度 　　　0.20～0.30cm
　　　　　　　　晶状体厚度 　　0.35～0.50cm
　　　　　　　　玻璃体长度 　　1.60～1.70cm
　　　　　　　　球壁厚度 　　　0.20～0.22cm

【正常声像图】

1. 眼球的最表面一强回声光带为角膜。

2. 角膜后方无回声的条形液性暗带为前房。

3. 前房后方椭圆形的无回声液性暗区为晶状体，其被膜呈薄而光滑的弧形强光带。

4. 晶状体后方大面积的无回声液性暗区为玻璃体。

5. 球后壁光滑，由内向外分别为视网膜、脉络膜、巩膜，各层回声水平不同。

6. CDFI 显示球后视网膜中央动脉、睫状后动脉、眼动脉均为三峰双切迹状。

【异常声像图】

1. 玻璃体积血 常见病因是全身疾病在眼部的表现，也可由眼局部的疾病引起。玻璃体的血液主要来自其周围组织，眼内出血进入玻璃体，少量易吸收，较多的出血则难吸收。超声表现：玻璃体内的弱点状回声，分布可不均匀。形成机化后，强弱不等的迂曲的索条状光带形成。彩色多普勒血流成像显示条索内无血流信号（图8-6）。

2. 视网膜脱离 视网膜脱离分为原发性和继发性。原发性是指单纯性视网膜脱离，多见于近视眼。继发性是指由于眼部其他疾病，如脉络膜肿瘤等所致。视网膜分10层，其脱离指的是视网膜的神经上皮层与色素上皮层之间的脱离，而非视网膜与脉络膜之间的脱离。

青霉胺治疗可引起严重的双眼视网膜脱离。超声表现：玻璃体内条带状回声，一端与视盘相连，另一端与周边部的眼底光带相连，光带光滑，呈强回声。彩色多普勒血流成像显示此光带上可见与视网膜中央动、静脉相延续的血流信号。

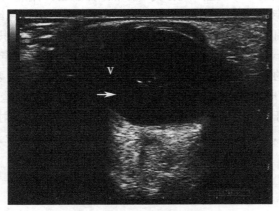

图 8-6　玻璃体积血声像图
↑所指出血；V：玻璃体

3. 白内障　全身和局部使用皮质激素类药物都可能引起晶状体混浊——白内障，通常是双侧性的，混浊位于后囊下，一般是逐渐发生的，但混浊是不可逆的。超声表现：晶状体内透声不清晰，晶状体后壁增厚，回声增强，并可见钙化斑形成。

二、涎腺疾病的超声诊断

【应用解剖】　涎腺主要由 3 对腺体组成：腮腺，颌下腺，舌下腺。腮腺形态不规则，大致呈三角形，颌下腺呈椭圆形，舌下腺不易探及。

【正常参考值】　上下径　5.0cm 左右
　　　　　　　　左右径　3.0～3.5cm
　　　　　　　　前后径　2.0～2.5cm

【正常声像图】　腮腺被膜很薄，不能形成明显的轮廓，后面及侧面边界不清晰，腺体实质光点细小，均匀分布，中央常可见腮腺主导管为一平行强回声光带，腮腺内可见正常淋巴结。

【异常声像图】

1. 腮腺炎　流行性腮腺炎和细菌感染的腮腺炎为急性腮腺炎，慢性腮腺炎多数病因不明。超声表现：①腮腺不同程度的弥漫性增大；②急性期边界不清晰，慢性者可见清晰的边界；③内部回声均匀减低（急性期）或均匀增强（慢性期）；④可见强光点或强光斑，伴有声影。

2. 腮腺肥大　有文献报道核受体激动剂可引起无痛性腮腺肿大。腮腺肥大包括良性腮腺肥大和淋巴上皮病，前者是一种非炎症性疾病，系腺体实质的代谢和分泌异常所致；后者则为腮腺内淋巴细胞浸润，腺泡为破坏的淋巴细胞，多见于中老年女性，以口、眼、咽、鼻干燥为特点，称为干燥综合征。超声表现：①腮腺弥漫性增大；②内部回声均匀或稍增强，并可见多发低回声区。

三、甲状腺疾病的超声诊断

一些代谢性药物及微量元素的缺乏可以引起甲状腺功能及结构的改变。常见药物有：激素类药、免疫调节类药、维生素类及造影剂等。主要表现：甲状腺功能亢进症、甲状腺功能减退症、甲状腺肿大、甲状腺炎等。

【应用解剖】　甲状腺呈"H"形，分左、右两个侧叶和峡部，位于气管两侧。

【正常参考值】　上下径　　　3.0～6.0cm　　　左右径　2.0～3.0cm

前后径　　　1.0～2.0cm　　　峡部宽　0.2～0.3cm

上动脉流速　15～35cm/s

【正常声像图】　甲状腺横切时，可见蝶状或马蹄形的甲状腺左、右叶，边界清晰，被膜完整，两叶基本对称，内部实质回声均匀，中央由相同回声水平的峡部相连。彩色多普勒血流成像显示甲状腺上动脉及甲状腺下动脉呈单峰状，收缩期急速上升，舒张期缓慢下降。

【异常声像图】

1. 弥漫性甲状腺肿　又称原发性甲状腺功能亢进症。甲状腺功能亢进症的发病机制主要与原发性免疫疾病有关，代谢障碍导致甲状腺组织增生或腺体增大。超声表现：①甲状腺弥漫性、对称性、均匀性的明显肿大，峡部明显增宽；②内部实质回声正常或稍增强，密度均匀；③彩色多普勒血流成像显示血流丰富，呈"火海征"，血流速度增快。

2. 结节性甲状腺肿　由于碘缺乏导致甲状腺肿大、增生，长期、反复发作可形成多个增生结节。超声表现：①甲状腺左、右叶不对称增大；②甲状腺被膜不平整；③内部实质回声不均匀，可见多个大小不等、回声水平不一的实质性结节；④结节间可见条索状回声光带；⑤结节囊性变时，中央可见无回声或低回声液性暗区；⑥彩色多普勒血流成像显示结节周边环状血流及点状不均匀分布血流信号。

3. 慢性淋巴细胞性甲状腺炎　又称桥本病，是一种自身免疫性疾病，多见于中年女性，分为局限型及弥漫型。超声表现：①甲状腺弥漫性轻、中度增大，前后径及峡部增厚明显；②实质回声减低，不均匀，并可见散在条状中强回声光带；③彩色多普勒血流成像显示血流丰富。甲状腺上、下动脉管径扩张，血流速度增快，但程度低于"甲状腺功能亢进症"时的血流速度（图8-7）。

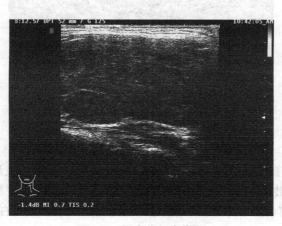

图8-7　桥本病超声像图

第四节 胸 部

一、心脏疾病的超声诊断

药物累及心脏者主要是对心肌的损害，少数药物也累及心包和心内膜。主要表现为心律失常、心肌疾病、高血压等。常见药物有：抗肿瘤药物、抗精神失常药物、抗寄生虫药物、免疫抑制剂及治疗心血管病的药物等。孕妇在妊娠早期接触致畸药物，如降压药、抗生素药、抗精神病药、解热镇痛药、类固醇类药等，都可导致胎儿先天性心脏病的发生。主要表现：室间隔缺损、动脉导管未闭、大动脉转位、左心发育不全等。

【正常成人参考值】

左房收缩末内径	23～37mm	右房左右径	30～46mm
左室舒张末内径	34～52mm	右室舒张末内径	18～26mm
左室后壁厚度	7～11mm	左室收缩末内径	18～38mm
室间隔厚度	7～11mm	左室射血分数	55%～65%
二尖瓣口流速	0.55～1.20m/s	三尖瓣口流速	0.30～0.80m/s

【正常声像图】

1. 二维超声心动图（two-dimensional echocardiography） 常用的基本切面有：①胸骨旁左室长轴切面：能清晰显示左室、左房、室间隔、右室、二尖瓣、主动脉瓣与主动脉等；②胸骨旁短轴切面：主要观察的部位有主动脉根部、左房、右房、二尖瓣、三尖瓣和肺动脉主干等；③四腔心切面：根据探头位置不同，分为胸骨旁四腔心切面、心尖四腔心切面和剑突下四腔心切面，图像显示左房、左室、右房、右室、二尖瓣、三尖瓣、房间隔和室间隔等（图8-8）。

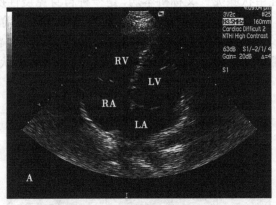

图8-8 四腔心切面
LV：左室；RV：右室；LA：左房；RA：右房

2. M型超声心动图（M-mode echocardiography，ME） 常见波形与曲线有：①心底波群：可见胸壁、右室流出道、主动脉根部及左房；②二尖瓣波群：可见胸壁、右室腔、室间隔、左室流出道、二尖瓣前、后叶及左室后壁；③心室波群：可见胸壁、右室前壁、右室腔、室间隔、左室及左室后壁。

3. 彩色多普勒超声心动图 从图像可以了解血流性质、方向、流速等心脏血流的参数，并可同时测量心脏的功能。常见的测量部位有主动脉瓣口、肺动脉瓣口、二尖瓣口、三尖瓣口。

【异常声像图】

1. 先心病室间隔缺损 胚胎第 4 周末，从心室底壁发生一肌性隔膜，其上方与一膜性隔相连，将心室分为左、右两个腔。若在发育过程中受阻，便发生室间隔缺损性心脏畸形。超声表现：室间隔连续性中断，彩色多普勒显示缺损处有左、右双向穿隔血流（图 8-9）。

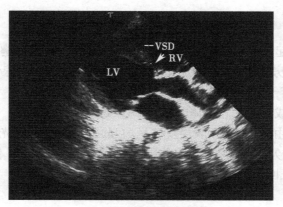

图 8-9 室间隔缺损声像图
LV：左室；RV：右室；VSD：室间隔；↑所指缺损

2. 心肌疾病 分为原发性心肌病和特异性心肌病两大类。其中特异性心肌病包括药物、内分泌障碍、营养缺乏及毒素引起的心肌病变等。共同的超声表现：①心室扩大，收缩功能减退；②心室肥厚，部分患者可有左室流出道梗阻；③心室充盈受限，舒张期容量减低，心房扩大；④CDFI 显示有瓣膜反流，流速加快，窄后湍流及相应的频谱异常改变。

3. 高血压心脏病 超声表现：①室间隔及左室后壁增厚，运动幅度增强；②左房增大，左室增大，严重时全心扩大；③主动脉增宽，管壁增厚；④左室舒张功能异常，射血分数、心输出量明显降低（图 8-10）。

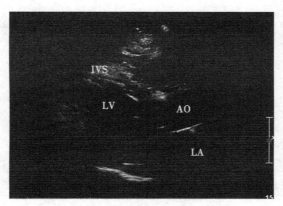

图 8-10 高血压心脏病超声心动图
IVS：室间隔；LA：左房；LV：左室；AO：主动脉

4. 冠心病 是指因冠状动脉粥样硬化使血管腔狭窄或闭塞，导致心肌缺血缺氧或坏死而引起的心脏疾病。分为无症状性心肌缺血、心绞痛、心肌梗死、缺血性心肌病和猝死五种临床类型。①无症状心肌缺血与心绞痛超声表现：为室壁运动减弱或消失，室壁运动不协调，左房扩大，左室舒张功能减退。②心肌梗死超声表现：节段性室壁变薄或矛盾运动，室壁收缩期增厚减低或消失，发病数小时后局部室壁回声减弱，左心功能减退。③心肌梗死合并室壁瘤的超声表现：为局部室壁向外膨出，收缩期更明显；膨出部分室壁变薄，回声增强；瘤壁与正常室壁的交界点为瘤底部。

二、乳腺疾病的超声诊断

一些药物可以引起乳腺疾病。常见药物有避孕药、止汗剂及丰胸药物等。

【应用解剖】 乳房由皮肤、皮下脂肪、纤维组织和乳腺构成，腺体是由15～20个乳腺叶组成，每个乳腺叶有一个排泄管，称为输乳管。

【正常参考值】 成年妇女 腺体层厚1.0～1.5cm。

【正常声像图】 由浅至深部，表层皮肤呈增强回声光带，边界光滑、整齐；下层为皮下脂肪，呈低回声，边界欠清晰；深部为腺体层，呈中强回声，不均质，但排列整齐，层次结构清晰；其后方为均匀低回声长梭形的胸大肌。

【异常声像图】

1. 乳腺增生 此病是生育期妇女常见疾病，其病理分型有乳腺小叶增生、乳腺纤维腺病和乳腺囊性增生症等。主要的临床表现是月经来潮前期出现间歇性胀痛。其超声表现形式呈多样化，超声表现：①两侧乳房腺体层增厚；②腺体回声不均匀，呈粗大光点及光斑；③如有囊性扩张，可见大小不等的无回声或低回声区；④如为瘤样增生，可见实性低回声区。

2. 乳腺纤维瘤 发生于乳腺小叶内，由纤维组织和腺上皮构成，是乳腺最常见的良性肿瘤。常发生于青春期后任何年龄的女性，其发生与体内雌激素水平相对增高有关。超声表现：①乳腺腺体层可见低回声的光团，圆形或椭圆形，部分呈分叶状，边界清晰，回声均匀；②CDFI显示低回声光团内无血流或血流不丰富（图8-11）。

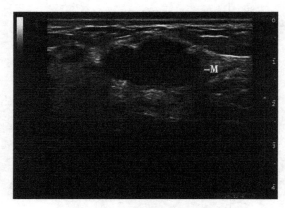

图8-11 乳腺纤维瘤声像图

M：肿瘤

3．乳腺癌（mammary cancer）　是从乳腺导管上皮及末梢导管上皮发生的恶性肿瘤。超声表现：①乳腺腺体层可见低回声光团，边界不清晰，形态不规则，可有液化及微小钙化，后方可见回声衰减，光团的纵径：横径＞1；② CDFI 显示光团内血流丰富，血流速度增高，RI≥0.7。

第五节　腹　　部

一、急腹症的超声诊断

急腹症是腹部急性疾病的总称，涉及消化、泌尿、生殖及血管等系统。常见病有：肝脓肿、胆结石、脾破裂、急性胰腺炎、肾结石、胃肠穿孔、阑尾炎及异位妊娠等。

本节仅就胃肠穿孔、阑尾炎、肠梗阻进行代表性的介绍，其他实质性脏器病变列入相应脏器章节内。

知识链接

胃肠超声

胃肠超声是通过饮用无害的可以消除胃肠腔内气体的造影剂后充盈胃腔，以消除杂波对超声波的干扰，通过改善胃肠成像的内环境，使声束能顺利穿透，从而达到胃肠壁结构及其病变清晰显示的一种方法。其优势：①胃肠超声能够清晰显示胃的形态和胃肠壁层次结构；②观察胃肠壁蠕动情况；③能够准确地诊断及鉴别诊断溃疡、肿瘤等疾病。④通过胃超声窗可以显示胃周围病变。

胃肠超声无创伤，无痛苦，简单易行，可重复性好，可弥补胃镜及 X 线钡餐造影检查不足。

【超声特点】

1．胃肠穿孔　①可在肝前缘与腹壁间的肝前间隙显示气体强回声，其后方常伴有多重反射；②肝下间隙、肝肾间隙、肠间及盆腔可见低回声液性暗区；③穿孔部位局部肠管粘连，并可形成边缘不清晰、内部回声不均质的低回声光团或脓肿。

2．阑尾炎　①右下腹扫查，成年人急性阑尾炎的诊断标准为阑尾肿大，不能压缩，其最大外径≥0.7cm（正常时成年人阑尾外径≤0.6cm）；②阑尾腔内可见结石影像；③阑尾壁回声减低、增厚，边界可见不规则的液性暗区；④阑尾穿孔后，周边常形成轮廓不清晰、回声不均匀、内见小的低回声液性暗区的光团；⑤并发腹膜炎时，可见肠管扩张、蠕动减弱、肠间及盆腔积液。

3．肠梗阻（intestinal obstruction）　①肠管扩张，内径＞3.0cm，呈"琴键征"或"漩涡样"改变；②肠腔内容物增多，呈斑片状强回声；③肠壁增厚、水肿；④肠管蠕动亢进，可见双向蠕动波；⑤严重者肠间可见不规则的无回声液性暗区（图8-12）。

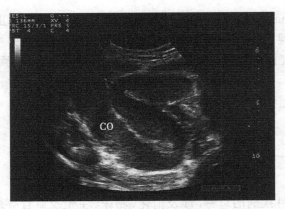

图 8-12　肠梗阻声像图

CO：结肠

二、胃肠道疾病的超声诊断

药物可以引起胃肠道的损害，主要表现：胃炎、胃溃疡及胃出血。常见药物有：解热镇痛药、激素类药、抗生素、抗高血压药、口服降糖药及中药等。

【应用解剖】　胃的形态、大小变化因人而异。胃分为 4 个部分：贲门部、胃底部、胃体部和幽门部。

【正常参考值】　贲门管内径　≤1.5cm

胃体壁厚度　0.3～0.5cm

胃黏膜厚度　0.3～0.5cm

【正常声像图】

1．饮胃肠造影剂后，胃腔呈均匀分布的、细小的中等回声光点区。

2．胃壁结构显示为清晰的 5 层结构，呈"三强两低"。

3．各层厚度均匀对称，连续完整，胃体黏膜光滑、平整。

4．胃角形态自然、规整，黏膜面光滑，蠕动波正常。

5．胃窦 5 层结构清晰，呈间歇性规律开闭，造影剂通过顺畅。

【异常声像图】

1．急性胃炎　是指胃黏膜的急性炎症性变化，分为：急性单纯性胃炎，急性糜烂性胃炎，急性腐蚀性胃炎。超声表现：①胃壁呈弥漫性、均匀对称性增厚，回声减低；②增厚的胃壁 5 层结构清晰，黏膜皱襞粗大；③黏膜表面不平整，可见不规则强回声光斑；④胃蠕动减弱，排空速度加快。

2．胃溃疡（gastric ulcer）　好发于胃小弯侧或胃窦部，特别是胃角处，直径多在 0.5～1.5cm。超声表现：①胃壁局限性增厚；②胃壁黏膜中断，出现大小不等的黏膜凹陷；③黏膜凹陷处形态规整，一般口大底小，底部平坦，表面可见强回声光斑形成；④黏膜凹陷不随胃蠕动波而消失，周边胃壁对称、均匀增厚（图 8-13）。

3．胃癌　分早期胃癌和进展期胃癌。早期胃癌包括：隆起型、平坦型及凹陷型，以平坦型多见。进展期胃癌分为：蕈伞型、溃疡型、浸润型、溃疡浸润型及弥漫型，以溃疡型最多见。胃癌的声像图表现复杂，早期胃癌超声表现：①胃壁局限性增厚或隆起，呈低回声；

②黏膜层和黏膜肌层结构紊乱,黏膜下层连续完好;③病变黏膜面不平整、不光滑或出现不规则浅凹陷,呈"火山口"状;④病变表面常附着不规则强光斑;⑤病变处胃蠕动减弱、僵硬。中晚期胃癌超声表现:①胃壁局限性增厚、隆起,厚度大于15mm,形态不规则,呈"菜花状",回声减低或不均质;②胃壁5层结构消失;③胃腔有不同程度狭窄或梗阻,呈"假肾征"或"靶环征";④病变处胃蠕动消失,运动明显僵硬。

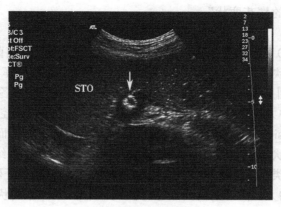

图 8-13　胃溃疡声像图
STO:胃体;↗所指溃疡

三、肝、胆、脾、胰疾病的超声诊断

(一)肝疾病的超声诊断

肝是药物代谢的重要器官,所有药物都有可能损害肝,药物不良反应有10%~15%发生在肝。主要表现:肝炎、肝硬化、急性重型肝炎等。常见药物有:抗结核药、降脂药、减肥药、抗真菌药、镇痛药、抗肿瘤药、免疫抑制剂、降糖药、抗精神失常药及中药等。

【应用解剖】　肝呈楔形,分脏、膈2个面及前、后、左、右4个缘。脏面中部有一"H"形沟,横沟为门静脉、肝固有动脉及左、右肝管进出部位,称第一肝门。右上纵沟为腔静脉沟,称第二肝门。按照 Glisson 系统的分布,通过肝内分叶、分段的自然界线——肝裂,将肝分为8个部分,称为肝段(图8-14)。

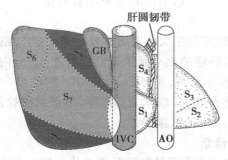

图 8-14　肝分段示意图(脏面观)
GB:胆囊;IVC:下腔静脉;AO:主动脉;S:肝段

【正常参考值】 左叶前后径 5.0～7.0cm 左叶上下径 7.0～9.0cm
右肋下斜径 10.0～14.0cm

【正常声像图】

1.肝被膜为光滑、厚薄均匀的弧形强光带。

2.肝实质回声均匀、致密，呈细小光点。

3.肝内管腔结构 肝静脉壁薄、回声弱；呈"放射状"向第二肝门汇集；门静脉壁厚、回声强，其分支呈"跳跃的梅花鹿状"。

【异常声像图】

1.肝炎（hepatitis） 导致肝损害的病因很多，常见的有病毒、细菌、寄生虫、乙醇、药物等。发病初期常有食欲不振、恶心、呕吐、全身乏力、腹痛、皮肤瘙痒、肝大等表现。常见的超声表现：①肝实质回声逐渐增强、密集、增粗，分布不均匀；②肝各径线先增大、增厚，后缩小；③脾不同程度肿大；④胆囊壁增厚，内透声不清晰；⑤肝内管腔结构不清晰。

2.肝硬化（cirrhosis） 是肝受一种或多种因素引起的损害作用而使肝细胞变性、坏死，继而出现肝细胞结节状再生及纤维组织增生，最终导致正常肝小叶结构和血液循环的破坏和重建。肝硬化的种类很多，最常见的是门脉性肝硬化。门脉性肝硬化的超声表现：①肝形态失常，早期体积增大，中、晚期缩小；②肝被膜不平整，呈"锯齿状"或"波浪状"；③肝实质回声粗糙、增强、不均匀；④胆囊壁增厚，呈双层或多层结构；⑤门静脉主干增宽，肝内管腔结构受压、迂曲、变细；⑥脾大并出现腹水征（图8-15）。

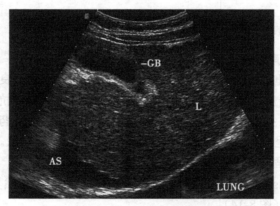

图8-15 肝硬化声像图
L：肝；GB：胆囊；AS：腹水

3.原发性肝癌 原发性肝癌在大体上通常分为：巨块型、结节型、弥漫型。超声表现：①肝形态可正常或失常，与肿瘤的大小及生长部位有关；②肝内实质回声呈弥漫性粗大的光点（弥漫型）或局限性回声水平强、弱不等，大小不一的结节（结节型、弥漫型）；③管腔结构受压、变细、迂曲；④可伴有脾大、腹水及门静脉、肝静脉癌栓形成；⑤彩色多普勒血流成像显示血流丰富，呈高速高阻的动脉频谱。

（二）胆囊疾病的超声诊断

胆囊是贮存胆汁的容器，其作用是帮助肠道消化食物中蛋白质类的物质。一些药物使用不当可导致胆囊炎的发生，如：牛黄类中药、阿司匹林类、消炎止痛类等药物。

【应用解剖】 胆囊位于肝右叶下方的胆囊窝内,多呈梨形,容量35～50ml,分为底、体、颈3部分。

【正常参考值】 胆囊长径　6.0～9.0cm

宽径　3.0～4.5cm

胆囊壁厚　0.2～0.3cm

【正常声像图】 正常胆囊轮廓清晰,囊壁亮线自然、光滑、连续,囊内透声清晰,后方回声增强。

【异常声像图】

1.胆囊炎　急性胆囊炎多以胆囊增大为超声特征;慢性胆囊炎多以胆囊缩小、胆囊壁增厚为主要超声表现,常伴有胆汁淤积或胆囊结石形成。

2.胆囊结石(gallstone)　按其化学成分可分为胆固醇结石、胆色素结石和混合性结石3种,以胆固醇结石和混合性结石多见。结石的化学成分不同,其大小及声像图特点亦不同。根据声像图特点可将胆囊结石分为典型和非典型两大类。典型结石的超声表现:①胆囊腔内出现形态稳定的强回声光团;②强光团后方伴声影(声衰减)(图8-16);③改变体位结石回声光团随体位移动。

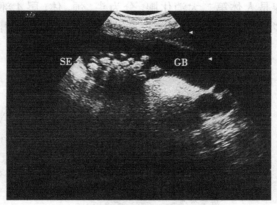

图8-16　胆结石声像图
GB:胆囊;SE:结石

3.胆囊小隆起病变　病理分类包括增生性病变、腺瘤、腺癌等。增生性病变中的胆固醇性息肉最常见,并非真正的肿瘤,无恶变倾向。超声表现:①呈球形或乳头状,有蒂或是基底较窄;②一般多发,可发生在胆囊的任何部位;③直径较小,通常＜1.0cm;④多为强回声或增强回声。

（三）脾疾病的超声诊断

成年人脾是人体最大的免疫器官,抗风湿类药物、抗生素类药及一些中药均可引起脾大、功能障碍。

【应用解剖】 脾是人体最大的淋巴器官,分膈、脏两面,脏面中央处为血管、神经和淋巴管出入之处,称为脾门。

【正常参考值】 脾厚度　3.0～4.0cm

脾指数　≤20cm^2

【正常声像图】　脾呈半月形，轮廓清晰，被膜薄而光滑，外侧缘呈弧形；脾实质回声均匀、细小，回声水平低于正常肝组织；脾门处可见红、蓝相间的脾动脉及脾静脉血流。

【异常声像图】

1. 脾大（splenomegaly）　脾大程度分为 3 级：轻、中、重度，常见于充血性、感染性、血液病性及药物性脾大。超声表现：脾的厚度增大，缘角变钝，脾切迹变浅，脾静脉增宽，脾内血流增多。

2. 脾破裂、脾血肿　多有外伤史，出血量较大时可危及生命。超声表现：①脾被膜连续性中断；②脾周围及脾实质内可见不规则或半月形低回声液性暗区；③两侧下腹部及直肠窝内可探及游离的低回声液性暗区。

3. 脾转移癌　脾实质内出现局限性结节状病灶，其转移灶的特征与原发灶的病理特点有关，因此声像图表现呈多样性：无回声实质型、低回声型、高回声型及牛眼征型（病灶周边有环状的低回声区）。

（四）胰腺疾病的超声诊断

直接损害胰腺组织的药物有：激素类药、抗生素药、利尿药、抗肿瘤药。主要表现：胰腺炎、胰腺坏死及胰腺出血等。

【应用解剖】　胰腺是人体第二大消化腺，分为头、颈、体、尾 4 部分，各部之间无明显界限。胰头被十二指肠"C"形凹槽所包绕，主胰管贯穿整个胰腺，开口于十二指肠大乳头（图 8-17）。

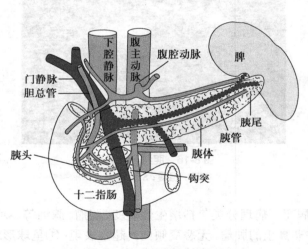

图 8-17　胰腺解剖示意图

【正常参考值】　胰头　2.5～3.0cm　　　胰体　1.5～2.5cm

胰尾　1.5～2.0cm　　　胰管　0.2cm

【正常声像图】　正常胰腺常有蝌蚪形、哑铃形及腊肠形 3 种形态。正常胰腺边界整齐、光滑；胰头稍膨大；胰腺实质回声呈均质、细密光点，随年龄增长其回声水平增高。

【异常声像图】

1. 胰腺炎　急性胰腺炎的常见病因有胆系感染、酒精中毒、胰腺缺血等，分 2 种类型：水肿型、坏死型；慢性胰腺炎多由急性胰腺炎症反复发作而来。超声表现：①急性炎症时，胰腺肿大,轮廓不清晰,实质回声减低,并可见腹腔内积液;②慢性炎症时,胰腺轻度肿大或正常,轮廓不清晰,边界不规整,实质回声增强、不均匀,可有假性囊肿形成或胰管内结石形成。

2．**胰腺假性囊肿** 由于胰腺急性出血、坏死或外伤后,胰腺的渗出液、坏死物、血液外溢等集聚,如与胰管相通,则胰液外溢使囊腔扩大,被周围纤维组织包裹形成的囊肿。超声表现:①胰腺的局部可见一无回声液性暗区;②边界光滑、整齐;③囊壁可增厚,囊肿后方可见增强效应;④可多发、分隔;⑤挤压周围脏器和血管(图8-18)。

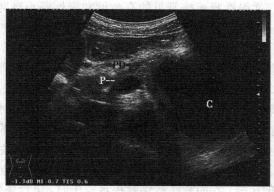

图8-18 胰腺假性囊肿声像图
P:胰腺;C:假性囊肿

3．**胰腺癌** 常见于40岁以上患者,男性多于女性,好发于胰头。其症状是上腹部不适,腹部疼痛,黄疸等。超声表现:①胰腺局限性肿大;②边界不规则,无包膜;③癌肿内部回声呈低回声、不均质;④挤压周围脏器,如:下腔静脉受压,胆总管扩张,胆囊增大,肝内胆管扩张等。

第六节 泌尿系统

一、肾疾病的超声诊断

大部分药物代谢后均由肾排泄,药物易导致肾损害,以急性发作较多见。据报道,慢性肾功能障碍者3.1%是药物诱发的。主要表现为药物性肾炎、肾病综合征、泌尿系结石、肾功能障碍等。易造成肾损害的药物有:抗生素、解热镇痛抗炎药、抗肿瘤药、利尿药、碘造影剂等,这类药物统称为肾毒性药物。

【应用解剖】 肾是腹膜后实质性器官,左、右各一,分内、外两缘,前、后两面及上、下两极。内侧缘中部的凹陷称肾门,肾血管、输尿管出入之处。肾冠状切面可见肾内结构。

【正常参考值】

肾长径	10.0～12.0cm	肾宽径	4.5～6.0cm
肾动脉血流速度	60～140m/s	肾动脉 RI	0.56～0.70

【正常声像图】

1．肾被膜呈明亮的弧形光带围绕整个肾。

2．肾实质回声分两个部分 ①肾髓质,又称肾锥体,呈椭圆形低回声,放射状排列在肾窦周围；②肾皮质，包绕在肾髓质的外层，并有一部分伸入肾锥体之间，其回声水平略高于肾髓质回声。

3. 集合系统（collecting system）位于肾实质中央，是一片椭圆形的高回声区，其内容包括肾小盏、肾大盏、肾盂、血管及脂肪组织。如肾积水可出现无回声液性暗区。

4. CDFI 显示 肾动脉自肾门进入肾后，呈放射状分布，呈红色；肾静脉亦呈放射状分布，显示为蓝色。

【异常声像图】

1. 弥漫性肾疾病 弥漫性肾疾病常见的有急性和慢性肾小球肾炎、肾盂肾炎、肾病综合征、中毒性肾炎等。超声表现：①肾大小改变，早期或急性期时肿大，晚期或慢性期时缩小；②肾皮质回声改变，急性期时回声减低，慢性期时回声增强；③肾髓质回声改变，急性期肾锥体增大，回声减低；慢性期肾锥体回声增强，皮、髓质分界不清晰。

2. 肾结石、肾积水（hydronephrosis） 尿路梗阻后发生的肾盂、肾盏内尿液滞留、肾增大及肾实质萎缩称肾积水。常见原因为肾结石、输尿管结石。肾积水按程度分轻、中、重和巨大型 4 度。按梗阻部位分上尿路梗阻和下尿路梗阻两类。超声表现：①集合系统分离，内见无回声的液性暗区，液性暗区的大小、形态与积水的严重程度关系密切；②中度以上的肾积水有肾形体增大；③重度肾积水时肾实质变薄；④根据梗阻部位的不同，输尿管多可发生不同程度、不同部位的扩张；⑤如肾结石伴肾积水发生时，集合系统或输尿管内可见强回声光团，伴有声影（图 8-19）。

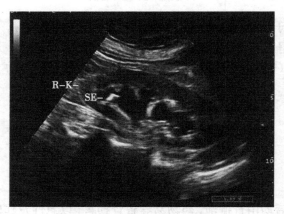

图 8-19 肾结石声像图
R-K：右肾；SE：结石

3. 肾衰竭 肾衰竭分急性和慢性。超声表现：①急性肾衰竭：肾可无改变或双肾增大，肾皮质增厚，回声增强或减低，肾锥体回声减低，CDFI 显示多正常，可发生肾盂积水；②慢性肾衰竭：双肾缩小，肾皮质回声增强，肾皮、髓质分界不清，与集合系统分界不清晰等，CDFI 显示肾皮质内血流信号少。

二、膀胱疾病的超声诊断

【应用解剖】 膀胱是储存尿液的肌性囊状器官，其形状、大小、位置和壁的厚度随尿液充盈程度而改变。根据部位分尖、体、底和颈 4 部。

【正常参考值】 膀胱壁厚度　　0.1～0.3cm

膀胱残余尿量　＜25ml

【正常声像图】 膀胱壁为明亮光滑回声光带，充盈时壁薄，排空时增厚。膀胱内尿液为无回声液性暗区。

【异常声像图】

1. 膀胱炎性疾病　膀胱炎为膀胱壁的炎性改变，分为急性、慢性及腺性膀胱炎。超声表现：①急性膀胱炎：壁回声正常或轻度增厚，膀胱容量减少，液性暗区内可见悬浮光点；②慢性膀胱炎：壁增厚，黏膜粗糙不平，液性暗区内可见沉积物形成；③腺性膀胱炎：分为弥漫增厚型、结节型及乳头型。膀胱壁增厚，黏膜不光滑，回声强弱不均，可见局限性小结节状、小梁状或乳头状隆起凸向膀胱内。

2. 膀胱肿瘤　膀胱肿瘤居泌尿系肿瘤的首位，分为上皮细胞性肿瘤、非上皮细胞性肿瘤和转移性肿瘤，其中上皮细胞性肿瘤多见。超声表现：①膀胱壁的一侧可见凸向膀胱内、回声水平不一的实质性光团；②基底宽，可向肌层浸润；③约80%左右的肿瘤基底部可见点状、短棒状血流信号（图8-20）。

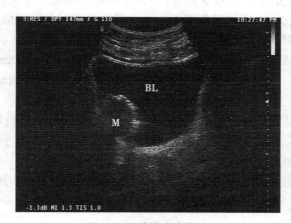

图8-20　膀胱癌声像图
BL：膀胱；M：肿物

三、前列腺疾病的超声诊断

前列腺具有内腺和外腺，其内腺对性激素敏感，且是前列腺增生的好发部位，因此，滥用壮阳药及抗生素药均会损害前列腺腺体组织。

【应用解剖】 前列腺呈前后稍扁的栗子形，分为前列腺底、前列腺尖及前列腺体3部分。腺体的后面平坦，中间有一纵沟，称前列腺沟。前列腺分5个叶：前叶、中叶、后叶和两侧叶。前列腺增生常发生于中叶和两侧叶，前列腺肿瘤易发生于前列腺后叶。

【正常参考值】 前列腺　左右径　4.0cm　上下径　3.0cm

前后径　2.0cm

【正常声像图】

1. 横切时呈左右对称的栗形。

2. 被膜明亮、光滑、细薄。

3. 内部回声呈均匀分布的细小光点。

【异常声像图】

1. 慢性前列腺炎　常见于中青年男子。超声表现：前列腺大小、形态无改变，被膜清晰，内部回声增强、不均匀，可见钙化斑形成，彩色血流信号减少。

2. 前列腺增生　主要见于老年男性。超声表现：①前列腺两侧对称，腺体增大；②前列腺内增生结节大小、数目不一，表现为球形低回声或中等回声；③增生结节向膀胱内凸出呈"僧帽状"；④可伴发前列腺结石、慢性膀胱炎、膀胱结石；⑤CDFI 显示血流信号少。

第七节　女 性 盆 腔

一、子宫疾病的超声诊断

【应用解剖】　子宫（uterus）位于骨盆中央，膀胱与直肠之间，子宫是壁厚腔小的肌性器官，呈倒置梨形。子宫分底、体、颈 3 部分，宫颈下端连于阴道。子宫体与子宫颈长度之比，青春期为 1:1，生育期为 2:1，绝经期后为 1:1。子宫与直肠之间形成一个较深的直肠子宫陷凹，它是女性腹膜腔最低的部位。

【正常参考值】　成年人　长径　5.5～7.5cm　　宽径　3.0～4.0cm

厚径　4.5～5.5cm　　宫颈　2.5～3.0cm

【正常声像图】

1. 纵切时，子宫呈倒置梨形，前倾、后倾或水平位；横切时呈椭圆形。

2. 子宫轮廓清晰，被膜光滑、连续。

3. 实质回声分布均匀，呈中等光点。

4. 内膜回声和厚度与月经周期有关，呈低回声线状或增厚、回声增强。

5. 宫颈回声稍强、欠均匀，内可见带状强回声的宫颈管。

【异常声像图】

1. 子宫肌瘤　是女性生殖器官中最常见的肿瘤，子宫肌瘤原发于子宫肌层，根据其发生部位可分为肌壁间肌瘤、浆膜下肌瘤、黏膜下肌瘤。超声表现：①子宫局限性增大，形态失常；②肌瘤结节呈圆形，可为低回声、等回声及高回声光团；③较大的结节中央可见液化、钙化、出血等变性改变；④子宫内膜迂曲、向前或向后移位；⑤瘤体周边可见环状或半环状血流信号，瘤体内血流信号呈星状、条状或网状。

2. 子宫腺肌病　是由具有功能的子宫内膜腺体细胞及间质细胞向肌层侵蚀，伴子宫平滑肌细胞增生而引起的一种良性病变。超声表现：①子宫呈均匀性增大，形态规整；②子宫肌层呈弥漫性或局限性不均匀增强回声或低回声改变，有时可见小的液性暗区；③宫腔内膜线可偏移；④子宫大小和内部回声随月经周期变化而改变；⑤彩色多普勒血流成像显示血流信号可增多，但无环状或半环状血流。

3. 子宫内膜癌　发生于子宫体的内膜层，以腺癌为主，80% 以上发生在 50 岁以上绝经前后妇女。病理分为弥漫型、局限型和息肉型。超声表现：①早期：子宫大小正常，肌层回声均匀，内膜线清晰；②中、晚期：子宫体积增大，肌层回声不均匀，内膜弥漫性或局灶性增厚,宫腔不规则扩张,内见积液、积血液性暗区;③彩色多普勒血流成像显示血流丰富,血管扩张,呈低阻力型(图8-21)。

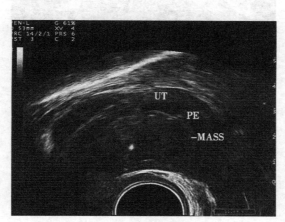

图8-21 子宫内膜癌声像图
UT:子宫;MASS:肿物;PE:积液

二、卵巢疾病的超声诊断

卵巢具有生殖和内分泌功能,除了化疗药物、紧急避孕药之外,几乎无卵巢毒作用的药物。

【应用解剖】 卵巢(ovary)为女性生殖腺,左、右各一,位于子宫两侧的后上方,被子宫阔韧带包绕。卵巢的大小和形状随年龄而有差异。卵巢的实质分为皮质和髓质,皮质内含有大小不等、不同发育阶段的卵泡。

【正常参考值】 成年卵巢大小 4.0cm×3.0cm×1.0cm

【正常声像图】

1.正常卵巢呈杏仁形,其内部回声略高于子宫。

2.生育期妇女,其大小随月经周期而有变化,声像图上可见大小不等的圆形无回声的卵泡结构。

【异常声像图】

1.**卵巢囊性肿瘤** 分为非赘生性和赘生性、浆液性、黏液性、皮样囊肿及巧克力囊肿等。共同的超声表现:①被膜完整、菲薄或增厚,光滑或不光滑;②囊内可见无回声或低回声的液性暗区;③囊肿可分单房性,也可见多房分隔;④良性肿瘤囊内实质性部分较少且回声均匀,分隔薄,极少见血流信号;⑤恶性肿瘤囊内实质性部分回声不均匀、不规则,分隔较厚,并见低阻力型血流(图8-22)。

2.**卵巢实质性肿瘤** 分良性及恶性。超声表现:①良性实质性肿瘤:肿瘤形态规则、轮廓清晰、边缘光滑;内部回声均匀,后方可见增强效应;彩色血流显示肿瘤中央或周围血流少,血管分布规则,呈高阻力型。②恶性实质性肿瘤:肿瘤形态多不规则,轮廓不清晰,壁厚、薄不均;内部实质回声强弱不等,不均质;后方可有声衰减;常伴有腹水;彩色多普勒血流成像显示丰富,血管紊乱增多,呈低阻力型。

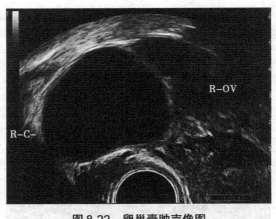

图8-22 卵巢囊肿声像图
R-OV：右卵巢；R-C：囊肿

三、早期妊娠的超声诊断

早期妊娠是指受精开始至12周末，是胎儿各系统、各脏器发育成熟的一个阶段，也是药物易对胎儿造成损害的时期。对胎儿有影响的常见的药物有四环素类、巴比妥类、普萘洛尔、阿司匹林、性激素类、抗癌药、维生素类等药。药物对胎儿产生不良影响的主要因素是药物本身的性质、药物的剂量、使用药物的持续时间、用药途径、胎儿对药物的亲和性，而最重要的是用药时的胎龄。

超声表现：①子宫增大，子宫肌层增厚且一侧壁回声增强。②子宫内膜不对称增厚，称为蜕膜内征（intradecidual sign）。③在较厚的一侧内膜中可见一强回声型的圆形或近圆形无回声的液性暗区，称为妊娠囊。④妊娠囊内一侧可见一较强的胚胎回声光团，称为胎芽，其旁可见一直径<1.0cm薄壁囊状物，称为卵黄囊（yolk sac）。超声发现卵黄囊可以肯定有宫内妊娠，提示有胚胎（fetus）存在，这是胚胎发育良好与否，判断妊娠预后的标志。⑤第6～7孕周时可见原始心管搏动，随妊娠月份增加节律逐渐增快至160次/分。⑥第8孕周时，能区分出胎头与躯干。⑦第10～12孕周时，胎儿可有肢体或头或身的伸展、旋转等局部运动。

四、异常妊娠的超声诊断

1. **良性滋养叶疾病**　系由绒毛膜滋养叶病态增生而来。按其增生的程度、有无绒毛及其侵蚀能力等情况可分为葡萄胎、部分葡萄胎、葡萄胎与胎儿共存、胎盘水泡变性、恶性葡萄胎、绒毛膜癌等类型，其中前4种类型为良性滋养叶疾病。超声表现：①子宫明显大于妊娠月份；②宫腔内充满大小不等的小液性暗区，呈蜂窝状改变；③蜂窝状改变的一侧可见较大面积的低回声液性暗区，为出血所致；④部分葡萄胎发生时可见正常胎盘组织，也可见死胎或空虚妊娠囊；⑤葡萄胎与胎儿共存时，可见葡萄胎声像图与一完整的胎盘及正常胎儿；⑥子宫旁双侧或单侧常可见囊状物出现，称为黄素囊肿（图8-23）。

2. **异位妊娠**　凡受精卵在子宫腔以外的器官或组织内着床发育，称为异位妊娠（ectopic pregnancy），又称宫外孕。异位妊娠最常见的发生部位是输卵管，临床上分为未破型、流产型、破裂型及陈旧型。超声表现：①子宫轻度增大，子宫内膜增厚，有时可见单环状的假妊娠囊，位于子宫腔中央；②一侧附件区可见肿块，多以低回声、不规则为主，亦可见完整的妊娠囊，有时在妊娠囊一侧可见原始心管搏动；③直肠子宫陷凹、盆腔、腹膜等部位可见不等量的液性暗区，与出血量多少有关；④ CDFI 显示异位妊娠肿块内可见动、静脉的血流信号（图 8-24）。

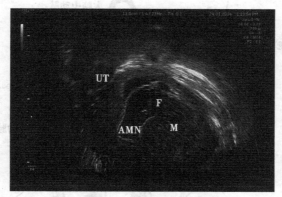

图 8-23　不完全葡萄胎声像图
UT：子宫；M：葡萄胎；F：胎体；AMN：羊水

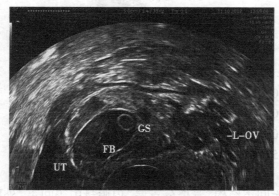

图 8-24　异位妊娠声像图
UT：子宫；GS：妊娠囊；FB：胎体；L-OV：左卵巢

第八节　血 管 系 统

一、颈动脉疾病的超声诊断

颈部动脉疾病常导致脑部供血异常，严重者可引起脑卒中。彩色多普勒超声能够无创地准确判断颈部动脉狭窄的程度和范围，同时也可以判断斑块的大小、形态及性质，是颈部血管系统检查的首选方法。

【应用解剖】　左颈总动脉起源于主动脉弓，右颈总动脉起源于无名动脉。颈总动脉分颈内动脉与颈外动脉,分叉处的血管内径略膨大称壶腹部或颈膨大部,是形成动脉硬化斑及软斑的常见部位。颈内动脉与颈外动脉交叉上行,颈内动脉进入颅内,其分支与颈外动脉分支吻合,形成颅内、外动脉。椎动脉起源于锁骨下动脉,经枕骨大孔进入颅内与颈内动脉等汇合成基底动脉(图 8-25)。

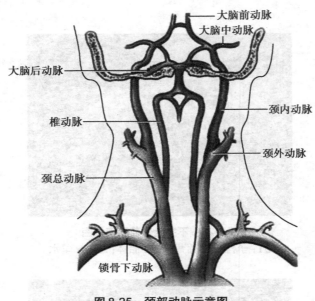

图 8-25　颈部动脉示意图

【正常参考值】

颈总动脉内径	6.0~8.5mm	血流速度	70.0~110.0cm/s
颈内动脉内径	5.0~7.0mm	血流速度	50.0~82.0cm/s
颈外动脉内径	4.0~5.0mm	血流速度	55.0~87.0cm/s
椎动脉内径	3.5~4.5mm	血流速度	45.0~75.0cm/s

【正常声像图】

1. 颈动脉呈管状无回声结构,管壁分三层,内膜呈中等回声,外膜呈强回声,内外膜之间的中膜呈低回声或无回声。

2. CDFI 显示　①颈总动脉:血流频谱曲线形态呈三峰低阻力型,收缩期频谱上升陡直,舒张期频谱下降缓慢;②颈内动脉:呈低阻力型,收缩期频谱上升陡直,舒张期频谱下降缓慢;③颈外动脉:呈高阻力型,收缩期频谱上升陡直,舒张期频谱下降也快,呈尖峰状;④椎动脉:血流频谱曲线呈向心方向双峰血流波,并随呼吸而有幅度变化。

【异常声像图】

1. 颈动脉硬化闭塞症　好发于颈总动脉分叉处和主动脉弓的分支部位。超声表现:①颈动脉管壁增厚,内膜毛糙;②附壁斑块及血栓形成,可呈强回声、不均质回声或低回声,管腔呈不同程度狭窄;③ CDFI:轻度狭窄时管腔内血流变窄(图 8-26),血流信号呈单色相;中、重度狭窄时血流束明显变窄伴多彩镶嵌血流;血管完全闭塞者局部血流中断;频谱显示峰值流速上升支及下降支均陡直,同侧颈动脉呈高阻型;颈动脉完全闭塞时局部血流中段。

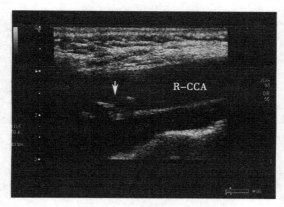

图 8-26　颈动脉硬化斑块
R-CCA：右颈总动脉；↓所指硬化斑块

2．椎动脉硬化闭塞症　好发于椎动脉起始部。超声表现：①椎动脉内膜面粗糙，管壁增厚，动脉管腔狭窄；②伴有附壁斑块，呈强回声、不均质回声或低回声；③CDFI 显示血流信号紊乱，血流束变细，峰值流速上升陡直，频带增宽；完全闭塞时局部血流中断，无血流频谱。

二、腹部大血管疾病的超声诊断

【应用解剖】　动脉系统包括腹主动脉、腹腔动脉、肠系膜上动脉、肾动脉等一级血管分支；静脉系统包括下腔静脉、门静脉及其分支。

【正常参考值】

腹主动脉内径	13.0～30.0mm	血流速度	70.0～180.0cm/s
肾动脉内径	4.5～6.0mm	血流速度	60.0～140.0cm/s
门静脉内径	9.5～14.0mm	血流速度	13.0～20.0cm/s

【正常声像图】

1．腹主动脉　呈管状无回声结构，管壁厚，反光强，远端变细，有分支；多普勒频谱曲线呈"三相波"频谱。

2．肾动脉　管壁略薄、细小，进入肾实质后呈放射状分布；多普勒频谱曲线收缩期血流之后有一个流速较高的舒张期正向血流。

3．门静脉（portal vein）　壁厚，反光强，从第一肝门开始向肝边缘呈"跳跃的梅花鹿状"分布；多普勒频谱曲线呈连续性低速血流，受呼吸影响小（图 8-27）。

【异常声像图】

1．腹主动脉瘤　分真性动脉瘤（true aneurysm）、假性动脉瘤及夹层动脉瘤 3 种。以真性动脉瘤为例，真性动脉瘤是指腹主动脉局限性管径增宽，或与其远侧段动脉的外径之比超过 1.5∶1 的腹主动脉血管病变。其好发的部位在腹主动脉的远侧段。超声表现：①腹主动脉局限性扩张＞1.5 倍时，前后径≥3cm 可作诊断；②扩张的管壁上可见附壁血栓形成，呈中、低回声向管腔凸出；③扩张的管腔内呈"云雾状"血流回声；④CDFI 显示腹主动脉瘤内收缩期呈现暗红色或暗蓝色血流信号，频谱呈低速涡流。

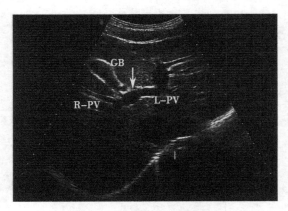

图 8-27 门静脉系统声像图

↓:门静脉主干;L-PV:门静脉左干;R-PV:门静脉右干;GB:胆囊

2. 肾动脉狭窄　多由动脉粥样硬化、多发性大动脉炎引起,肾动脉起始段受累较常见。超声表现:①患侧肾体积缩小,长径<9cm或较对侧肾<1.5~2.0cm;②肾动脉管壁不规则增厚,内径明显变细;③CDFI显示患侧肾实质内动脉血流信号减少,狭窄处血流流速明显增高,呈五彩镶嵌血流;远端肾小动脉血流频谱呈"慢小波";完全阻塞时无血流频谱。

三、四肢血管疾病的超声诊断

四肢血管的正常与否直接影响着人体四肢的功能,抗精神病药、镇静药及巴比妥类药等均可引起四肢微血管的狭窄或闭塞,甚至导致四肢严重缺血及坏疽。

【应用解剖】　包括上肢动、静脉及下肢动、静脉。

【正常参考值】

1. 上肢动脉内径

锁骨下动脉内径	4.5~7.5mm	血流速度	65.0~130.0cm/s
腋动脉内径	4.0~6.0mm	血流速度	54.0~125.0cm/s
肱动脉内径	3.0~4.0mm	血流速度	53.0~110.0cm/s

2. 下肢动脉内径

髂外动脉内径	6.5~9.0mm	血流速度	95.0~140.0cm/s
股总动脉内径	6.5~9.5mm	血流速度	90.0~140.0cm/s
腘动脉内径	4.0~6.5mm	血流速度	55.0~82.0cm/s

【正常声像图】

1. 动脉血管　①管壁厚,反光强,内管壁光滑;②纵切显示前后管壁呈两条近似平行的强回声,横切面显示呈圆形,有搏动性;③CDFI显示血流收缩期色彩明亮,舒张期色彩暗淡;④多普勒频谱超声显示呈"三相波",收缩期为陡直的尖峰,舒张早期反向血流,舒张中晚期正向血流。

2. 静脉血管　①管壁薄,反光弱;②膨大处的管腔可见静脉瓣;③内径可随呼吸而改变;④横断面显示静脉管腔呈椭圆形,挤压征象阳性,并且彩色血流出现混叠;⑤CDFI显示静脉与伴行的动脉血流方向相反,随呼吸呈周期性改变。

【异常声像图】

1. 动脉硬化闭塞症　主要是动脉内膜或中层发生的退行性变和增生过程，最后导致动脉失去弹性，管壁增厚、变硬，管腔狭窄、缩小。超声表现：①动脉内膜增厚、毛糙；②管腔呈不规则狭窄和局部扩张；③附壁可见大小不等的硬化斑块；④ CDFI 显示狭窄动脉局部血流充盈缺损或呈多色彩镶嵌血流；动脉完全闭塞，局部血流信号中断；⑤ CDFI 显示狭窄处血流速度增快，狭窄远端收缩期血流速度减慢，舒张期反向血流消失，呈"正向单峰"。

2. 下肢静脉血栓（thrombus）　血液在静脉腔内不正常地凝结，阻塞静脉管腔导致下肢静脉回流障碍。超声表现：①阻塞部位见实性回声，探头加压后管腔不变形，静脉壁搏动消失；②阻塞远侧端管腔内径增宽，随呼吸管径大小改变不明显；③ CDFI 显示部分栓塞时彩色血栓绕过血栓向心走行；完全栓塞时血流中断；④ CDFI 显示远端血流速度减慢，深呼吸或 Valsalva 试验阴性。

思考题

1. 人体组织的回声水平分为几种类型？每种类型举出三个例子。
2. 简述门脉性肝硬化典型超声声像图表现。
3. 肾积水的超声声像图分级及表现有哪些？

（董晓秋）

第九章　放射影像检查

学习要求

1. 掌握各系统常见疾病的影像学（X线、造影、CT、MRI）表现。
2. 熟悉各系统疾病的基本病变。
3. 了解影像学检查技术。

第一节　放射影像学原理

1895年德国物理学家伦琴（Wilhelm Conrad Röntgen）发现了X线，随后应用人体检查进行疾病诊断，形成独立的医学放射诊断学（diagnostic radiology）。20世纪50年代起超声、核素扫描、X线计算机层析成像、磁共振成像、单光子与正电子发射体层成像等成像技术相继应用于临床，使人体解剖形态、生理功能、病理改变得以更清晰、更快捷、更精确的显示，拓宽了原有的放射诊断学领域，形成包括X线诊断、超声诊断、核素显像诊断、CT和MRI诊断、介入放射学在内的医学影像学（medical imageology），介入放射学又分为介入诊断学和介入治疗学。

一、X线检查技术

（一）X线的产生和特性

1. X线的产生　X线是由真空管内高速行进的电子流轰击钨或钼靶时产生的。X线是一种波长很短的电磁波，波长为0.031～0.008nm，为肉眼不可见的射线，X线除具有一系列电磁波的共同特性外，还具有以下与X线成像和检查相关的特性。

2. X线的特性　①穿透性（penetrativity）：X线波长短，具有强的穿透能力，X线波长愈短，穿透力也愈强；反之，其穿透力愈弱。X线对物质的穿透力与物体的密度和厚度有关，密度高、厚度大的物体吸收的X线多，穿透的少；反之则X线穿透的多。X线穿透性是X线成像的基础。②荧光效应（fluorescent effect）：X线能激发荧光物质，使波长短的X线转换成波长较长的可见荧光，这种转换称荧光效应。③感光效应（photosensitization）：X线能使多种物质发生光化学反应。④电离生物效应（ionization）：X线能使任何物质产生电离和生物学方面的改变，是放射治疗的基础，也是进行X线检查时应注意防护的原因。

（二）X线成像原理

X线成像，一方面是基于X线的穿透性、荧光效应和感光效应，另一方面是基于人体组织之间有天然密度和厚度的差别，即自然对比。

（三）X线检查技术

1. 荧光透视（fluoroscopy）　费用低廉，可多角度、多方位地实时观察人体，可了解器官的动态变化如心脏搏动、膈肌运动。但清晰度差，不能显示细微病变，缺乏永久记录，现用于介入治疗时的观察导管路径。

2. X线摄影（radiography）　图像清晰，对比度好，特别是近年来数字技术的应用，出现了计算机X线摄影（computed radiography，CR）、数字X线摄影（digital radiography，DR）、数字减影血管造影（digital subtraction angiography，DSA），将透过人体的X线信息像素化和数字化，经计算机系统处理使图像质量大幅度提高，降低了X线辐射剂量。应用数字信息的图像存档和传输系统（picture archiving and communication system，PACS）进行图像的保存、调取和传输，便于复查对比和远程会诊。

3. 造影检查（contrast examination）　对人体内一些缺乏自然对比的组织或器官，可给予一定量的在密度上高于或低于该组织或器官的物质，使之产生对比，以显示其形态与功能的方法，称为造影检查，所给予的物质称为对比剂包括钡剂、碘剂等；造影检查包括心脑血管造影、胃肠造影、尿路造影等。

（四）X线安全

X线照射超过允许剂量的照射可引起放射性损伤，应注意防护，减少不必要的照射，特别是孕妇和小儿，早孕妇女应禁忌行X线检查。

（五）适应证

适用于呼吸系统、心血管系统、消化系统、泌尿系统和骨与关节系统常见病、多发病的诊断，对中枢神经系统、五官、腹腔实质脏器、生殖系统（除子宫输卵管造影外）及软组织疾病效果较差，不适于应用。

二、CT检查技术

计算机层析成像（computerized tomography，CT）是用X线束对人体检查部位按一定厚度的层面进行扫描，取得信息后经计算机处理形成图像的技术。CT是数字化重建的断层图像，密度分辨力高，解剖结构清晰，可用于全身组织器官的检查。目前多层螺旋CT（multi-slice spiral CT，MSCT）已成为临床应用的主流机型，如4层、16层和64层MSCT，目前最新机型包括256层、320层MSCT，双源CT和能谱CT。

与传统CT不同，多层螺旋CT探测器为多排，故又称多排CT，其工作原理为X线球管和多排探测器围绕检查部位进行连续快速同步旋转和扫描，同时检查床沿纵轴匀速平移，X线球管旋转一周获得多层面图像，显著提高了图像时间分辨率和空间分辨率。

（一）CT图像特点

1. CT值（CT value）　不同组织、器官、病变对X线吸收的程度不同，产生的CT密度也不同。CT密度的量化标准是CT值，单位为HU。水的吸收系数为1.0，CT值定为0HU，比水密度高的组织（如骨和软组织）的CT值是正值，而比水密度低的气体和脂肪的CT值是负值，骨皮质吸收系数最高，CT值定为+1000HU，空气密度最低，CT值定为-1000HU。人体中密度不同的各种组织CT值则介于-1000～+1000HU的2000个分度之间。

2. 窗宽　为提高分辨组织结构微小细节的能力，人为地选定某一段CT值，使其表现出16个灰阶的变化，这段CT值范围就是窗宽。凡CT值高于此范围的组织或病变均呈白色；CT值低于此范围的组织或病变均为黑色，不再有灰度差别。

3. 窗位　是指窗宽的中心位置，即所观察器官的大致CT值。

4. **异常密度和增强**　根据病变与所在器官的密度对比而分为高密度、低密度、等密度和混杂密度，增强扫描如密度不增高，则为无强化；密度增高为有强化。强化表现可为均匀强化、不均匀强化和环状强化等。强化程度分轻度、中度和重度。

（二）CT 技术

1. **CT 检查种类**　主要为平扫和对比增强扫描。平扫是指不用对比剂的普通扫描；对比增强扫描是指由静脉注射碘对比剂后进行的 CT 扫描，它包括普通增强检查、多期增强检查、CT 血管成像（CT angiography，CTA）和 CT 灌注成像（CT perfusion imaging）。多期增强检查是根据扫描器官内血流随时间变化进行多时相重复扫描，多用于腹部和盆腔疾病诊断；CTA 用于肺动脉栓塞、主动脉夹层、动脉粥样硬化等血管病变诊断；CT 灌注成像是对病变部位进行动态扫描，分析其血流特性并将结果显示为彩色标注，CT 灌注成像能显著提高超急性期脑梗死、肿瘤等疾病的诊断准确率。

2. **CT 后处理技术**　多层面重建技术是在一系列横断面 CT 图像基础上形成的冠状位、矢状位、任意角度斜位的图像，可较好地显示组织器官内复杂解剖关系，有利于病变的准确定位。表面遮盖显示是最简化的三维显示技术，用于骨骼系统、腹腔脏器和肿瘤的显示，其空间立体感强，解剖关系清晰，有利于病灶的定位。

（三）适应证

几乎适用于全身各个系统的疾病诊断，应用最为普遍。但对椎管内疾病，关节软骨、韧带等疾病的检查效果差，应用较少。

三、磁共振检查技术

磁共振成像（magnetic resonance imaging，MRI）是利用原子核在磁场内产生共振的原理，加上射频脉冲激励产生信号，并经计算机处理重建而成像的检查技术。磁共振成像具有无放射性损伤、无骨性伪影、软组织密度分辨力高、多方位及多序列成像等特点。

（一）MRI 基本成像原理

1. **MRI 现象**　人体内广泛存在的氢原子核，其质子有自旋运动，带正电荷而产生磁矩，有如一个小磁体，在均匀的磁场中，小磁体的自旋轴将按磁场磁力线方向重新排列，在这种状态下，用特定频率的射频脉冲（RF）进行激发，小磁体吸收一定能量而发生磁共振现象。

2. **弛豫与弛豫时间**　射频脉冲停止后，小磁体逐步释放出能量，其相位和能级恢复到原来状态，这一过程称弛豫过程，其所需的时间称弛豫时间，有纵向弛豫（T_1）和横向弛豫（T_2）时间。T_1 指 90° 脉冲激励后达到原纵向磁化矢量 63% 的时间；T2 指 90° 脉冲后激励原横向磁化矢量衰减到 37% 的时间。

3. **弛豫时间与 MRI**　人体的正常组织与病理组织的 T_1 值和 T_2 值是相对固定的，相互间有一定差别，这是 MRI 的基础。在获得选定层面中各种组织的 T_1 值或 T_2 值后，就可获得该层面中各种组织影像的图像。

（二）MRI 检查技术

1. **脉冲序列**　自旋回波脉冲序列（SE）：有两个扫描参数，即重复时间（TR）与回波时间（TE），通过调节 TR 和 TE 以突出组织特征的图像，称为加权像。主要反映组织间 T_1 差别的叫 T_1 加权像（T_1WI），主要反映组织间 T_2 差别的叫 T_2 加权像（T_2WI）。

2. **特殊技术**　磁共振血管造影（MRA）、MR 水成像、磁共振波谱、功能磁共振检查等成像技术。MR 水成像包括磁共振胰胆管造影(MRCP)、磁共振尿路造影(MRU)等,功能磁共振检查有扩散加权成像(DWI)、灌注加权成像(PWI)、脑功能定位成像等。

3. 增强扫描 经静脉注入能使质子弛豫时间缩短的顺磁性物质作为对比剂,再行扫描的技术,包括普通增强扫描、多期增强扫描等。

(三)MRI 图像特点

1. 灰阶成像 具有一定弛豫时间差别的各种组织,转换为模拟灰度的黑白影,则可使器官及其病变成像。

2. 流空效应 血管内的血液由于流动迅速,使发射 MR 信号的氢原子核离开接受范围,故测不到 MR 信号,在 T_1WI 或 T_2WI 中均呈黑影,称为流空效应。

3. 三维成像 MRI 可获得人体横断面、冠状面、矢状面及任何方向断面的图像,有利于病变的三维定位。

4. 正常与病变组织的信号特点

(1)骨、钙化和含气器官在 T_1WI、T_2WI 均呈低信号;脑脊液、胆汁、尿液等富含液体的正常组织和水肿、坏死、囊变的病理组织 T_1WI 呈低信号,T_2WI 呈高信号。

(2)脂肪和含脂肪的病变,T_1WI、T_2WI 均为高信号。

(3)血管性病变如动脉瘤或血管畸形,因流空效应而呈不同形态的低信号。

(四)适应证

几乎适用于全身各个系统的疾病诊断。但对肺部疾病检查的效果差,应用较少。

四、正电子成像术

正电子成像术(positron emission tomography,PET)又称正电子发射计算机断层扫描,是目前唯一用解剖形态方式进行功能、代谢和受体显像的技术。是以代谢显像和定量分析为基础,应用组成人体主要元素的短命核素如 ^{11}C、^{13}N、^{15}O、^{18}F 等正电子核素为示踪剂,快速获得多层面断层影像,从分子水平动态观察到代谢物或药物在人体内的生理生化变化,用以研究人体生理、生化、化学递质、受体乃至基因改变。

PET-CT 将 CT 与 PET 融为一体,由 CT 提供病灶的精确解剖定位,而 PET 提供病灶详尽的功能与代谢等分子信息,具有灵敏、准确、特异及定位精确等特点,一次显像可获得全身各方位的断层图像,达到早期发现病灶和诊断疾病的目的。

适应证:肿瘤的早期诊断和分期,鉴别肿瘤有无复发和转移;癫痫灶准确定位,鉴别心肌的存活,健康查体的手段。

知识链接

介入放射学是以影像诊断学为基础,在影像设备的导向下,利用穿刺和导管技术等,对一些疾病进行非手术治疗或者取得组织学、细菌学、生理、生化资料,以明确病变性质的一门学科。介入放射学分为血管性和非血管性技术两大分支。前者是指在血管内进行的诊断和治疗性操作,后者是指在血管以外进行的诊断和治疗性操作。血管性介入放射学包括经皮腔内血管成形术、经导管栓塞术和经导管动脉内药物灌注术。

第二节 影像学诊断方法

医学影像学是重要的临床诊断技术之一,因此需要对影像进行认真、细致的观察分析。

1. 基本资料 注意摄片、CT、MRI 的技术条件和技术参数,如位置是否准确,条件和参数是否恰当,照片质量是否符合诊断要求等。

2. 观察图像的方法 要按一定顺序,对照片上显示的所有解剖结构,全面系统地观察;对解剖结构对称的部位,应两侧对比观察,有利于发现异常。要结合冠状面、矢状面和横断面图像进行分析,以便获得器官组织的立体概念。

3. 正常与异常的区分 要熟悉正常解剖和变异,这是判断病变影像学表现的基础,仔细辨认异常,发现病变。

4. 异常影像的归纳 进行观察和分析时要注意下列几点:①病变位置和分布;②病变数目;③病变形状,如肺部球形影多为肿瘤或结核球,片状及斑点状影多为炎性病变;④病变的边缘,一般良性肿瘤表现为边缘锐利,恶性肿瘤则边缘多模糊;⑤病变密度/信号,如骨骼中,密度增高表示骨质增生硬化,密度减低则代表骨质疏松或破坏;⑥邻近器官和组织的改变;⑦器官功能的改变,观察心脏大血管的搏动、横膈的运动和胃肠道的蠕动对诊断有帮助,而且往往是疾病早期的主要表现;⑧如行增强扫描,则应观察分析强化程度和形式的不同。

5. 结论的提出 在分析判断时,找出一些有关键意义的影像学表现,并提出一个或几个疾病来解释这些表现,也就是提出初步的影像学诊断。具有特征性的影像,可以作出肯定诊断。但在多数情况下,影像学表现并无特征性,不同疾病可以出现相同或类似的影像学征象,同一疾病也可因在不同的发展阶段或不同的类型而出现不同的影像学表现。所以,在分析影像学征象,提出初步诊断后,必须结合临床资料进行综合分析,包括患者的病史、症状、体征和治疗经过,以及年龄、性别、职业和接触史、生长和居住地等。

第三节 头 颈 部

一、中枢神经系统

【检查技术】

1. 颅骨平片 常用后前位和侧位,目前应用较少。

2. 脑血管造影 是诊断脑血管疾病的最好方法。

3. CT 检查 主要包括平扫、增强扫描。

4. MRI 检查 是脑部疾病最佳的检查手段。

【正常影像学表现】

1. 颅骨平片 ①颅板:由颅骨内外致密的内、外板和中央疏松的板障组成,前者为密质骨,后者为松质骨。②颅缝:主要有矢状缝、人字缝和冠状缝,呈透亮的锯齿状。③颅骨压迹:脑回压迹呈局限性圆形或卵圆形的低密度区,脑膜中动脉压迹为条状低密度影,板障静脉压迹表现为蜘蛛状低密度影,蛛网膜颗粒压迹呈 5～10mm 大小的低密度区。④生理性钙化：主要有松果体钙化、大脑镰钙化和脉络丛钙化。

2. 脑CT　①颅骨：颅骨为高密度，颅底诸孔、裂为低密度。②脑实质：分大脑、小脑和脑干，大脑又分为额、顶、枕、颞叶，脑实质由皮质（脑灰质）和髓质（脑白质）组成，皮质密度略高于髓质，由尾状核、豆状核等组成的基底核位于大脑深部。③脑室系统：由双侧侧脑室、第三脑室、第四脑室组成，其内为低密度的脑脊液。④蛛网膜下腔：包括脑沟、脑池、脑裂，充以均匀水样密度的脑脊液。⑤增强扫描：正常脑实质轻度强化，脑血管直接强化，垂体、大脑镰、松果体明显强化。

3. 脑MRI　①颅骨：内、外板含水量少，T_1WI 和 T_2WI 均呈低信号；板障含脂肪，T_1WI 和 T_2WI 均为高信号。②脑实质：T_1WI 脑髓质信号稍高于皮质，T_2WI 脑髓质信号稍低于皮质。③含脑脊液结构：脑室及蛛网膜下腔含脑脊液，T_1WI 呈低信号，T_2WI 为高信号。④血管：因"流空效应"，T_1WI 和 T_2WI 均呈低信号。

【异常影像学表现】

1. 脑梗死　是供血动脉闭塞致供血区域脑组织缺血性坏死。①CT表现：急性期表现为低密度灶，其部位、大小、形状与受累动脉供血范围一致，典型者呈扇形，病变边缘模糊；发病后6～21天，表现为边缘较清楚的低密度灶，少数2～3周时也可呈等密度而不易发现，称为"模糊效应"；发病3～4周以后，病变呈边界清楚的水样低密度软化灶，体积缩小，占位效应消失。②MRI表现：一般发病后4～6小时即可表现为 T_1WI 低信号，T_2WI 高信号（图9-1），DWI可更早地检出高信号缺血灶，病变早期边缘模糊，有轻度占位效应，晚期边缘清楚，占位效应消失。

2. 颅内出血　常见部位有基底核、丘脑、外囊等。①CT表现：脑内圆形或椭圆形高密度病变，密度均匀，边缘清楚，CT值约为50～80HU；病变周围逐渐出现低密度水肿带（图9-2）；出血可破入相邻的脑室和（或）蛛网膜下腔，表现为相应部位的高密度影，形成液-液平面或脑室高密度铸形。吸收期血肿边缘模糊，密度减低，高密度影向心性缩小，呈所谓"融冰征"，持续3～6周。约2个月左右血肿完全吸收，形成囊腔状软化灶，可伴有局部脑萎缩。②MRI表现：脑内血肿的信号特点与血红蛋白及其代谢产物有关。急性期（0～2天）T_1WI 和 T_2WI 均为等或低信号；亚急性期（2～21天）早期 T_1WI 呈高信号，T_2WI 呈低信号；晚期在 T_1WI 及 T_2WI 均为高信号，慢性期（21天以后）血肿 T_1WI 及 T_2WI 均为高信号，且周围可见含铁血黄素沉着的低信号环；囊变期因液化囊变而呈液体信号。

3. 胶质细胞瘤　起源于神经胶质细胞，最常见的为星形细胞瘤，一般分Ⅰ～Ⅳ级。①CT表现：Ⅰ级星形细胞瘤呈等或均匀低密度病变，无瘤周水肿，增强无强化；Ⅱ～Ⅳ级肿瘤呈混杂密度肿块，界限不清，可有斑点样钙化、出血、坏死或囊变，囊腔内有壁结节，瘤周水肿和占位效应明显（图9-3）；增强扫描多为不规则环形强化。②MRI表现：与CT表现相似，即 T_1WI 呈稍低或混杂信号，T_2WI 呈均匀或不均匀高信号。增强扫描与CT表现类似。

4. 脑膜瘤　起源于蛛网膜粒上皮细胞，中年女性多见。①CT表现：平扫呈均匀等或稍高密度类圆形或分叶状肿块，边界清楚，瘤内常见砂粒状或不规则形钙化；肿块多以广基底与颅骨内板、大脑镰或其他硬脑膜相连，相邻脑灰质受压内移变形，脑池脑沟闭塞；瘤周水肿多较轻或无；增强扫描肿块呈均匀明显强化（图9-4）。②MRI表现：肿瘤 T_1WI 呈等或稍高信号，T_2WI 呈等或稍高信号，信号常不均匀，增强扫描肿块均匀显著强化，邻近脑膜增厚，称为"脑膜尾征"。

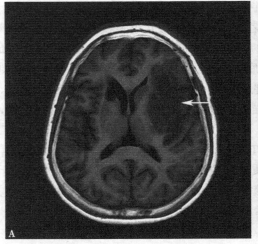
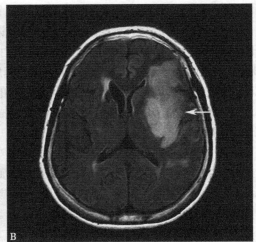
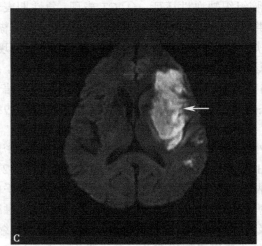

图 9-1　脑梗死 MRI 影像
A. T_1WI；B. T_2WI；C. DWI

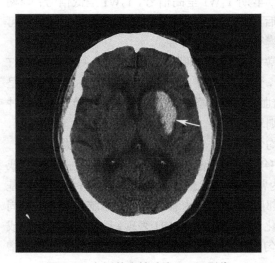
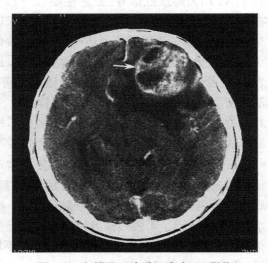

图 9-2　左侧基底核脑出血 CT 影像　　　图 9-3　左额星形胶质细胞瘤 CT 影像

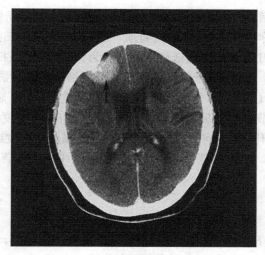

图9-4 右额脑膜瘤CT影像

二、眼 部

【检查技术】

1. 平片 主要观察异物。

2. CT检查 薄层,必要时增强扫描。

3. MRI检查 脂肪抑制技术有利于病灶的观察,必要时增强扫描。

【正常影像学表现】

1. CT表现 眶壁为长条状高密度,眼球壁呈环形等密度,其内有高密度晶状体和低密度玻璃体,球后脂肪为低密度,视神经和眼外肌为等密度。

2. MRI表现 眶壁为长条状低信号,眼球壁、晶状体、视神经和眼外肌为等信号,玻璃体为T_1WI低信号、T_2WI高信号,球后脂肪T_1WI、T_2WI均为高信号。

【异常影像学表现】

1. 炎性假瘤

(1) CT表现:①弥漫型假瘤:呈弥漫浸润性生长,通常累及多个部位,形成"冰冻眼眶",常延伸至眶外;②炎性肿块型假瘤:表现为眶内肿块,外形规则或不规则(图9-5);③肌

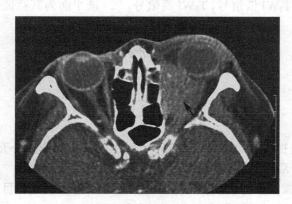

图9-5 左眼眶内炎性假瘤CT增强影像

炎型假瘤：显示眼外肌增厚，受累次序为内、外、上、下直肌，一般肌腹、肌腱均受累；④泪腺炎型假瘤：病变侧泪腺弥漫性增大，泪腺窝骨质一般无改变，增强扫描为轻度或中度强化。

（2）MRI 表现：T_1WI 为等信号或低信号，T_2WI 为低信号，增强扫描轻度或中度强化。

2. 视网膜母细胞瘤　为起源于视网膜神经外胚层细胞的恶性肿瘤，常发生于 3 岁以内儿童。瞳孔黄白光反射（白瞳征）为其临床特征。① X 线平片：可显示眼球内钙化。② CT 表现：球后壁肿物呈结节状突入玻璃体，边缘不整，轮廓清楚，密度多不均匀。大多数瘤体内伴有点状或团块状钙化，为本病特征性改变。增强扫描肿瘤中度或显著强化。③ MRI 表现：T_1WI 呈中～高信号，T_2WI 呈低信号。增强扫描肿瘤中度或显著强化。

三、鼻　　窦

【检查技术】

1. X 线平片　包括瓦氏位（Water 位）、柯氏位（Caldwell 位）等，目前临床应用较少。

2. CT 检查　常规采用横断面和冠状面，高分辨率薄层 CT 扫描，微细结构显示清晰，是目前临床应用最广泛的检查手段。

3. MRI 检查　能很好地显示微细软组织结构，增强扫描在肿瘤诊断和鉴别诊断中具有重要价值。

【正常影像学表现】

1. X 线和 CT 表现　①上颌窦前壁最厚，其顶壁菲薄，构成眶底，外侧壁邻接颞下窝与翼腭窝，内侧壁最薄，下壁为齿槽突。②筛窦筛房构成眼眶内侧壁，筛窦外侧壁小房为壁薄的纸样板，约有 10 个气房。③蝶窦位于蝶骨体，气化差异大，内有分隔。④额窦垂直部、水平部窦腔内可有分隔。

2. MRI 表现　窦腔内气体和骨皮质 T_1WI 与 T_2WI 均为低信号，黏膜呈线状影，T_1WI 为中等信号，T_2WI 为高信号。

【异常影像学表现】　鼻窦炎多继发于急性鼻炎、上呼吸道感染，上颌窦发病率最高。① X 线平片：急性期窦腔密度增高，窦壁可见环形致密影——肿胀黏膜，有时可见气 - 液面，骨壁清楚。慢性期窦腔缩小，黏膜明显肥厚，骨壁模糊。② CT 表现：鼻窦黏膜增厚；窦内分泌物潴留，呈现气 - 液平面，可随体位变动；窦腔内可呈低密度（黏膜水肿、积脓）、等密度（息肉）、高密度（真菌性感染）。③ MRI 表现：增厚的黏膜呈 T_1WI 等信号、T_2WI 高信号，分泌物较多时窦腔内呈 T_1WI 低信号、T_2WI 高信号，气 - 液平面为其特征表现。

第四节　胸　　部

一、肺　　部

【检查技术】

1. X 线检查　透视可动态多方位观察，一般作为胸部摄影的补充；胸部摄影包括后前位、侧位等位置，是最常用的检查方法。

2. CT 检查　对微小和早期病变敏感，能显示胸片盲区病变。目前已成为胸部疾病的主要检查手段。

3. MRI 检查　主要用于检查肺、纵隔肿块,其他疾病应用很少。

【正常影像学表现】

1. 胸廓

(1)软组织:①胸大肌:在胸大肌发达的男性,两侧肺野中部外带形成扇形均匀较高密度影;②女性乳房及乳头:表现为两肺下野半圆形密度增高影,下缘清楚,向上密度逐渐变淡,上缘不清,外下缘与腋部皮肤连续。乳头有时在两肺下野第五前肋间处形成小圆形致密影。

(2)骨性胸廓:①肋骨:后段水平向外走行,前段向内下倾斜走向。1~10 肋骨前端有肋软骨与胸骨相连,因软骨不显影,故 X 线片上肋骨前端呈游离状。肋软骨可出现钙化,表现为不规则斑点状或斑片状致密影。肋骨可有分叉、联合、颈肋等先天变异。②肩胛骨:后前位投照时,肩胛骨投影到肺野以外,若未能全部避开肺野时,其内缘常与肺中野外带重叠,勿误认为胸膜肥厚;③胸骨与胸椎:后前位片上,胸骨与胸椎及纵隔影重叠,只有胸骨柄和上部胸椎横突可凸出于纵隔阴影外,勿认为是纵隔或肺门淋巴结增大。

2. 气管、支气管　气管起于环状软骨下缘,呈纵行的带状透亮影。在第 5~6 胸椎平面分为左、右主支气管,气管分叉部下壁形成隆突,分叉角度为 60°~85°,两侧主支气管分为叶支气管,后者又分出段支气管,经多次分支,最后与肺泡相连。

3. 肺

(1)肺野:是含气的肺在胸片上所显示的透明区域。为便于标明病变位置,将每一侧肺野纵行分为三等分,分别称为内、中、外三带,又分别在第 2、4 肋骨前端下缘画一水平线,将肺野分为上、中、下三野。

(2)肺门与肺纹理:肺门影是肺动脉、肺静脉、支气管及淋巴组织的总和投影。肺纹理是由肺血管、支气管和淋巴管等组成,主要成分是肺动脉分支,为自肺门向外呈放射状分布的树枝样影,由粗逐渐变细(图9-6);

(3)肺叶、肺段和肺小叶:①肺叶:右肺有上、中、下三叶,左肺有上、下两叶,肺叶与肺叶之间的胸膜裂隙叫叶间裂;②肺段:肺叶由 2~5 个肺段组成,各有其单独的支气管。肺

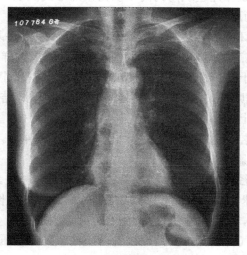

图 9-6　正常胸部 X 线影像

段的名称与相应的支气管一致；③肺小叶：每个肺叶由 50～80 个肺小叶组成，肺小叶的直径约 1cm，小叶之间有疏松的结缔组织间隔，称小叶间隔。

4. 纵隔　位于两肺之间，胸骨后与胸椎前，其中有心脏、大血管、气管、食管、胸腺等器官和组织。侧位胸片上纵隔划分为前、中、后及上、中、下共九个区。前纵隔系胸骨后与心脏、升主动脉、气管之前的狭长三角区；中纵隔相当于心脏、主动脉弓部、气管及肺门所占据的区域；食管以后和胸椎旁区为后纵隔；食管前壁为中、后纵隔的分界线；自胸骨柄体交界处至第 4 胸椎下缘连一水平线，其上为上纵隔；其下至肺门下缘（相当于第 8 胸椎下缘）的水平线为中纵隔；肺门下缘至横膈为下纵隔。

5. 横膈　横膈分左、右两叶，呈圆顶状。横膈在外侧及前、后方与胸壁相交形成肋膈角，在内侧与心形成心膈角。

6. 胸膜　贴着胸壁和纵隔的一层为壁层胸膜，包绕肺和叶间的部分为脏层胸膜，两层之间的间隙为胸膜腔。胸膜菲薄，正常时不显影。

【异常影像学表现】

1. 肺部病变

（1）渗出性病变：见于各种急性炎症、肺出血及肺水肿等。主要病理改变为肺泡腔内气体被病理性液体、细胞或组织所替代。影像学表现为沿支气管走行分布的密度较低的小结节状或小斑片状阴影。病变相互融合呈大片状高密度影，病灶不跨越叶间胸膜且无体积缩小。大片状高密度影中有时可见含气的低密度细条带状支气管影，称"空气支气管征"。

（2）增生性病变：是肺慢性炎症形成的肉芽组织，主要成分有成纤维细胞、血管内皮细胞和增生的组织细胞。影像学表现为密度较高的结节，边缘较清楚，呈梅花瓣样，没有明显的融合趋势。

（3）纤维化性病变：肺组织破坏后，纤维成分代替细胞成分，分局限性和弥漫性两类。前者多为肺急性或慢性炎症的后果和愈合表现；后者多见于弥漫性间质性肺炎、肺尘埃沉着症、特发性肺间质纤维化等。影像学表现为局限性索条状影，密度增高，走向僵直；弥漫分布的索条状高密度影，相互交织成网状或蜂窝状。

（4）钙化：退行性变或坏死组织内钙离子以钙盐的形式沉积下来，多见于肺或淋巴结结核愈合期。影像学表现为斑点状、小片状高密度影，边缘锐利。

（5）空洞：病变组织坏死、液化并经引流支气管排出，空气进入病变区后形成空洞。空洞见于结核、肺脓肿、肺癌等。根据空洞壁的情况分为：①虫蚀样空洞：多发性边缘不规则透明区，如虫蚀状，常见于结核性干酪性肺炎。②薄壁空洞：空洞壁厚度小于 3mm，洞壁厚度较一致，呈圆形或不规则形，空洞壁的内外缘清楚，多见于肺结核。③厚壁空洞：壁厚度超过 3mm，多在 5mm 以上。

（6）空腔：肺内正常腔隙的病理性扩大，如肺大疱、肺囊肿等。影像学表现为壁厚 1mm 左右，厚度均匀的环形阴影。

（7）结节与肿块：直径≤3cm 者称结节，直径＞3cm 者称肿块。可单发或多发。良性病变常见于错构瘤和结核球，恶性肿瘤常见于周围型肺癌。前者生长较缓慢，边缘清楚，密度均匀；后者肿瘤生长较快，呈浸润性生长，周围有分叶，边缘模糊。

2. 支气管改变　支气管改变主要是支气管内阻塞或外在性压迫，可以引起阻塞性肺气肿、阻塞性肺不张。

（1）肺气肿：分局限性和弥漫性两种。局限性肺气肿表现为局部透明度增加，肺纹理稀疏。一侧性肺气肿，还可出现患侧横膈下降，纵隔向对侧移位。弥漫性肺气肿显示胸廓增大，肋间隙增宽，两肺野透明度增加，肺纹理稀疏、变细，膈肌低平，活动度减弱。

（2）肺不张：一侧肺不张表现为一侧肺野密度增高，体积缩小，胸廓塌陷，肋间隙变窄，膈肌升高，纵隔向患侧移位，对侧及邻近的肺叶可出现代偿性肺气肿。

3. 胸膜病变

（1）胸腔积液：分游离性和局限性两种。①游离性胸腔积液：少量积液首先积聚在后肋膈角使其变钝；中等量胸腔积液表现为中下肺野呈均匀的致密影，肋膈角完全消失，致密影上缘呈外高内低的弧形曲线，凹面超过第4前肋端下缘并在第2前肋端下缘以下；大量胸腔积液，凹面位于第4前肋端下缘以上，表现为患侧肺野呈均匀致密阴影，纵隔向健侧移位，肋间隙增宽，横膈下降。②局限性胸腔积液：积液位于胸腔某一局部，如包裹性积液、叶间积液和肺底积液等。

（2）胸膜增厚、粘连及钙化：多见于结核性胸膜炎和脓胸。广泛胸膜增厚粘连时，在胸部外侧及后缘沿胸膜下有带状密度增高影，重者可导致胸廓塌陷，纵隔向患侧移位。胸膜钙化时在肺野边缘呈不规则片状高密度阴影。

4. 肺部病变

（1）大叶性肺炎：主要致病菌为肺炎链球菌，多见于青壮年。X线、CT表现：①充血期：病变区局限性肺纹理增粗。②实变期：病变肺段或肺叶呈密度均匀增高影，CT值约为20～35HU，形态和肺段或肺叶的轮廓相符合，有时在密度增高影内可见"空气支气管征"（图9-7），叶间裂位置无改变。③消散期：实变阴影的密度逐渐减低，范围缩小，进一步吸收，病变完全消散或遗留条索状阴影。

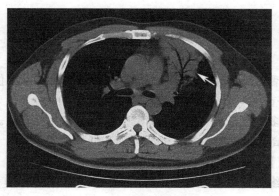

图9-7 大叶性肺炎CT影像

（2）肺水肿：液体主要积聚在肺间质时称间质性肺水肿，液体进入到肺泡时发生肺泡性肺水肿，病理变化是肺毛细血管内的血浆较大量的外渗到肺间质组织和（或）肺泡内。① X线表现：肺纹理和肺门影边缘模糊，出现与胸膜垂直或（与）其相连的细线状间隔线影或位于两肺下野网格状影像。肺泡性肺水肿典型表现是两肺中内带对称分布的大片状影称"蝶翼征"，边界较为清楚。② CT表现：间质性肺水肿表现为小叶间隔增厚、支气管血管束增粗、肺野呈毛玻璃样改变。肺泡性肺水肿表现有结节状阴影，可融合成边缘模糊的片状影，大片状影可见"空气支气管征"。

（3）原发性支气管肺癌：按大体类型分为中央型、周围型及弥漫型。X 线、CT 表现：①中央型肺癌：为肺门部肿块，瘤体呈圆形或不规则形，肿块边缘较光整，支气管壁增厚，支气管腔狭窄与阻塞，出现阻塞性肺气肿、阻塞性肺炎和阻塞性肺不张。②周围型肺癌：为肺内结节或肿块影，有不规则分叶，边缘模糊或（和）有毛刺。肿瘤组织坏死液化形成偏心空洞，其内壁不光滑有壁结节。肿瘤侵及邻近胸膜使局部胸膜增厚，瘢痕收缩牵拉使胸膜凹陷，形成"胸膜凹陷征"（图 9-8）。周围型肺癌还可直接侵及邻近肋骨和软组织，通过血液及淋巴转移到远处。③弥漫型肺癌主要表现为两肺弥漫的结节灶或粟粒状影，两肺中下部较多。

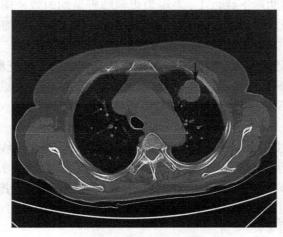

图 9-8 周围型肺癌 CT 影像

二、心 脏

【检查方法】

1. 普通检查 包括透视和摄影，常用的投照位有后前位、右前斜位、左前斜位和左侧位。

2. CT 检查 优势在于对心包及大血管病变的诊断。

3. MRI 检查 从多角度成像观察心腔、室壁的形态和厚度改变。可显示较高信号的内膜、中等信号心肌、在高信号脂肪衬托下的心外膜和低信号心包。

【正常影像学表现】

1. 后前位 心右缘分为两段，上段为升主动脉和上腔静脉的复合投影，下段为右心房所构成。心左缘分为三段，上段为主动脉结，由主动脉弓部和降部构成；中段为肺动脉段，由主肺动脉与左肺动脉构成；下段为左心室段，左心室在下方形成心尖。

2. 右前斜位 心前缘自上而下由主动脉弓及升主动脉、肺动脉、右心室、左心室。心前缘与胸壁之间有一倒三角形透明区，称为心前间隙。心后缘中上部为左心房，对食管形成浅压迹，下部为右心房。

3. 左前斜位 X 线中心线与室间隔接近平行，两个心室大致分为左、右两半。心前缘上段为右心房，下段为右心室，右心房影以上为升主动脉。心后缘上段为左心房，下段为左心室。

4. 左侧位 心前缘上段由右心室漏斗部与主肺动脉构成,下段为右心室前壁。心后缘上中段为左心房,下段为左心室。心后缘下段与食管及膈之间的三角形间隙,称为心后间隙。

【异常影像学表现】

1. 心脏外形异常

(1)二尖瓣型:主动脉结较小,心腰部突出,心左缘下段圆隆,心右缘下段膨隆,心影外形呈梨形(梨形心)。常见疾病为二尖瓣狭窄、肺源性心脏病、室间隔缺损等。

(2)主动脉型:主动脉结突出,心腰凹陷,心左缘下段向左扩展,心影呈靴形(靴形心)。常见于高血压心脏病和主动脉瓣关闭不全等。

(3)普大型:心脏各房室均增大,以心肌炎、心肌病常见。

2. 心脏增大 在后前位胸片上,心脏最大横径与胸廓最大横径之比即为心胸比率。成年人的心胸比率正常值小于0.5。

(1)左心房增大:心影向后增大,左心房食管压迹加深甚至向后移位与脊柱重叠。心影向右增大可见右房弧形边缘上段又出现一较大弧度,称双弧影。左心房增大显著时,左心耳增大突出,致左心缘呈四个弓。左主支气管受压抬高,使气管分叉角度增大。

(2)左心室增大:后前位,心左缘左心室段延长,心尖向左下延伸,显示在胃泡影内。左前斜位,心后缘左心室段向后下突出,与脊柱影重叠。左侧位,心后间隙变窄或消失。

(3)右心房增大:后前位,心右缘下段向右膨隆。右前斜位,心后缘下段向后突出。左前斜位,心前缘上段向前上膨隆。

(4)右心室增大:后前位,心尖圆隆上翘,右前斜位,右心室段前缘呈弧形向前膨隆,心前间隙变窄甚至消失。左前斜位,心前缘下段向前膨出,心前间隙变窄。

3. 肺循环改变

(1)肺充血:肺动脉内血流量增加。X线表现为肺动脉段膨隆,肺纹理成比例增粗,边缘清楚锐利。主要见于房间隔缺损等先天性心脏病。

(2)肺淤血:指肺静脉回流受阻,肺静脉普遍扩张。X线表现为肺野透明度减低,两肺门影增大,血管边缘模糊,严重时出现间隔线。主要见于二尖瓣狭窄、心力衰竭等病变。

(3)肺动脉高压:肺血流量增加或肺循环阻力增高引起肺动脉高压。X线检查表现为肺动脉段突出,肺野中外带分支收缩变细,称为"肺门截断征"。右下肺动脉成人横径>15mm。

(4)肺栓塞和肺梗死:肺栓塞大多是由周围静脉血栓或风湿性心瓣膜病附壁血栓脱落进入肺动脉所致。①X线表现为栓塞早期受累肺动脉远段变细,其分支区域缺血,肺野透光度增高,近端肺动脉增粗。②螺旋CT对比增强可发现肺亚段以上肺动脉的栓塞,表现为在肺动脉内呈圆形、长条状或其他形状的充盈缺损,CT值明显低于正常的肺动脉。肺梗死表现为肺野外围密度均匀增高的三角形影,底边朝向胸壁,尖端指向肺门(图9-9)。

4. 心脏疾病表现

(1)高血压心脏病:①X线表现:心脏呈主动脉型,左心室增大,左心缘向左下延长(图9-10)。主动脉结增大,主动脉迂曲、延长。左前斜位左心室向后膨隆与脊柱重叠,心后间隙消失。②CT表现:显示心腔增大,左心室壁增厚,升主动脉扩张。③MRI表现:SE脉冲序列心室壁及室间隔普遍增厚,升主动脉扩张,病变晚期显示左心室腔扩大。

(2)扩张型心肌病:以进行性心脏增大、心腔扩张和收缩能力下降为特征。①X线平片:早期心脏可以正常,晚期中、重度扩大,常以左心室扩大为主,也可有右心室扩大或双心室扩大,搏动普遍减弱。② CT 表现:心脏横径扩大,以心室腔扩张为主,偶可显示左室附壁血栓。③ MRI 表现:以心室腔扩大为主,心室横径增大较明显,室间隔及游离壁变薄。

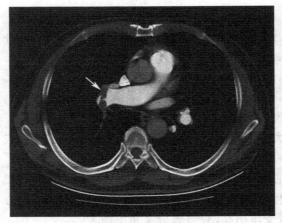

图 9-9　肺动脉栓塞增强 CT

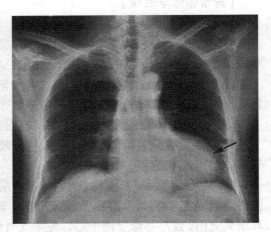

图 9-10　高血压心脏病 X 线影像

第五节　腹　　部

一、食管与胃肠道

【检查方法】

1. 普通检查　包括透视、摄影。主要用于急腹症和不透 X 线异物的检查。

2. 造影检查　常用的对比剂为医用硫酸钡。主要用于观察食管、胃和小肠病变,对回盲部病变也有一定价值。结肠双重对比造影是检查结肠病变的基本方法之一。

3. CT 检查　主要了解胃肠肿瘤向外侵犯程度、与周围脏器及组织间关系、有无淋巴结和远隔脏器转移等。

【正常影像学表现】

1. 食管　前壁有 3 个生理性压迹,自上而下分别为主动脉弓压迹、左主支气管压迹和左心房压迹。食管边缘光滑整齐,黏膜皱襞 3～6 条,呈纤细纵行的条纹状透亮影,向下通过贲门与胃小弯黏膜皱襞相连。

2. 胃　分胃底、胃体和胃窦。胃的形态与体型和胃本身张力有关。一般分为牛角型、钩型、无力型和瀑布型。胃体部小弯侧黏膜皱襞较细而整齐,与小弯平行,向大弯侧逐渐粗大呈斜向或横向走行。一般可见 4～6 条黏膜皱襞,宽度不超过 5mm。胃蠕动起自胃体上部,通常同时可见 2～3 个蠕动波。一般在服钡后 2～4 小时内排空。

3. 十二指肠　呈 C 字形包绕胰头。分为球部、降部、横部和升部。球部呈三角形或锥形,两缘对称,黏膜皱襞呈纵行条纹状。

4. 空肠与回肠　空肠主要位于左上和中腹部,蠕动较活跃,黏膜皱襞呈羽毛状。回肠主要位于中、下腹部和盆腔,蠕动缓慢,黏膜皱襞较稀少。一般在服钡剂后 2～6 小时钡到达盲肠,7～9 小时小肠完全排空。

5. 结肠　充钡时 X 线特征为大致对称的袋状突出称结肠袋,以盲肠、升结肠和横结肠明显,降结肠以下逐渐变浅,乙状结肠接近消失。

【异常影像学表现】

1. 轮廓的改变　①龛影(niche):胃肠壁局限性溃烂凹陷,被钡剂充填后,在切线位呈现向外突出的乳头状钡影,正位呈圆形或卵圆形致密钡斑影。②憩室(diverticulum):因管壁薄弱或管壁被外在粘连牵拉而形成的突出性病变,X 线特征是局限性囊袋状膨出影。③充盈缺损(filling defect):胃肠壁局限性肿块向腔内突出,病变部位不能被钡剂充盈所形成的影像。

2. 黏膜皱襞的改变　①黏膜皱襞平坦:常见于炎性水肿、恶性肿瘤等。②黏膜皱襞中断、破坏消失,多由恶性肿瘤侵蚀所致。③黏膜皱襞增宽和迂曲:多见于慢性胃炎和黏膜下静脉曲张等。④黏膜皱襞纠集:黏膜皱襞从四周向病变区集中呈放射状,多见慢性溃疡。

3. 管腔大小的改变　①狭窄:指管腔持久性缩小。肿瘤性狭窄范围局限,边缘毛糙,管壁僵硬;炎症性狭窄范围多广泛或具有分段性,边缘较清楚;压迫性狭窄多呈偏侧性;先天性狭窄多较局限,边缘光滑;痉挛性狭窄形态可变,痉挛解除恢复正常;②扩张:指管腔持久性增大,狭窄近侧常扩张。

4. 功能性改变　①蠕动的改变:蠕动增强表现为蠕动波增多、加深;蠕动减弱表现为蠕动波减少、变浅;与正常运行方向相反的蠕动称为逆蠕动。②运动力的改变:表现在钡剂到达和离开某部的时间异常。如服钡剂后 4 小时胃尚未排空可认为胃运动力减低或胃排空延迟。

5. 常见胃肠道疾病

(1) 食管静脉曲张:常见病因是肝硬化导致的门静脉高压。造影表现:轻度时食管下段黏膜增粗、迂曲,管壁不光滑或呈锯齿状;中度时病变范围增加,迂曲的静脉明显突入管腔内,形成串珠样或蚯蚓样充盈缺损,食管边缘凹凸不平(图 9-11),钡剂通过缓慢;重度病变范围更广,食管壁张力明显减低,管壁蠕动明显减弱,钡剂通过缓慢。

(2) 胃溃疡:溃疡病变从黏膜层开始,逐渐累及黏膜下层、肌层和浆膜层,也可穿透浆膜层进入腹腔。溃疡多位于小弯角切迹附近。造影表现:在切线位显示胃轮廓之外的龛影,一般呈乳头状,壁和底比较光整,在正位显示为圆形或类圆形的钡斑影。溃疡口在侧位像上显示为数毫米宽的均匀透亮带,称为项圈征。溃疡下纤维组织瘢痕收缩,使周围黏膜向溃疡口纠集,当溃疡发生在幽门部时可引起幽门梗阻。

(3) 胃癌:好发于 40～60 岁的男性。造影表现:①胃腔内局限性的充盈缺损影,外形不规则呈分叶状,肿瘤表面不光滑(图 9-12)。②胃轮廓之内形状不规则的龛影,其周边可见指压状凹陷和裂隙,溃疡底多不光滑,溃疡周围的黏膜中断破坏,大多溃疡位于胃窦部,在切线位可见环堤。③胃壁不规则增厚、僵硬,蠕动消失。

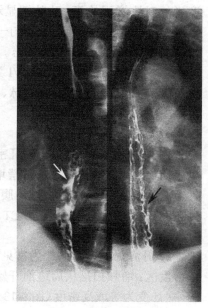

图 9-11　食管静脉曲张食管造影

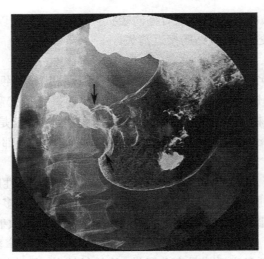

图 9-12　胃癌胃肠造影

二、肝

【检查方法】

1. CT 检查　①平扫：扫描范围自膈顶至肝下缘。②增强检查：是经表浅静脉注入对比剂后 20～30 秒、50～60 秒、110～120 秒进行扫描，可获得肝动脉期、门静脉期和平衡期 CT 图像。

2. MRI 检查　①平扫检查：常进行轴位和冠状位扫描。②增强扫描：同 CT 部分。

【正常影像学表现】

1. CT 表现　肝实质密度均匀，比脾密度高。肝静脉和门静脉在肝实质内为条形低密度影。对比增强检查，动脉期显示肝动脉及其分支，但肝实质没有明显增强，门静脉期肝实质增强明显，密度增高且均匀一致，门静脉及其左、右分支，左、中、右三支肝静脉显示清楚，后者为肝段划分的血管标志。

2. MRI 表现　肝实质 T_1WI 为中等信号，稍高于脾信号，T_2WI 表现为低信号，明显低于脾信号，信号均匀一致。肝动脉、门静脉及肝静脉在 T_1WI、T_2WI 均为流空信号。对比增强与 CT 相同。

【异常影像学表现】

1. 肝硬化　①CT 表现：肝密度普遍减低或密度不均，边缘凹凸不平呈波浪状，肝各叶大小比例失常，尾叶与左叶代偿增大，肝裂增宽。脾大（超过 5 个肋单元为脾增大，一个肋骨或肋间隙称为一个肋单元）、腹水、食管和胃底静脉曲张。②MRI 表现：肝大小、形态改变和脾大、门静脉高压征象与 CT 表现相同。肝硬化再生结节 T_1WI 呈等信号、T_2WI 呈低信号为特征性改变。

2. 肝海绵状血管瘤　为常见肝良性肿瘤，好发于女性。①CT 表现：平扫为境界清楚的低密度区；增强扫描从周边部开始强化呈棉絮状或结节状，随时间推移向中央扩展；延迟扫描，病灶变为等或高密度（图 9-13）。②MRI 表现：T_1WI 为均匀低信号，T_2WI 为均匀高信号，随着回波时间（TE）延长其信号强度也越来越高，即所谓"灯泡"征。对比增强表现同 CT。

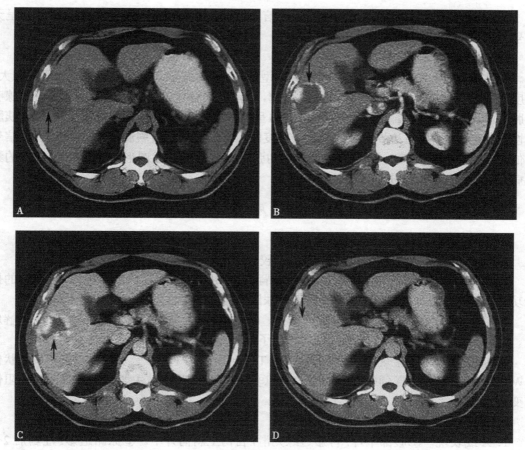

图 9-13 肝血管瘤 CT 影像

3. 肝细胞癌 ① CT 表现：肝实质内单发或多发、边界清楚或模糊的结节或肿块，多数为低密度，局限性突出于肝表面。增强 CT 动脉期肿瘤很快出现明显的斑片状、结节状强化，CT 值迅速达到峰值；门静脉期正常肝实质对比增强密度开始升高，肿瘤对比增强密度迅速下降；平衡期肿块对比增强密度继续下降表现低密度。② MRI 表现：在 T_1WI 上肿瘤表现稍低或等信号，T_2WI 为稍高信号，巨大肿块时 T_2WI 信号多不均匀。假包膜在 T_1WI 上表现环绕肿瘤周围的低信号环。多期增强扫描，表现与 CT 相同。

三、胰　腺

【检查技术】

1. X 线检查　不常用。

2. CT 检查　增强扫描常用动脉期、门静脉期双期扫描。

3. MRI 检查　扫描同肝部分。

【正常影像学表现】

1. CT 表现　常见胰腺实质密度均匀，胰管位于胰腺偏前部，可不显示或表现为细线状低密度影。钩突是胰头部最低的部分。脾静脉沿胰腺体尾部后缘走行，是识别胰腺的标志。

2. MRI 表现　胰腺表现为均匀的较低信号结构。其背侧的脾静脉由于流空效应呈无信号血管影,是胰腺的后缘。

【异常影像学表现】

急性胰腺炎:分急性单纯型和出血坏死型两种。① CT 表现:胰腺局部或弥漫性肿大,密度减低,胰腺边缘不清,胰腺周围炎性渗出,肾前筋膜增厚。坏死出血性胰腺炎者胰腺明显肿大,胰腺密度不均。坏死呈低密度,出血呈高密度,增强扫描坏死出血区不增强。胰腺假性囊肿形成时,可见边界清楚的囊状低密度区。② MRI 表现:胰腺增大、胰腺 T_1WI 信号减低,T_2WI 则信号增高。增强扫描为不均匀强化。假性囊肿呈圆形、边界清楚、壁厚的囊性病变,囊内信号不均匀。

四、泌尿系统

【检查方法】

1. 腹部平片　除检查泌尿系统结石外,较少应用。

2. 尿路造影　①排泄性尿路造影:显示肾盏、肾盂、输尿管及膀胱内腔,了解两肾的排泄功能。②逆行性尿路造影:适用于排泄性尿路造影显影不佳者。

3. CT 检查　①平扫检查无需特殊准备。②增强检查:注射对比剂后扫描双肾,了解皮质、髓质强化程度的变化;5～10 分钟后扫描了解肾盏、肾盂、输尿管充盈情况。

4. MRI 检查　①常规用 SE 序列行轴位 T_1WI 和 T_2WI 检查,必要时辅以矢状或冠状位 T_1WI 检查;②增强检查(同 CT 增强检查)。③磁共振尿路造影:主要用于检查尿路梗阻性病变。

【正常影像学表现】

1. X 线表现　①腹部平片:肾影边缘光滑,自内上斜向外下。②尿路造影:注药后 2～3 分钟后肾盏和肾盂开始显影;15～30 分钟时肾盏和肾盂显影最浓。肾小盏顶端因肾乳头的突入而形成杯口状凹陷。肾盂常呈喇叭状的常见型,少数呈分支型和壶腹型。输尿管有三个生理狭窄,即与肾盂相连处、通过骨盆缘处和进入膀胱处,边缘光滑,走行柔和。膀胱大小、形态和壁的厚度因其充盈状态不同而不同。

2. CT 表现　肾实质密度均匀一致,边缘光整;肾门内凹,肾动脉和静脉呈窄带状软组织密度影;肾盂为水样密度;输尿管呈点状软组织密度影;膀胱腔内呈均匀水样密度,膀胱壁为均匀的薄壁软组织密度,内外缘光滑,厚度不超过 3mm。增强检查显示肾增强皮质期(注药后 1 分钟内),肾血管和肾皮质明显强化,肾实质期(注药后 2 分钟左右)髓质强化程度类似或略高于皮质。肾盂期(注药后 5～10 分钟)肾实质强化程度下降,而肾盏和肾盂发生明显强化。输尿管腔强化。膀胱壁均匀增强,延迟扫描对比剂充盈整个膀胱腔而呈高密度。

3. MRI 表现　SE 序列 T_1WI 上,皮质信号强度略高于髓质,T_2WI 肾皮、髓质均呈较高信号而难以分辨。肾血管由于流空效应常表现为无信号或低信号影。增强检查,肾实质的强化形式取决于检查时间,表现类似 CT 增强检查。

【异常影像学表现】

1. 泌尿系结石　可为单个或多个,单侧或双侧。绝大多数肾结石位于肾盂或肾盏内,输尿管结石常位于狭窄区域。① X 线平片表现:肾区圆形、卵圆形或桑葚状致密影。边缘光滑或不光滑。具有肾盂或肾盏形状的鹿角或珊瑚形为肾结石特征。输尿管结石常为黄豆或米粒大小的致密影。膀胱结石居盆腔中线部位,可随体位而改变位置。②CT表现:圆形、卵圆形、鹿角形高密度影(图9-14)。

2. 肾细胞癌　常见于40岁以上男性,多为单侧性。①X线表现:腹部平片肾影增大,呈分叶状或有局限性隆凸,尿路造影可见肾盏伸长、狭窄和受压变形,肾盏可以封闭或扩张,肾盏边缘不整齐或出现充盈缺损,甚至完全闭塞。②CT表现:平扫密度略低于或等于肾实质的肿块,肿瘤边缘光滑或不整,与肾实质分界不清,可突出于肾外。增强扫描皮质期异常血管和肿瘤强化,实质期肿瘤密度迅速下降呈低密度(图9-15)。③MRI表现:T_1WI肿瘤呈低信号,周围见较低的环影,为肿瘤压迫的肾质和(或)血管、纤维组织所致假包膜;T_2WI上肿瘤呈高信号,MRI对于肾癌的分期优于CT。

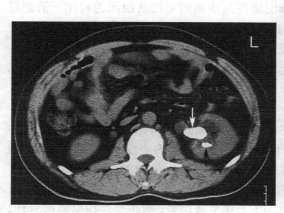

图9-14　左肾盂结石CT影像

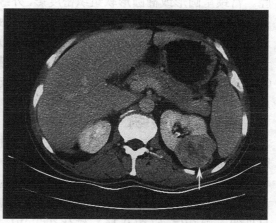

图9-15　左肾癌CT影像

第六节　盆　腔

一、男性盆腔

【检查方法】

1. CT检查　①平扫检查:在膀胱充盈状态下进行。②增强检查:常用于肿块性病变。

2. MRI检查　平扫检查常进行轴位和冠状位、矢状位扫描。

【正常影像学表现】

1. CT表现　前列腺横断面上呈横置椭圆形软组织密度影,大小随年龄增加而增大。年轻人前列腺平均上下径、前后径和横径分别为3cm、2.3cm和3.1cm,而老年人则分别为5cm、4.3cm和4.8cm。

2. MRI表现　T_1WI上正常前列腺呈均一低信号,前列腺周围是高信号的脂肪组织。T_2WI上自内向外中央带和移行带呈低信号,周围带为较高信号,周边可见低信号环影,代表前列腺被膜。

【异常影像学表现】

前列腺增生:多位于中央带和移行带,增生组织形成多发球状结节。①CT表现:正常前列腺上界不超过耻骨联合上缘 10mm，只有在耻骨联合以上 20mm 见到前列腺方可确诊增大，密度均匀，边缘光滑。② MRI 表现：增生的前列腺结节在 T_1WI 上一般呈均匀的稍低信号；在 T_2WI 上，其信号依其组织成分不同而异，可以是低信号、等信号或高信号。增强扫描时增生结节强化较明显，但不均匀。

二、女性盆腔

【检查方法】　同男性盆腔相关内容。

【正常影像学表现】

1. CT 表现　子宫体为横置梭形或椭圆形的软组织密度影，边缘光滑，中心为低密度宫腔。宫颈呈圆形或椭圆形软组织密度影，外缘光滑。

2. MRI 表现　T_1WI 上正常宫体、宫颈和阴道在周围高信号脂肪组织的对比下清楚显示，T_2WI 能清楚显示宫体、宫颈解剖结构：①宫体自内向外有三层信号，中心高信号影代表子宫内膜及宫腔分泌物，中间薄的低信号代表子宫肌内层，周围是中等信号的子宫肌外层；②宫颈自内向外分为高信号的宫颈管内黏液，中等信号的宫颈黏膜，低信号的宫颈纤维基质，中等信号的宫颈肌层。

【异常影像学表现】

1. 子宫肌瘤　常多发，也可单发，其发生部位可位于黏膜下、肌层内或浆膜下，肌层内肌瘤最多见。① CT 表现：子宫分叶状增大，可见局部向外凸起的实性肿块，密度均匀，边界清晰，内可有变性坏死、钙化。增强扫描时肿瘤不均匀强化。② MRI 表现：未变性的平滑肌瘤信号均一，T_1WI 呈稍低或等信号，T_2WI 上呈低信号。变性的肿瘤信号不均，T_2WI 上呈低等高混杂信号（图 9-16），钙化在 T_1WI、T_2WI 上均呈低信号，脂肪变性均呈高信号灶。增强扫描时肿瘤不均匀强化。

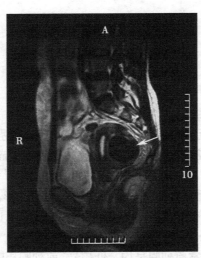

图 9-16　子宫肌瘤 MRI 影像

2. 卵巢癌　起源于上皮、生殖细胞或基质细胞，主要分为浆液性卵巢癌和黏液性卵巢癌。① CT 表现：盆腔或下腹部肿块，多呈囊实性。增强扫描实体部分有强化，囊腔不强化，囊壁厚且不规则。此外，还可见腹水，网膜、腹膜的种植结节和远处脏器及淋巴结的转移。

② MRI 表现：盆腔或下腹部不规则肿块，多呈囊实性，在 T_1WI 上实性部分呈中等信号，囊性部分呈低信号；在 T_2WI 上实性部分信号稍增高，囊性部分呈高信号，增强扫描实体部分强化明显，MRI 还可见腹水、腹膜种植灶及远处脏器和淋巴结转移。

第七节　骨与关节

一、骨

【检查方法】

1. X 线检查　透视及摄片，主要用于异物、四肢骨折及骨病变的检查。

2. CT 检查　主要用于软组织病变和解剖复杂的部位如关节、脊柱和面骨等的检查。

3. MRI 检查　多方位成像，对早期骨质破坏、细微骨折敏感。

【正常影像学表现】

1. 骨的结构　①骨膜：位于骨干表面，X 线检查正常时不显影。②骨皮质：为密质骨，骨干中央部位最厚，向两端逐渐变薄。③骨髓腔：位于骨干中央呈管状，X 线为无结构的半透明区。④骨端：骨两端膨大部分，未成年人长骨两端的软骨称为骺软骨。当骺软骨以软骨方式骨化称为继发或二次骨化中心，骨化后称为骨骺。X 线片上呈横行半透明线称为骨骺线。成年后骨骺线闭合。

2. 脊柱　由脊椎和椎间盘组成。脊柱包括 7 个颈椎、12 个胸椎、5 个腰椎、5 个骶椎和 3～5 个尾椎。椎体呈长方形，主要由松质骨组成，周围为一层致密的骨皮质。椎体两侧有横突影。在横突内侧可见椭圆形致密影，为椎弓根投影。椎弓板在中线联合形成棘突，呈尖向上类三角形的线状致密影。椎间孔居相邻椎弓、椎体、关节突及椎间隙之间，呈半透明影。

【异常影像学表现】

1. 骨质疏松　是指单位体积内正常钙化骨组织量的减少，即骨有机成分与无机成分同时减少。在 X 线、CT 表现为骨密度的减低，骨小梁纤细稀疏，骨皮质变薄。椎体塌陷变扁，上下缘内凹，形成椎体的双凹变形。

2. 骨质软化　是指单位体积内骨结构的钙化不足，骨组织有机成分正常，而矿物质含量减少。X 线、CT 表现为骨骼普遍性密度减低，骨小梁纤细稀疏，骨皮质变薄。但骨小梁和骨皮质边缘模糊，与骨质疏松不同，承重骨骼可发生各种变形和假性骨折。

3. 骨质破坏　骨组织发生吸收和溶解，被病理组织所代替而造成的骨组织缺损，见于炎症、肉芽肿、肿瘤等。① X 线、CT 表现：骨质局限性密度减低，骨小梁稀疏或形成骨质缺损。② MRI 表现：骨质破坏，并依其所含病变组织的成分而表现不同。破坏区病变组织含水分较多，呈 T_1WI 低信号和 T_2WI 高信号；若其内含有钙化性、纤维性及骨性成分，呈不均质 T_1WI 低信号和 T_2WI 低信号；含有出血、脂肪及高蛋白液体，则 T_1WI 和 T_2WI 均为高信号。

4. 骨质增生、硬化　单位体积内骨量的增多，骨密度增高。X 线、CT 表现是骨皮质增厚，骨小梁增粗增多，骨质密度增高伴有或不伴有骨骼的增大。

5. 骨质坏死　当骨组织的血液供应部分或完全发生障碍时，骨组织局部代谢停止，发生骨质坏死形成死骨，常见于骨髓炎、骨梗死、股骨头缺血性坏死等。X 线、CT 表现是骨质局限性密度增高。

6. 骨内矿物质沉积 铅、磷等进入体内,大部分沉积于骨内,在生长期主要沉积于生长较快的干骺端。X线表现为多条相互平行的横行致密带,厚薄不一。

7. 骨和软骨内钙化 骨的成软骨性肿瘤可出现肿瘤软骨内钙化。出血和坏死的骨质有骨内钙化,骨栓塞引起的骨质坏死发生骨髓内钙化。① X线、CT 表现为颗粒状或小环状无结构的致密影,分布较局限。② MRI 表现:在 T_1WI 和 T_2WI 上均呈低信号。

8. 骨骼变形 骨骼变形与骨骼大小改变并存,主要表现为骨的增大或缩小、增长或缩短。

9. 骨折

(1)类型:①按骨折原因分为外伤性骨折、病理性骨折、疲劳骨折。②按骨折程度分为完全性骨折和不完全性骨折。③按骨折时间分为新鲜骨折和陈旧骨折。④按解剖部位分为骨干骨折、干骺端骨折、骨骺分离和关节内骨折等。⑤按骨折线形状和走向分为线形、横行、斜行、纵行和螺旋形骨折等。⑥按骨折片情况又分为撕脱性、嵌入性和粉碎性骨折。

(2)基本 X 线表现:骨连续性中断。骨折断裂多为锐利而不整齐的断面,在 X 线片上为不规则透明线,称为骨折线。骨折线在皮质显示清楚整齐,在松质骨则表现为骨小梁中断、扭曲和错位。

(3)骨折断端移位:完全性骨折的上下断端常有不同程度移位。常见类型:①横向移位:骨折远侧断端向侧方或前后方移位,对位不到 1/2 者为对位不良。②断端重叠:骨折断端发生完全性移位后,因肌肉收缩而致断端重叠,肢体短缩。③断端嵌入:断端嵌入多发生在长骨的干骺端或骨端,多半是较细的骨干断端嵌入较宽大的干骺端或骨端的松质骨内。应注意和断端重叠区别。④断端分离:骨折断端之间距离较大,称为分离。⑤断端成角:远侧断端的远端向一侧倾斜,两断端轴线交叉成角称为断端成角畸形或对线不良。⑥断端旋转:远侧断端围绕骨纵轴可向内后、向外旋转(图 9-17)。

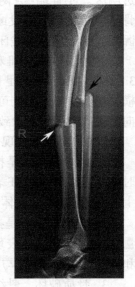

图 9-17 胫骨及腓骨骨折 X 线影像

10. 化脓性骨髓炎 分急性和慢性两种。急性化脓性骨髓炎多数是由金黄色葡萄球菌引起,好发于儿童和青年,以胫骨、股骨、肱骨和桡骨多见。

急性表现:① X 线、CT 表现:急性化脓性骨髓炎以骨质破坏为主,发病两周内骨质改变不明显。两周后表现为干骺端骨质疏松,继而形成不规则虫蚀状骨质破坏区,破坏区逐渐融合、扩大,向骨髓方向扩展并延伸至骨干大部甚至全部。皮质周围出现骨膜反应。② MRI 表现:病灶 T_1WI 表现为低或中等信号,T_2WI 液体成分呈高信号,死骨呈低信号。骨膜反应为细线状高信号。

慢性表现:① X 线表现:慢性化脓性骨髓炎以骨质增生硬化为主,骨质破坏周围有明显的骨质增生硬化现象,骨皮质增厚、骨髓腔变窄和骨密度增高。在破坏区可有大小不等的高密度死骨。骨膜反应为多层花边状,大量新生骨形成骨包壳。(图 9-18)② CT 表现:骨皮质增厚、骨髓腔变窄和骨密度增高。死骨表现为孤立的浓密骨块,被低密度脓腔包绕。③ MRI 表现:骨硬化 T_1WI 表现为髓腔内低信号,无信号的骨皮质影增厚和不规整。T_2WI 骨皮质信号混杂,死骨表现为低信号,而死腔和脓液表现为高信号。

11. 骨肉瘤 最常见骨原发恶性肿瘤,以 15～25 岁多发,长骨干骺端为最好发部位。① X

线、CT 表现：肿瘤新生骨呈棉絮状或针状，后者粗细不均呈放射状；大片状溶骨性骨质破坏，边缘模糊，周围无硬化；皮质破坏呈筛孔样中断或残缺；肿瘤成骨或破骨活动侵犯骨皮质附近引起骨膜反应性新骨形成，多层葱皮样骨与皮质形成一个锐角三角形，即 Codman 三角；周围形成软组织肿块，内有放射状肿瘤骨（图 9-19）。② MRI 表现：T$_1$WI 呈不均匀低信号，T$_2$WI 为不均匀高信号，边缘模糊，外形不规则。瘤骨 T$_1$WI、T$_2$WI 均为低信号。

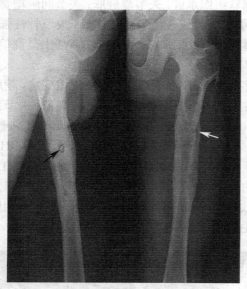

图 9-18　股骨慢性骨髓炎 X 线影像
↑所指为病灶区

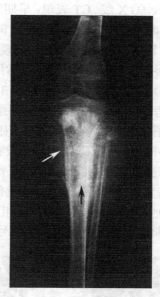

图 9-19　胫骨骨肉瘤 X 线影像

二、关 节

【检查方法】

1. X 线检查　摄片是关节疾病的主要检查方法。

2. CT 检查　用于软组织病变和解剖复杂的大关节。

3. MRI 检查　对关节腔、关节软骨、关节囊、肌腱、韧带等的显示优于 CT。

【正常影像学表现】

1. 关节面　X 线表现的是骨性关节面，光滑整齐，由一薄层密质骨构成。

2. 关节间隙　X 线片上显示的关节间隙是骨性关节面之间的关节软骨、少量滑液和很窄的解剖间隙的总和。

【异常影像学表现】

1. 关节肿胀　关节肿胀包括关节腔和关节周围软组织肿胀。① CT 表现：关节囊肿胀，腔内积液；② MRI 表现：对积液及软组织肿胀敏感。可根据积液信号对其性质进行判断。

2. 关节破坏　关节破坏主要发生在关节软骨及其下方的骨性关节面，破坏严重时可引起关节半脱位和变形。① CT 表现：显示关节软骨下骨质的细微破坏。② MRI 表现：显示关节软骨以及软骨下骨改变情况，通过软骨厚度、连续性及 MRI 信号来判断病变程度。

3. 关节强直　关节强直分为骨性和纤维性强直两种。骨性强直是在关节明显破坏后，关节骨端由骨组织所连接,X 线表现为关节间隙明显变窄或消失,并有骨小梁通过关节,连接两侧骨端。纤维性强直也是关节破坏的后果,虽然关节活动消失,X 线关节间隙狭窄,但无骨小梁贯通。

4. 常见关节疾病

(1)化脓性关节炎:常见于青年和中年,以承重的大关节如膝和髋关节较多见,一般为单发性。① X 线、CT 表现:早期为关节周围软组织水肿,关节囊肿胀;关节间隙增宽;骨质疏松。晚期关节软骨破坏,关节间隙变窄;承重区骨质破坏和死骨形成;关节骨性强直;关节周围软组织钙化。② MRI 表现:急性期滑膜增厚、水肿、关节渗液,T_2WI 上呈高信号,并早期显示关节软骨破坏。一般常用于疾病早期。

(2)股骨头缺血坏死:一般 30～60 岁多见。① X 线表现:股骨头压缩变扁,轮廓不规则;内呈斑片状密度增高区,周围有硬化边;股骨头皮质下方见新月状透亮影;关节间隙变窄;股骨头广泛碎解时其内出现死骨、裂隙和硬化。② CT 表现:股骨头内点片状高密度影,股骨头碎裂变形,碎骨片间骨质吸收,呈不规则大小不等的囊状低密度区。③ MRI 表现:早期病变呈 T_1WI 低信号,T_2WI 高信号。坏死区外周出现新生骨硬化带时,T_1WI、T_2WI 上均表现为低信号带。在 T_2WI 上低信号带的关节侧可对应出现高信号带,为病变修复过程中的增生肉芽组织和软骨化生组织,即"双边征",是股骨头缺血坏死的特征。晚期股骨头变扁,整个股骨头均出现异常信号,关节面毛糙不整(图 9-20)。

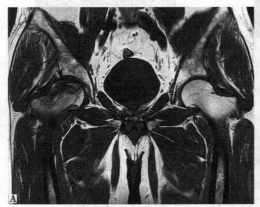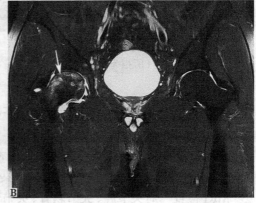

图 9-20 右股骨头无菌性坏死 MRI 影像
A. T_1WI; B. T_2WI

思考题

1. 医学影像学包括哪些诊断技术?
2. 脑梗死的影像学表现是什么?
3. 何谓肺纹理、肺空洞?
4. 简述骨折断端移位常见类型。

(冯平勇)

第十章　常用的诊断技术

 学习要求

1. 掌握常用临床诊断技术的适应证和禁忌证。
2. 熟悉其注意事项。
3. 了解常用临床诊断技术的方法。

第一节　胸膜腔穿刺术

胸腔穿刺术（thoracentesis）常用于气胸排气、胸腔积液排液、检查胸腔积液的性质、减轻压迫症状或通过穿刺进行胸腔内给药以及人工气胸等。

【方法】

1. 体位　嘱患者取坐位，面向椅背，两前臂置于椅背上，前额伏于前臂上。不能起床者可取半坐卧位，患侧前臂上举抱于枕部。

2. 穿刺点　排液时穿刺应在胸部叩诊实音最明显的部位进行，一般常选择肩胛线或腋后线第7~8肋间；也可选择腋中线第6~7肋间或腋前线第5肋间为穿刺点。排气时穿刺应在胸部叩诊鼓音最明显的部位进行，一般常选择第2肋间锁骨中线外1~2cm处。包裹性积液应依据X线透视或超声检查决定穿刺点，并在皮肤上作标记。

3. 常规消毒皮肤，以穿刺点为中心，向周边环形扩展至少15cm，戴无菌手套，覆盖消毒洞巾。

4. 用2%利多卡因（lidocaine）在下一肋骨上缘的穿刺点先行皮内麻醉（做一直径0.5cm左右皮丘），然后自皮至胸膜壁层进行局部浸润麻醉。

5. 术者以左手示指与中指固定穿刺部位的皮肤，右手将穿刺针后的胶皮管用血管钳夹住，然后进行穿刺。穿刺时先将穿刺针沿局部麻醉处缓缓刺入，当针锋抵抗感突然消失时，再接上注射器，松开止血钳，抽吸胸腔内积液或积气。

6. 排抽液（气）完毕后拔出穿刺针，覆盖无菌纱布，稍用力压迫穿刺部位片刻，用胶布固定后嘱患者静卧。

【注意事项】

1. 操作前　应向患者说明穿刺的目的以消除顾虑；对精神紧张者，术前半小时给予地西泮或可待因以镇静止咳。

2. 操作过程中　应密切观察患者的反应，如发生头晕、心悸、面色苍白、出汗、胸部压迫感或剧痛、昏厥等胸膜反应的表现，或出现连续性咳嗽、气短、咳泡沫状痰等症状，应立即停止排气、排液，并皮下注射0.1%肾上腺素0.3~0.5ml，积极进行对症处理。

3. 穿刺针进入胸腔后，助手应持止血钳固定穿刺针，以防穿刺针刺入过深损伤肺组织或过浅而脱出。

4．一次排液不可过多、过快，诊断性排液 50～100ml 即可。减压排液，首次不超过 600ml，以后每次不超过 1000ml。疑为化脓性感染时，应使用无菌性试管留取标本，进行涂片镜检、细菌培养及药物敏感试验。做细胞学检查至少需 100ml，并应立即送检，以免细胞自溶。

5．穿刺过程中应严格执行无菌操作，并防止空气进入胸腔，始终保持胸腔负压。

6．应避免在第 9 肋间以下穿刺，以免穿透膈肌损伤腹腔脏器。

7．恶性胸腔积液，可在胸腔内注入抗肿瘤药或硬化剂诱发化学性胸膜炎，促使脏层与壁层胸膜粘连，闭合胸腔。

（吴泰华）

第二节　腹膜腔穿刺术

腹腔穿刺术（abdominocentesis）是指对有腹腔积液的患者，为了诊断和治疗疾病进行腹腔穿刺，抽取积液的操作过程。

【适应证】

1．需抽取腹腔积液进行各种实验室检查，以便寻找病因，协助临床诊断者。

2．对大量腹水引起严重胸闷、气促、少尿等症状，患者难以忍受时，可适当抽放腹水以缓解症状。

3．腹腔内注射药物，如注射抗生素或化疗药物以协助治疗疾病者。

【方法】

1．患者可采取平卧位、半卧位或左侧卧位。

2．选择穿刺点一般常选左下腹部脐与髂前上棘连线中外 1/3 交点处；也可取脐与耻骨联合连线中点上方 1cm，偏左或偏右 1.5cm 处；或侧卧位脐水平线与卧侧腋前线或腋中线延长线的交点处。对少量腹水或包裹性腹水，常需超声引导下定位穿刺。

3．穿刺部位常规消毒，戴无菌手套，铺消毒洞巾，自皮肤至腹膜壁层用 2% 利多卡因逐层作局部浸润麻醉。

4．术者左手固定穿刺处皮肤，右手持针经麻醉处逐层刺入腹壁，待感到针尖抵抗感突然消失时，提示针尖已穿过腹膜壁层，即可行抽取和引流腹水，并置腹水于消毒试管中以备做检验用。在放腹水时若水流不畅，可将穿刺针稍作移动或变换体位。诊断性穿刺可直接用无菌的 20ml 或 50ml 注射器和 7 号针头进行穿刺抽液。大量排液时可用 8 号或 9 号穿刺针尾端与连接管相连接。穿刺针进入腹腔后，助手应使用消毒止血钳固定针体，防止穿刺针刺入过深损伤腹腔脏器或脱出。

5．排液结束后拔出穿刺针，盖上消毒纱布，包扎，如遇穿刺孔继续有腹水渗漏时，可用蝶形胶布或涂上火棉胶封闭。

【注意事项】

1．穿刺前应嘱患者排空尿液，以免穿刺时损伤膀胱。

2．排液前应测量腹围、脉搏、血压和腹部体征，以观察病情变化。

3．有肝性脑病先兆者，禁忌腹腔穿刺排放腹水。

4．术中应密切观察患者，如发现头晕、恶心、心悸、气促、脉快、面色苍白等症状，应立即停止操作并作适当处理。

5．腹腔排放液体不宜过快、过多，肝硬化患者一次放腹水一般不超过 3000ml，以免诱发肝性脑病和电解质紊乱。

6．注意无菌操作，以防止腹腔感染。

（王志荣）

第三节　心包腔穿刺术

心包腔穿刺术（pericardiocentesis）主要用来辅助心包积液的病因诊断，同时通过穿刺抽液可以减轻患者的症状，紧急情况下用来解除心脏压塞。对于某些心包积液，可通过本方法将导管插入心包腔持续引流排液，并通过导管冲洗和注药达到治疗目的。

【方法】

1．患者取坐位或半卧位，叩出心浊音界。通常采用的穿刺点有：①剑突下穿刺点：即采用剑突与左肋弓缘夹角处作为穿刺点；②心尖部穿刺点：根据横膈位置高低，一般选择左侧第 5 肋间或第 6 肋间心浊音界内 2.0cm 处作为穿刺点。目前多在穿刺术前采用心脏超声定位决定穿刺点、进针方向、进针角度和深度。

2．常规消毒局部皮肤，术者及助手均戴无菌手套，铺孔巾。自皮肤至心包壁层以 2% 利多卡因作局部麻醉。

3．穿刺过程：①剑突下穿刺时，穿刺针与腹壁呈 30°～40° 角，向上、向后并稍向左缓慢刺入心包腔后下部。②心尖部穿刺时，穿刺针自下而上，向脊柱方向缓慢刺入。穿刺过程中应使穿刺针尾端连接注射器并保持负压状态，待针尖抵抗感突然消失时，提示穿刺针已穿过心包壁层，同时可见心包积液回吸入注射器内。如感觉到心脏搏动时应稍退针少许，以免划伤心脏。穿刺针进入心包腔后，助手应立即用止血钳平行体表皮肤夹住穿刺针体固定。术者可直接应用注射器抽取心包液体，或沿穿刺针置入导丝，退出穿刺针后再沿导丝插入引流管，尔后缓慢抽吸心包液，记取液体量，留标本送检。

4．术毕拔出穿刺针或引流管后，盖无菌纱布压迫数分钟，用胶布固定。

【注意事项】

1．心包腔穿刺术有一定危险性，应由有经验的主治医师操作或指导，并在心电监护下进行，较为安全。

2．术前须进行心脏超声检查，确定液体量、穿刺部位、穿刺方向和进针距离，选取液体量最大、距体表最近点作为穿刺部位，或在超声指导下进行心包腔穿刺抽液更为准确、安全。

3．术前应向患者作好解释，消除顾虑，并嘱其在穿刺过程中切勿咳嗽或深呼吸。必要时，术前 30 分钟口服可待因 0.03g 以防止咳嗽。

4．除非存在心脏压塞，否则第一次抽液量不宜超过 100～200ml，重复抽液可逐渐增加至 300～500ml。抽液速度过快、抽液量过多，可使回心血量短时间内大量增加，有可能诱发肺水肿。

5. 如抽出鲜血，应立即停止抽吸，并严密观察脉搏和血压，注意有无心脏压塞出现。

6. 穿刺术中、术后均需密切观察脉搏、血压、呼吸等变化。

7. 穿刺术后应重复心电图与心脏超声检查。

（李学奇　孙丽秀）

第四节　骨髓穿刺术

骨髓穿刺术（bone marrow puncture）是采集骨髓液的常用临床诊断技术。骨髓穿刺液常用于血细胞形态学检查、病原生物学检查、细胞遗传学分析等，目前，也用于采取培养造血干细胞的骨髓。

【方法】

1. 选择穿刺部位　①髂前上棘穿刺点：位于髂前上棘后 1～2cm，该处骨面较平，易于固定，危险性小。②髂后上棘穿刺点：位于骶椎两侧，臀部上方突出的部位。③胸骨穿刺点：选择胸骨柄或相当于第 1、2 肋间隙的胸骨体部位。胸骨骨髓液含量十分丰富，当其他部位穿刺失败时，可采用胸骨穿刺抽取骨髓液。④腰椎棘突穿刺点，位于腰椎棘突的突出处。

2. 体位　采用胸骨或髂前上棘穿刺点时，患者取仰卧位；采用髂后上棘穿刺点时，患者取侧卧位；采用腰椎棘突穿刺点时可取坐位或侧卧位。

3. 常规消毒局部皮肤，戴无菌手套，铺孔巾，自皮肤至骨膜用 2% 利多卡因作局部麻醉。

4. 将骨髓穿刺针固定器固定在适当的长度上，采用胸骨穿刺时，固定器距针尖的长度约 1.0cm；采用髂骨穿刺时，距针尖的长度约 1.5cm。进行髂骨穿刺时，操作者用左手的拇指和示指固定穿刺部位，以右手持针向骨面垂直刺入。进行胸骨穿刺时，应使针体与骨面保持 30°～40° 角进针，当针尖接触骨质后则将穿刺针围绕针体长轴左右旋转，缓缓钻刺入骨质，一旦阻力消失，且穿刺针已经固定在骨内，提示已进入骨髓腔。若穿刺针未能固定，则应再钻入少许达到能固定时为止。

5. 拔出针芯，放置于无菌盘内；穿刺针尾部连接干燥的 10ml 或 20ml 注射器，用适当力量抽吸骨髓液。抽吸时患者会感到一种轻微锐痛，随即有少量红色骨髓液回吸入注射器内。骨髓液涂片标本的吸取量以 0.1～0.2ml 为宜，骨髓液细菌培养标本应在留取骨髓液涂片标本后，再抽取 1ml 左右。

6. 将抽取的骨髓液滴于载玻片上，急速制作骨髓液涂片数张用以骨髓细胞计数、细胞形态学及细胞化学染色检查。

7. 如未能抽出骨髓液，可能是针腔被皮肤或皮下组织块堵塞或"干抽"（dry tap），此时应重新插上针芯，稍加旋转或钻入少许再拔出针芯，当见针芯带有血迹时，可再行抽吸。

8. 抽吸完毕，将针芯重新插入针腔内，左手取无菌纱布置于穿刺处，右手将穿刺针拔出，随即将纱布覆盖于针孔处按压 1～2 分钟，再用胶布将纱布加压固定。

【注意事项】

1. 术前应作凝血分析检查，对有出血倾向的患者进行操作时应特别注意，血友病患者禁忌骨髓穿刺检查。

2. 注射器与穿刺针必须干燥，以免发生溶血。

3. 穿刺针进入骨质后避免摆动过大，以免折断。

4. 胸骨穿刺不可用力过猛，因胸骨较薄（约 1.0cm 左右），其后方为心房和大血管等重要结构，需严防过于用力穿透胸骨内侧骨板，导致意外发生。

5. 穿刺过程中，如果感到骨质坚硬难以进入骨髓腔，不可强行进针，应考虑为婴儿恶性骨硬化病（又称大理石骨病）的可能，及时行骨骼 X 线检查以明确诊断。

6. 骨髓液取出后应立即涂片，否则，由于含有大量的骨髓幼稚细胞，会很快发生凝固使涂片失败。

7. 抽取骨髓液时用力过猛或抽吸过多，会使骨髓液稀释，从而影响有核细胞增生度的判定、导致错误的细胞计数及分类结果。

（李学奇　孙丽秀）

第五节　腰椎穿刺术

腰椎穿刺术（lumbar puncture）主要用于检查脑脊液的性质以进行诊断，或鞘内注射药物，以及测定颅内压力和了解蛛网膜下腔是否阻塞等。

【适应证】

1. 中枢神经系统炎性病变，如各种病原体引起的脑炎、脑膜炎。

2. 颅内出血，尤其是疑有蛛网膜下腔出血而头颅 CT 尚不能证实时。

3. 颅内肿瘤的诊断。

4. 脊髓疾病。

5. 吉兰 - 巴雷综合征及其他神经根病变。

6. 脱髓鞘疾病。

7. 测定颅内压力和了解蛛网膜下腔是否阻塞。

8. 脊髓造影。

9. 中枢神经系统疾病需椎管内给药物治疗等。

【禁忌证】

1. 颅内压增高，眼底明显视盘水肿或有脑疝先兆者。

2. 患者处于休克、衰竭或濒危状态。

3. 穿刺局部皮肤有化脓性感染等炎症。

4. 颅后窝占位性病变。

5. 开放性颅脑损伤等。

6. 血液系统疾病，以及使用肝素等药物导致出血倾向等。

【方法】

1. 患者侧卧于检查床上，背部与床板垂直，头向前胸屈曲，两手抱膝紧贴腹部，使躯干呈弓形；或由助手在术者对面用一手挽住患者头部，另一手挽住患者双腿腘窝处并用力抱紧，使脊椎尽量后凸以增宽脊椎间隙，便于进针。

2. 选髂嵴连线与后正中线的交点（约为第 3～4 腰椎棘突间隙）为穿刺点。也可在上、下一个腰椎棘突间隙进行。

3．常规消毒皮肤，戴无菌手套，铺洞巾，用 2% 利多卡因自皮肤至椎间韧带作局部麻醉。

4．用左手固定穿刺点皮肤，右手持穿刺针以垂直脊柱的方向缓慢刺入，针尖稍斜向头部，成人进针深度约 4～6cm，儿童约 2～4cm。当感到针尖阻力突然消失而产生落空感时，提示针头已穿过韧带及硬脊膜进入蛛网膜下腔，此时可将针芯缓慢抽出（以防脑脊液迅速流出，引起脑疝），即可见脑脊液流出。

5．连接测压管测量压力。正常人侧卧位脑脊液的压力为 70～180mmH$_2$O 或 40～50 滴 / 分。

6．测压结束后撤去测压管，收集脑脊液 2～5ml 送检。如需作培养，应用无菌操作法留标本。

7．术毕，将针芯插入后拔出穿刺针，局部按压 1～2 分钟，敷盖消毒纱布，用胶布固定。

8．术后嘱患者去枕平卧 4～6 小时，以免引起术后低颅压头痛。

【注意事项】

1．穿刺时若患者出现呼吸、脉搏、面色异常等症状，应立即停止操作，并积极处理。

2．颅内压增高时，不宜放液，仅将测压管中的脑脊液送检。

3．鞘内给药时，应先放出等量脑脊液，然后再注入药液。

4．如颅内压增高者必须行腰椎穿刺明确诊断，在穿刺前使用脱水剂。

（李正仪）

第六节　穿刺活检术

穿刺活检术（aspiration biopsy）常用于各种实质脏器的弥漫性或局限性病变的病理诊断。适用于甲状腺、乳腺、心内膜心肌、肺、纵隔、肝、胰、脾、肾、前列腺及浅表组织等弥漫性及局限性病变。操作过程通常在超声、CT 引导监视下进行。

【方法】

1．术前准备　检查肝功、肾功、胸片、出凝血时间、血、尿常规、心电图等。向受检者及家属说明检查目的、操作方法及可能的并发症，签署知情同意书。

2．局部麻醉　先选择好穿刺路径及穿刺部位，然后消毒局部，用 2% 利多卡因溶液稀释后局部注射。

3．操作步骤　根据穿刺部位，受检者取坐位、仰卧位、俯卧位、左侧卧位、右侧卧位或截石位等。术者戴好无菌手套后，检查活检枪是否正常，然后，沿引导线进入人体内距靶目标 1.5～2.0cm 处，扣动扳机，取材。检查所取组织充足后，压迫止血，取材送病理科。

【注意事项】

1．要求在无菌环境下进行，严格无菌操作。

2．注意选择穿刺点及路径上避开大血管及重要脏器。

3．穿刺针发射时，要估测好射程，以免取材不理想。

4．取材时布针要合理，通常取 3～5 个组织样本。

5．经直肠前列腺活检时，术前应清洁灌肠。

6．术后要求局部压迫止血，压迫时间根据不同器官确定，必要时可沿穿刺针道注入少量止血药物。

7. 术后受检者需卧床休息至少两小时。

8. 伴有严重出血性疾病者禁忌；伴全身性衰竭性疾病者宜慎行。

（董晓秋）

第七节 内镜检查术

一、上消化道内镜检查术

上消化道内镜检查包括食管、胃、十二指肠的检查，是应用最早，进展最快的内镜检查，通常亦称胃镜检查。随着消化内镜诊疗技术的普及和患者对医疗服务要求的提高，无痛苦消化内镜的需求日益增加。我国已有很多单位开展无痛苦消化内镜操作。无痛苦消化内镜是指通过镇静及麻醉药物等技术手段，消除或减轻患者在消化内镜诊疗过程中的痛苦，从而提高患者对消化内镜的接受度，同时能使内镜医生更顺利地完成诊疗过程。

【适应证】

1. 伴有吞咽困难，胸骨后疼痛、烧灼，上腹疼痛、不适、饱胀，食欲下降等上消化道症状，而病因不明者。

2. 上消化道出血者需明确原因。急性上消化道出血患者，48 小时内检查不仅可获病因诊断，尚可同时进行治疗。

3. X 线钡餐检查不能确诊或不能解释的上消化道病变。

4. 病变需要随访观察者 如消化性溃疡、萎缩性胃炎、反流性食管炎、Barrett 食管等。

5. 需作内镜下治疗的患者 如摘取异物、上消化道出血的止血、食管狭窄的扩张治疗以及支架置入治疗、上消化道息肉摘除等。

6. 无痛苦消化内镜的适应证

(1) 所有因诊疗需要，并愿意接受无痛苦消化内镜诊疗的患者。

(2) 对消化内镜检查有顾虑或恐惧感，高度敏感而不能自控的患者。

(3) 操作时间较长、操作复杂的内镜诊疗技术，如内镜下黏膜切除术（endoscopic mucosal resection，EMR）、内镜黏膜下层剥离术（endoscopic submucosal dissection，ESD）、经口内镜下肌切开术（peroral endoscopic myotomy，POEM）等。

7. 无痛苦胃镜人群的评估 一般情况良好，符合 ASA（美国麻醉学会生理状况分级）Ⅰ级（正常健康人）或Ⅱ级（患有不影响活动的轻度系统疾病）患者；或处于稳定状态的 ASAⅢ级（患有影响其活动的中、重度系统疾病）或Ⅰ级（患有持续威胁生命的重度系统疾病），患者可在密切监测下接受无痛苦消化内镜。婴幼儿及不能配合操作的儿童，上消化道大出血患者可在插管麻醉下行无痛苦消化内镜检查或治疗。

【禁忌证】

1. ASA Ⅴ级患者（病情危重，生命难以维持 24 小时的濒死患者），如休克、昏迷等危重状态者。

2. 严重的心肺疾病患者，如发绀型心脏病，伴肺动脉高压的先天性心脏病，恶性心律失常，心功能Ⅲ～Ⅳ级，心肌梗死急性期等。有困难气道及患有严重呼吸道病变(阻塞性睡眠呼吸暂停综合征、张口障碍、颈项或下颌活动受限、病态肥胖，急性呼吸道感染、慢性阻塞性肺疾病急性发作期、未受控制的哮喘等)。

3．精神失常检查不能合作者，无监护人陪同者。有药物滥用、镇静药物过敏史及其他麻醉风险者。

4．严重的神经系统疾病患者(如脑卒中急性期、惊厥、癫痫未有效控制)。

5．各种原因引起的严重凝血功能障碍者(如肝功能衰竭、凝血因子缺乏的血液系统疾病等)。

6．食管、胃、十二指肠穿孔急性期。

7．严重咽喉部疾患、腐蚀性食管炎和胃炎、主动脉夹层、升主动脉瘤及严重颈胸段脊柱畸形等。

8．患有急性病毒性肝炎或胃肠道传染病者一般暂缓检查；各型慢性肝炎患者或抗原携带者、AIDS患者应备有特殊的消毒措施。

9．胃十二指肠流出道梗阻伴有内容物潴留，或呕血急性期预计胃内有大量积血积液者，如无条件行无插管麻醉则不适合行无痛苦胃镜检查。

【方法】

1．检查前准备

(1)检查前禁食水8小时。估计有胃排空延缓者，需禁食更长时间，伴有幽门梗阻者，应先洗胃再检查。

(2)做好解释工作，签署知情同意书，消除患者恐惧心理，以获得患者的合作。无痛苦胃镜应进行麻醉前访视与评估，仔细询问病史进行体格检查，必要时完善心电图、血常规、血凝常规等术前检查。

(3)普通胃镜麻醉检查前5～10分钟使用2%利多卡因进行咽部表面麻醉2～3次或吞服1%利多卡因胶浆10ml，后者兼具麻醉及润滑作用。无痛苦胃镜的麻醉，常用药物主要有以下几种。①咪达唑仑＋芬太尼：预先静注咪达唑仑1mg＋芬太尼30～50μg，然后根据患者情况缓慢静注丙泊酚首剂1～3mg/kg，速度2ml/10～20s进行麻醉诱导。诊疗过程中持续静注丙泊酚0.5～1ml/min维持麻醉状态，以保证患者无知觉和肢体运动，直至检查结束。②丙泊酚：用于消化内镜镇静时，初始负荷剂量1.0～2.5mg/kg，小量追加，也可持续泵入6～10mg/(kg·h)。③氯胺酮：氯胺酮尤其适用于1～5岁的小儿消化内镜诊疗，常用剂量6mg/kg肌注，建立静脉通道后，持续静脉泵入2～3mg/(kg·h)维持。④芬太尼：芬太尼用于消化内镜镇静时，初始负荷剂量50～100μg，每2～5分钟追加给药25μg，直至达到镇静目的。⑤咪达唑仑：咪达唑仑用于消化内镜镇静时，初始负荷剂量为1mg(或小于0.03mg/kg)，1～2分钟内静脉给药。可每隔2分钟重复给药1mg(或0.02～0.03mg/kg)直至达到理想镇静水平。

(4)检查胃镜及配件，注意光源、送水、送气阀及吸引装置，操纵部旋钮控制的角度是否处于正常工作状态。检查胃镜信号传输线路、电源开关，注意监视器屏幕影像。内镜室应备有心电监护仪、麻醉机、供氧和吸引系统、心脏除颤仪、气道管理设备(简易呼吸皮球、常用麻醉咽喉镜、气管内插管用具等)和丙泊酚、咪达唑仑、芬太尼等常用麻醉药物，以及阿托品、麻黄碱、异丙肾上腺素、纳洛酮、氟马西尼等常用急救药品。

（5）取下义齿，无痛苦胃镜检查需建立静脉通道，首选右上肢。

2．检查方法

（1）患者取左侧卧位，双腿屈曲，头垫低枕，使颈部松弛，松开领口及腰带。

（2）口边置弯盘，嘱患者咬紧口垫，铺消毒巾或毛巾。无痛苦胃镜者由麻醉师实施静脉麻醉。

（3）医师右手持胃镜操纵部，左手持前端约 20cm 处，直视下将胃镜经口垫插入口腔，缓缓沿舌背、咽后壁插入食管。嘱患者做深呼吸，配合吞咽动作有助于插镜，并可减少恶心。

（4）胃镜经食管通过齿状线缓慢插入贲门后，在胃底部略向左、向上旋转可见胃体腔，推进至幽门前区，进入十二指肠球部，再将前端右旋上翘各 90°，操纵者向右转，调整胃镜深度，即可进入十二指肠降段及乳头部。由此退镜观察，逐段扫描，配合注气及抽吸，可逐一检查十二指肠、胃及食管各段病变。注意胃肠腔的大小、形态、胃肠壁及皱襞情况、黏膜、黏膜下血管、分泌物性状以及胃蠕动情况。在胃窦时注意观察胃角及其附近，在退镜时注意观察贲门及其附近病变，逐段仔细观察，避免盲区，注意勿遗漏胃角上部、胃体垂直部、后壁及贲门下病变。

（5）对有价值部位摄像、活检、刷取细胞涂片及抽取胃液检查。

（6）术毕尽量抽气，防止腹胀。

【注意事项】

1．检查前医师应简要了解病史，进行必要的检查，了解检查适应证及是否存在禁忌证。

2．为防止病毒性肝炎传播，要求患者检查前应常规检测各型肝炎病毒标志物，对阳性者用专门腔镜检查。

3．为使检查视野清晰，检查前可口服二甲硅油等去泡剂去除胃、十二指肠黏液表面泡沫。

4．检查中医师操作要动作轻柔，避免暴力。

5．检查中取活检者，应嘱其勿立即进食热饮及粗糙食物。

6．进行食管静脉曲张硬化、上消化道激光、扩张等治疗，可发生治疗部位继发感染，术后可应用 3 天抗生素以预防。

7．无痛苦胃镜检查时，麻醉医师在内镜检查过程中须密切观察患者有无呛咳、屏气、呃逆、自主拔管行为、喉痉挛，术中及恢复过程中检测心率、血压、指末氧饱和度，注意患者神智恢复情况，以避免患者出现坠床、摔伤等意外。

【并发症】

1．一般并发症　可发生喉头痉挛，下颌关节脱臼，咽喉部感染、脓肿、腮腺肿大、食管贲门黏膜撕裂和吸入性肺炎等。

2．严重并发症

（1）心搏骤停、心肌梗死、心绞痛等　一旦发生应立即停止检查，积极抢救。

（2）食管、胃、十二指肠穿孔　如发生食管穿孔，可立即出现胸背上部剧烈疼痛，纵隔颈部皮下气肿，X 线摄片可确诊，应急诊手术治疗。

（3）无痛苦胃镜操作中应注意误吸、心律失常、低血压等情况，若出现立即予以抢救。

（王志荣）

二、下消化道内镜检查术

下消化道内镜检查包括结肠镜、小肠镜检查，小肠镜对设备及技术要求甚高，因此较少开展。结肠镜检查可分为乙状结肠镜及全结肠镜检查，前者检查自肛门至乙状结肠病变，而全结肠镜可到达回盲部甚至末段回肠，从而了解部分小肠和全结肠病变，以协助下消化道疾病的诊断。目前无痛苦肠镜应用逐渐广泛，普及率较以前明显提高，已成为大城市如北京、上海诊断结肠疾病尤其是结肠癌最主要的手段。

【适应证】

1. 不明原因的便血，大便习惯改变，腹痛、腹部包块、消瘦、贫血等症状，疑有结、直肠、末端回肠病变者。

2. 钡灌肠或乙状结肠镜检查有异常者，如狭窄、溃疡、息肉、癌肿、憩室等，或钡灌肠不能解释的病变。

3. 转移性腺癌、CEA、CA19-9升高，需寻找原发病灶者。

4. 结肠癌的术前诊断、术后随访，癌前病变的监视，结肠炎性疾病治疗及息肉摘除术后随访者。

5. 需进行止血、息肉摘除、肠套叠及肠扭转复位、肠狭窄扩张及支架置入等治疗者。

【禁忌证】

1. 肛门、直肠严重狭窄。

2. 急性重度结肠炎症，如重症痢疾、急性阑尾炎、溃疡性结肠炎及憩室炎等。

3. 急性弥漫性腹膜炎及腹腔脏器穿孔。

4. 妊娠期妇女。

5. 严重心肺功能衰竭、精神失常及昏迷患者。

【方法】

1. 检查前准备　肠道准备是检查成功的关键之一。

(1) 检查前1～2日用少渣半流饮食，当日禁食12小时。

(2) 肠道清洁　肠道清洁有多种方法，目前倾向于用盐类泻剂，最为简便、有效。常用的药物有以下几种：①聚乙二醇电解质散（PEG）：是目前国内应用最普遍的肠道清洁剂，作为容积性泻剂，通过大量排空消化液来清洗肠道，不会影响肠道的吸收和分泌，从而不会导致水和电解质平衡紊乱。在内镜检查前4～6小时，服PEG等渗溶液2～3L，每10分钟服用250ml，2小时内服完。对于无法耐受一次性大剂量PEG清肠的患者，可考虑分次服用方法，即一半剂量在肠道检查前1日晚上服用，一半剂量在肠道检查当天提前4～6小时服用。②硫酸镁：是传统的肠道准备清洁剂，高渗的硫酸镁溶液将水分从肠道组织吸收到肠腔中，刺激肠蠕动而排空肠内容物。在内镜检查前4～6小时，硫酸镁50g稀释后一次性服用，同时饮水量约2000ml，大多数患者可以完成充分的肠道准备。③磷酸钠盐：主要成分为磷酸氢二钠和磷酸二氢钠。高渗的磷酸钠溶液是将水分从肠道组织吸收到肠腔中，与PEG相比，肠道清洗效果相似，但是口服磷酸钠溶液剂量少（1500ml），患者依从性好，腹胀、恶心和呕吐等胃肠道不良反应小，在镁盐、PEG无效或不可耐受的情况下可以选用。建议分2次服用，每次间隔12小时，可在内镜检查前一日晚上6时和内镜检查当天早上6时各服一次。每次标准的剂量为45ml，用750ml水稀释，建议在可耐受的情况下多饮水，直至出现清洁水样大便。④中草药：国内常用制剂为番泻叶或蓖麻油，在某些单位尚作为肠镜前的肠道清洁药物。可于结肠镜检查前晚用番泻叶 20g + 400ml 开水浸泡 30 分钟饮服，也可以加番泻叶 20 倍水量，80℃水温浸泡 1 小时。⑤蓖麻油：一般于检查前 6～8 小时服用，一般在服药后 0.5～1 小时开始腹泻，持续 2～3 小时。⑥其他肠道清洁剂：既往甘露醇溶液也用于结肠镜前的肠道准备，属高渗性泻剂，可于 30 分钟内口服 10% 甘露醇溶液 1000ml，但因肠镜下电凝或电切会引起气体爆炸风险，目前已不建议用于结肠镜治疗。

（3）作好解释工作，签署知情同意书消除患者的恐惧心理，争取患者主动配合。

（4）术前用药：可肌注地西泮 2.5～5mg、阿托品 0.5mg 以镇静、解痉，有利于操作。乙状结肠镜检查勿需术前用药；全结肠镜检查者如操作熟练，患者又能充分理解与配合，亦勿需术前用药。

（5）内镜室应备有监护设备、氧气及急救药品，最好配有 X 线机。

（6）结肠镜及配件检查，同上消化道内镜。

（7）无痛苦结肠镜检查，药品配制及仪器设备配置同上消化道内镜。

2. 检查方法

（1）国人多采用无 X 线透视下，双人操作检查，亦有单人操作者。

（2）嘱患者穿上开洞的检查裤后取左侧卧位，双腿屈曲。

（3）术者先作直肠指检，了解有无肿瘤、狭窄、痔、肛裂等。助手将肠镜先端涂上润滑剂（一般用硅油，不可用液状石蜡）后，嘱患者张口呼吸，放松肛门括约肌，以右手示指按压物镜头，使镜头滑入肛门，此后按术者指令徐缓进镜。

（4）遵照循腔进镜配合滑进，少量注气，适当钩拉、去弯取直、防袢、解袢等插镜原则逐段缓慢插入肠镜。特别注意抽吸缩短与取直乙状结肠及横结肠，在结肠左曲、结肠右曲处适当钩拉、旋镜，并配合患者呼吸及体位改变进镜，以减少转弯处的角度，缩短检查的距离。

（5）到达回盲部的标志为内侧壁夹角处可见阑尾开口、盲尖皱襞及回盲瓣。在回盲瓣口尽可能调整结肠镜先端角度，插入或挤入回盲瓣，观察末端回肠 15～30cm 范围的肠腔与黏膜。

（6）退镜时，操纵上下左右旋钮，可灵活旋转先端，环视肠壁，适量注气、抽气，逐段仔细观察，注意肠腔大小、肠壁及袋囊情况。对转弯部位或未见到结肠全周的肠段，应调整角度钮及进镜深度，甚至适当更换体位，重复观察。

（7）对有价值部位可以摄像、取活检及行细胞学等检查助诊。

（8）检查结束时，尽量抽气以减轻腹胀，嘱患者稍事休息，观察 15～30 分钟再离去。

【注意事项】

1. 检查前医师应简要了解病史，进行必要的检查，了解是否存在禁忌证。

2. 为防止病毒性肝炎传播，要求患者检查前应常规检测各型肝炎病毒标志物，对阳性者用专门内镜检查。

3. 口服甘露醇进行肠道准备，虽可有效导泻，但因其在肠内被细菌分解后产生可燃性氢气，如行高频电凝治疗有引起爆炸的危险，应特别注意。

4. 检查中医师进行操作要动作轻柔，避免暴力。

5. 行息肉摘除、止血治疗者，应给予抗生素预防感染，半流质饮食和适当休息。

6. 结肠镜检查前需服用大量的水以进行肠道准备，因此无痛苦肠镜诊疗应在肠道准备后4～6小时方可进行麻醉。采用诱导剂量10～40mg的丙泊酚静脉注射，或者之前给予小剂量的咪达唑仑（1～2mg）和（或）芬太尼（30～50μg），均可使患者达中度镇静状态。深度镇静或全麻可予丙泊酚首次剂量1～2mg/kg，术中继续静注丙泊酚0.5～1ml/min维持麻醉。无痛苦结肠镜由于肠管松弛、蠕动消失，回盲瓣开放，使进镜操作容易进行，可提高检查准确性和回肠末段病变的检出率。但由于患者疼痛反应消失，可能产生并发症的风险，因此无痛苦结肠镜应由经验丰富、操作熟练的高年资内镜医师完成。

7. 无痛苦结肠镜术中和术后的监护同无痛苦胃镜检查。

【并发症】

1. 肠穿孔　可产生剧烈腹痛、腹胀，有急性弥漫性腹膜炎体征，X线腹部透视可见膈下有游离气体。

2. 肠出血　是由于插镜损伤，活检过深，电凝止血不足，应予避免。

3. 肠系膜裂伤　较为罕见，当有腹腔内粘连时易造成肠系膜裂伤。少量出血可保守治疗，大量出血致血压下降，应剖腹探查，并作相应处理。

4. 心脑血管意外　由于检查时过度牵拉刺激迷走神经，引起反射性心律失常，甚至心搏骤停。高血压患者检查时，精神紧张可加重高血压，引起脑血管意外，一旦发生，应立即停止检查，进行抢救治疗。

（王志荣）

三、支气管镜检查术

纤维支气管镜检查是20世纪70年代应用于临床的一项检查技术。该检查技术应用后，使肺部疾病在诊断和治疗方面取得了巨大的进展。

【适应证】

1. 原因不明的咯血或痰中带血者。

2. 原因不明的咳嗽者，难以用吸烟或气管炎解释；或原有的咳嗽性质发生变化，特别是中老年人群。

3. 表现为局限性肺气肿、局限性干性啰音或哮鸣音以及阻塞性肺炎或肺不张等临床疑诊支气管阻塞者。

4. 临床表现或X线检查疑为肺癌者。

5. 痰细胞学检查阳性，肺内未找到病变者

6. 病因不明的喉返神经麻痹或膈神经麻痹者。

7. 病因不明的支气管、肺部疾病或弥漫性肺部疾病诊断困难，需经纤维支气管镜进行活检、刷检或冲洗等细胞学及细菌学检查者。

8. 病因不明的胸腔积液者，尤其是中老年人群。

9. 协助选择性支气管造影。

10. 用于移除支气管异物、治疗肺不张、止血、肺脓肿引流、选择外科手术方式、评价治疗效果等。

【禁忌证】

1. 一般状态极差，体质十分虚弱者。

2．肺功能严重损害，呼吸明显困难者。

3．严重心脏病，心功能不全或频发心绞痛，严重心律失常及严重高血压者。

4．主动脉夹层和主动脉瘤，有破裂危险。

5．对麻醉药物过敏以及不能配合检查者。

6．出、凝血机制异常者。

【方法】

1．术前准备　受检者术前禁食 4 小时。向受检者或家属说明检查目的、意义及可能的并发症，签署知情同意书。精神紧张者可术前半小时肌注地西泮 10mg。

2．局部麻醉　常用 2% 利多卡因溶液进行咽部表面麻醉，边检查边追加麻醉药。

3．操作步骤　受检者取平卧位或坐位。术者右手持支气管镜的操纵部，左手持镜经鼻腔插入，进至会厌和声门处观察声门活动情况。当声门张开时，将镜快速送入气管，边进镜边观察，直到隆凸。看到双侧主支气管后，先检查健侧，后检查患侧。操纵调节钮，依次观察各叶、段支气管，对可疑病变要取材活检。

【注意事项】

1．检查前医师应简要了解病史，进行必要的检查，了解检查适应证及是否存在禁忌证。

2．为防止病毒性肝炎传播，要求患者检查前应常规检测各型肝炎病毒标志物，对阳性者用专门腔镜检查。

3．有出血倾向者应在术前检查凝血功能。

4．近期有大咯血、哮喘急性发作者，应暂缓进行检查。

【并发症】　纤维支气管镜检查并发症较少，文献报告其发生率为 0.3%，病死率为 0.04%。并发症的发生与病例选择、操作者技术水平有关，主要有出血、气胸、发热、麻醉药反应、喉痉挛等。

（鲍文华）

第八节　导　尿　术

导尿术（urethral catheterization）常用于解除尿潴留，进行尿细菌培养、膀胱冲洗、尿量精确记录、逆行尿路造影、残余尿量和膀胱容量测定以及膀胱测压，探测尿道有无狭窄以及外科、介入治疗术前准备等。

【方法】

1．患者取仰卧位，两腿屈膝外展（截石位），先用肥皂液清洗外阴，男患者需翻开阴茎包皮清洗。

2．以 2% 汞溴红或 0.1% 苯扎溴铵或 0.1% 氯己定棉球，女性由内向外、自上而下消毒外阴，外阴部覆盖无菌孔巾；男性由尿道口向外消毒阴茎前部，用无菌巾裹住阴茎，露出尿道口。

3．术者戴无菌手套后，对女性分开小阴唇露出尿道口，再次用苯扎溴铵棉球，自上而下消毒尿道口与小阴唇；对男性以左手拇指、示指夹持阴茎，自尿道口向外旋转擦拭消毒，并将阴茎提起与腹壁成钝角。导尿管尾端用止血钳夹闭，并将其尾端开口置于消毒弯盘中。

术者的右手将涂有无菌润滑油的导尿管慢慢插入尿道,男性约进入 15~20cm,女性约进入 6~8cm,松开止血钳尿液即流出。

4．需作细菌培养者,留取中段尿于无菌试管中送检。

5．术毕将导尿管夹闭后再缓慢拔出,以免导尿管内尿液流出污染衣物。如需留置导尿,应充盈导尿管远端球囊或以胶布固定导尿管以防脱出,外端连接无菌尿液引流袋。

【注意事项】

1．严格无菌操作,预防尿路感染。

2．插入导尿管的动作要轻柔,以免损伤尿道黏膜。若插入时有阻力感,可变换方向再插,见有尿液流出时再进入 2cm 左右,勿过深或过浅,切忌反复抽插导尿管。

3．对小儿或疑有尿道狭窄者,选择的导尿管宜细。

4．对膀胱过度充盈者,排尿宜缓慢或分次排尿,以免骤然减压引起血压下降或晕厥。

5．测定残余尿时,嘱患者先自行排尿,然后导尿。正常人残余尿量一般为 5~10ml,超过 100ml 提示尿潴留。

6．留置导尿时,应每隔 5~7 日更换导尿管,采用乳胶导尿管时,因组织相容性好,刺激性小,可留置一个月左右。留置时间 1 周以上者,需用低浓度抗菌药液或生理盐水每日冲洗膀胱。

(李学奇　孙丽秀)

第九节　前列腺检查及按摩术

前列腺检查(examination of prostate)通过直肠指检进行。若临床疑诊慢性前列腺炎,则需进行前列腺按摩以获取前列腺液作细菌培养和实验室检查。

【方法】

1．被检查者多取膝胸位或截石位,对病情严重或十分衰弱的患者,也可采取侧卧位。

2．检查者戴手套或指套,指端涂凡士林或液状石蜡润滑。

3．膝胸位时,左手扶持被检查者臀部,以右手示指先在肛门口处轻轻按摩以使被检查者适应,然后将手指缓慢插入肛门,当指端进入距肛门口约 5cm 时,在直肠前壁处即可触及前列腺,注意前列腺的大小、形状、硬度,有无结节、触痛、波动感以及正中沟的情况等。

4．按摩前列腺时,以手指末节做由外向内、向下的徐徐按摩,每侧 4~5 次,然后再将手移至腺体的上部沿正中沟向下挤压,前列腺液即可由尿道排出,留取标本送检。

【注意事项】

1．前列腺按摩术一般用于慢性前列腺炎的检查,禁忌用于急性前列腺炎、前列腺结核、脓肿或肿瘤患者。

2．检查前被检查者需排空膀胱

3．进行前列腺按摩时,用力要均匀适当,太轻不能使前列腺液排出,太重则会引起疼痛。

4．需重复前列腺按摩术时,宜间隔 3~5 日。

(李学奇　孙丽秀)

第十节　眼底检查法

眼底检查（examination of ocular fundus）是检查玻璃体、视网膜、脉络膜和视神经疾病的重要方法。很多全身性疾病如高血压、糖尿病、肾病、妊娠高血压综合征、结节病、风湿病、某些血液病、中枢神经系统疾病等常发生眼底病变，进行眼底检查可提供重要诊断资料。

检查眼底的工具是检眼镜，其下方手柄中装有电源，前端为可使光源发射出的光线聚焦的凸透镜和将聚焦的光线折射入被检查者眼内的三棱镜光学装置。三棱镜上端有一观察孔，其下是可转动的镜盘。为清晰地显示眼底，镜盘上装有用以矫正检查者和被检查者屈光不正的1～25屈光度的凸透镜（以黑色"+"标示）和凹透镜（以红色"+"标示）。

【方法】

1. 检查眼底前，先用透照法检查眼的屈光间质。将检眼镜盘拨到+8～+10（黑色）屈光度处，距受检眼10～20cm处将检眼镜光线与被检查者视线呈15°角射入受检眼的瞳孔，正常时呈橘红色反光。如角膜、房水、晶状体或玻璃体混浊，则在橘红色反光中见黑影。此时令患者转动眼球，如黑影与眼球的同向转动，则混浊位于晶状体前方；反之则位于玻璃体；如位置不动，则混浊位于晶状体。

2. 检查眼底时，嘱被检查者向正前方直视，将镜盘拨到"0"，同时将检眼镜移近到受检眼前约2cm处观察眼底。如检查者与被检查者都是正视眼，便可看到眼底的正像，看不清时，可拨动镜盘至看清为止。

3. 眼底检查的顺序为先检查视盘，再按视网膜动、静脉分支，分别检查各象限，最后检查黄斑部。检查视盘时，光线自颞侧约15°角处射入；检查黄斑时，嘱被检查者注视检眼镜光源；检查眼底周边部时，嘱被检查者向上、下、左、右各方向注视、转动眼球，或变动检眼镜角度。

4. 眼底检查的内容：①观察视盘的形状、大小、色泽，边缘是否清晰。②观察视网膜动、静脉的粗细、行径、管壁反光、分支角度及动、静脉交叉处有无压迫或拱桥现象，正常动脉与静脉管径之比为2:3。③观察黄斑部时，注意中心凹反射是否存在，有无水肿、出血、渗出及色素紊乱等。④观察视网膜时，应注意有无水肿、渗出、出血、剥离及新生血管等。

5. 眼底检查记录通常以视盘，视网膜中央动、静脉行径，黄斑部为标志，表明病变部位与这些标志的位置、距离和方向关系。距离和范围大小一般以视盘直径（PD，1PD=1.5mm）为标准计算。记录病变隆起或凹陷程度，以看清病变区周围视网膜面与看清病变隆起最高处或凹陷最低处的屈光度（D）差来计算，每差3个屈光度（3D）等于1mm。

【注意事项】

1. 检查宜在暗室内进行，被检查者取坐位。

2. 检查右眼时，检查者位于被检查者右侧，右手持镜，右眼观察；检查左眼时，位于被检查者左侧，左手持镜，左眼观察。

3. 对儿童或瞳孔过小者不易窥入时，可进行散瞳观察，散瞳前必须排除青光眼。

（李学奇　孙丽秀）

第十一节 中心静脉压测定

中心静脉压（central venous pressure，CVP）是指右心房及上、下腔静脉胸腔段的压力，它反映患者的血容量、心功能、血管紧张度等状况。CVP测定常用于：①休克时血容量判定和监测；②外科手术时血容量监测；③危重患者、高龄或心脏病患者大量补液时的血容量监测；④急性心力衰竭时血流动力学监测；⑤急性右心室心肌梗死的血流动力学监测。

CVP正常值为50~120mmH$_2$O（0.098kPa=10mmH$_2$O），降低与增高均有重要临床意义。如休克时，CVP<50mmH$_2$O表示血容量不足，应迅速补充血容量；在补充血容量后，患者仍处于休克状态，而CVP>100mmH$_2$O，提示可能存在容量血管过度收缩或伴有心力衰竭，应控制输液速度和输液量，同时应用血管扩张药物；如CVP>150~200mmH$_2$O，提示发生心力衰竭，有可能发生急性肺水肿的危险，应严格控制输液速度或暂停输液，快速给予洋地黄制剂、利尿剂或血管扩张药物等。

【方法】

1. 患者仰卧位，常规局部消毒皮肤，铺无菌孔巾。

2. 可供选择插管的外周静脉血管有：①颈内静脉；②锁骨下静脉；③股静脉；④贵要静脉；⑤大隐静脉。

3. 插管的方法有两种　①经皮血管穿刺法，较常用，一般经颈内静脉、锁骨下静脉、贵要静脉或股静脉穿刺插管；②静脉切开法，目前较少用，仅用于经大隐静脉切开插管。

4. 根据体表标志或动脉搏动进行经皮静脉血管穿刺，沿穿刺针芯送入引导钢丝，再沿引导钢丝置入测压导管。导管插入深度一般经颈内静脉或锁骨下静脉者约12~15cm，经下肢静脉者约35~45cm。导管到达右心房水平时，回吸血液后用肝素生理盐水冲注导管，留在体外的导管尾端连接测压管及测压装置。

5. 将压力换能器或测压计的零点调至右心房水平，即可开始进行CVP监测。

6. CVP监测结束撤出导管，局部加压止血后，采用局部加压包扎或沙袋压迫4~6小时。

【注意事项】

1. 体位变动时，应随时调整压力换能器或测压计的零点水平。

2. 监测过程中CVP突然出现显著波动性升高，提示导管尖端进入右心室，应立即将导管退出少许再继续监测。

3. 监测期间应定时应用肝素盐水冲洗导管，冲洗时应先回吸血液后再行冲洗，如发生CVP导管阻塞，应更换导管，切勿强行冲洗导管，以防止导管内血栓进入静脉内发生肺栓塞。

4. CVP导管可在不监测压力期间兼用来作静脉输液通路，或置入双腔CVP导管边监测边进行输液。

5. CVP导管的留置时间一般为7天左右，如需要继续监测应更换CVP导管。

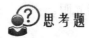 思考题

1. 腰椎穿刺术适应证和禁忌证有哪些？

2. 胸腔穿刺时首次排出液体量不应超过多少？
3. 支气管镜检查应注意哪些问题？

（李学奇　孙丽秀）

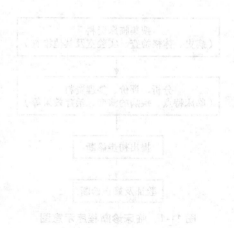

第十一章 临床诊断

学习要求

1. 掌握临床诊断思维的原则及临床诊断的内容。
2. 熟悉临床诊断思维的过程。
3. 了解临床诊断思维的误区。

临床思维（clinical reasoning）是指在临床实践中用来收集和评价资料以及作出诊断和处理判断的推理过程。诊断疾病过程中的临床思维就是将疾病的一般规律应用到判断特定个体所患疾病的思维过程，即临床诊断推理（clinical diagnostic reasoning）。诊断疾病是医师最重要和基本的临床实践活动之一，其过程也是医师认识疾病及其客观规律的过程。只有正确诊断才有可能有正确和恰当的治疗。能否及时、正确地诊断疾病，反映了医师的水平、能力和素质。

诊断疾病的程序应有四个步骤：①搜集临床资料；②分析、评价、整理资料；③提出初步诊断；④验证及修正诊断（图11-1）。

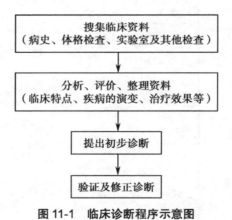

图 11-1 临床诊断程序示意图

第一节 临床诊断思维

一、临床思维方法

临床思维方法是医师识别疾病、鉴别疾病、做出决策等临床实践过程中所采用的一种逻辑推理方法。

（一）临床思维的两大要素

1．临床实践　通过各种临床实践活动，如问诊（病史采集）、体格检查等工作，细致地观察病情变化，发现、分析、解决问题。

2．科学思维　是对具体临床问题进行综合比较、推理、判断的过程，在此基础上建立疾病的诊断。即使暂时诊断不清，也可对各种临床问题的属性和范围作出相对正确的判断。这一过程是任何仪器设备都不能代替的思维活动，医学生应该从接触临床实践的初始就注重临床思维方法的基本训练。

（二）临床思维中应注意的问题

1．现象与本质　现象系指患者的临床表现，本质则为疾病的病理改变。在疾病分析时要善于透过各种现象认识疾病的本质。

2．主要与次要　反映疾病本质的是主要临床资料，为确立临床诊断所必有。次要资料虽然不能作为主要的诊断依据，但可为确立临床诊断提供旁证。

3．局部与整体　局部病变可引起全身改变，因此，不仅要观察局部变化，也要注意全身情况，避免片面性、主观性。

4．共性与个性　不同的疾病可有相同的临床表现，即疾病的共性；而相同的疾病在不同个体或同一个体在疾病不同阶段又各有其独特的临床表现，即疾病的个性。掌握疾病的共同规律和特殊表现，有助于对疾病作出鉴别诊断和正确诊断。

5．典型与不典型　大多数疾病的临床表现易于识别，但随病程进展或环境变化、治疗的干扰、多种疾病的相互影响、医师的认识水平等，临床表现可以发生改变。所以，典型与不典型是相对的。

（三）临床思维的方法

1．推理　是医师获取临床资料或诊断信息之后到形成结论的中间思维过程，是一种认识各种疾病的方法和表达诊断依据的手段，有助于医师认识诊断依据之间的关系。推理有前提和结论两个部分。常用方法：①演绎推理：从带有共性或普遍性的原理出发，来推论对个别事物的认识并导出新的结论。结论正确与否，取决于临床资料的真实性。②归纳推理：从个别和特殊的临床资料推导出一般性或普遍性结论。③类比推理：根据两个或两个以上疾病在临床表现上有某些相同或相似，而其中一个或两个疾病还有另外某些表现或病理改变，由此而推出其诊断的推理方法。

2．横向列举　根据考虑哪些可能，逐一列举，再进一步根据其他临床特征包括实验室检验结果，逐渐查找其诊断依据或选择检查，逐步将思维导航到正确的方向，或者逐步缩小诊断范围，最后得到最可能的诊断，次可能的诊断，或还有更次的可能诊断。

3．模式识别　临床医师见到经长期临床实践反复验证的某些"典型描述"、特定的"症状组合"，可以帮助医师迅速建立起初步诊断。

4．对具体病例的诊断　对具体的病例的诊断也可应用以下的临床思维程序：

（1）从解剖的观点，有何结构异常？

（2）从生理的观点，有何功能改变？

（3）从病理生理的观点，提出病理变化和发生机制的可能性。

（4）考虑几个可能的致病原因。

（5）考虑病情的轻重，勿放过严重情况。

（6）提出 1～2 个特殊的假说。

（7）检验该假说的真伪，权衡支持与不支持的症状体征。

（8）寻找特殊的症状体征组合，进行鉴别诊断。

（9）缩小诊断范围，考虑诊断的最大可能性。

（10）提出进一步检查及处理措施。

二、诊断思维的基本原则

在疾病诊断过程中，必须掌握以下几项诊断思维的基本原则：

1. 实事求是的原则　对待客观临床现象，不能仅仅根据自己的知识范围和局限的经验任意取舍，牵强附会地纳入自己理解的框架之中，以满足不切实际的所谓诊断的要求。

2. "一元论"原则　尽可能以一种疾病去解释多种临床表现，若患者的临床表现确实不能用一种疾病解释，可再考虑有其他疾病的可能性。

3. 首先考虑常见病与多发病　疾病的发病率可受多种因素的影响，疾病谱随不同年代、不同地区而变化。当几种诊断的可能性同时存在的情况下，应首先考虑常见病的诊断。

4. 应考虑当地流行和发生的传染病与地方病。

5. 首先考虑器质性疾病　在器质性疾病与功能性疾病鉴别有困难时，首先考虑器质性疾病的诊断。如表现为腹痛的结肠癌患者，早期诊断可手术根治，如当作功能性肠病治疗则可能错失良机。

6. 首先考虑可治性疾病　当诊断有两种可能时，一种是可治且疗效好，而另一种是目前尚无有效治疗且预后甚差，基于医学伦理学的原则，此时，在诊断上应首先考虑前者并开始治疗。如一咯血患者，胸片显示右上肺阴影诊断不清时，应首先考虑肺结核的诊断及与肺癌鉴别，有利于及时处理。当然，对预后不良或不可治的疾病亦不能忽略。这样可以最大限度地减少诊断过程中的周折，减轻患者的负担和痛苦。

7. 以患者为整体　症状的有无、轻重除受病因、病理生理等生物学方面的因素外还受性别、年龄、生活环境、工作情况、文化程度、心理状态等方面的影响。以患者为整体，但要抓准重点、关键的临床特征，这有助于急危重症病例及时、恰当的诊断与治疗。

在临床思维活动中，应注重采纳生物 - 心理 - 社会医学模式，应用循证医学的基本原理，使诊断思维更全面，临床诊断更符合实际。

三、诊断思维的误区

由于各种主客观的原因，临床诊断有时与疾病本质发生偏离而造成诊断失误，如误诊、漏诊、病因判断错误、疾病性质判断错误以及延误诊断等。临床上常见诊断失误的原因有：

1. 病史资料不完整、不确切，未能反映疾病过程和个体的特征。

2. 观察不细致或检查结果误差较大，遗漏关键征象，不加分析地依赖检查结果或对检查结果解释错误。

3. 先入为主，主观臆断，某些个案的经验或印象占据了思维的主导地位，致使判断偏离了疾病的本质。

4. 医学知识不足，缺乏临床经验。对一些病因复杂、临床罕见疾病的知识匮乏，未能及时有效地学习各种知识。

任何一种疾病的临床表现都不尽相同，而不同的疾病又可有某些相同或相似的临床表现。因此，在诊断疾病时必须结合临床所有资料，综合分析，切忌单凭某一个或几个临床表现而作出诊断。只要我们遵照诊断疾病的基本原则，运用正确的临床思维方法就会减少诊断失误。

第二节 临床诊断的内容

一、诊断的内容

综合的临床诊断是医师制订治疗方案的依据，必须是全面概括且重点突出，内容包括：

1. 病因诊断（etiological diagnosis） 根据典型临床表现，明确提出致病原因，如风湿性心瓣膜病、结核性脑膜炎、血友病等。病因诊断决定疾病的本质，对疾病的发展、转归、治疗和预防都有指导意义。

2. 病理解剖诊断（pathological diagnosis） 对病变部位、性质、细微结构变化的判断。如二尖瓣狭窄、肝硬化、肾小球肾炎、骨髓异常增生综合征等。其中有的需要组织学检查，有的也可由临床表现联系病理学知识推断而提出。

3. 病理生理诊断（pathophysiological diagnosis） 反映疾病引起的机体功能变化，是对疾病发展规律的本质认识。如心功能不全、肝肾功能障碍等，它是机体和脏器功能判断所必需的，也可由此作出预后判断和劳动力鉴定。

4. 疾病的分型与分期 不少疾病有不同的分型与分期，其治疗及预后意义各不相同，诊断中亦应予以明确。如病毒性肝炎可分甲、乙、丙、丁、戊、己、庚等多种类型；肝硬化有肝功能代偿期与失代偿期之分。对疾病进行分型、分期可以充分发挥其对治疗抉择的指导作用。

5. 并发症的诊断 并发症（complication）是指原发疾病的发展或是在原发病的基础上产生和导致机体脏器的进一步损害，虽然与主要疾病性质不同，但在发生机制上有密切关系。如慢性肺部疾病并发肺性脑病、风湿性心脏病并发亚急性感染性心内膜炎等。

6. 伴发疾病诊断 伴发疾病或并存病（comorbidities）是指同时存在的、与主要诊断的疾病不相关的疾病，其对机体和主要疾病可能发生影响，如龋齿、肠蛔虫症等。

7. 症状和体征原因待诊诊断 有些疾病一时难以明确诊断，临床上常用主要症状或体征的原因待诊作为临时诊断，如发热原因待诊、腹泻原因待诊、黄疸原因待诊等。对于待诊病例，应尽可能根据临床资料的分析和评价，提出一些诊断的可能性，按可能性大小排列，反映诊断的倾向性，如发热原因待诊：①伤寒；②恶性组织细胞病待排除。黄疸原因待诊：①药物性肝内胆汁淤积性黄疸？②毛细胆管型肝炎待排除。提出倾向性诊断以便合理安排进一步检查和治疗，并在尽可能短的时间内明确诊断。如果没有提出诊断的倾向性，仅仅一个症状的待诊等于未作诊断。

二、诊断的书写

综合的临床诊断内容包括两个方面：①主要疾病的病因、病理解剖、病理生理诊断，以及疾病的分型与分期，并发症；②次要疾病或伴发疾病。

诊断书写要求：病名要规范，书写要标准。世界卫生组织和我国卫生部规定，当就诊者存在着一种以上的疾病损伤和情况时，需选择对就诊者健康危害最大、花费医疗精力最多、住院时间最长的疾病作为病历首页的主要诊断；将导致死亡的疾病作为第一诊断；不要遗漏那些不常见的疾病和其他疾病的诊断；列出的疾病诊断应按重要性排序。传统上一般是主要的、急性的、原发的、本科的疾病写在前面，次要的、慢性的、继发的、他科的疾病写在后面。

1．如初步诊断为多项时，应当主次分明。疾病诊断顺序可按传统习惯先后排列，一般是主要的、急性的、原发的、本科的疾病写在前面，次要的、慢性的、继发的、他科的疾病写在后面。

2．病案首页选择好第一诊断。世界卫生组织和我国卫生部规定，当就诊者存在着一种以上的疾病损伤和情况时，需选择对就诊者健康危害最大、花费医疗资源最多、住院时间最长的疾病作为病案首页的主要诊断，将导致死亡的疾病作为第一诊断。

3．不要遗漏那些不常见的疾病和其他疾病的诊断。

临床综合诊断传统上书写在病历记录末页的右下方。诊断之后要有医师签名，以示负责。临床综合诊断内容和格式举例如下：

诊断：

1．慢性阻塞性肺疾病急性加重

Ⅱ型呼吸衰竭

肺性脑病

2．龋齿

 思考题

1．诊断内容包括哪些？
2．临床诊断思维方法有哪些？

（吴泰华）

第十二章　病历书写与处方书写

 学习要求

1. 掌握病历与处方书写的要求。
2. 熟悉病历的内容。
3. 了解电子病历的功能。

病历是指在医疗活动过程中形成的文字、符号、图表、影像、切片等资料的总和,包括门(急)诊病历和住院病历。它是医务人员通过问诊、体格检查、实验室检查、辅助检查、诊断与鉴别诊断、治疗、护理等医疗活动获得和记录的资料,经过逻辑思维整理书写而成的全部医疗工作的真实记录。它反映了病情的发生、动态变化、转归和诊疗情况的全过程,是临床医师进行正确诊断、选择治疗方案和制定预防措施的科学依据,同时,也是具有法律责任和司法依据的医疗文书。病历书写的基本要求主要包括:

1. 内容客观、真实　准确地反映病情的变化和诊疗经过。

2. 格式统一、规范　按病历的特定格式书写。在书写过程中,若出现错字、错句,应在错字、错句上用双横线标示,保留原记录清晰、可辨,注明修改时间,修改医生签名,不得涂改或剪贴。凡药物过敏者,应在病历中用红笔注明过敏药物的名称。

3. 描述准确、精练　病历应使用规范的汉字和医学术语。对患者诉说的疾病名称应加引号,如"××"。疾病诊断、手术、各种治疗操作的名称书写和编码应符合《国际疾病分类》(ICD-10、ICD-9-CM-3)的规范要求。

4. 书写及时、完整　病历中各种表格项目必须填写完整,并注明年、月、日;急诊病历和抢救记录等,应注明至时、分。病历一般采用国际通用日期和 24 小时制记录方式。住院病历应于次日上级医师查房前完成,最迟应于患者入院后 24 小时内完成。门诊病历即时书写,急诊病历在接诊同时书写或紧急处置完成后及时补写。

5. 各项记录书写结束时应在右下角签署记录者全名,字迹应清楚易认,以示负责。下级医生记录上级医生的处置记录时,签名的格式为"×××(上级医生姓名)/×××(下级医生姓名)"。

第一节　住院病历

住院病历内容应系统而完整,要求在患者入院后 24 小时内完成,一般由住院医师书写,实习医生应在上级医师指导下书写病历。住院病历格式与内容如下:

(一)病史

1. 一般项目　包括:姓名、性别、年龄、婚姻、民族、职业、出生地(写明省、市、县)、现住址(工作单位)、入院日期(急症患者应注明时、分)、记录日期、病史陈述者(注明与患者的关系)、可靠程度。

2．主诉　患者就诊最主要的原因，包括症状、体征及持续时间。主诉多于一项时按发生的先后次序列出，并记录每个症状的持续时间。主诉应用1～2句话概括，文字一般以20字以内为宜。主诉中尽可能不用诊断性用语或疾病名称，应采用患者自己描述的症状精炼而成。偶尔，对无症状而有诊断资料或入院目的明确的患者，也可采用疾病名称或诊断用语记录主诉，例如"体检发现心电图异常1日"，"白血病入院定期化疗"等。

3．现病史　围绕主诉进行描写，主要内容包括：①起病情况与患病时间；②病因与诱因；③主要症状的特点；④病情的发展与演变；⑤伴随症状，并记载与鉴别诊断有关的阴性资料；⑥诊疗经过；⑦一般情况等。凡与本次疾病直接有关的病史，虽年代久远亦应包括在内。若患者存在与本次疾病不相关的需治疗的疾病，现病史可分段叙述或综合记录。凡意外事件或可能涉及法律责任的伤害事故，应详细客观记录，不得主观臆测。

4．既往史　包括：①既往健康状况；②手术、外伤史及输血史；③预防接种及传染病史；④药物及其他过敏史。

5．系统回顾　包括呼吸系统、循环系统、消化系统、泌尿系统、造血系统、内分泌系统及代谢、肌肉骨骼系统、神经精神系统等。

6．个人史　包括：①出生地及居留地，是否到过其他地方病或传染病流行地区及其接触情况；②生活习惯及嗜好：有无嗜好(烟、酒、常用药品、麻醉毒品)及其用量和年限；③职业和工作条件：有无工业毒物、粉尘、放射性物质接触史；④冶游史：有否患过下疳、淋病、梅毒等性病。

7．婚姻史　记录未婚或已婚，结婚年龄、配偶健康状况、性生活情况及子女情况等。

8．月经史、生育史　记录格式如下：

$$初潮年龄\frac{行经期(天)}{月经周期(天)}末次月经时间(或绝经年龄)。$$

并记录月经量、颜色，有无血块、痛经、白带等情况。

生育情况按下列顺序写明：足月分娩数、早产数、流产或人流数、存活数，并记录计划生育措施。

9．家族史　包括：①父母、兄弟、姐妹及子女的健康状况，有否患有同样的疾病；如已死亡，应记录死亡原因及年龄；②家族中有无结核、肝炎、性病等传染性疾病；③有无家族性遗传性疾病，如血友病、糖尿病等。

（二）体格检查

1．生命体征　包括体温、脉搏、呼吸、血压。

2．一般状况　包括发育、营养、意识状态、体位、面容与表情、检查能否合作等。

3．皮肤黏膜　包括颜色、有无水肿、温度、湿度与弹性、皮疹、出血、皮下结节、肿块、蜘蛛痣、肝掌、溃疡和瘢痕、毛发的生长及分布等。

4．淋巴结　全身或局部浅表淋巴结有无肿大。

5．头部及其器官

（1）头颅：包括大小、形状、有无压痛与肿块、头发疏密及色泽等。

（2）眼：包括眉毛、睫毛、眼睑、眼球、结膜、巩膜、角膜、瞳孔等。

（3）耳：包括耳廓有无畸形、分泌物、乳突压痛和听力等。

（4）鼻：包括畸形、鼻翼扇动、阻塞、分泌物、出血、鼻中隔、鼻窦区压痛等。

（5）口腔：包括气味、唇、黏膜、牙齿与牙龈、舌、咽、扁桃体、喉等。

6. 颈部　包括对称性、有无强直、颈静脉怒张、肝颈静脉反流征、颈动脉异常搏动、气管位置、甲状腺等。

7. 胸部　包括胸廓、呼吸、乳房、胸壁等。

8. 肺脏　包括视诊、触诊、叩诊、听诊。

9. 心脏　包括视诊、触诊、叩诊、听诊、周围血管征及桡动脉情况等。

10. 腹部　包括视诊、触诊（肝、胆囊、脾、肾、膀胱、腹部包块）、叩诊、听诊。

11. 肛门、直肠、外生殖器　根据病情需要检查。

12. 脊柱与四肢　包括畸形、压痛和叩击痛、活动度、杵状指（趾）、静脉曲张、水肿、强直、肌力与肌张力等。

13. 神经反射　包括生理反射、病理反射、脑膜刺激征及运动、感觉等。

14. 专科情况　如"外科情况"、"妇科检查"等。主要记录与本专科相关的体征。

（三）辅助检查

记录与诊断相关的实验室及其他检查结果及检查日期，如血、尿、粪常规检查、临床生化检查、X线、心电图、超声、肺功能、内镜、CT、血管造影、放射性核素等检查。如在其他医疗机构作的检查，应注明该机构名称及检查日期。

（四）病例摘要

简明扼要概述病史、体格检查、实验室及器械检查的重要阳性和具重要鉴别意义的阴性结果，字数以不超过300字为宜。

（五）初步诊断

入院时的诊断一律写"初步诊断"。初步诊断写在住院病历或入院记录末页中线右侧，并注明日期。

（六）医生签名或盖章

在初步诊断的右下角签署记录者全名，字迹应清楚易认。上级医生审核签名应在署名医生的左侧，并以斜线分隔，例如："×××/×××"。

（李学奇　孙丽秀）

第二节　门诊病历

一、门诊初诊、复诊病历书写要求

1. 门诊病历首页，应完整填写姓名、性别、出生年月、民族、婚姻、职业、住址、工作单位，药物过敏史、身份证号（医保卡号）及门诊病历编号等各项内容，每次就诊均应填写就诊日期（年、月、日）和就诊科别。急危重患者应注明就诊时间（年、月、日、时、分），时间按24小时制记录。

2. 使用通用门诊病历时，就诊医院应在紧接上一次门诊记录下填写"×× 医院 ×× 科门诊××××年××月××日",病历内容由接诊医生填写。

3. 小儿、意识障碍及精神病患者就诊,需注明陪伴者姓名以及与患者的关系,必要时写明陪伴者工作单位、住址和联系电话。

4. 患者在其他医疗机构所作检查,应注明该机构名称及检查日期。

5. 急危重症必须记录患者的生命体征、意识状态、诊断和抢救措施等。对收入急诊观察室(急诊科)的患者,应书写患者观察期间的病情变化及诊疗措施,并注明患者去向。抢救无效的死亡病例,要记录抢救经过,参加抢救人员姓名、职称或职务,死亡日期及时间,死亡诊断等。

6. 初步诊断和医生签名写于右下方。如需上级医生审核签名,则签在署名医生左侧并划斜线相隔。处理措施写在左半侧。

7. 法定传染病,应注明疫情报告情况。

8. 门诊患者如需住院诊疗应注明,并填写住院证。

二、门诊初诊、复诊病历书写内容

(一)初诊病历

1. 主诉 主要症状及持续时间。

2. 病史 现病史要重点突出(包括本次患病的起病日期、主要症状、他院诊治情况及疗效),并简要叙述与本次疾病有关的既往史、个人史及家族史(不需要列题分段)。

3. 体格检查 一般情况,重点记录阳性体征及有助于鉴别诊断的阴性体征。急危重患者须记录生命体征。

4. 辅助检查或会诊记录。

5. 初步诊断 如暂时不能明确诊断,可在疑诊的病名后用"?"表示。

6. 处理措施 ①处方及治疗方法记录应分行列出,治疗药物应记录药品的通用名、剂型、剂量、总量、用法;②进一步检查措施或建议(如会诊、转科、住院或留院观察,休息方式及期限)。如需复诊,应注明复诊医师应注意的事项。

(二)复诊病历

1. 上次诊治后的病情变化和治疗反应,不能使用"病情同前"等字样。

2. 体格检查 着重记录原来阳性体征的变化和新的阳性体征。

3. 需补充的辅助检查项目。

4. 三次不能确诊的患者,接诊医生应请上级医生会诊,上级医生应写明会诊意见、会诊日期和时间,并签名。

5. 诊断 对上次已确诊的患者,如诊断无变更,可不再写诊断。

6. 处理措施要求同初诊。

7. 持通用门诊病历变更就诊医院、就诊科别或与前次不同病种的复诊患者,应视作初诊患者接诊,并按初诊病历要求书写病历。

第三节 电 子 病 历

电子病历(electronic medical record,EMR)是以电子化方式管理的有关个人终生健康状况和医疗保健信息的存储方式,它依赖电子病历系统支持,以无纸化的方式录入、接收、存储、读取调阅、复制、管理与传输患者信息，包括门诊与住院病历，是目前临床上应用的病历之一。电子病历的内容包括患者的一般资料、病史、体格检查、病程记录、实验室检查数据、影像学信息和全部医疗过程（手术、药物治疗等）。电子病历具备系统性、连续性和规范性的特点，信息保存完整，检索方便快捷，存储节省空间，便于远程传输与远程会诊，减轻医生工作量等；同时，也便于医疗质量管理、医疗指标统计和医学科研工作。电子病历的结构，书写格式和内容与纸版病历基本相同，同样具备法律性和保密性，因此，录入和保存时应遵循纸版病历要求，此外还应注意：

1．规范性　电子病历的内容书写应严格按照卫计委的《病历书写基本规范》执行。

2．时效性　要求严格遵从临床信息录入的时效性，病历、病程记录及辅助检查数据等应及时录入、接收、修改。一旦超出系统规定的时间，不能补充录入和修改临床信息。

3．不可变更性　除非在临床信息的录入过程中进行信息的更改或修订，否则，已经归档储存于系统的文字和图表等临床信息资料不能进行随意更改。

4．连续性　临床文字记录、辅助检查数据和影像信息的录入与接收，由系统自动地按时间先后顺序生成，负责录入的医护人员无需考虑时间跨度问题。

5．保密性　无论是录入临床信息，还是检索与浏览电子病历的内容，都需要病历系统的管理部门授权方可进行。具体措施为建立医生个人的用户名、密码系统和医生的电子签名系统，使医生具备专有的身份标识和识别方式，并设置相应权限。

我国卫计委已于 2011 年建立了电子病历标准，目前全国三级以上医院已经开始在临床上应用电子病历。

（李学奇　孙丽秀）

第四节　处方书写

医师应当根据医疗、预防、保健需要，按照诊疗规范、药品说明书中的药品适应证、药理作用、用法、用量、禁忌证、不良反应和注意事项等开具处方，每张处方只限一名患者用药。西药和中成药可以分别开具处方，也可以开具一张处方，中药饮片应当单独开具处方。开具西药、中成药处方，每一种药品应当另起一行，每张处方不得超过 5 种药品。处方字迹必须清楚，不得涂改，如需修改，必须在修改处签名及注明修改日期。处方中各栏目必须填写清楚，不得空缺，尤其是地址或电话。年龄应当填写实足年龄，新生儿、婴幼儿写日、月龄，必要时要注明体重。

药品名称应当使用规范的中文名称书写，没有中文名称的可以使用规范的英文名称书写。一张处方中有两种以上的药品时，允许甲药用中文书写，乙药用英文书写，但一种药品不得用不同文字混写。西药、中成药每种药品另起一行，中药饮片按"君、臣、佐、使"顺序排列，调剂、煎煮的特殊要求要注明在药品的右上方，并加括号，如布包、先煎、后下等，对饮片的产地、炮制有特殊要求的，应当在药品名称之前写明。

药品名称以《中华人民共和国药典》收载或药典委员会公布的《中国药品通用名称》或国家批准的专利药品名为准，如无收载，可采用通用名或商品名，药品简写或缩写必须为国内通用写法。中成药和医院制剂品名的书写应当与正式批准的名称一致。

药品剂量与数量用阿拉伯数字书写。剂量应当使用法定剂量单位：重量以克（g）、毫克（mg）、微克（μg）、纳克（ng）为单位；容量以升（L）、毫升（ml）为单位；国际单位（IU）、单位（U）；中药饮片以克（g）为单位。片剂、丸剂、胶囊剂、颗粒剂分别以片、丸、粒、袋为单位；溶液剂以支、瓶为单位；软膏及乳膏剂以支、盒为单位；注射剂以支、瓶为单位，应当注明含量；中药饮片以剂为单位。

用法是指处方中对患者用药的具体指示。医师应写清楚用法标示，用法、用量要准确规范，药品用法可用规范的中文、英文、拉丁文或者缩写体书写，但不得使用"遵医嘱"、"自用"等含糊不清的字句。药品用法用量应当按照药品说明书规定的常规用法用量使用，特殊情况需要超剂量使用时，应当注明原因并再次签名。

处方中药品排列一般以静滴、静注、肌注、皮下注射、口服药、外用药的次序排列，口服药一般控制在5种以内。立即执行的用药应放在处方最前方。

处方药品总量　一般药品每单处方以1～3日量为宜，7日量为限。某些慢性病、老年病或特殊情况可适当延长，但医师必须注明理由。医疗用毒性药品、麻醉药品、精神药品、放射药品的处方量应严格执行国家的有关规定。

处方正文以下空白处应以划杠作为正文结束，避免非开具该处方的医师及其他人员擅自添加。医师不可请他人代写处方内容而自己签名。

处方当日有效。特殊情况下需延长有效期，由开具处方的医师注明有效期，但有效期最长不超过3天。

有处方权的医师可开具处方，经注册的执业医师在执业地点获得相应的处方权，经注册的执业助理医师在乡、民族乡、镇的医疗、预防、保健机构执业，在注册的执业地点取得相应的处方权。开具的处方必须本人亲自签名，不准别人代签。不得事先在空白处方上签名后交无处方权的医生代开处方，也不得为自己开具处方。试用期的医师开具处方须经所在执业地点的执业医师签字或加盖专用签章后才有效。实习医师须在有处方权的医师指导下开具处方，其处方经指导医师签字或加盖专用签章后有效。

具处方权的医师须将本人之签名或专用签章留样于药学部门。药学部门凭此接受该医师的处方，给予调配。签字的字样不可任意改动，否则应重新登记留样备案。

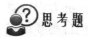

思考题

1. 病历书写的注意事项有哪些？
2. 标准处方的内容包括哪些？

（吴泰华）

1. Zipes DP, Libby P, Bonow PO, et al. Braunwald's heart disease: a textbook of cardiovascular medicine. Philadelphia, PA.: W.B. Saunders, 2005.

2. 李兆申, 邓小明, 张澍田, 等. 中国无痛苦消化内镜应用指南 (2013). 中华医学会消化内镜学分会, 中华医学会麻醉学分会, 2013.

3. 中国消化内镜诊疗相关肠道准备指南 (草案). 中华医学会消化内镜学分会, 2013.

4. 陈灏珠. 实用内科学. 第 14 版. 北京: 人民卫生出版社, 2013.

5. 马明信, 杨昭徐. 物理诊断学. 北京: 北京大学医学出版社, 2004.

6. 万学红, 卢雪峰. 诊断学. 第 8 版. 北京: 人民卫生出版社, 2013.

7. 卢喜烈. 301 临床心电图学. 第 2 版. 北京: 科学技术文献出版社, 2010.

8. 陆再英, 钟南山. 内科学. 第 8 版. 北京: 人民卫生出版社, 2013.

9. 郭继鸿. 心电图学. 北京: 人民卫生出版社, 2002.

10. 陈新. 临床心律失常学. 第 2 版. 北京: 人民卫生出版社, 2009.

11. 唐杰, 温朝阳. 腹部和外周血管彩色多普勒诊断学. 第 3 版. 北京: 人民卫生出版社, 2007.

12. 周永昌, 郭万学. 超声医学. 第 5 版. 北京: 人民军医出版社, 2011.

13. 吴恩惠, 冯敢生. 医学影像学. 第 6 版. 北京: 人民卫生出版社, 2008.

14. 柏树令, 应大君. 系统解剖学. 第 7 版. 北京: 人民卫生出版社, 2008.

15. 白人驹. 影像诊断学. 第 3 版. 北京: 人民卫生出版社, 2010.

中英文名词对照索引

C

G

Z